高职高专护理专业"十四五"互联网+新形态精品规划教材

妇产科护理学

主　编　陈　焕　赵　雪
副主编　黄小梅　林仁娟　张珍珍　侯沛玲
　　　　常　燕　王燕娟　李会明　汪艳丽
编　委（以姓氏笔画为序）
　　　　王　琳　云南医药健康职业学院
　　　　王燕娟　铜川职业技术学院
　　　　孙亚妮　铜川职业技术学院
　　　　李　苗　榆林职业技术学院
　　　　李会明　黑龙江护理高等专科学校
　　　　李培培　聊城职业技术学院
　　　　张珍珍　亳州职业技术学院
　　　　陈　焕　仙桃职业学院
　　　　汪艳丽　中部战区总医院
　　　　林仁娟　皖西卫生职业学院
　　　　罗珠嘉　宣城职业技术学院
　　　　赵　雪　山东中医药高等专科学校
　　　　侯沛玲　宝鸡三和职业学院
　　　　黄小梅　仙桃职业学院
　　　　黄丹桂　武汉大学人民医院
　　　　常　燕　榆林职业技术学院
　　　　鲁慧玲　安康职业技术学院

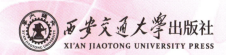

内容提要

根据妇产科护理学的基本知识和技能要求,同时也依照全国护士执业资格考试大纲的要求,全书共设23章,按产科、妇科、计划生育的顺序组织内容;根据用书对象的教学要求及需要,本教材重点突出了技能性和实用性。教材编写格式为章前确定学习目标,有利于学生掌握最基本的知识和能力,培养良好的职业素养;以案例导学的形式模拟患者的就诊情景,有利于培养学生理论联系实际及分析和解决问题的能力;考点提示给出护士资格考试的重点内容;结合历年护士资格考试真题,章末设置目标检测,便于学生对本章内容的整体回顾,加深记忆,更好地培养学生发现问题、分析问题、解决问题的能力。

本教材可作为高职高专护理、助产专业及成人教育专科护理层次的教学用书,也可作为在职护理工作者的参考用书。

图书在版编目(CIP)数据

妇产科护理学 / 陈焕,赵雪主编. —— 西安:西安交通大学出版社,2024.7. —— ISBN 978-7-5693-3831-7

Ⅰ. R473.71

中国国家版本馆 CIP 数据核字第 2024YZ2637 号

书　　名	妇产科护理学
主　　编	陈　焕　赵　雪
责任编辑	赵文娟
责任校对	郭泉泉
出版发行	西安交通大学出版社 (西安市兴庆南路1号　邮政编码710048)
网　　址	http://www.xjtupress.com
电　　话	(029)82668357　82667874(市场营销中心) (029)82668315(总编办)
传　　真	(029)82668280
印　　刷	陕西思维印务有限公司
开　　本	889mm×1194mm　1/16　印张 22.5　字数 651千字
版次印次	2024年7月第1版　2024年7月第1次印刷
书　　号	ISBN 978-7-5693-3831-7
定　　价	75.00元

如发现印装质量问题,请与本社市场营销中心联系。
订购热线:(029)82665248　(029)82667874
投稿热线:(029)82668805

版权所有　侵权必究

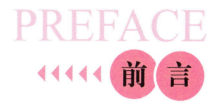

前言

中国共产党第二十次全国代表大会报告明确指出，教育、科技、人才是全面建设社会主义现代化国家的基础性、战略性支撑。为强化教育领域综合改革，适应高等医学教育改革和发展的需要，根据高等职业教育妇产科护理学教学大纲及护士执业资格考试的要求，我们编写了这本《妇产科护理学》教材。

在教材的编写过程中，我们坚持正确的政治方向和价值导向，坚持以学生为中心，以能力培养为目的，充分体现教材铸魂育人的理念，突出思想性、科学性、实用性、先进性和启发性，体现传承与创新，注重专业特色，将护理的基本知识、基本理论和基本技能融为一体，以服务为宗旨、以就业为导向、以能力为本位、以发展技能为核心的职业教育理念。本教材的编写以人的健康为中心，以整体护理观为指导，以护理程序为主线，与临床进展紧密结合，体现护士执业资格考试大纲的要求，以人为本，渗透人文关怀。

为适应现代护理学发展的需要，本教材进一步淡化医疗，突出护理特色内容，强化护理专业知识。本教材共23章，按产科、妇科、计划生育的顺序组织内容；内容贴近临床，定位准确，广度和深度适宜，注重突出护理学科专业特点，适当反映学科发展趋势。根据用书对象的教学要求及需要，本教材重点突出了技能性和实用性。教材编写格式为章前确定学习目标，有利于学生掌握最基本的知识和能力，培养良好的职业素养；以案例导学的形式模拟了患者的就诊情景，提高学生的学习兴趣，有利于培养学生理论联系实际及分析和解决问题能力；考点提示给出了护士执业资格考试的考点内容，使学生有重点地去学习和备考；结合历年护士资格考试真题，章末设置目标检测，便于学生对该章内容的整体回顾，加深记忆，更好地培养学生观察问题、分析问题和解决问题的能力。本教材供高职高专护理、助产专业及成人教育专科护理层次的学生使用，也可供在职护理工作者参考使用。

在教材编写过程中，我们借鉴了很多相关的优秀教材和专著，并得到了各参编单位领导的大力支持，在此一并表示衷心的感谢！鉴于医学发展较快，加之编者知识面和临床实践的局限性，教材内容难免存在不足，敬请广大读者提出宝贵意见，以便后期进一步修订和完善。

主编

2024年4月

CONTENTS 目 录

绪 论 ·· 1

第一章　女性生殖系统解剖与生理 ·· 3
第一节　女性生殖系统解剖 ··· 3
第二节　女性生殖系统生理 ··· 11

第二章　妊娠期妇女的护理 ·· 19
第一节　妊娠生理 ··· 19
第二节　胚胎、胎儿发育及胎儿生理特点 ··································· 23
第三节　妊娠期母体的变化 ··· 25
第四节　妊娠诊断 ··· 28
第五节　妊娠期妇女的护理管理 ··· 32

第三章　正常分娩期妇女的护理 ·· 40
第一节　影响分娩的因素 ·· 40
第二节　枕先露的分娩机制 ··· 44
第三节　先兆临产及临产诊断 ··· 46
第四节　正常分娩各产程妇女的护理 ·· 46

第四章　产褥期管理 ·· 57
第一节　正常产褥 ··· 57
第二节　产褥期妇女的护理 ··· 60
第三节　正常新生儿的护理 ··· 65

第五章　高危妊娠管理 ·· 71
第一节　高危妊娠 ··· 71
第二节　高危妊娠妇女的护理 ··· 75

第六章　异常妊娠妇女的护理 ··· 83
第一节　自然流产 ··· 83

第二节　异位妊娠 ······ 87
  第三节　妊娠期高血压疾病 ······ 92
  第四节　前置胎盘 ······ 97
  第五节　胎盘早剥 ······ 100
  第六节　早　产 ······ 104
  第七节　羊水量异常 ······ 106
  第八节　多胎妊娠 ······ 110
  第九节　过期妊娠 ······ 112

第七章　妊娠合并症妇女的护理 ······ 116
  第一节　妊娠合并心脏病 ······ 116
  第二节　妊娠合并糖尿病 ······ 120
  第三节　妊娠合并病毒性肝炎 ······ 124
  第四节　妊娠合并贫血 ······ 128

第八章　异常分娩妇女的护理 ······ 132
  第一节　产力异常 ······ 132
  第二节　产道异常 ······ 138
  第三节　胎儿异常 ······ 142
  第四节　产妇精神心理异常 ······ 148

第九章　分娩期并发症妇女的护理 ······ 151
  第一节　胎膜早破 ······ 151
  第二节　产后出血 ······ 154
  第三节　子宫破裂 ······ 159
  第四节　羊水栓塞 ······ 161

第十章　异常胎儿及新生儿的护理 ······ 166
  第一节　胎儿窘迫 ······ 166
  第二节　新生儿窒息 ······ 169

第十一章　产褥期疾病妇女的护理 ······ 175
  第一节　产褥感染 ······ 175
  第二节　晚期产后出血 ······ 179
  第三节　产后抑郁症 ······ 181

第十二章　妇科患者护理计划的制订 ······ 186
  第一节　妇科患者的护理评估方法 ······ 186

第二节 护理计划的制订及书写 ··· 191
第三节 妇产科常用的特殊检查及护理配合 ··· 192

第十三章 女性生殖系统炎症患者的护理 ··· 201
第一节 女性生殖系统炎症概述 ··· 201
第二节 外阴部炎症 ··· 203
第三节 阴道炎症 ··· 205
第四节 子宫颈炎 ··· 208
第五节 盆腔炎性疾病 ··· 211
第六节 性传播疾病 ··· 214

第十四章 妇科腹部手术患者的护理 ··· 219
第一节 妇科腹部手术患者的一般护理 ··· 219
第二节 子宫颈肿瘤 ··· 223
第三节 子宫肌瘤 ··· 230
第四节 子宫内膜癌 ··· 234
第五节 卵巢肿瘤 ··· 238

第十五章 外阴、阴道手术患者的护理 ··· 245
第一节 外阴、阴道手术患者的一般护理 ··· 245
第二节 外阴、阴道创伤 ··· 247
第三节 外阴癌 ··· 249
第四节 子宫脱垂 ··· 251

第十六章 妊娠滋养细胞疾病妇女的护理 ··· 256
第一节 葡萄胎 ··· 256
第二节 妊娠滋养细胞肿瘤 ··· 259
第三节 化疗患者的护理 ··· 263

第十七章 女性内分泌疾病患者的护理 ··· 269
第一节 排卵障碍性异常子宫出血 ··· 270
第二节 闭 经 ··· 275
第三节 痛 经 ··· 278
第四节 绝经综合征 ··· 279

第十八章 子宫内膜异位症及子宫腺肌病患者的护理 ··· 285
第一节 子宫内膜异位症 ··· 285
第二节 子宫腺肌病 ··· 289

第十九章 不孕症及辅助生殖技术 ... 292
第一节 不孕症 ... 292
第二节 辅助生殖技术 ... 297

第二十章 计划生育妇女的护理 ... 302
第一节 避孕方法选择及护理 ... 302
第二节 放置宫内节育器的方法及护理 ... 307
第三节 终止妊娠的方法及护理 ... 310
第四节 女性绝育术及护理 ... 315

第二十一章 妇产科手术护理配合 ... 319
第一节 会阴切开缝合术 ... 319
第二节 胎头吸引术 ... 321
第三节 产钳术 ... 322
第四节 臀位助产术及臀牵引术 ... 323
第五节 剖宫产术 ... 325
第六节 阴道镜检查 ... 327
第七节 腹腔镜检查及手术 ... 328
第八节 宫腔镜检查及手术 ... 329

第二十二章 妇产科常用护理操作 ... 332
第一节 会阴擦洗/冲洗 ... 332
第二节 会阴湿热敷法 ... 334
第三节 阴道或宫颈上药 ... 336
第四节 坐浴 ... 338
第五节 新生儿沐浴 ... 340
第六节 新生儿抚触 ... 342

第二十三章 妇女保健 ... 345
第一节 妇女保健工作概述 ... 345
第二节 妇女各期保健指导 ... 346
第三节 妇女保健统计指标 ... 350

参考文献 ... 352

绪 论

妇产科护理学是研究女性生殖系统的生理和病理变化,对其现存和潜在的健康问题进行护理评估和诊断,采取措施以维护、促进和恢复其健康的一门护理科学,也是护理学专业的一门核心必修课程。

一、妇产科护理学的范畴

妇产科护理学是研究妇女在非妊娠期、妊娠期、计划生育中和胎儿、新生儿的生理、心理、社会等方面的人员行为的反应、预期结果、护理措施;并监测以发现并发症的发生及状态的临床专科护理之一。它是现代护理学的重要组成部分,是护理学临床学科的重要内容之一。妇产科护理学包括产科护理、妇科护理、计划生育及妇女保健四部分内容,是护理专业的一门重要学科。本教材突出了妇产科护理的基本理论和实践,以现代护理观为指导,根据妇女的生理-心理-社会特点,运用护理程序对孕产妇及疾病患者进行系统化护理。妇产科护理学既有护理学共性的特征,又有其自身独特的特点,只有掌握妇产科护理学的特点和发展趋势,才能更好地为女性提供健康服务。

二、妇产科护理学的发展

妇产科护理最早源于产科护理。自有人类以来,就有专人参与照顾妇女的生育过程,这就是早期的产科及产科护理雏形。医学和护理学也得以流传。大约在公元前1500年,古埃及Ebers古书中就有关于妇产科学的专论。至近代,分娩场所由家庭转移到医院时,一批受过专业训练、具备特殊技能的护理人员参与产科的护理工作。现在,为适应社会发展过程中人们对生育及医疗照顾需求的改变,妇产科护理也经历着"以疾病为中心的护理"向"以患者为中心的护理"变革。随着我国人口老龄化社会进程的加速,女性人均期望寿命提高,老年妇女群体比例增加,将逐步形成医疗、预防、护理、康复、养老相结合的全方位健康管理模式。

思政小课堂

"万婴之母"林巧稚

林巧稚是中国现代妇产科学的主要开拓者和奠基人,北京协和医院第一位中国籍妇产科主任及首届中国科学院唯一的女学部委员(院士),她为我国妇产科学的创建和发展倾注了大量心血,她筹建了北京妇产医院,亲手接生了5万多个孩子。

她将一生都献给了祖国的医学事业,带头主编了多部科普读物,为我国妇产科学界培养了一代又一代优秀接班人,造福了亿万妇女儿童,被称为"万婴之母"。

三、妇产科护理学的特点

1. 护理对象 具有明显的动态性和特殊性。

(1)护理对象的动态性:体现在以下几个方面。①女性生殖系统解剖与生理是动态变化的,在不同时期出现不同的特殊生理变化,如青春期的月经初潮、绝经过渡期的绝经等;②女性的角色不断在变化,可以有多重角色功能,经历女儿、妻子、母亲等阶段。

(2)护理对象的特殊性:体现在以下几个方面。①护理对象可能是患病女性,也可能是处于正常生理过程的女性,如妊娠期妇女;②妇产科护理涉及女性最隐私的部位,要尊重护理对象;③妇产科疾病与年龄密切相关;④产科护理关系到母儿生命的安危,责任重大。充分了解护理对象的动态性和特殊性,有利于护理过程中的资料收集、诊断分析、护理计划的制订与实施和护理观察。

2.护理内容的相关性和完整性 妇产科护理学各部分内容之间是不可分割的,有着共同的基础,且产科疾病和妇科疾病多有因果关系。如产后大出血导致的希恩综合征;慢性输卵管炎影响妊娠等。在护理过程中,要注意彼此间的相互联系与相互影响,如在产褥期妇女的护理过程中,既要做好产褥期的妇女保健,预防生殖道感染,保证母婴健康,又要做好计划生育指导。妇产科疾病可引起或合并内科、外科等疾病,反之亦然,这就要求妇产科护理人员不仅要掌握医学与护理学基础、预防医学和相关学科以及人文社会学科的知识,熟练护理操作技能,而且要综合运用到护理实践中,针对护理对象展开个性化的整体护理,同时在工作中不断积累护理经验。

四、妇产科护理学的学习目的与方法

掌握现在妇产科护理学的理论知识和操作技能,学会和患者沟通的技巧,培养与人合作的能力,提高自学能力和独立思考及创新的能力,并发挥妇产科护理特有的职能,运用护理程序为护理对象实施整体护理,为患者提供缓解痛苦、促进康复的有效护理,帮助护理对象尽快获得生活自理能力;为健康女性提供自我保健知识,使其增强保健意识、预防疾病并维持健康状态。

妇产科护理学的学习分为理论学习和实训操作两个阶段。理论学习是按教学大纲的要求系统学习,讲授重点内容,强调理论联系实际,突出重点、难点,按照现代护理的理念,采用讲授、点拨、多媒体教学、模型演示、学生模拟操作、讨论和练习。

理论课的学习方法:①课前预习。"妇产科护理学"课程专业性强,学生可适当预习将要学习的相应章节的内容,对一些重要的基础知识,如人体解剖学、生理学、病理学和健康评估的相关知识要提前温习,为学好新的教学内容奠定基础。②课堂认真听讲。在教师课堂授课过程中,要集中精力,认真听讲,最大限度地在课堂上消化所学知识,提高学习效率。③课后及时总结。在课程一个阶段授课完毕后,要及时总结,将知识系统化,通过同学之间的讨论或与教师的沟通,及时弄清尚未明白的知识点。

实训课的学习方法:①课前复习理论课内容,明确实训、见习方法与要求;②课中充分利用教具、模型,积极练习、角色扮演、回示讲评、思考所见、实践所学、与患者良好沟通;③课后小结,明确优点与不足,并改进和完善。

有了一定的理论和实训课的基础,然后进行毕业实习,通过不断地实践、认识、再实践、再认识的过程,提高护理学生临床综合护理能力。

(陈 焕)

第一章　女性生殖系统解剖与生理

课件

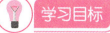

素质目标：增强女性生殖系统与机体其他各器官、系统密不可分的整体意识；树立生命全周期护理的观念。

知识目标：掌握女性内、外生殖器的构成及解剖特点，月经的临床表现，卵巢的功能及周期性变化，子宫内膜的周期性变化特点；熟悉骨盆的组成及各平面的形态大小，女性一生各阶段的生理特点；了解女性生殖器官的邻近器官及其临床意义，女性生殖系统的血管、淋巴及神经分布。

能力目标：能够结合所学知识识别女性生殖系统解剖与生理异常；能够根据月经的临床表现提出月经期的健康问题。

第一节　女性生殖系统解剖

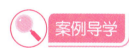

初中生小红，体育课跨栏时不小心磕到了外阴，自觉外阴疼痛、行走困难，但并未出血。因位置特殊羞于就医。大约半个小时后，感到外阴疼痛逐渐加重，急送医院就诊。妇科检查发现右侧大阴唇肿胀，可触及 3cm×2cm 的椭圆形包块，较软，触痛(+)。

请问：
1. 小红外伤后外阴并无出血，但病情逐渐加重，这与外阴的解剖特点有没有关系？
2. 如何指导患者进行正确的处理？

女性生殖系统包括内生殖器、外生殖器及其相关组织和邻近器官。外生殖器显露于体表。内生殖器位于真骨盆内，骨盆的结构与形态与分娩密切相关。

一、外生殖器

女性外生殖器又称外阴，是女性生殖器官的外露部分，包括耻骨联合至会阴及两股内侧之间的组织，由阴阜、大阴唇、小阴唇、阴蒂和阴道前庭所组成（图 1-1）。

(一)阴阜

阴阜为耻骨联合前面隆起的脂肪垫，有丰富的皮下脂肪组织。青春期开始生长阴毛，分布呈尖端向下的倒三角形，为女性第二性征之一。阴毛疏密、粗细、色泽可因个体或种族而异。

(二)大阴唇

大阴唇为靠近两股内侧一对纵行隆起的皮肤皱襞，起自阴阜，止于会阴。大阴唇分内、外两面，外侧面与皮肤相同，青春期开始出现色素沉着并长出阴毛，内有汗腺及皮脂腺；内侧面皮肤湿润似黏膜。

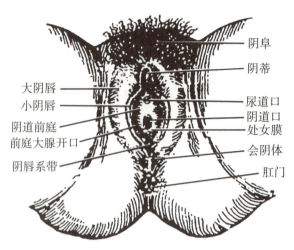

图1-1 女性外生殖器

大阴唇皮下有很厚的皮下脂肪层和疏松结缔组织,内有丰富的血管、淋巴管和神经,外伤后易形成血肿。未婚女子两侧大阴唇自然合拢,遮盖尿道外口及阴道口,产后由于分娩的影响常常向两侧分开;绝经后大阴唇呈萎缩状,阴毛稀少。

(三)小阴唇

小阴唇为位于大阴唇内侧的一对薄皮肤皱襞,表面湿润、色褐、无阴毛,富含神经末梢,非常敏感。两侧小阴唇的前端融合,分成两叶包绕阴蒂,前叶形成阴蒂包皮,后端与大阴唇的后端会合,在正中形成阴唇系带,经产妇受分娩影响,阴唇系带已不明显。

(四)阴蒂

阴蒂位于两小阴唇顶端的联合处,由海绵体构成,具有勃起性。分为三部分,前端为阴蒂头、中为阴蒂体、后为两个阴蒂脚,仅有阴蒂头显露于外阴,富含神经末梢,极为敏感,为性反应器官。

(五)阴道前庭

阴道前庭为两侧小阴唇之间的菱形区,前为阴蒂,后为阴唇系带,阴道口与阴唇系带之间有一浅窝,称为舟状窝,又称阴道前庭窝,经产妇于分娩后此窝消失。在此区内有以下结构。

1. **前庭球**　又称球海绵体,位于前庭两侧,由具有勃起性的静脉丛组成,表面被球海绵体肌覆盖。

2. **前庭大腺**　又称巴氏腺,位于大阴唇的后部,阴道口的两侧,如黄豆大小,左、右各一个。腺管细长,1~2cm,开口于前庭后方小阴唇与处女膜之间的沟内。性兴奋时分泌黄白色黏液起润滑作用。正常情况下触及不到此腺体,若前庭大腺感染,使腺管口闭塞,可形成前庭大腺脓肿或囊肿。

3. **尿道外口**　位于阴蒂头后下方,圆形,边缘折叠而合拢。尿道外口后壁有一对尿道旁腺,开口小,常有细菌潜伏。

4. **阴道口及处女膜**　阴道口位于尿道外口的后方,前庭的后部,为阴道的开口,月经血由此流出。阴道口周缘覆有一层较薄的黏膜,称为处女膜。处女膜中间有孔,孔的形状、大小及膜的厚薄因人而异。处女膜可在初次性交或其他损伤时破裂,阴道分娩时进一步破损,仅留有处女膜痕。

> **考点提示**:外阴易发生骑跨伤的部位和特点。

二、内生殖器

女性内生殖器位于真骨盆内,包括阴道、子宫、输卵管及卵巢,后两者合称子宫附件(图1-2)。

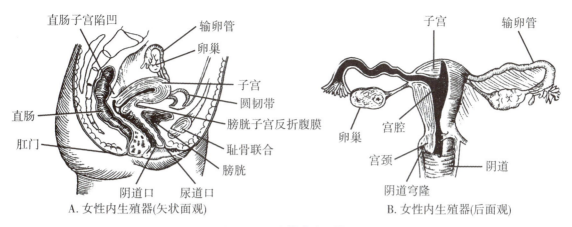

图 1-2 女性内生殖器

(一)阴道

1. 功能 为性交器官及月经血排出和胎儿娩出的通道。

2. 位置和形态 阴道位于真骨盆下部中央,呈上宽下窄的管道,前壁长 7~9cm,后壁长 10~12cm,上端包绕子宫颈,下端开口于阴道前庭的后部,前壁与膀胱和尿道相邻,后壁与直肠贴近。上端环绕子宫颈周围的部分称为阴道穹隆,按其位置分为前、后、左、右四个部分,后穹隆最深,与盆腔最低的子宫直肠陷凹紧密相邻,临床上可经此处穿刺或引流,是诊断某些疾病或实施手术的途径。

3. 组织结构 阴道壁由黏膜、肌层和纤维层构成。阴道黏膜为复层鳞状上皮,无腺体,有许多横纹皱襞,伸展性较大,其上端 1/3 在性激素的作用下发生周期性变化。阴道壁富有静脉丛,损伤后易出血或形成血肿。幼女及绝经后妇女因卵巢功能低下致阴道黏膜上皮菲薄,皱襞少,延展性小,容易受伤和感染。

(二)子宫

1. 功能 产生月经,孕育胚胎及胎儿。

2. 解剖结构 子宫位于骨盆腔正中央,膀胱与直肠之间,为空腔性器官,下端接阴道,两侧是输卵管和卵巢。正常子宫呈前倾前屈位,呈前面扁平、后面稍凸出的倒置梨形。成人非孕期子宫长 7~8cm,宽 4~5cm,厚 2~3cm,重 50~70g,容量约 5mL。子宫上部较宽称子宫体,其顶部称子宫底,宫底两侧为子宫角,与输卵管相通。子宫下部较窄,呈圆柱状称子宫颈。子宫体与子宫颈的比例因年龄和卵巢功能而异,青春期前为 1:2,育龄期为 2:1,绝经后为 1:1(图 1-3A)。

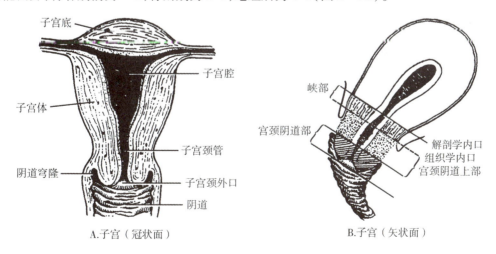

图 1-3 子宫各部

子宫腔呈上宽下窄的三角形,两侧通输卵管,下端通子宫颈管。在子宫体与子宫颈之间最狭窄的部分称子宫峡部,非孕时长约1cm,妊娠晚期可达7~10cm,形成子宫下段,正常为剖宫产的入口。其上端因解剖上较窄,称解剖学内口,下端因黏膜在此处由宫腔内膜转变为宫颈黏膜,称组织学内口。子宫颈内腔呈梭形,称子宫颈管,成年妇女长2.5~3cm,其下端称子宫颈外口。宫颈下端伸入阴道内的部分称宫颈阴道部;在阴道以上的部分称宫颈阴道上部(图1-3B)。未产妇的宫颈外口呈圆形,经产妇的宫颈外口因分娩损伤呈横裂形。

3.组织结构

(1)子宫体:子宫体壁由三层组织构成,外层为浆膜层,中间层为肌层,内层为黏膜层即子宫内膜。

1)子宫浆膜层:是覆盖子宫底及子宫前、后面的脏腹膜,在子宫前面近子宫峡部处,腹膜向前反折覆盖膀胱,形成膀胱子宫陷凹。在子宫后面,腹膜沿宫壁下行至子宫颈后方及阴道后穹隆再折向直肠,形成直肠子宫陷凹。

2)子宫肌层:是子宫壁最厚的一层,非孕时约0.8cm,由平滑肌束及弹力纤维组成。大致分三层,外层纵行,内层环形,中层交叉排列。血管贯穿肌层间,子宫收缩时血管被压迫,可有效制止子宫出血。

3)子宫内膜层:分为致密层、海绵层和基底层。致密层和海绵层统称为功能层,受卵巢激素影响发生周期性变化,剥脱出血形成月经。基底层紧贴基层,不受卵巢性激素影响,无周期性变化。

(2)子宫颈:主要由结缔组织构成,含少量平滑肌纤维、血管和弹力纤维。宫颈管黏膜为单层高柱状腺上皮,内含许多腺体,能分泌碱性黏液,形成黏液栓,堵塞宫颈管。黏液栓的成分和性状受性激素影响发生周期性变化。宫颈阴道部上皮为复层鳞状上皮,表面光滑。子宫颈外口柱状上皮与鳞状上皮交界处是宫颈癌好发部位。

4.子宫韧带 维持子宫正常位置,共有四对韧带(图1-4)。

(1)阔韧带:为一对翼形的腹膜皱襞,由子宫两侧至骨盆壁,将骨盆分为前、后两部分,维持子宫在盆腔的正中位置。子宫动脉、静脉和输尿管均从阔韧带基底部穿过。

(2)圆韧带:呈圆索状,起自两侧子宫角的前面,穿行于阔韧带与腹股沟内,止于大阴唇前端,维持子宫前倾位置。

(3)主韧带:又称宫颈横韧带,位于阔韧带的下部,横行于子宫颈阴道上部与子宫体下部两侧和骨盆侧壁之间,与子宫颈紧密相连,固定子宫颈位置,防止子宫下垂。

(4)宫骶韧带:自子宫体和子宫颈交界处后面的上侧方,向两侧绕过直肠达第2、3骶椎前面的筋膜,向后、向上牵引子宫颈,间接维持子宫前倾位置。

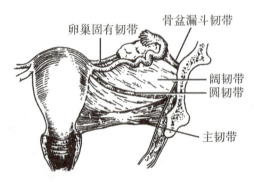

图1-4 子宫韧带

考点提示:子宫四对韧带的位置及作用。

(三)输卵管

输卵管为卵子与精子的结合场所,也是运送受精卵的管道。

1. 位置和形态 为一对细长弯曲的肌性管道,内侧与子宫角相连,外侧端游离,全长 8~14cm。根据输卵管的形态,由内向外分为四部分。①间质部:为通入子宫壁内的部分,狭窄而短,长约 1cm;②峡部:在间质部外侧,管腔较狭窄,长 2~3cm;③壶腹部:在峡部外侧,管腔宽大且弯曲,长 5~8cm,是正常受精的部位;④伞部:输卵管的最外侧,长 1~1.5cm,管口呈伞状,有"拾卵"作用。

2. 组织结构 输卵管由三层构成:外层为浆膜层,是腹膜的一部分;中层为平滑肌层,由内环行、外纵行两层平滑肌纤维组成,当肌肉收缩时,有助于孕卵向宫腔运行;内层为黏膜层,由单层高柱状上皮组成,上皮细胞分为纤毛细胞、无纤毛细胞、楔状细胞和未分化细胞四种。纤毛细胞能向宫腔方向摆动,协助运输孕卵;无纤毛细胞有分泌作用;楔状细胞可能为无纤毛细胞的前身;未分化细胞为上皮的储备细胞。输卵管肌肉的收缩和黏膜上皮细胞的形态、分泌及纤毛摆动均受性激素影响,有周期性变化。

(四)卵巢

卵巢是产生与排出卵子,并分泌甾体激素的性器官。

1. 位置和形态 为一对扁椭圆形的腺体,位于输卵管的后下方。其大小、形态随年龄大小而有差异。生育期女性卵巢大小约 4cm×3cm×1cm,重 5~6g,呈灰白色。青春期开始排卵后,卵巢表面逐渐变得凹凸不平;绝经后,卵巢萎缩变小、变硬。卵巢外侧以骨盆漏斗韧带连于骨盆壁,内侧以卵巢固有韧带与子宫相连。由卵巢系膜连于阔韧带后叶的部位,为卵巢门,卵巢血管与神经由此出入卵巢。

2. 组织结构 卵巢表面无腹膜,最外层为生发上皮,其内为纤维组织,称卵巢白膜。再往内为卵巢皮质,是卵巢的功能层,内有数以万计的卵泡和致密结缔组织;最内层为髓质,其中含有丰富的血管、淋巴管、神经和疏松的结缔组织(图1-5)。

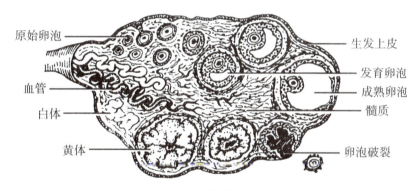

图1-5 卵巢的构造

> **考点提示:** 内生殖器的组成;子宫的形态、位置与功能。

二、血管、淋巴及神经

(一)血管

女性内、外生殖器官的血液供应主要来自卵巢动脉、子宫动脉、阴道动脉及阴部内动脉。各部位的静脉均与同名动脉伴行,但在数量上较动脉多,并在相应的器官及周围形成静脉丛,且相互吻合,故盆腔感染易于蔓延。

(二)淋巴

女性生殖器官和盆腔组织有丰富的淋巴系统,分为外生殖器淋巴和盆腔淋巴两组。当内、外生殖器官发生感染或肿瘤时,可沿各部回流的淋巴管扩散或转移,引起相应淋巴结肿大。

(三)神经

女性外生殖器官主要由阴部神经支配。阴部神经由骶2、骶3、骶4神经分支所组成,含感觉神经纤维和运动神经纤维,与阴部内动脉并行。女性内生殖器官由交感神经和副交感神经所支配。子宫平滑肌有自律活动,完全切除神经后仍能有节律性收缩,能够完成分娩活动。临床上可见低位截瘫的产妇仍能自然分娩。

四、骨盆

女性骨盆是支持躯干和保护盆腔脏器的重要器官,也是胎儿娩出时必经的通道,其大小、形状对分娩有直接影响。

(一)骨盆的组成

1. **骨盆的骨骼** 骨盆由骶骨、尾骨、左右两块髋骨组成。每块髋骨又由髂骨、坐骨及耻骨融合而成;骶骨由5或6块骶椎融合成;尾骨由4或5块尾椎合成(图1-6)。

2. **骨盆的关节** 骶骨和尾骨之间以骶尾关节相连,有一定活动度,分娩时尾骨可后移;骶骨与髂骨之间以骶髂关节相连;两耻骨之间由纤维软骨连接,形成耻骨联合。

3. **骨盆的韧带** 骨盆的关节和耻骨联合周围均有韧带附着。骶骨、尾骨与坐骨棘之间为骶棘韧带,骶骨、尾骨与坐骨结节之间为骶结节韧带。骶棘韧带宽度即坐骨切迹宽度,是判断中骨盆是否狭窄的重要指标。妊娠期受激素影响,韧带松弛,有利于胎儿娩出。

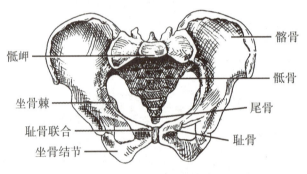

图1-6 正常女性骨盆

(二)骨盆的分界

以耻骨联合上缘、髂耻缘及骶骨岬上缘连线为界,将骨盆分为上部的假骨盆(大骨盆)和下部的真骨盆(小骨盆)。假骨盆与分娩无直接关系。真骨盆是胎儿娩出的骨产道,可分为骨盆入口、骨盆腔及骨盆出口三部分。骨盆腔前壁为耻骨联合和耻骨支,两侧壁为坐骨、坐骨棘与骶棘韧带,后壁为骶骨和尾骨。

(三)骨盆的标志

1. **骶岬** 第一骶椎向前突出的部分,是骨盆内测量的重要依据点。

2. **坐骨棘** 坐骨后缘中点突出的部分,位于真骨盆中部。两坐骨棘连线的长短是衡量中骨盆大小的重要经线,坐骨棘又是分娩过程中衡量胎儿先露部下降程度的重要标志。

3. **耻骨弓** 耻骨两降支的前部相连构成耻骨弓,之间的夹角称为耻骨角,女性骨盆耻骨弓角度正常为90°~100°。

(四)骨盆的平面及径线

1. **入口平面** 即真、假骨盆的交界面,呈横椭圆形。其前方为耻骨联合上缘,两侧为髂耻缘,后方为骶岬上缘。有4条径线(图1-7)。

(1)入口前后径:又称真结合径。自耻骨联合上缘中点至骶骨岬前缘中点的距离,正常平均值为11cm,是入口平面的重要径线。

(2)入口横径:左、右髂耻缘间的最大距离,正常平均值为13cm。

(3)入口斜径:自左、右骶髂关节至对侧髂耻隆突间的距离分别称左、右斜径,正常值平均为12.75cm。

2. 中骨盆平面 为骨盆最小平面,呈纵椭圆形,前为耻骨联合下缘,两侧为坐骨棘,后为骶骨下端。有2条径线(图1-8)。

(1)中骨盆前后径:耻骨联合下缘中点通过两侧坐骨棘连线中点至骶骨下端连线间的距离,正常值平均为11.5cm。

(2)中骨盆横径:又称坐骨棘间径。两坐骨棘之间的距离,正常值平均为10cm,其长短与分娩有重要关系。

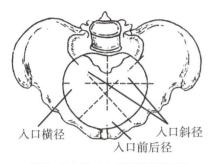 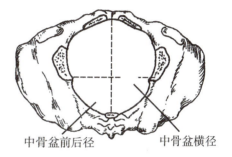

图1-7 骨盆入口平面及径线　　　　图1-8 中骨盆平面及径线

3. 出口平面 由两个不在同一平面的三角形组成。前三角平面顶端为耻骨联合下缘,两侧为耻骨降支;后三角的顶端为骶尾关节,两侧为骶结节韧带。两个三角形共同的底边为坐骨结节间经。有4条径线(图1-9)。

(1)出口前后径:耻骨联合下缘至骶尾关节的距离,正常值平均为11.5cm。

(2)出口横径:又称坐骨结节间径。两坐骨结节内侧缘间距离,正常值平均为9cm。与分娩关系密切。

(3)出口前矢状径:耻骨联合下缘中点至坐骨结节间径中点的距离,正常值平均为6cm。

(4)出口后矢状径:骶尾关节至坐骨结节间径中点的距离,正常值平均为8.5cm。若出口横径稍短,而出口横径与后矢状径之和≥15cm时,一般大小的胎儿可通过后三角区经阴道娩出。

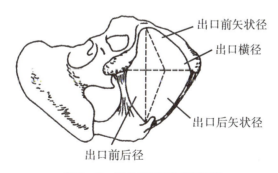

图1-9 骨盆出口平面及径线

(五)骨盆轴、骨盆倾斜度

1. 骨盆轴 连接骨盆各假想平面中心点的曲线为骨盆轴。直立时,此轴上段向下、向后,中段向下,下段向下、向前。分娩时胎儿沿此轴娩出,又称产轴。(图1-10)

2. 骨盆倾斜度 妇女直立时,骨盆入口平面与水平面所形成的角度,一般为60°,角度过大会影响胎头衔接(图1-11)。

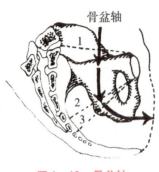
图 1-10 骨盆轴

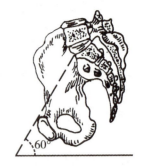
图 1-11 骨盆倾斜度

> **考点提示**：骨盆的组成；骨盆的三个假想平面和各径线。

五、骨盆底

骨盆底由多层肌肉和筋膜构成，封闭骨盆出口，承托盆腔脏器，使之保持正常的位置。骨盆底的前方为耻骨联合和耻骨弓，后方为尾骨尖，两侧为耻骨降支、坐骨升支及坐骨结节。骨盆底由外向内分为三层。

(一) 外层

外层位于外生殖器、会阴皮肤及皮下组织的下面，由会阴浅筋膜及其深面的球海绵体肌、坐骨海绵体肌、会阴浅横肌和肛门外括约肌组成，此层肌肉的肌腱汇合于阴道外口与肛门之间，形成中心腱（图 1-12）。

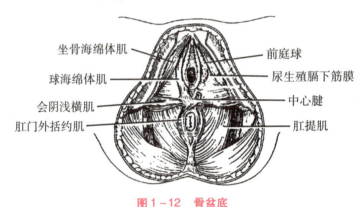
图 1-12 骨盆底

(二) 中层

中层即泌尿生殖膈，由上、下两层坚韧的筋膜及其间的会阴深横肌、尿道括约肌构成，覆盖于骨盆出口前部三角平面上，又称三角韧带，其上有尿道和阴道穿过。

(三) 内层

内层即盆膈，为骨盆底的最内层，由肛提肌及其筋膜组成。自前向后有尿道、阴道及直肠穿过。每侧肛提肌由耻尾肌、髂尾肌和坐尾肌组成，肛提肌对盆腔内脏器具有重要支持作用，其中一部分纤维在阴道及直肠周围交织，能够加强阴道括约肌与肛门的作用。

(四) 会阴

会阴是骨盆底的一部分。广义的会阴是指封闭骨盆出口的所有软组织。狭义的会阴是指阴道口与肛门之间的楔形软组织，厚 3~4cm，又称会阴体。会阴体由外向内为皮肤、皮下脂肪、筋膜、部分肛提肌和会阴中心腱。妊娠期会阴组织变软，伸展性大，利于分娩，但分娩时会阴体变薄，极易被撕裂，故分娩时应注意保护会阴。

六、内生殖器官的邻近器官

(一)尿道

尿道位于耻骨联合与阴道壁之间,长4～5cm,从膀胱三角尖端开始,穿过泌尿生殖膈,止于阴道前庭的尿道外口。因女性尿道短而直,且邻近阴道及肛门,易引起泌尿系统感染。

(二)膀胱

膀胱为一空腔器官,位于耻骨联合之后、子宫之前。其大小、形状可因其盈虚及邻近器官的情况而变化。充盈的膀胱在手术中易损伤并影响妇科检查,故妇科检查及手术前必须排空膀胱。

(三)输尿管

输尿管起自肾盂,沿腰大肌前下降,在骶髂关节处进入盆腔继续下行,在阔韧带基底部向前行至距子宫颈约2cm处,在子宫动脉的下方与之交叉,然后向前、向内进入膀胱,全长约30cm,粗细不一。在施行附件切除或结扎子宫动脉时,应避免损伤输尿管。

(四)直肠

直肠位于盆腔后部,上接乙状结肠,下接肛管。全长15～20cm,前为子宫及阴道,后为骶骨。直肠中段腹膜折向前上方,覆盖于宫颈及子宫后壁,形成直肠子宫陷凹。肛管长2～3cm,周围有肛门内、外括约肌及肛提肌,妇科手术及分娩处理时均应注意避免损伤直肠。

(五)阑尾

阑尾通常位于右髂窝内,与右侧输卵管及卵巢相邻,妇女患阑尾炎时可能累及输卵管和卵巢。妊娠期阑尾的位置可随子宫的增大而逐渐向外上方移位。

第二节　女性生殖系统生理

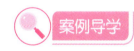

患者,女,12岁。一年前其胸部开始微微隆起,且渐渐增大;今天阴道突然流了很多血,无痛,也没受外伤,她害怕得哭了起来,妈妈来看后说:别怕,是来月经了,以后每个月都会流几天血。她不解地问:什么叫月经?为什么会流血?从哪里流出的血?流血了怎么感觉不到痛?为什么每个月都会流血?

请问:

1.作为一名护士,如何解答该患者的疑惑?

2.应从哪些方面帮助该患者?

一、妇女一生各阶段的生理特点

女性从胎儿到衰老是一个渐进的生理过程,根据年龄和生理特点可将女性一生分为胎儿期、新生儿期、儿童期、青春期、性成熟期、绝经过渡期和绝经后期7个阶段,各阶段具有不同的生理特征。

(一)胎儿期

从受精卵形成到胎儿娩出,称为胎儿期。受精卵是由来源于父系和母系的23对(46条)染色体组成的新个体,其中XX合子发育为女性,XY合子发育为男性。胚胎6周后原始性腺开始分化,至

8~10周性腺组织开始出现卵巢结构。卵巢形成后,中肾管退化,两条副中肾管发育成为女性生殖道。

(二)新生儿期

出生后4周内,称新生儿期。女性胎儿在子宫内受到胎盘激素和母体卵巢产生的女性激素的影响,外阴较丰满;乳房稍肿大,甚至分泌少量乳汁。出生后数日,由于女性激素水平下降,阴道可有少量血性分泌物排出。这些都是正常生理现象,短期内会自行消失。

(三)儿童期

从出生4周至12岁左右称为儿童期。8岁前,体格生长发育很快,但生殖器仍为幼稚型。8岁以后,卵巢有少量卵泡发育并分泌性激素,但不能发育成熟;乳房开始发育,皮下脂肪开始堆积,出现女性特征。

(四)青春期

自月经初潮至生殖器官逐渐发育成熟的时期称为青春期。世界卫生组织(WHO)规定青春期为10~19岁。此期的生理特点如下。

1. 第一性征发育 生殖器从幼稚型变为成人型,子宫体明显增大,占子宫全长的2/3;卵巢增大,卵巢皮质内有不同发育阶段的卵泡,此时已初步具有生殖能力。

2. 月经初潮 第一次月经来潮称为初潮,是女性进入青春期的重要标志。由于卵巢功能尚不健全,初潮后月经周期常不规律,需5~7年建立规律的周期性排卵后才逐渐正常。

3. 第二性征发育 声调变高,乳房丰满,长出阴毛和腋毛,骨盆宽大以及胸、肩部皮下脂肪增多等,这些变化呈现女性特征。

4. 心理特点 青春期生理、心理变化很大,既认为自己已成熟,能独立处世,不喜欢别人的约束,又胆怯、依赖,应给予护理关照和心理疏导。

(五)性成熟期

性成熟期又称生育期,指卵巢功能成熟并有周期性性激素分泌及排卵的时期,约从18岁开始,历时约30年。此期生殖器官和乳房在性激素作用下发生周期性变化,具有旺盛的生殖能力。

(六)绝经过渡期

绝经过渡期是指从开始出现绝经趋势至最后一次月经的时期。一般始于40岁,历时短则1~2年,长至10~20年。此期卵巢功能逐渐衰退,月经不规律,直至绝经。生殖器官开始逐步萎缩,丧失生育能力,可出现潮热、出汗、情绪不稳定、头痛、失眠等症状。

(七)绝经后期

绝经后期指绝经后的生命时期。女性60岁以后进入老年期。此阶段卵巢功能完全衰退、生殖器官进一步萎缩退化,主要表现为雌激素水平低落,不能维持女性第二性征,生殖器官进一步萎缩老化,骨代谢异常而引起骨质疏松等。

> **考点提示:** 月经初潮是青春期开始的重要标志。

二、月经及月经期的临床表现

1. 月经的概念 月经是指伴随卵巢周期性变化而出现的子宫内膜周期性脱落及出血。规律的月经是生殖功能成熟的标志之一。月经第一次来潮称初潮,多在13~14岁,可早至11岁或迟至16岁,16岁以后月经尚未来潮,应及时就医。初潮早晚受遗传、营养、气候、环境等因素影响。近年来,月经初潮年龄有提前趋势。

2. 月经血的特征 月经血呈暗红色,除血液外,还有子宫内膜碎片、宫颈黏液及脱落的阴道上皮细胞。月经血中含有前列腺素及大量纤溶酶,故月经血不凝。出血多时可有血凝块。

3. 月经期的临床表现 正常月经具有周期性,出血的第1天为月经周期开始,两次月经第1天的间隔时间,称一个月经周期,一般为21~35天,平均28天。每次月经持续的时间称经期,一般2~8天,多为4~6天。一次月经的总失血量为经量,正常为20~60mL,超过80mL为月经过多。一般月经期无特殊症状,但经期由于盆腔充血,有些女性可出现下腹部及腰骶部下坠不适感,并可出现胃肠道紊乱等症状。少数女性可出现头痛及轻度神经系统不稳定症状。

三、卵巢的功能及其周期性变化

(一)卵巢的功能

卵巢具有产生卵子并排卵的生殖功能和产生女性激素的内分泌功能。

(二)卵巢的周期性变化

1. 卵泡的发育与成熟 从青春期开始到绝经前,卵巢在形态和功能上发生周期性变化。新生儿出生时,卵巢内有多于200万个始基卵泡,每个始基卵泡含有一个初级卵母细胞,周围有一层梭形细胞环绕。儿童期多数卵泡退化,至青春期只剩下约30万个。女性一生中只有400~500个卵泡发育成熟,其余卵泡发育到一定程度即自行退化,称卵泡闭锁。临近青春期,在腺垂体分泌的促卵泡激素(FSH)作用下,始基卵泡开始发育。一般每一个月经周期只有1个优势卵泡发育成熟并排卵,称成熟卵泡(图1-13),其直径可达18~23mm,其结构自外向内依次为卵泡外膜、卵泡内膜、颗粒细胞、卵泡腔、卵丘、放射冠、透明带、卵细胞。卵泡在发育过程中分泌雌激素。

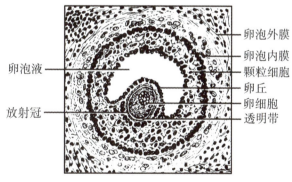

图1-13 成熟卵泡

2. 排卵 随着卵泡的发育成熟,逐渐向卵巢表面移动并向外突出,卵泡膜和卵巢包膜发生溶解与破裂,卵细胞及其周围的颗粒细胞一起被排出,此过程称排卵。排卵与黄体生成素(LH)峰状分泌有关。排卵一般发生在下次月经来潮前14天左右。卵子可由两侧卵巢轮流排出,也可由一侧卵巢连续排出。

3. 黄体的形成与退化 排卵后,卵泡壁塌陷,卵泡膜血管破裂,血液流入腔内形成血体。卵泡壁的破口很快由纤维蛋白封闭,在LH的刺激下,残留的颗粒细胞变大,胞质内出现黄色颗粒状的类脂质,称为黄体。黄体不断发育,在排卵后7~8天黄体体积和功能达高峰。若卵子受精,黄体继续发育成妊娠黄体;若未受精,黄体在排卵后9~10天开始退化,逐渐被结缔组织代替,组织纤维化,外观白色,称为白体。正常黄体寿命平均14天,黄体衰退后月经来潮,卵巢中又有新的卵泡发育,开始新的周期。

(三)卵巢分泌的激素及其生理作用

卵巢主要分泌雌激素、孕激素和少量的雄激素,均为甾体激素,属于类固醇激素。此外,卵巢还分泌一些多肽激素、细胞因子和生长因子。

1. 雌激素 主要由卵泡的颗粒细胞、卵泡内膜细胞和黄体细胞产生。在月经周期中有两个高峰，分别是排卵前和排卵后7~8天。卵巢主要合成雌二醇（E_2）和雌酮，经肝脏代谢，产生雌三醇（E_3）经肾脏排出。

2. 孕激素 主要由黄体细胞分泌，月经周期中只有1个高峰，在排卵后7~8天，是排卵的主要依据。孕酮是卵巢分泌的具有生物活性的主要孕激素，经肝脏代谢，产生孕二醇，经肾脏排出。

3. 雌激素、孕激素的生理作用 见表1-1。

表1-1 雌激素、孕激素的生理作用

作用部位	雌激素	孕激素
子宫	促进子宫的发育，使子宫内膜呈增生期改变；使宫颈黏液增多，变稀薄，易拉成丝状，涂片干燥后镜下呈羊齿状结晶；增加子宫平滑肌对缩宫素的敏感性	降低子宫平滑肌对缩宫素的敏感性；有利于孕卵的着床和发育；使子宫内膜呈分泌期改变；使宫颈黏液减少，变黏稠，拉丝度降低，涂片干燥后镜下呈成串排列的椭圆体
卵巢	促进卵细胞发育	—
输卵管	促进输卵管发育，增强输卵管蠕动，有利于受精卵的运输	抑制输卵管节律性蠕动
阴道	促进阴道上皮的增生、角化，使细胞内糖原增加，维持阴道内弱酸性环境	使阴道上皮细胞脱落加快
乳腺	使乳腺腺管增生，乳头、乳晕着色，大量雌激素抑制乳汁分泌	促进乳腺腺泡发育
其他	促进水钠潴留；促进钙沉积；促进高密度脂蛋白合成，抑制低密度脂蛋白含量	促进水钠排出；使排卵后基础体温升高0.3~0.5℃
反馈调节	正、负两种反馈调节	负反馈调节

4. 雄激素 女性体内的雄激素主要来自肾上腺皮质，少量来自卵巢分泌。雄激素可促进蛋白质合成，促进肌细胞生长和骨骼发育。

> **考点提示**：雌、孕激素的生理作用。

四、其他生殖器官的周期性变化

（一）子宫内膜的周期性变化

在卵巢激素的周期性作用下，子宫内膜发生周期性变化。受卵巢性激素的影响，功能层发生增生、分泌和脱落的周期性变化。基底层不脱落，月经后增生修复功能层。以一个正常月经周期28天为例，子宫内膜的周期性变化可分为3期（图1-14）。

1. 增生期 月经周期的第5~14天，与卵泡期对应。在雌激素作用下，子宫内膜增生、增厚，腺体增多，血管增生并弯曲呈螺旋状，管腔增大。

2. 分泌期 月经周期的第15~28天，与黄体期对应。在雌、孕激素共同作用下，子宫内膜继续增厚，腺体增大并出现分泌现象，血管迅速增加，更加弯曲，间质疏松、水肿，适合孕卵着床。

3. 月经期 月经周期的第1~4天。雌、孕激素水平骤然下降，引起内膜螺旋动脉开始节律性收缩及舒张，继而血管痉挛性收缩逐渐加强，血管远端管壁及组织缺血坏死、剥脱，脱落的内膜碎片及血液一起从阴道流出，即月经来潮。

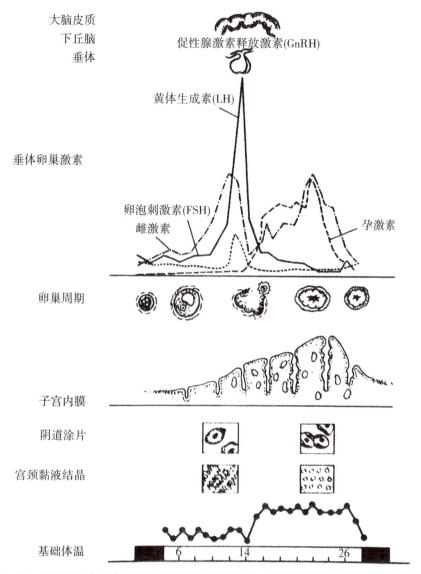

图1-14 月经周期中垂体、卵巢、子宫内膜、阴道涂片、宫颈黏液及基础体温的周期性变化

(二)宫颈黏液的周期性变化

子宫颈内膜腺细胞的分泌活动受雌、孕激素的影响,有明显的周期性变化。宫颈黏液检查可了解卵巢的功能状态。月经过后,由于体内雌激素水平低,了宫颈黏液的分泌量少。随雌激素水平不断增高,宫颈黏液分泌量也逐渐增多,并变得稀薄透明,有利于精子通行。至排卵前黏液拉丝可长达10cm以上。取黏液涂于玻片,干燥后显微镜下可见羊齿植物叶状结晶,这种结晶于月经周期的第6~7天即可出现,至排卵期最典型。排卵后,受孕激素影响,黏液分泌量减少,变混浊黏稠,拉丝易断,涂片检查时羊齿植物叶状结晶逐渐模糊,至月经周期第22天左右完全消失,而代之以成行排列的椭圆体。

(三)输卵管的周期性变化

在雌激素的作用下,输卵管黏膜上皮纤毛细胞生长,体积增大;非纤毛细胞分泌增加,为卵子提供运输和种植前的营养物质;输卵管发育,输卵管肌层节律性收缩的振幅增强。孕激素则能抑制输卵管收缩的振幅,并抑制输卵管黏膜上皮纤毛细胞的生长,分泌细胞分泌黏液减少。在雌、孕激素的协同作用下,受精卵才能通过输卵管正常到达子宫腔。

(四)阴道黏膜的周期性变化

随着体内雌、孕激素的变化,阴道黏膜也发生周期性改变,其中阴道上段黏膜改变更为明显。排卵前,受雌激素影响,黏膜上皮增生,表层细胞角化,以排卵期最显著。细胞内有丰富的糖原,糖原被阴道杆菌分解为乳酸,使阴道保持酸性环境,可以抑制致病菌的繁殖。排卵后,受孕激素影响,阴道黏膜表层细胞脱落。临床上常根据阴道脱落细胞的变化,间接了解雌激素水平和排卵情况。

五、月经周期的调节

女性生殖系统的周期性变化称性周期。性周期是在中枢神经系统的控制下,通过下丘脑-垂体-卵巢轴三者间相互作用(图1-15),控制女性发育,维持正常月经和性功能,参与机体内环境和物质代谢的调节等。

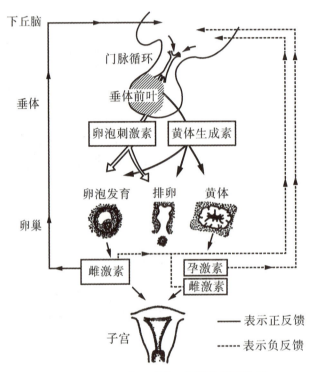

图1-15 下丘脑-垂体-卵巢的相互关系

(一)下丘脑对垂体的调节

下丘脑弓状核的神经细胞分泌促性腺素释放激素(GnRH),包括卵泡刺激素释放激素(FSH-RH)和黄体生成素释放激素(LH-RH),通过垂体门脉系统进入腺垂体,使腺垂体合成和释放卵泡刺激素(FSH)、黄体生成素(LH)。

(二)垂体对卵巢的调节

垂体分泌的卵泡刺激素、黄体生成素直接控制卵巢形成周期性变化,促使卵泡发育至成熟并排卵,并分泌雌激素,黄体生成素促进排卵、使排卵后的卵泡形成黄体,并产生孕激素和雌激素。

(三)卵巢对子宫内膜的调节

卵巢中卵泡发育产生雌激素,使子宫内膜发生增生期变化;排卵后形成黄体分泌孕激素和雌激素,使子宫内膜呈分泌期改变;若未受孕,黄体萎缩,雌、孕激素水平降低,子宫内膜剥脱出血,形成月经。

(四)卵巢对下丘脑和垂体的反馈、调节机制

当卵泡发育成熟,分泌的雌激素达高峰,对下丘脑和腺垂体产生正反馈,促使卵泡刺激素、黄体生成素大量释放并形成排卵前高峰,使成熟卵泡排卵。排卵后在黄体生成素和少量卵泡刺激素的作用下,黄体形成并分泌孕激素和雌激素。排卵后 7~8 天黄体发育成熟,雌激素、孕激素分泌达高峰,对下丘脑产生负反馈,使促性腺素释放激素分泌减少,进而垂体产生卵泡刺激素、黄体生成素减少,黄体逐渐萎缩,雌激素、孕激素分泌相应减少,失去激素支持,子宫内膜发生坏死及脱落出血,月经来潮;同时雌激素、孕激素的降低,解除了对下丘脑的抑制,下丘脑再度分泌 GnRH,新的月经周期开始,如此周而复始。

(鲁慧玲 李会明)

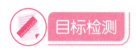

A1 型题

1. 成人宫体与宫颈之比是( )。
   A. 2∶1 B. 3∶1 C. 1∶1
   D. 1∶2 E. 1∶3

2. 维持子宫颈位置的重要韧带是( )。
   A. 圆韧带 B. 阔韧带 C. 主韧带
   D. 宫骶韧带 E. 卵巢韧带

3. 未生育过的成年妇女,其子宫大小、子宫腔容积分别为( )。
   A. 7cm×5cm×3cm,10mL B. 8cm×6cm×4cm,10mL C. 7cm×5cm×3cm,5mL
   D. 5cm×4cm×2cm,5mL E. 8cm×6cm×3cm,10mL

4. 子宫的功能不包括( )。
   A. 产生女性激素 B. 形成月经 C. 精子进入输卵管通道
   D. 可孕育胎儿 E. 将胎儿娩出

5. 子宫切除中,处理子宫血管时易损伤的邻近器官是( )。
   A. 膀胱 B. 直肠 C. 尿道
   D. 输尿管 E. 肛门

6. 女性青春期开始的重要标志是( )。
   A. 音调度高 B. 乳房丰满 C. 皮下脂肪增多
   D. 阴毛、腋毛生成 E. 月经初潮

7. 以下( )是雌激素的生理作用。
   A. 降低妊娠子宫缩宫素的敏感性
   B. 使子宫内膜增生
   C. 使宫颈黏液减少变稠,拉丝度减少
   D. 使阴道上皮细胞脱落加快
   E. 促进水钠排泄

8. 下列月经期卫生措施错误的是( )。
   A. 应保持外阴清洁 B. 每日阴道冲洗 1 次 C. 用干净卫生巾
   D. 经期可照常工作 E. 避免寒冷刺激

9. 卵巢内分泌和生殖功能最旺盛的时期是( )。
   A. 儿童期 B. 青春期 C. 性成熟期

D. 绝经过渡期　　　　　　E. 绝经后期

A2 型题

10. 患者,女,18 岁,骑自行车与三轮车相撞,自觉外阴疼痛难忍且肿胀遂就诊。根据女性外阴解剖学的特点可能发生的是( )。
    A. 小阴唇裂伤　　　　B. 大阴唇血肿　　　　C. 阴道前庭损伤
    D. 前庭大腺肿大及出血　E. 尿道损伤

A3/A4 型题

小李,女,25 岁,平素月经周期 28 天,于 2024 年 1 月 1 日月经来潮。

11. 请问小李的排卵期是( )。
    A. 2024 年 1 月 12 日　　B. 2024 年 1 月 13 日　　C. 2024 年 1 月 14 日
    D. 2024 年 1 月 15 日　　E. 2024 年 1 月 16 日

参考答案

第二章 妊娠期妇女的护理

课件

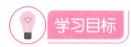

素质目标： 具有良好的护患沟通能力、团队合作意识和服务意识，能够关心、理解、尊重女性。
知识目标： 掌握受精的过程、胎儿附属物的功能，妊娠期母体主要的生理和心理变化及早、中、晚期妊娠的诊断；熟悉产前筛查的意义、主要内容与方法；了解胚胎及胎儿的发育及生理特点。
能力目标： 能运用所学知识判断妊娠周数及识别胎位，运用孕期检查的方法给不同孕周的妇女提供护理及健康教育。

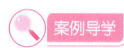

赵女士，28岁，已婚，G_1P_0（孕1产0），妊娠28周，来门诊常规产检。查体：身高160cm，体重65kg，体温36.8℃，血压135/80mmHg，脉率82次/分，呼吸频率20次/分，腹围88cm，宫高26cm，胎方位LOA，胎心率140次/分，双下肢脚踝有轻微水肿。辅助检查：血红蛋白（Hb）98g/L，OGTT结果正常。既往健康，孕前体重60kg。
请问：
1. 赵女士可自我监测但本次检查未显示的胎儿健康指标是什么？
2. 找出案例中存在的护理问题，并给出相应的护理措施。
3. 为守护母婴安全，我们可以从哪些方面为赵女士提供帮助？

妊娠（pregnancy）是女性一生中可能经历的一段特殊生理时期。妊娠期女性的生理和心理随着胚胎和胎儿的发育而发生变化，自身和家庭成员的角色也发生转变。孕妇的健康直接影响胚胎和胎儿的健康，反之亦然，而且孕妇和家庭成员的心理也会受影响。因此，护士应运用所学知识和技能，做好妊娠期妇女的护理，帮助孕妇及其家庭做好分娩前准备，促进母婴健康，迎接新生命的到来。

第一节 妊娠生理

妊娠是胚胎和胎儿在母体内发育成长的过程。卵子受精是妊娠的开始，胎儿及其附属物从母体排出是妊娠的终止。临床上妊娠从末次月经第1天算起，全过程约40周。

一、受精卵的形成与着床

（一）受精卵的形成

精子与卵子相结合的过程称为受精。卵子成熟后从卵巢排出，被输卵管伞部"拾卵"进入输卵管腔，在输卵管壶腹部与峡部连接处等待受精。精子与卵子相遇后，精子释放顶体酶，溶解卵子周围的放射冠、透明带，称为顶体反应。在顶体反应作用下，精子穿过卵子表面的放射冠和透明带，与卵子表面接触，当精子进入卵细胞后，完成受精。整个受精过程约需24小时。

(二)受精卵的输送与发育

卵子受精后30小时,受精卵开始进行有丝分裂,同时在输卵管壁的蠕动及其纤毛摆动作用下,受精卵逐渐向子宫腔方向移行。受精卵约在受精后72小时分裂成由16个细胞组成的实心细胞团,称桑椹胚。受精后第4日,早期囊胚进入宫腔,继续发育成晚期囊胚。

(三)受精卵的着床

晚期囊胚侵入子宫内膜的过程,称受精卵着床或植入(图2-1)。着床约在受精后第6~7日开始,经过定位、黏附和侵入三个过程,在受精后第11~12日结束。着床部位多在子宫后壁上部。受精卵着床必须具备四个条件:透明带消失;囊胚滋养层分化出合体滋养细胞;囊胚和子宫内膜同步发育并相互配合;孕妇体内有足够的孕激素,子宫有一个极短的敏感期允许受精卵着床。

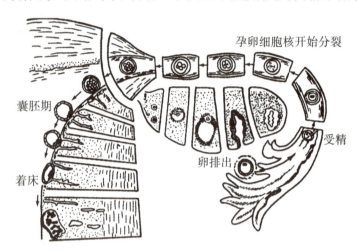

图2-1 卵子受精与囊胚着床

二、胎儿附属物的形成与功能

胎儿附属物包括胎盘、胎膜、脐带和羊水。

(一)胎盘

1. 胎盘的组成 胎盘由底蜕膜、叶状绒毛膜和羊膜组成。

(1)蜕膜:受精卵着床后,子宫内膜腺体分泌旺盛,内膜增厚,称为蜕膜。按蜕膜与受精卵及子宫壁的关系蜕膜分为以下三部分(图2-2)。

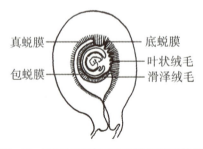

图2-2 早期妊娠的子宫蜕膜与绒毛的关系

1)底蜕膜:位于受精卵与子宫肌层之间的蜕膜,构成胎盘的母体部分。底蜕膜含有螺旋小动脉和小静脉,均开口于绒毛间隙,动脉压力高从而把血液喷入绒毛间隙,再散向四周,使绒毛间隙充满母血,最后经小静脉回流入母体血循环。绒毛中有毛细血管,胎儿血从脐动脉入绒毛毛细血管网,再经脐静脉入胎儿体内。由此可见,胎盘有胎儿和母体两套血液循环,两者的血液互不相混,在各自封闭的管道内循环。

2)包蜕膜:覆盖在胚泡表面的蜕膜,是胎膜的组成部分。随着囊胚的发育成长而渐渐凸向宫腔,约在妊娠12周与壁蜕膜贴近并融合,此时子宫腔消失。

3)壁蜕膜:除底蜕膜、包蜕膜外的覆盖在子宫腔表面的蜕膜,又称真蜕膜。

(2)叶状绒毛膜:构成胎盘的胎儿部分。晚期囊胚着床后,滋养层细胞迅速增殖,滋养层增厚,表面形成许多不规则突起,称绒毛。在胚胎早期,整个绒毛膜表面的绒毛发育均匀,因底蜕膜与囊胚极滋养层接触,后来与底蜕膜接触的绒毛因营养丰富高度发展,称为叶状绒毛膜。胚胎表面其余部分绒毛因营养缺乏而萎缩退化,称为平滑绒毛膜,与羊膜共同组成胎膜。

(3)羊膜:构成胎盘的胎儿部分,覆盖在胎盘的胎儿面。羊膜表面光滑,无神经、血管及淋巴管,具有一定弹性的半透明薄膜。

2.胎盘的结构 胎盘于妊娠6~7周时开始形成,至妊娠12周末形成。妊娠足月时,胎盘通常为圆形或椭圆形盘状,中间厚,边缘薄。其直径为16~20cm,厚2.5cm,重450~650g,约为足月初生儿体重的1/6。胎盘分为胎儿面和母体面,其中胎儿面表面为羊膜,光滑呈灰白色,脐带附着在中央或稍偏处。母体面表面为底蜕膜,粗糙呈暗红色,由18~20个胎盘小叶组成。

3.胎盘的功能 胎盘是胎儿与母体间进行物质交换的重要器官。胎盘的功能极其复杂,通过胎盘进行物质交换及转运的主要方式有简单扩散、易化扩散和主动转运等(图2-3)。其主要功能如下。

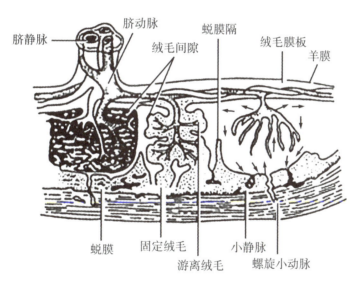

图2-3 胎盘血液循环

(1)气体交换:维持胎儿生命最重要的物质是氧气,胎盘替代了胎儿的呼吸系统功能,主要以简单扩散的方式在母体和胎儿之间进行氧气及二氧化碳的交换,帮助胎儿吸收氧气并排出二氧化碳。

(2)供应营养物质:胎儿生长发育所需的葡萄糖、氨基酸、电解质及维生素,在胎盘以易化扩散和主动转运等方式输送给胎儿,相当于胎儿消化系统的功能。胎盘中含有多种酶,能将简单物质合成复杂物质(如葡萄糖合成糖原、氨基酸合成蛋白质等),也可将复杂物质分解成简单物质(如脂质分解为自由脂肪酸)后供给胎儿。

(3)排泄功能:替代了胎儿泌尿系统功能。胎儿的代谢产物如肌酐、尿素、尿酸、肌酸等,经胎盘进入母血,再由母体排出体外。

(4)防御功能:胎盘可起到一定的屏障作用,能阻止母血中的有害物质进入胎儿血中,但其防御功能很有限。通常分子量较大的病原体不易通过胎盘,但各种病毒(如流感病毒、风疹病毒、巨细胞病毒等)易通过胎盘侵袭胎儿;细菌、衣原体、支原体、螺旋体、弓形虫等可在胎盘形成病灶,破坏绒毛结构,从而感染胎儿;分子量小并对胎儿有害的药物可通过胎盘作用于胎儿,导致胎儿畸形甚至死亡。而母血中的免疫物质如IgG,虽为大分子物质,但也可通过胎盘,使胎儿得到抗体,对胎儿起保护作用。

(5)合成功能:胎盘能合成多种激素和酶,对维持妊娠起到重要作用。激素有蛋白激素如人绒毛膜促性腺激素(HCG)、人胎盘催乳素(HPL)等,以及甾体激素如雌激素、孕激素;酶有缩宫素酶和耐热性碱性磷酸酶等。

1)人绒毛膜促性腺激素(human chorionic gonadotropin,HCG):晚期囊胚着床后合体滋养细胞即开始分泌HCG,可用放射免疫法在受精后10日左右自母体血清中测出,是诊断早孕的敏感方法之一。其分泌在妊娠第8~10周达高峰,持续10天左右再迅速下降,通常在分娩后2周内消失。其主要生理作用是作用于月经黄体,结合黄体细胞膜上的受体,激活腺苷酸环化酶引起生化反应,支持月经黄体继续增大发育为妊娠黄体,从而使甾体激素的分泌增加以维持妊娠。

2)人胎盘催乳素(human placental lactogen,HPL):由合体滋养细胞分泌。在妊娠第5~6周即开始分泌,至妊娠34~36周分泌达高峰,持续至分娩。产后HPL迅速下降,约产后7小时即不能测出。其主要作用为:促进乳腺腺泡发育,为产后泌乳做准备;有促胰岛素生成作用,促蛋白质合成;有脂解作用,从而提高游离脂肪酸和甘油的浓度,抑制母体摄取和利用葡萄糖,成为胎儿葡萄糖的主要能源和蛋白质合成的能源。可见,HPL是促进胎儿发育的重要的代谢调节因子。

3)雌激素和孕激素:为甾体激素。妊娠早期由卵巢妊娠黄体分泌,而从妊娠10周主要由胎儿-胎盘单位合成。雌、孕激素共同参与妊娠期母体各系统的生理变化,在促进子宫内膜增生、乳腺发育等方面两者起协同作用。

4)酶:胎盘能合成缩宫素酶和耐热性碱性磷酸酶等多种酶。缩宫素酶可使缩宫素分子灭活,以维持妊娠。当胎盘功能低下时,此酶活性降低,可见于死胎、子痫前期、胎儿宫内发育迟缓等。耐热性碱性磷酸酶在妊娠16~20周时可从母血中测出,随妊娠进展而不断增加,胎盘娩出后开始下降并于产后3~6日内消失。动态监测此酶的数值,可作为判断胎盘功能的一项检查指标。

(二)胎膜

1. *胎膜的组成及结构*　绒毛膜和羊膜共同组成胎膜。胎膜外层为平滑绒毛膜,妊娠晚期与羊膜紧贴,但可完全分开。胎膜内层为羊膜,与覆盖胎盘、脐带的羊膜层相连接。

2. *胎膜的功能*　阻止细菌进入宫腔,防止感染,保护胎儿不受病原体侵袭和损伤;转运溶质和水,维持羊水平衡;参与甾体激素代谢,利于分娩发动。

(三)脐带

1. *脐带的组成及结构*　脐带由胚胎发育过程中的体蒂发育形成,是连接胎儿与胎盘的纽带。脐带呈条索状,长而弯曲,其表面由羊膜覆盖,一端连于胎儿腹壁脐轮,另一端附着于胎盘胎儿面的中央或稍偏处,胚胎或胎儿借助于脐带悬浮于羊水中。妊娠足月时脐带长30~100cm,平均约55cm。脐带内有一条管腔大而管壁薄的脐静脉和两条管腔小而管壁厚的脐动脉,周围有被称为华通胶的胚胎结缔组织,可保护脐血管不受损伤。

2. *脐带的功能*　脐带是胎儿与母体间进行气体交换、营养物质供应和排出代谢产物的通道。若胎儿脐带血循环受阻,会导致胎儿缺氧甚至危及胎儿的生命。

考点提示:脐带内有2条脐动脉,1条脐静脉。

(四)羊水

1. *羊水的组成及性状*　羊水为充满于羊膜腔内的液体。妊娠早期的羊水主要来源于母体血清经胎膜进入羊膜腔的透析液,妊娠中期以后,胎儿尿液成为羊水的主要来源。随着胚胎的发育,羊水量逐渐增加。正常足月妊娠时,羊水量约为800mL,羊水略混浊,不透明,比重为1.007~1.025,呈中性或弱碱性,pH值约为7.20。羊水的吸收约50%由胎膜完成。羊水由羊膜不断分泌产生,又不断地被羊膜吸收和被胎儿吞饮,如此不断更新,保持羊水量的动态平衡。

2.羊水的功能 羊水内含有胎儿脱落的大量上皮细胞、毳毛、胎脂、激素、白蛋白、酶及一些代谢产物等,进行羊水细胞染色体检查或测定羊水中某些物质的含量,可早期诊断某些先天性畸形;在胚胎及胎儿发育中羊水有着重要的保护作用,使胎儿在羊水中自由活动,防止胎体粘连和损伤;保持羊膜腔内恒温;减少胎动给母体带来的不适感;临产时避免胎儿局部受压;临产破膜后羊水冲洗阴道可降低感染的发生率。

第二节 胚胎、胎儿发育及胎儿生理特点

一、胚胎、胎儿发育特征

受精后8周内称胚胎期,是主要器官分化形成时期。从受精后第9周起称胎儿期,是各器官逐步发育成熟的时期。妊娠时间一般从孕妇末次月经第1日算起,以4周为一个妊娠月,全程共10个妊娠月,约280天。各妊娠月胚胎、胎儿发育特征如下。

4周末:可辨认出胚盘和体蒂。

8周末:胚胎初具人形,胎头约占整个胎体的一半,四肢已具雏形。可以分辨出眼、耳、口、鼻。心脏已形成,超声显像可见早期心脏搏动。

12周末:胎儿身长约9cm,顶臀长约6.1cm,体重约20g。胎儿外生殖器已发育,部分可分辨性别。胎儿四肢可活动。

16周末:胎儿身长约16cm,顶臀长约12cm,体重约110g。从外生殖器可确定胎儿性别,头皮已长出毛发,开始有呼吸运动。胎儿皮肤呈深红色,菲薄,X线检查可见到脊柱阴影。部分孕妇自觉有胎动。

20周末:胎儿身长约25cm,顶臀长约16cm,体重约320g。胎儿全身有毳毛,皮肤暗红色,附有胎脂。检查时在孕妇腹壁可听到胎心音,孕妇自觉有胎动。胎儿若此期出生,可有心跳、呼吸、排尿及吞咽运动,但难以存活。自20周至满28周前娩出的胎儿,称为有生机儿。

24周末:胎儿身长约30cm,顶臀长约21cm,体重约700g。胎儿各脏器均已发育,皮下脂肪开始沉积,皮肤仍呈皱缩状。

28周末:胎儿身长约35cm,顶臀长约25cm,体重约1000g。皮肤粉红色,皮下脂肪不多。胎儿可有呼吸运动,但由于其肺泡Ⅱ型细胞中表面活性物质含量低,若此期出生,易患特发性呼吸窘迫综合征。如加强护理,可以存活。

32周末:胎儿身长约40cm,顶臀长约28cm,体重约1700g。胎儿面部毳毛已脱落,皮肤深红色,出现指(趾)甲,男性睾丸下降。生活力尚可。此期出生者如注意护理,可以存活。

36周末:胎儿身长约45cm,顶臀长约32cm,体重约2500g。胎儿面部毳毛明显减少,皱褶消失。皮下脂肪发育良好,指甲已超过指(趾)尖。胎儿此期出生后能啼哭及吸吮,生活力良好,出生后基本可以存活。

40周末:胎儿已成熟,身长约50cm,顶臀长约36cm,体重约3400g,胎头双顶径>9cm。胎儿体形丰满,皮肤粉红色,皮下脂肪多,足底皮肤有纹理。男性睾丸已下降位于阴囊内,女性大、小阴唇发育良好。胎儿出生后哭声响亮,吸吮力强,四肢活动良好,能很好存活。

临床常用新生儿身长作为判断胎儿妊娠月份的依据,妊娠前5个月胎儿身长(cm)=妊娠月数的

平方,如妊娠3个月,胎儿身长为$3^2=9cm$。妊娠5个月以后胎儿身长(cm) = 妊娠月数×5,如妊娠8个月,胎儿身长为$8×5=40cm$。

二、胎儿的生理特点

(一)循环系统

1. 解剖学特点

(1) 1条脐静脉:其内流动着来自胎盘氧含量较高、营养较丰富的动脉血。脐静脉的末支为静脉导管,于胎儿出生后闭锁为静脉韧带。

(2) 2条脐动脉:其内流动着来自胎儿氧含量较低的混合血,注入胎盘与母血进行物质交换。胎儿出生后,脐动脉闭锁,与相连的闭锁的腹下动脉形成腹下韧带。

(3) 动脉导管:位于肺动脉与主动脉弓之间。胎儿出生后,肺循环建立,肺动脉血不再流入动脉导管,动脉导管闭锁为动脉韧带。

(4) 卵圆孔:位于左、右心房之间。胎儿出生后数分钟开始闭合,通常于生后6~8周完全闭锁。

2. 血液循环特点

(1) 来自胎盘的血液经脐静脉分三支进入胎儿体内:一支直接入肝,另一支与门静脉汇合后入肝,两支血液最后经肝静脉入下腔静脉;还有一支经静脉导管直接入下腔静脉。因此进入右心房的下腔静脉血为混合血,既有来自脐静脉氧含量较高的血液,也有来自胎儿下肢及盆腔脏器的氧含量较低的血液,以前者为主。

(2) 卵圆孔开口处位于下腔静脉入口,因此下腔静脉进入右心房的血液大部分经卵圆孔直接进入左心房。上腔静脉进入右心房的血液,通常很少或不通过卵圆孔而直接流向右心室,再进入肺动脉。由于肺循环阻力较大,肺动脉血液大部分经动脉导管流入主动脉,仅有1/3经肺静脉入左心房。左心房氧含量较高的血液进入左心室,再入升主动脉,直接供应胎儿的心、脑及上肢;左心室小部分的血液入降主动脉,输送至全身各部,后经腹下动脉再入脐动脉进入胎盘,与母血进行交换。可见胎儿体内无纯动脉血,而是动静脉混合血,进入肝、心、头部及上肢的血液氧含量及营养较高以适应需要,注入肺及身体下部的血液氧含量及营养较少。

(3) 胎儿出生后开始自主呼吸,肺循环建立,胎盘循环停止,左心房压力增高,右心房压力下降,循环系统血流动力学发生显著变化。

(二)血液系统

1. 红细胞 妊娠早期红细胞生成主要来自卵黄囊,妊娠10周时主要来自肝脏,以后逐渐由脾、骨髓产生。妊娠足月时90%及以上的红细胞是由骨髓产生的。早产儿或足月儿的红细胞总数均较高,约为$6.0×10^{12}/L$。整个胎儿期红细胞体积较大,生命周期较短,仅为成人的2/3,故需不断生成红细胞。

2. 血红蛋白 胎儿血红蛋白包括原始血红蛋白、胎儿血红蛋白和成人血红蛋白,在原红细胞、幼红细胞和网织红细胞内合成。在妊娠前半期均为胎儿血红蛋白,随着妊娠的进展,原始血红蛋白逐渐向成人血红蛋白过渡,血红蛋白的数量也不断增加。

3. 白细胞 妊娠8周以后,胎儿血循环中即出现白细胞,从而形成防止细菌感染的第一道防线,妊娠足月时可达$(15~20)×10^9/L$。继而胸腺及脾脏发育,生成淋巴细胞,成为体内抗体的主要来源,构成第二道防线。

(三)呼吸系统

胎儿期的气体交换在胎盘完成。胎儿在出生前已完成呼吸道、肺循环及呼吸肌的发育。

(四)消化系统

妊娠16周时胎儿胃肠功能已基本建立,胎儿能吞饮羊水,吸收水分和水溶性营养物质。胎儿肝内缺乏多种酶,不能结合因红细胞破坏产生的大量间接胆红素,经胆道排入小肠氧化成胆绿素,其降解产物导致胎粪为黑绿色。

(五)泌尿系统

妊娠11~14周时胎儿肾脏具备排尿功能,妊娠14周时胎儿膀胱内存有尿液。妊娠中、晚期,胎儿尿液是羊水的重要来源。

(六)内分泌系统

胎儿甲状腺是胎儿期发育的第一个内分泌腺,于妊娠6周开始发育,妊娠12周能合成甲状腺激素。胎儿胰腺也在妊娠12周开始分泌胰岛素。胎儿肾上腺发育良好,能分泌大量的甾体激素,与胎儿肝脏、胎盘、母体共同完成雌三醇的合成。因此,临床上常用测定孕妇血、尿中的雌三醇值,来判断胎儿发育和胎盘功能。

(七)生殖系统

男性胎儿约从第9周开始,原始生殖细胞分化为睾丸。睾丸刺激间质细胞分泌睾酮,促使男性外生殖器分化发育。女性胎儿从11~12周开始分化发育形成卵巢,促使外生殖器向女性分化发育,最终形成阴道、子宫、输卵管。

第三节 妊娠期母体的变化

妊娠期为适应胎儿生长发育的需要,在神经内分泌调节和胎盘产生的激素作用下,母体生理及心理会发生一系列适应性变化。

一、生理变化

(一)生殖系统

1. 子宫

(1)子宫体:妊娠后子宫明显增大、变软,早期呈球形,妊娠12周时,子宫增大超出盆腔,在耻骨联合上方可触及,至妊娠足月时,宫腔容积可由非孕时的5mL增至约5000mL,子宫大小可由非孕时的(7~8)cm×(4~5)cm×(2~3)cm增至35cm×25cm×22cm,子宫重量可由非孕时的约50g增至约1100g。妊娠晚期的子宫多呈不同程度的右旋状态。子宫增大主要是子宫肌细胞的肥大、延长,细胞质内含具有收缩活性的肌动蛋白和肌球蛋白,是临产后子宫收缩的物质基础。

(2)子宫峡部:非孕期长约1cm,妊娠后变软,并逐渐被拉长变薄,成为子宫腔的一部分,至临产时长7~10cm,形成子宫下段,成为软产道的一部分。

(3)子宫颈:妊娠早期因充血、水肿,宫颈外观肥大质软,呈紫蓝色。宫颈管内腺体肥大,宫颈黏液分泌增多,形成黏稠的黏液栓,阻挡外来侵袭,保护宫腔不受感染。宫颈鳞柱状上皮交接部外移,表面出现假性糜烂。

> **考点提示**:子宫下段由子宫峡部演变而来。

2. 卵巢 妊娠期略增大,卵巢内无卵泡发育,排卵停止。一侧卵巢可见妊娠黄体,其分泌雌、孕激素以维持妊娠。黄体功能于妊娠10周时由胎盘取代,妊娠12~16周时,黄体开始萎缩。

3. 输卵管 妊娠期输卵管伸长,但肌层无明显增厚,黏膜上皮细胞变扁平,黏膜可见蜕膜样改变。

4. 外阴、阴道 外阴局部充血,组织松软,皮肤增厚,大、小阴唇色素沉着。阴道黏膜着色、增厚、皱襞增多,结缔组织松软,伸展性增加。阴道脱落细胞增多,分泌物增多呈白色糊状。阴道上皮细胞内糖原含量增加,乳酸含量增加,使阴道内酸度增加,不利于致病菌生长,可防止感染。

(二) 乳房

妊娠早期乳房开始增大,有明显充血,孕妇自觉乳房发胀或有触痛。乳头增大、着色、易勃起,乳晕着色,乳晕上的皮脂腺肥大形成散在的结节状小隆起,称为蒙氏结节。妊娠后期,尤其近分娩期,挤压乳房可有少量淡黄色稀薄液体,称初乳。分娩后雌激素、孕激素迅速下降以及新生儿吸吮乳头,乳汁正式分泌。

(三) 血液循环系统

1. 心脏 妊娠晚期因增大的子宫使得膈肌升高,心脏向左、向前、向上移位,更贴近胸壁,心尖部左移,心浊音界稍扩大。心脏容量从孕早期至孕末期约增加10%,心率增加10~15次/分。由于血流量增加、血流加速,心脏移位使血管扭曲,多数孕妇心尖区及肺动脉瓣区可闻及Ⅰ~Ⅱ级柔和的吹风样收缩期杂音,产后逐渐消失。

2. 血容量和心排出量

(1) 血容量:自妊娠6周起开始增加,至妊娠32~34周时达高峰,增加40%~45%,平均约增加1500mL,维持此水平至分娩。其中血浆增加量多于红细胞的增加量,血液相对稀释,孕妇出现生理性贫血。

(2) 心排出量:心排出量增加对维持胎儿生长发育非常重要。心排出量自妊娠10周开始增加,至妊娠32~34周达高峰,约增加30%,每次心排出量平均约为80mL,维持至分娩。临产后,特别是第二产程期间,心排出量显著增加。

3. 血压 在妊娠早期及中期血压偏低,妊娠晚期轻度升高。一般收缩压无明显变化,舒张压因外周血管扩张、血液稀释而轻度降低,故脉压稍大,孕妇体位影响血压,长时间仰卧,增大的子宫压迫下腔静脉,可引起回心血量减少,心排出量减少,血压下降,称为仰卧位低血压综合征。因妊娠子宫右旋,建议孕妇左侧卧位可改善血液循环。

4. 静脉压 随着妊娠进展,孕妇盆腔回流至下腔静脉的血量增加,且增大的子宫右旋压迫了下腔静脉使血液回流受阻,致孕妇下肢、外阴及直肠的静脉压增高,加之妊娠期静脉壁扩张,孕妇易发生痔、外阴及下肢静脉曲张。

5. 血液成分

(1) 红细胞:妊娠期骨髓不断产生红细胞。由于血液稀释,红细胞计数约为$3.6×10^9/L$,血红蛋白值约为110g/L(非孕时约为130g/L),红细胞比容下降。

(2) 白细胞:妊娠期白细胞计数增加,一般为$(5~12)×10^9/L$,最高可达$15×10^9/L$,主要为中性粒细胞增加。

(3) 凝血因子:妊娠期凝血因子Ⅱ、凝血因子Ⅴ、凝血因子Ⅶ、凝血因子Ⅷ、凝血因子Ⅸ、凝血因子Ⅹ均增加,使血液处于高凝状态,有利于预防产后出血。同时血沉也加快,血小板无明显变化。

(4) 血浆蛋白:由于血液稀释,血浆蛋白含量降低,妊娠中期其值约为60~65g/L,主要是白蛋白减少,一直维持至分娩。

(四) 呼吸系统

妊娠早期孕妇胸廓横径加宽、横膈上升,呼吸时膈肌活动幅度增加。妊娠中期肺通气量增加,致孕妇有过度通气现象,有利于提供孕妇和胎儿所需的氧气。妊娠晚期子宫增大,膈肌上升,肋骨外展,周径加大,孕妇腹肌活动幅度减小,胸廓活动幅度加大,以胸式呼吸为主,肺活量无改变。呼吸次数在妊娠期变化不大,不超过20次/分,但呼吸较深。妊娠后期因横膈上抬,平卧后有呼吸困难感,睡眠时稍垫高头部可减轻症状。上呼吸道黏膜充血、水肿,易发生上呼吸道感染。

(五)消化系统

妊娠早期(约停经6周),有半数妇女出现不同程度的恶心,或伴呕吐,以清晨起床时最为明显,还可伴食欲缺乏,喜食酸、咸食物,厌油腻,甚至偏食等,称为早孕反应,通常于妊娠12周左右自行消失。

受大量雌激素影响,孕妇牙龈充血、水肿、增厚,晨间刷牙时易引起牙龈出血。孕妇常有唾液增多,有时有流涎。受大量孕激素影响,胃肠平滑肌张力下降使之蠕动减少、减弱,胃排空时间延长,易产生上腹饱胀感。妊娠中、晚期,由于胃部受压及幽门括约肌松弛,胃内酸性内容物可回流至食管下部,产生"灼热"感。肠蠕动减弱,易出现便秘,引起痔疮或使原有痔疮加重。胆囊排空时间延长,胆道平滑肌松弛,易发生胆汁淤积,从而诱发胆囊炎和胆石症。肝功能无明显改变。

(六)泌尿系统

妊娠早期增大的子宫压迫膀胱,引起尿频,妊娠12周以后子宫超出盆腔,尿频消失。至妊娠末期,由于胎先露入盆,孕妇再次出现尿频,甚至腹压稍增加即出现尿液外溢现象。受雌激素、孕激素影响,孕妇肾盂及输尿管轻度扩张,蠕动减弱,尿流缓慢,易发生肾盂肾炎;由于右旋子宫压迫,右侧肾盂肾炎多见。妊娠期血浆流量(renal plasma flow,RPF)及肾小球滤过率(glomerular filtration rate,GFR)均增加,而肾小管对葡萄糖再吸收能力未相应增加,部分孕妇饭后出现生理性糖尿,故应注意与真性糖尿病相鉴别。

(七)内分泌系统

1. **垂体**　妊娠期腺垂体增大1~2倍,嗜酸细胞肥大、增多,形成"妊娠细胞"。垂体于产后10日左右恢复正常。产后发生出血性休克者,可使增生、肥大的垂体缺血、坏死,导致席汉综合征。妊娠黄体和胎盘分泌的大量雌、孕激素共同对下丘脑及垂体起负反馈作用,使促性腺激素分泌减少,故妊娠期卵巢无卵泡发育成熟,也无排卵。垂体催乳激素(prolactin,PRL)随妊娠进展增加,至分娩前达高峰,为非孕期的20倍,与其他激素协同作用,促进乳腺发育,为产后泌乳做准备。

2. **甲状腺**　妊娠期甲状腺增大,促甲状腺素(TSH)分泌增加,但游离的甲状腺素不多,故孕妇无甲状腺功能亢进的表现。孕妇及胎儿的TSH均不能通过胎盘,甲状腺功能受个体自身调节。

3. **肾上腺皮质**　妊娠期肾上腺皮质增厚,醛固酮的分泌比非孕期增多4倍,皮质醇的分泌比非孕期增多3倍,但游离的皮质醇并不多,故孕妇无肾上腺皮质功能亢进的表现。睾酮的分泌增加,使孕妇阴毛、腋毛增粗。

(八)其他

1. **皮肤**　妊娠期垂体分泌促黑素细胞激素增加,使黑色素增加,加上黄体及胎盘分泌大量的雌激素,使孕妇面颊、乳头、乳晕、腹白线、外阴等处出现色素沉着。面颊部位出现呈蝶形分布的褐色斑,称为妊娠斑,可于产后逐渐消退。随着妊娠进展,子宫增大,腹壁皮肤张力加大,致使弹力纤维断裂,出现紫色或淡红色不规则平行裂纹,称为妊娠纹。产后变为银白色,持久不退。

2. **体重**　妊娠13周前无明显变化,以后平均每周增加350g,正常每周不应超过500g。妊娠足月时的体重共约增加12.5kg,包括胎儿、胎盘、羊水、子宫、乳房、血液、组织间液、脂肪沉积等。

3. **骨骼、关节及韧带**　妊娠期孕妇骨质通常无变化。大量雌激素的影响使骨盆韧带及椎骨间的关节、韧带松弛,故妊娠晚期部分孕妇会自觉腰骶部及肢体疼痛不适。

4. **矿物质**　为适应胎儿生长发育的需要,孕妇需要大量的矿物质如钙、磷、铁等。胎儿骨骼及胎盘形成,需要较多的钙,近足月的胎儿体内含钙约25g、磷24g,绝大部分是在妊娠最后两个月积累的,故应于妊娠后3个月补充维生素及钙,以提高血钙含量。

二、心理社会变化

妊娠期孕妇及其家庭成员的心理会随着妊娠的进展而发生不同的变化。随着新生命即将来临，家庭各成员之间的角色需要重新定位和认同，原有的家庭生活形态和互动情形也要发生改变，一系列变化会使孕妇产生不同程度的心理压力和焦虑。

(一) 孕妇常见的心理反应

1. **惊讶和震惊** 在怀孕初期，几乎所有的孕妇(尤其是未计划怀孕的孕妇)都会产生惊讶和震惊的反应。

2. **矛盾心理** 确诊怀孕后，孕妇除了惊讶与震惊，还会产生兴奋、喜悦的心情，又会觉得怀孕不是时候，形成一种矛盾心理。

3. **接受** 妊娠早期，孕妇只感受到身体上在停经后的各种不适反应，并未真实感受到"胎儿"的存在。当胎心、胎动出现后，孕妇会开始计划为孩子购买衣服、睡床、玩具等，出现了"筑巢反应"，并关心孩子的喂养和生活护理方面的知识，或开始有意识地进行胎教，给将要出生的孩子取名、猜测性别等。

4. **情绪波动** 孕期由于体内激素水平的影响，孕妇情绪经常不稳定、波动起伏较大，通常表现为易激动、脆弱、敏感，常为一些小事而生气、哭泣，常使配偶感到茫然不知所措。

5. **内省** 妊娠期孕妇为保持其自身及家庭的完整性，以便更好地迎接家庭新成员，会专注于自己，喜欢独处或独立思考，这种专注使孕妇能更好地计划、调节、适应妊娠期生活，以迎接新生儿的到来，但其内省行为可能会使配偶及其家人感觉到受冷落，可能影响家庭成员之间的相互关系。

(二) 孕妇的心理调节

美国心理学家鲁宾(Rubin)1984年提出妊娠期孕妇为接受新生命的诞生，维持个人及家庭的功能完整，应完成以下4项孕期心理准备。

1. **保证安全** 对于妊娠和分娩，孕妇会有所担心。为了确保自己和胎儿的安全，孕妇会主动寻求有关妊娠及分娩的知识，如阅读有关书籍、遵守医生的建议和指示，及时补充维生素及微量元素，科学饮食，均衡营养，保证足够的休息和良好的睡眠等，使整个妊娠期保持最佳的健康状况。

2. **接受孩子** 随着妊娠的进展，尤其是胎心、胎动出现后，孕妇真实地感受到新生命的存在，逐渐从最初的不愿接受怀孕事实到欣然接受还未出生的孩子，并开始寻求家庭重要成员对孩子的接受和认可。

3. **认可母亲角色** 孕妇一旦接受了孩子，就会显示出对孩子的爱，学习如何承担母亲角色，有意识地发展自制力，学会延迟自己的需要以迎合孩子的需要，为孩子而奉献。在此过程中，孕妇的配偶是关键人物，由于他的支持和接受，孕妇才能完成孕期心理发展任务和形成母亲角色的认同。

4. **建立情感** 随着妊娠的进展，尤其是胎心、胎动出现以后，孕妇和胎儿之间的感情会越来越亲密。孕妇常通过抚摸腹部、对胎儿讲话等行为表现对胎儿的爱护。孕妇若常常幻想理想中孩子的模样，会使她感觉与孩子更加亲近，为日后与新生儿建立良好情感奠定基础。

第四节 妊娠诊断

临床上根据妊娠不同时期的特点，将妊娠全过程分为三个阶段：妊娠13周末之前称为早期妊娠；第14~27周末称为中期妊娠；第28周及以后称为晚期妊娠。

一、早期妊娠诊断

（一）健康史

1. 停经 平素月经周期规律的育龄妇女,一旦月经过期 10 日及以上应首先考虑妊娠的可能。如停经 8 周以上,则妊娠的可能性更大。停经是妊娠最早、最重要的生理性症状,但停经不一定都是妊娠。哺乳期妇女月经复潮前仍可能受孕。

2. 早孕反应 约有半数的妇女在停经 6 周左右出现晨起恶心、呕吐、食欲减退、偏食,称早孕反应。一般至妊娠 12 周左右自行消失。有的还出现头晕、乏力、嗜睡等一系列症状。

3. 尿频 在妊娠早期和妊娠末期出现,妊娠早期由增大的子宫压迫膀胱引起,妊娠末期由胎先露入盆后压迫膀胱引起。妊娠 12 周以后,增大的子宫进入腹腔,尿频症状自然消失。

> **考点提示**：妊娠最早、最重要的生理性症状。

（二）身体评估

1. 乳房 妊娠第 8 周开始,大量雌激素、孕激素协同作用,促进乳腺小叶、乳腺腺管及腺泡增生发育,使乳房增大。孕妇自觉乳房轻度胀痛,乳头及乳晕颜色变深,乳晕周围出现深褐色蒙氏结节。

2. 生殖器官 子宫增大变软,妊娠 6~8 周时行阴道检查可见阴道黏膜及宫颈充血,呈紫蓝色。子宫峡部极软,子宫体与子宫颈似不相连,称为黑加征。子宫随停经月份而逐渐增大,停经 8 周时约为正常非孕时的 2 倍,停经 12 周时约为正常非孕时的 3 倍,此时子宫底超出盆腔,在耻骨联合上方可触及。

（三）辅助检查

1. 妊娠试验 晚期囊胚着床后,由滋养细胞分泌的 HCG 参与孕妇血液循环再经尿液排出,因此用放射免疫法测定孕妇血或尿中的 HCG 含量,可协助诊断早期妊娠,称为妊娠试验。最简便的方法是用早孕试纸检测孕妇尿液,结果阳性者在白色显示区呈现上、下两条红线,最早停经 35 日即可测出。

2. 超声检查

（1）B 型超声（B 超）检查：诊断早期妊娠快速、准确的方法。最早在停经 4~5 周时通过阴道 B 超可见增大的子宫轮廓内有妊娠囊,为圆形或椭圆形光环,边界清楚,光环内部无回声区。与腹部超声相比,可提前一周诊断早孕。停经 5 周时可见妊娠囊,6~7 周可见到胎心搏动,即可确诊为宫内妊娠和活胎。

（2）多普勒超声检查：在子宫区域内可听到有节律、单一高调的胎心音,胎心率多在 110~160 次/分。最早于妊娠 7 周能听到胎心音。

3. 宫颈黏液检查 宫颈黏液量少黏稠,光镜下干燥涂片检查仅见成排的椭圆体,不见羊齿植物叶状结晶,则早孕的可能性较大。

> **考点提示**：早孕检查方法。

二、中晚期妊娠诊断

（一）健康史

孕妇有早期妊娠的经过,腹部增大,自觉有胎动。在腹部可触及胎体。

（二）身体评估

1. 子宫增大 自妊娠 12 周以后,子宫底超出盆腔,子宫增大明显。手测宫底高度或尺测耻上宫高,可以初步判断子宫大小及妊娠周数是否相符。若增长过快或过慢均可能为异常(图2-4、表2-1)。

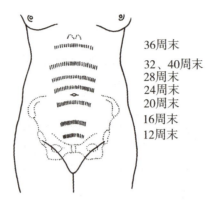

图2-4 妊娠周数与宫底高度

表2-1 不同妊娠周数的子宫底高度

妊娠周数	手测子宫底高度	尺测子宫底高度(cm)
12周末	耻骨联合上2~3横指	—
16周末	脐耻之间	—
20周末	脐下1横指	18(15.3~21.4)
24周末	脐上1横指	24(22.0~25.1)
28周末	脐上3横指	26(22.4~29.0)
32周末	脐与剑突之间	29(25.3~32.0)
36周末	剑突下2横指	32(29.8~34.5)
40周末	脐与剑突之间或略高	33(30.0~35.3)

2. 胎动　胎儿在子宫内冲击子宫壁的活动称为胎动。孕妇于妊娠18~20周开始自觉有胎动,正常范围为每小时3~5次。随着妊娠的进展,胎动开始频繁,但妊娠末期胎动又逐渐减少。

3. 胎心音　妊娠18~20周,用木质听筒或普通听诊器在孕妇腹壁上可听到胎心音,似钟表的滴答声,呈双音,频率快,110~160次/分。妊娠24周前,胎心音多在脐下正中或偏左、偏右听到;妊娠24周以后,胎心音多在胎背侧听得最清楚。听诊胎心音时需与子宫杂音、腹主动脉音及脐带杂音相鉴别。

考点提示:胎心音频率为110~160次/分。

4. 胎体　妊娠20周后,经腹壁可触及胎体。妊娠24周后,运用腹部四步触诊法可以区分胎头、胎臀、胎背、胎儿四肢及各自的位置,从而判断胎产式、胎先露和胎方位。

(三)辅助检查

1. 超声检查　既能显示胎儿数目、胎产式、胎方位、胎先露、胎心搏动、胎盘位置及其功能分级、羊水量等,还能测定胎头双顶径、股骨长、顶臀长,了解胎儿生长发育情况,观察有无体表畸形。

2. 彩色多普勒超声　可探及胎心音、胎动音、脐带血流音及胎盘血流音。

三、胎姿势、胎产式、胎先露和胎方位

妊娠32周以后,胎儿发育迅速,羊水量相对较少,胎儿在子宫内的位置和姿势相对恒定。胎儿位置与姿势关系到能否顺利自然分娩。

1. 胎姿势　胎儿在子宫内的姿势称胎姿势。妊娠32周以后,胎儿生长迅速,逐渐与子宫壁贴近,

且羊水相对减少,胎儿在羊膜腔内活动范围较小,故其在宫内的位置和姿势逐渐固定。正常胎姿势为:胎头俯屈,颏部贴近胸壁,脊柱略前弯,四肢屈曲交叉于胸腹前,整个胎体呈头端小、臀端大的椭圆形。

2. 胎产式 胎儿身体纵轴与母体身体纵轴之间的关系称为胎产式。两轴平行者称纵产式,占妊娠足月分娩总数的99.75%;两轴垂直者称横产式,仅占0.25%;两轴交叉者称斜产式,属暂时的,在分娩过程中多可转为纵产式,偶尔转为横产式(图2-5)。

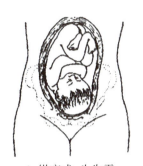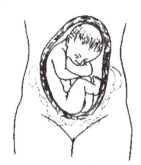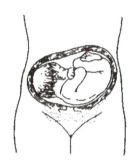

A. 纵产式-头先露　　　　B. 纵产式-臀先露　　　　C. 横产式-肩先露

图2-5　胎产式及胎先露

3. 胎先露 最先进入骨盆入口的胎儿部分称为胎先露。纵产式有头先露和臀先露两种,横产式只有肩先露。头先露根据胎头俯屈或仰伸程度不同分为枕先露、前囟先露、额先露和面先露(图2-6),以枕先露最为多见。臀先露因胎儿下肢姿势不同分为混合臀先露、单臀先露、单足先露和双足先露(图2-7)。临床偶见头先露或臀先露与胎手或胎足同时入盆,称为复合先露。

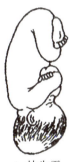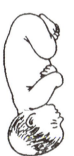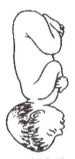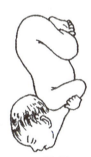

A. 枕先露　　　B. 前囟先露　　　C. 额先露　　　D. 面先露

图2-6　头先露的种类

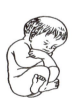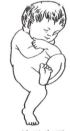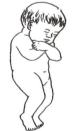

A. 混合臀先露　　B. 单臀先露　　C. 单足先露　　D. 双足先露

图2-7　臀先露的种类

4. 胎方位 胎儿先露部指示点与母体骨盆的关系称为胎方位,简称胎位。枕先露以枕骨(O)、面先露以颏骨(M)、臀先露以骶骨(S)、肩先露以肩胛骨(Sc)为指示点。根据指示点与母体骨盆前、后、左、右、横的关系可分为22种不同的胎方位(表2-2)。例如,胎头枕骨位于母体骨盆的左前方,则为枕左前位,依次类推。所有胎方位中,只有枕前位为正常胎位,包括枕左前位和枕右前位,其余均为异常胎位。

表2-2 胎产式、胎先露和胎方位的关系及种类

胎产式	胎先露		胎方位
纵产式 (99.75%)	头先露 (95.75%~97.75%)	枕先露 (95.55%~97.55%)	枕左前(LOA)、枕左横(LOT)、枕左后(LOP)、枕右前(ROA)、枕右横(ROT)、枕右后(ROP)
		面先露 (0.2%)	颏左前(LMA)、颏左横(LMT)、颏左后(LMP)、颏右前(RMA)、颏右横(RMT)、颏右后(RMP)
	臀先露 (2%~4%)		骶左前(LSA)、骶左横(LST)、骶左后(LSP)、骶右前(RSA)、骶右横(RST)、骶右后(RSP)
横产式 (0.25%)	肩先露 (0.25%)		肩左前(LScA)、肩左后(LScP)、肩右前(RScA)、肩右后(RScP)

第五节　妊娠期妇女的护理管理

妊娠期妇女的护理管理主要是通过定期的产前检查来实施对孕妇和胎儿的健康监护,对孕妇进行孕期保健指导及护理。定期产前检查是产前护理评估的主要实现途径。根据我国《孕前和孕期保健指南(2018年)》,目前推荐的产前检查周数分别是:妊娠6~13^{+6}周,14~19^{+6}周,20~24周,25~28周,29~32周,33~36周,37~41周(共11次)。凡属高危妊娠范畴的孕妇,应酌情增加产前检查次数。

围生医学又称围产医学,是研究在围生期内加强围生儿及孕产妇卫生保健的一门科学,也是研究胚胎的发育、胎儿的生理病理及新生儿和孕产妇疾病的诊断与防治的科学。围生期是指产前、产时和产后的一段时间。国际上对围生期的规定有4种,我国采用其中的一种,即围生期Ⅰ:从妊娠满28周(胎儿体重≥1000g或身长≥35cm)至产后1周。

【护理评估】

产前护理评估主要通过定期的产前检查来实现,通过收集孕妇完整的健康史资料、进行身体评估、心理社会评估等来完成,从而为孕妇提供连续的整体护理。

(一)健康史

1.一般资料　首次产前检查应询问并记录孕妇的姓名、年龄、婚姻状况、经济状况、受教育程度、宗教信仰、职业、家庭住址、联系方式等资料。

(1)年龄:年龄过小易发生难产;年龄过大,尤其是35岁以上的高龄初产妇,容易并发妊娠期高血压、产力异常和产道异常等,应给予重视。

(2)职业:孕妇的职业中若有接触放射线及有毒物质,均可能引起流产或胎儿畸形,尤其在妊娠早期。故孕前应调离可能接触放射线或铅、汞、苯及有机磷农药的工作岗位,并检测血常规及肝功能。

2.月经史及婚育史

(1)月经史:询问初潮年龄、月经是否规律、月经周期、经期、经量、有无痛经、末次月经时间等。了解月经周期及末次月经有助于准确推算预产期。

(2)婚育史:询问初婚年龄、是否近亲结婚、丈夫健康状况(有无烟酒嗜好及遗传性疾病)、夫妻双方或一方是否患有性传播疾病;如为经产妇应了解既往妊娠和分娩的时间及次数、分娩方式、新生儿情况;既往有无流产、早产、难产、死产、死胎、畸胎、产后感染、产后出血史,有无妊娠并发症或合并症。

3. **既往史及家族史**　既往有无高血压、心脏病、肝肾疾病、糖尿病、血液病、传染病等病史及疾病发病时间和治疗情况,有无胃肠道疾病史和食物过敏史,有无手术史及外伤史。了解夫妻双方家族中有无双胎史、遗传病史和精神病史。

4. **本次妊娠经过**　了解本次妊娠有无早孕反应及出现的时间、严重程度,有无病毒感染史及用药情况,胎动开始时间,孕期有无阴道流血、头痛、眼花、心悸、气短、下肢水肿等症状,孕期的饮食、睡眠、大小便等情况。

5. **预产期(EDC)的推算**　EDC 的计算方法为末次月经(LMP)第 1 日起,月份减 3 或加 9,日期加 7。实际分娩日期可以比推算的预产期提前或推后 1~2 周。如孕妇记不清末次月经的时间,则可根据早孕反应出现时间、胎动出现时间、宫底高度及 B 超所测胎头双顶径值等加以估算。

考点提示:预产期的推算。

(二)身体评估

1. **全身检查**　观察孕妇的营养、精神状态及步态。检查心肺有无异常,乳房外观及发育情况,脊柱及下肢有无畸形。测量身高、体重和血压,身材矮小者(145cm 以下)常伴有骨盆狭窄,血压正常情况下不应超过 140/90mmHg,或与基础血压相比,升高不超 30/15mmHg。妊娠晚期体重增加每周不应超过 500g,超过者应注意是否有水肿或隐性水肿。

2. **产科检查**　包括腹部检查、骨盆测量、阴道检查、肛门检查和绘制妊娠图。检查前向孕妇简要介绍检查的目的、步骤,检查时动作尽可能轻柔,注意保护隐私,以取得配合。检查者若为男护士,应有女护士陪同。

(1)腹部检查:嘱孕妇排尿后仰卧于检查床上,露出腹部,双腿略屈曲分开,使腹壁放松。检查者站于孕妇右侧。

1)视诊:观察腹形及腹部大小,有无妊娠纹、手术瘢痕和水肿。对腹部过大者,应考虑双胎、巨大儿、羊水过多的可能;对腹部过小者,应考虑胎儿宫内发育迟缓、孕周推算错误;腹部向前突出(尖腹,多见于初产妇)或向下悬垂(悬垂腹,多见于经产妇)者,应考虑有骨盆狭窄的可能;腹形横向较宽而宫底较低者,应考虑肩先露。

2)触诊:检查腹肌的紧张度、羊水量的多少等情况。宫底高度可用手测或用软尺测量耻上至宫底的弧形长度,腹围值即是用软尺沿腹部最膨隆处绕腹一周的周径。用腹部四步触诊法检查子宫大小、胎产式、胎先露、胎方位及胎先露是否入盆(图 2-8)。做前三步手法时,检查者面向孕妇的头部,第四步手法时则面向孕妇足部。

第一步:检查者两手置于子宫底部,触摸了解子宫外形和手测宫底高度,估计胎儿大小与孕周是否相符。然后两手指腹相对交替轻推,判断宫底部的胎儿部分,若圆而硬有浮球感,则为胎头;若宽而软且形状不规则,则为胎臀。

第二步:检查者双手分别置于腹部两侧,一手固定,另一手轻轻深按检查,两手交替,分辨胎背及胎儿四肢的位置。平坦饱满者为胎背,高低不平且易变形者为胎儿四肢,有时还可触到胎动。

第三步:检查者右手拇指与其余四指分开,置于耻骨联合上方,握住胎儿先露部,判断胎先露是胎头还是胎臀,并左右推动以确定胎先露是否入盆。若先露部不能被推动,表示已入盆;若高浮可推动,表示尚未入盆。

第四步:检查者转身面向孕妇足部,双手分别置于先露部两侧,沿骨盆入口方向向下轻轻深按,进一步确定先露部的判断是否正确,并判断其入盆程度。若难以确定胎先露部,可做肛查或 B 超检查以协助判断。

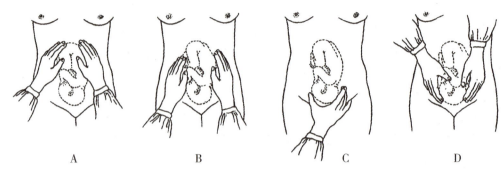

图2-8 胎位检查的四步触诊法

3)听诊:妊娠12~24周,在脐下方可听到胎心音。妊娠24周后,胎心音多在靠近胎背上方的孕妇腹壁听得最清楚。枕先露时,胎心音在脐下方左或右侧;臀先露时,胎心音在脐上方左或右侧;肩先露时,胎心音在靠近脐部下方听得最清楚(图2-9)。

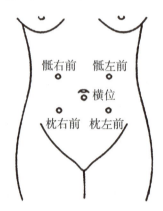

图2-9 不同胎位胎心音听诊

考点提示:不同胎方位的胎心听诊位置。

(2)骨盆测量:骨盆的大小及形状对分娩方式的选择有直接影响,因此需通过骨盆测量来了解骨产道情况,以判断胎儿能否经阴道分娩。骨盆测量有外测量和内测量两种。

1)骨盆外测量:能间接判断骨盆大小和形状,一般在首次产前检查时进行,常测量以下径线。①髂棘间径(IS):孕妇取伸腿仰卧位,测量两侧髂前上棘外缘间的距离(图2-10),正常值为23~26cm。②髂嵴间径(IC):孕妇取伸腿仰卧位,测量两侧髂嵴外缘间最宽的距离(图2-11),正常值为25~28cm。通过测量髂棘间径和髂嵴间径可间接估计骨盆入口横径的长短。③骶耻外径(EC):孕妇取左侧卧位,右腿伸直,左腿屈曲,测量第五腰椎棘突下凹陷处(相当于两侧髂嵴连线与脊柱相交点下1.5cm处或腰骶部米氏菱形窝的上角)至耻骨联合上缘中点的距离(图2-12),正常值为18~20cm。此径线可间接估计骨盆入口前后径的长短,是骨盆外测量中最重要的径线。④坐骨结节间径(TO):又称出口横径。孕妇取仰卧位,两腿屈曲,双手抱膝,露出坐骨结节部位。测量两侧坐骨结节内缘间的距离(图2-13),正常值为8.5~9.5cm,平均值为9cm。若此径线<8cm,应测量出口后矢状径。若坐骨结节间径与出口后矢状径之和>15cm,一般足月胎儿可以娩出。⑤耻骨弓角度:孕妇取膀胱截石位,用两拇指指尖斜着对拢,放于耻骨联合下缘,左右拇指平放在两侧耻骨降支上,测量两拇指间的角度即为耻骨弓角度(图2-14),正常为90°,小于80°为异常。该角度可反映骨盆出口横径的长短。

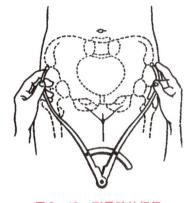
图2-10 测量髂棘间径

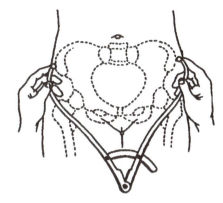
图2-11 测量髂嵴间径

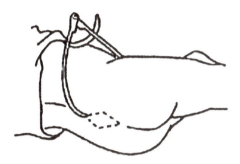
图2-12 测量骶耻外径

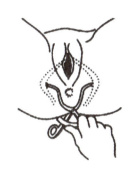
图2-13 测量坐骨结节间径

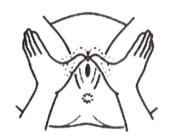
图2-14 测量耻骨弓角度

2)骨盆内测量:适用于骨盆外测量有狭窄者。测量时,孕妇取膀胱截石位,外阴消毒,检查者戴消毒手套并涂以润滑油,动作轻柔。以妊娠24~36周阴道松软且不易引起感染时测量为宜。

对角径(DC):为耻骨联合下缘至骶岬上缘中点的距离,也称骶耻内径。检查者一手示指、中指伸入阴道,用中指尖触到骶岬上缘中点,示指上缘紧贴耻骨联合下缘,用另一手标记此接触点,测量中指尖至此接触点的距离,即为对角径(图2-15)。正常值为12.5~13cm。测量时如中指尖触不到骶岬,说明此径线大于12.5cm。

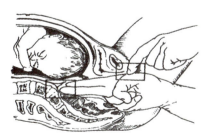
图2-15 测量对角径

坐骨棘间径:测量两侧坐骨棘间的距离,正常值约10cm。检查者一手的示指、中指伸入阴道内,触及两侧坐骨棘,估计其间的距离(图2-16)。此径线小则影响胎头下降。

坐骨切迹宽度:即骶棘韧带的宽度,为坐骨棘与骶骨下部间的距离,代表中骨盆后矢状径。检查者将阴道内的示指、中指并排置于韧带上并移动(图2-17),如能容纳3横指(5.5~6cm)为正常,否则提示中骨盆狭窄。

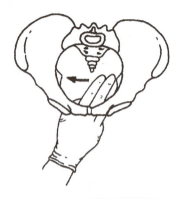 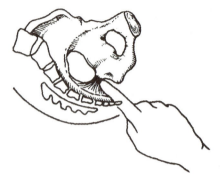

图2-16 测量坐骨棘间径　　　　图2-17 测量坐骨切迹宽度

(3)阴道检查:妊娠早期孕妇初诊时应行阴道双合诊检查,了解软产道及内生殖器有无异常。分娩前1个月及临产后应避免不必要的阴道检查,如确需检查,应严格消毒外阴和阴道,并戴消毒手套,以防感染。

(4)肛门检查:多在分娩期进行,检查者右手戴无菌手套,示指涂润滑油后轻轻伸入肛门检查。可了解胎先露、胎方位、骶骨弯曲度、坐骨棘间径、坐骨切迹宽度、骶尾关节活动度及临产后宫口扩张和胎先露下降程度等。

(5)绘制妊娠图:将各项检查结果如宫高、腹围、血压、体重、胎位、胎心率等填于妊娠图中,并绘制曲线图,即为妊娠图,其中宫高曲线是妊娠图中最重要的曲线。以便连续观察动态变化,及早发现和处理孕妇或胎儿的异常情况。

(三)辅助检查

1. 常规检查　血常规、尿常规、大便常规、血型、血糖、肝功能、肾功能、乙肝表面抗原抗体、心电图、阴道分泌物检查、胎心监护等检查。

2. B超检查　最早在妊娠第5周B超可见到妊娠囊。妊娠中、晚期通过B超检查可以观察胎儿发育情况、估计孕龄及胎儿体重、羊水量、胎位、胎盘位置及成熟度。

3. 其他检查　对于高龄产妇、曾有死胎、死产或胎儿畸形史和患有遗传性疾病的孕妇,应进行唐氏筛查、血甲胎蛋白(alpha fetoprotein,AFP)测定、羊水检查等。

(四)心理社会评估

妊娠早期孕妇对妊娠的态度及接受程度。评估孕妇对妊娠有无不良的情绪反应,对即将承担母亲角色和面临分娩有无焦虑和恐惧心理。评估家人对此次妊娠的态度,尤其是丈夫的态度。怀孕对丈夫而言,会经历与孕妇同样的情感和冲突,产生初为人父的心理压力。评估孕妇的家庭经济情况、居住环境、宗教信仰以及孕妇在家庭中的角色等。

(五)复诊

复诊内容主要包括询问孕妇前次检查后有无异常情况出现,如头痛、眼花、水肿、阴道流血及胎动变化等;测量血压、体重,检查有无水肿等异常;复查胎位,听胎心音,测量宫底高度、腹围,判断与孕周是否相符;进行孕期健康指导,预约下次复诊时间。

【护理诊断/问题】

1. **知识缺乏** 孕妇缺乏妊娠、分娩相关知识。
2. **舒适的改变** 与妊娠引起的机体不适有关。
3. **焦虑** 与担心胎儿的生长发育、如何做好母亲以及体形的改变有关。

【护理目标】

(1) 孕妇获得孕期保健知识,配合产前检查。
(2) 孕妇的不适症状得到缓解,舒适感增加。
(3) 孕妇焦虑感减轻或消失。

【护理措施】

(一) 一般护理

1. **饮食与营养** 妊娠期为适应胎儿发育和自身的需要,孕妇对营养的需求量大大增加。若营养摄入不足,会直接影响胎儿生长发育;若营养摄入过多,又可导致胎儿过大,使难产机会增加。因此,孕期应科学增加营养。

2. **活动与休息** 妊娠28周后应适当减轻工作量,避免长时间站立或重体力劳动。坐位时可抬高下肢,减轻水肿。接触放射线或有毒物质的工作人员,妊娠期应予以调离。每日保证至少8小时的睡眠,午休1~2小时,取左侧卧位,以增加胎盘血供。适量运动,以散步为宜,避免到人群拥挤的公共场所,以免发生流感、风疹病毒感染等。

3. **个人卫生与衣着** 怀孕后孕妇的新陈代谢旺盛,排汗量增多,应勤沐浴(宜淋浴或擦浴,禁止盆浴)、勤换内衣裤,养成良好的卫生习惯。衣着应柔软、宽松、舒适,注意保暖。不宜穿紧身衣裤或袜子,以免影响血液循环、胎儿发育和活动。孕期宜穿轻便舒适的平跟鞋,以保持身体平衡及舒适。

(二) 症状护理

1. **恶心、呕吐** 是早孕反应的表现。轻者不需处理可自行缓解,症状明显者宜饮食清淡、少食多餐、避免空腹、避免突然起身;可在清晨起床时先吃些饼干或面包,多食蔬菜、水果,忌油腻及难以消化或有异味的食物。若妊娠12周以后仍继续呕吐,甚至引起孕妇营养不良时,应考虑妊娠剧吐,必要时给予药物治疗,纠正水电解质紊乱。

2. **尿频、尿急** 一般如无感染征象可给予解释,不必处理。孕妇无须通过减少液体摄入量来缓解症状,有尿意时应及时排空,不可憋尿。

3. **仰卧位低血压综合征** 为妊娠末期孕妇长时间仰卧位所致,嘱孕妇不必紧张,取左侧卧位后症状可自然消失。

4. **贫血** 孕妇应适当增加含铁食物的摄入,如动物肝脏、瘦肉、蛋黄、绿叶蔬菜、豆类等,以预防缺铁性贫血的发生。如已出现贫血,根据病情需要遵医嘱补充铁剂,在餐后20分钟服用,可与维生素C、酸性果汁同服,以促进铁的吸收。服用铁剂后大便可能会变黑,或可能导致便秘、轻度腹泻,应向孕妇说明,不必担心。

5. **下肢水肿** 一般情况下孕妇经休息后即可消退。嘱孕妇左侧卧位,下肢可垫高15°,避免长久站立或坐位。宜低盐饮食,不必限制水分摄入。如下肢明显凹陷性水肿或经休息后不消退者,应警惕妊娠期高血压疾病、妊娠合并肾脏疾病等并及时诊治。

6. **下肢、外阴静脉曲张** 孕妇应避免两腿交叉或长久站立、行走,并注意时常抬高下肢;可穿弹力裤或袜,以促进血液回流;外阴静脉曲张者,可抬高臀部休息。

7. **下肢肌肉痉挛** 孕妇应避免腿部疲劳、受凉,饮食中增加钙的摄入。发生痉挛时孕妇可背屈肢体或站直前倾以伸展痉挛的肌肉,或局部热敷按摩,直至痉挛消失。必要时及时补钙,遵医嘱口服钙剂。

8. 便秘 嘱孕妇养成每日定时排便的习惯,多吃水果及富含纤维素的蔬菜,多饮水,每日适当活动。必要时遵医嘱口服缓泻剂或使用开塞露、甘油栓,但不可在未经医生允许时随便使用大便软化剂或轻泻剂,以免引起流产、早产。

9. 白带增多 孕妇应保持外阴部清洁,每日清洗外阴,严禁坐浴或阴道冲洗。穿透气性好的棉质内裤,勤换内裤。

10. 腰背痛 孕妇应穿低跟鞋,在拾捡或抬举物品时,保持上身直立,弯曲膝部,用两下肢的力量抬起。严重者应卧硬板床休息,可行局部热敷。必要时遵医嘱应用止痛剂。

11. 失眠 睡前用温水泡脚、喝热牛奶,有助于入眠。每日坚持适量户外活动,如散步,保持心情愉快,精神放松。

(三) 孕期自我监护

胎心音和胎动计数是孕妇自我监护胎儿宫内情况的一种重要手段。

1. 听胎心音 教会其家庭成员如何听胎心音。孕妇妊娠20周以后,用听诊器在孕妇腹壁听胎心音,并做记录,不仅可了解胎儿宫内情况,而且还可增进孕妇和家庭成员之间的亲情关系。孕妇应先排尿,仰卧,每次听诊1分钟。若胎心率少于110次/分或大于160次/分,或不规则,应考虑胎儿宫内缺氧并及时就诊。

2. 胎动计数 胎动计数是孕妇自测胎儿宫内情况最简便有效的方法之一。随着孕周的增加,胎动由弱变强,至妊娠足月时,胎动因羊水减少和胎体增大而逐渐减弱。若胎动计数≥10次/2小时为正常,<10次/2小时或减少50%提示胎儿有缺氧的可能,应及时就诊。

3. 乳房护理 妊娠24周后孕妇可每日用温水毛巾清洁乳头和乳晕;若乳头平坦或内陷,无禁忌证者,可自行做乳头伸展和牵拉练习进行矫正。乳头伸展练习方法是:两拇指平行放于乳头两侧,慢慢向外方牵拉乳晕处皮肤及皮下组织,使乳头向外突出;然后同法上、下纵向拉开。此练习可反复多次,每次15分钟,2次/日。乳头牵拉练习方法:一手托着乳房,另一手的拇指、示指和中指将乳头向外牵拉,反复牵拉15~20次,每日2次。

(四) 心理护理

每次产前检查时注意观察孕妇对妊娠的心理适应程度和情绪表现,鼓励其倾诉内心感受,有针对性地进行心理护理。耐心给孕妇讲解妊娠及分娩知识,做好孕期保健。

【护理评价】

(1)孕妇了解并能适应妊娠期的身心变化,能自我监测自身和胎儿的变化。

(2)孕妇情绪稳定,母婴健康、舒适,无并发症发生。

(3)孕妇了解妊娠、分娩相关知识,能适应母亲角色并正确演示育儿技能。

【健康教育】

(1)出现阴道流血、流水,胎动异常,身体不适等异常情况,及时就诊。

(2)孕期用药必须在医生指导下进行。

(3)妊娠前3个月及妊娠末3个月,应避免性生活,以防流产、早产、感染及胎膜早破。

(4)指导年轻准父母准备好产妇用物及新生儿用品准备。

(李培培)

目标检测

A1 型题

1. 胎盘的组成包括(　　)。
   - A. 底蜕膜、包蜕膜、真蜕膜
   - B. 底蜕膜、叶状绒毛膜、羊膜
   - C. 底蜕膜、平滑绒毛膜、羊膜
   - D. 叶状绒毛膜、羊膜、真蜕膜
   - E. 平滑绒毛膜、包蜕膜、羊膜

2. 正常妊娠足月时有关羊水的描述错误的是(　　)。
   - A. 800mL
   - B. 无色可有浑浊
   - C. 呈弱酸性
   - D. 主要来源于胎儿尿液
   - E. 量保持动态平衡

3. 诊断早孕最可靠的依据是(　　)。
   - A. 基础体温曲线高温相持续18日
   - B. 黄体酮试验无阴道流血
   - C. 尿妊娠试验阳性
   - D. B超检查见圆形光环,内为液性暗区
   - E. 宫颈黏液检查见羊齿叶状结晶

4. 枕左前的英文缩写是(　　)。
   - A. ROA
   - B. LOA
   - C. LOT
   - D. LOP
   - E. ROP

5. 妊娠期妇女睡眠时应取(　　)。
   - A. 平卧位
   - B. 半卧位
   - C. 左侧卧位
   - D. 右侧卧位
   - E. 俯卧位

6. 正常的胎心率是(　　)。
   - A. 120次/分
   - B. 140~160次/分
   - C. 110~160次/分
   - D. 120~140次/分
   - E. 160次/分

7. 无并发症的妊娠足月孕妇体重约增加(　　)。
   - A. 9.5kg
   - B. 10.5kg
   - C. 12.5kg
   - D. 14.5kg
   - E. 16.5kg

8. 肩先露时,胎心音听得最清楚的部位是(　　)。
   - A. 脐部上方
   - B. 脐部下方
   - C. 脐部左侧
   - D. 脐部右侧
   - E. 左下腹部

A2 型题

9. 末次月经第一日是2023年3月26日,计算预产期应是(　　)。
   - A. 2023年12月2日
   - B. 2023年12月3日
   - C. 2024年1月2日
   - D. 2024年1月3日
   - E. 2024年1月5日

10. 孕30周,骶左前位,胎心音的听诊部位应在(　　)。
    - A. 脐下左侧
    - B. 脐下右侧
    - C. 脐上右侧
    - D. 脐上左侧
    - E. 脐周

参考答案

第三章　正常分娩期妇女的护理

课件

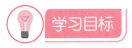

素质目标：具有良好的护患沟通能力、团队合作意识和服务意识，能够关心、理解、尊重女性。
知识目标：掌握影响分娩的四大因素、临产的诊断及产程的分期、分娩各期产妇的护理；熟悉枕先露的分娩机制。了解分娩镇痛技术。
能力目标：能运用所学知识为不同产程的妇女提供护理及健康教育。

赵女士，26岁，G_1P_0（孕1产0），孕40周，阵发性规律腹痛2小时，伴阴道血性分泌物1天。查体：体温36.5℃，脉率88次/分，呼吸频率20次/分，血压120/80 mmHg，心、肺听诊正常，下肢无水肿，情绪紧张。产科检查：宫高32cm，腹围90cm，枕左前位，胎心率132次/分。宫缩持续30秒，间歇5~6分钟，强度中。宫颈管消失，宫口开1指，前羊水囊存在，S+1，以临产待产收入院。
请问：
1. 赵女士目前处于第几产程？
2. 找出案例中存在的护理问题，并给出相应的护理措施。
3. 为守护母婴安全，我们可以从哪些方面为赵女士提供帮助？

妊娠达到及超过28周(196天)，胎儿及其附属物从临产开始到全部从母体娩出的过程，称为分娩。妊娠28周至36^{+6}周(196~258天)期间分娩称为早产；妊娠37周至41^{+6}周(259~293天)期间分娩称为足月产；妊娠超过42周(≥294天)分娩称为过期产。

第一节　影响分娩的因素

影响分娩的四大因素有产力、产道、胎儿和产妇的精神心理因素。如果各因素都正常并能相互适应，胎儿及胎儿附属物经阴道顺利娩出，为正常分娩。

一、产力

产力是将胎儿及其附属物从宫腔内逼出的力量，包括子宫收缩力、腹壁肌及膈肌收缩力和肛提肌收缩力。

（一）子宫收缩力

子宫收缩力（简称宫缩）贯穿于分娩的全过程，是临产后的主要产力，在产程中起主导作用，能使宫颈管短缩直至消失、宫口进行性扩张、胎先露下降、胎儿和胎盘娩出。临产后的正常宫缩具有节律性、对称性、极性和缩复作用的特性。

1.节律性 临产开始时,子宫阵发性收缩。每次都是由弱渐渐变强(即进行期),持续一定时间(即极期),又由强渐渐变弱(即退行期),直至消失(宫缩消失时,子宫肌肉松弛,称间歇期),如此反复。宫缩持续时间渐长,间歇期渐短,直到分娩结束。伴随节律性宫缩可产生阵发性宫缩痛,随着产程进展,宫缩强度也逐渐增加,宫腔压力于临产初期达到25～30mmHg,间歇期的宫腔压力仅为6～12mmHg,第一产程末可达到40～60mmHg,第二产程末可高达100～150mmHg,间歇期宫腔内压力仅为6～12mmHg。宫缩的节律性对胎儿适应分娩十分有利(图3-1)。

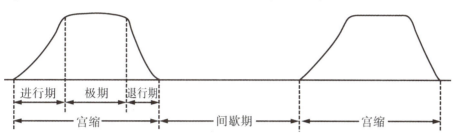

图3-1 临产后正常宫缩节律性示意图

2.对称性和极性 正常子宫收缩发自两侧子宫角部,并很快以微波形式向子宫底部中线集中,左右对称,宫缩强,然后以2cm/s的速度向下,约在15秒均匀协调地扩散到整个子宫,此为宫缩的对称性;宫缩以子宫底部最强、最持久,向下逐渐减弱,子宫底部收缩力的强度约是子宫下段的2倍,此为宫缩的极性(图3-2)。

3.缩复作用 子宫收缩是不随意的,当宫缩时,宫体部的肌纤维会短缩变宽,在间歇期会松弛,但不能恢复到原来的长度,经过反复收缩,肌纤维会变得越来越短,能使宫腔内容积逐渐缩小,迫使胎先露不断下降,宫颈管不断缩短直至消失,此为宫缩的缩复作用。

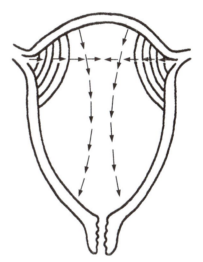

图3-2 子宫收缩力的对称性和极性

考点提示:临产后最主要的产力是子宫收缩力。

(二)腹肌及膈肌收缩力

腹肌及膈肌收缩力(简称腹压)是第二产程胎儿娩出时的重要辅助力量。第二产程时,宫口已开全,胎先露已降至阴道。每次宫缩时,由于前羊膜囊或胎先露部压迫盆底组织和直肠,反射性引起排便动作,产妇主动屏气,喉头紧闭,腹肌及膈肌收缩,配合宫缩,向下用力可促使胎儿娩出。腹压在第二产程末期配合宫缩最有效,过早使用腹压易使产妇疲劳和造成宫颈水肿,反致产程延长。第三产程使用腹压可促使已剥离的胎盘娩出。

(三)肛提肌收缩力

肛提肌收缩力可以协助胎先露部在骨盆腔进行内旋转。当胎头枕部下降至耻骨弓下时,能协助胎头仰伸和娩出;胎儿娩出后,可辅助已降至阴道的胎盘娩出。

二、产道

产道由骨产道和软产道构成,是胎儿娩出的通道。

(一)骨产道

详见第一章。

(二)软产道

软产道是由子宫下段、宫颈、阴道及盆底组织构成的弯曲通道。

1.子宫下段 非孕时长约1cm的子宫峡部在妊娠末期逐渐被拉长形成子宫下段。临产后,规律宫缩将子宫下段拉长至7~10cm,肌壁变薄成为软产道的一部分。由于子宫肌纤维的缩复作用,子宫上段肌壁变厚,而子宫下段被牵拉越来越薄,两者之间的子宫内面形成环状隆起,称生理缩复环(图3-3)。正常情况下,此环不易在腹部见到。

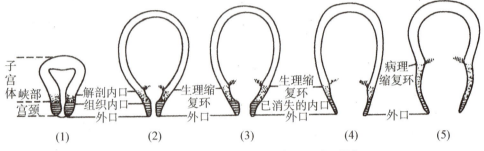

图3-3 子宫下段形成及生理缩复环和病理缩复环

2.宫颈管 临产前宫颈管长2~3cm,初产妇比经产妇稍长。临产后的规律宫缩可使宫颈管逐渐短缩直至消失。初产妇多是宫颈管先消失,然后宫口扩张;经产妇多是宫颈管缩短消失与宫口扩张同时进行(图3-4)。

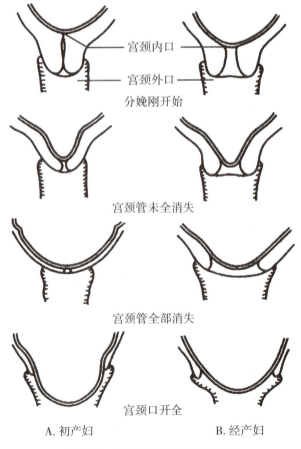

图3-4 宫颈管消失与宫口扩张

3.宫口扩张 临产后,由于子宫收缩及缩复作用,宫口扩张,胎先露部衔接使前羊水囊压迫宫颈口,可协助宫口扩张。胎膜多在宫口近开全时自然破裂,破膜后,胎先露直接压迫宫颈口,可增强宫缩,显著扩张宫口。当宫口开全(10cm)时,足月妊娠的胎头方可通过。

4.骨盆底、阴道及会阴的变化 临产后,由于前羊水囊及胎先露下降,直接压迫骨盆底,使软产道下段形成一个向前弯的长筒,阴道黏膜皱襞展平,肛提肌扩展,会阴体由于肌纤维拉长变薄,原来厚约5cm,变薄至2~4mm,以利于胎儿娩出。分娩时应注意保护会阴,以免造成裂伤。

三、胎儿

胎儿能否顺利通过产道,除了产力、产道因素外,还取决于胎儿大小、胎位及胎儿有无畸形等。

(一)胎头大小

1.胎头颅骨 胎头是通过产道最重要的部分,也是胎体的最大部分。由两块顶骨、额骨、颞骨及一块枕骨构成。颅骨骨骼未固定闭合,在分娩过程中,胎头受到不变形的骨盆和分娩力量的作用,颅骨可轻度移位重叠,利于胎儿的娩出。颅骨间的缝隙称为颅缝,两顶骨之间的缝隙称矢状缝,两额骨之间的缝隙称额缝,顶骨与额骨之间为冠状缝,颞骨与顶骨之间为颞缝。颅缝交界处的较大缝隙称囟门。位于胎头前方呈菱形的为前囟(大囟门),位于胎头后方呈三角形的称为后囟(小囟门)(图3-5)。胎儿过于成熟可致颅骨较硬,胎头不易变形,容易导致难产。胎头径线大时,尽管骨盆正常,也可引起相对性头盆不称,影响分娩。

2.胎头径线 胎头径线主要有以下几条(图3-5)。

(1)双顶径:指两顶骨隆突间的距离,足月时平均约9.3cm,是胎头最大的横径,可作为评估子宫内胎儿生长发育的指标。

(2)枕额径:指鼻根上方至枕骨隆突间的距离,足月儿平均为11.3cm。胎头常以此径线衔接。

(3)枕下前囟径:又称小斜径,是指前囟中央至枕骨隆突下方的距离,足月儿平均为9.5cm。胎头俯屈后以此径线通过产道。

(4)枕颏径:又称大斜径。颏骨下方中央至后囟顶部的距离,足月儿平均为13.3cm。

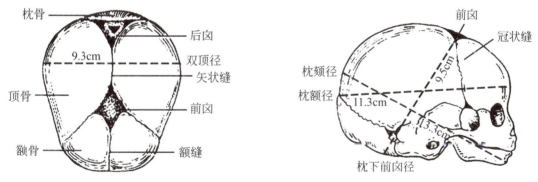

图3-5 胎儿颅骨、颅缝、囟门及径线

(二)胎位

纵产式时,胎儿纵轴与母体骨盆轴一致,易通过产道。头先露时,矢状缝和囟门是确定胎位的重要标志,胎头先通过产道,较臀先露易娩出。臀先露时,胎儿臀部比胎头的周径小且软,不能充分扩张软产道,胎头无变形机会,致使娩出困难。肩先露时,胎儿纵轴与骨盆轴垂直,足月胎儿无法娩出,对母体及胎儿威胁极大。

四、精神心理因素

随着医学模式的转变,精神心理因素对分娩的影响越来越受到关注。分娩是正常的一个生理过程,产妇不是病人,这种理念也越来越被人们接受。但分娩对于产妇的生理和心理会产生巨大压力和影响,研究发现,产妇及家属精神心理因素会严重影响分娩。有些产妇由于对分娩的害怕和恐惧,拒绝自然分娩。临产后,强烈的宫缩痛可使产妇出现情绪紧张、焦虑或恐惧心理,使机体产生一系列变化,如出现呼吸急促、肺内气体交换不足,致子宫缺氧收缩乏力,继而宫口扩张缓慢、胎先露下降受阻、产程延长,情绪的改变可兴奋交感神经,释放儿茶酚胺,升高血压,导致宫内胎儿缺血、缺氧,出现胎儿窘迫,导致剖宫产。因此,做好孕期及临产前的健康宣教,讲解自然分娩的好处及生理过程,可帮助产妇学会呼吸技巧和松弛方法,有助于减轻子宫收缩引起的疼痛,使产妇保持良好的心理状态,对顺利分娩十分重要。

第二节 枕先露的分娩机制

分娩机制是指胎儿先露部通过产道时,为适应骨盆各平面的不同形态,被动地进行一系列适应性转动,以其最小的径线通过产道的全过程,包括衔接、下降、俯屈、内旋转、仰伸、复位及外旋转、胎肩及胎儿娩出等动作(图3-6)。临床上枕先露占95%以上,且以枕左前位为最多见,故以枕左前位分娩机制为例介绍分娩过程各动作,尽管各动作分别介绍,但分娩过程却是连续进行的。

一、衔接

衔接是指胎头双顶径进入骨盆入口平面,颅骨最低点接近或达到坐骨棘水平。胎头以半俯屈状态以枕额径进入骨盆入口,胎头矢状缝坐落在骨盆入口的右斜径上,胎头枕骨位于母体骨盆左前方。经产妇多在临产后胎头衔接,部分初产妇可在预产期前1~2周内胎头衔接。若初产妇已临产而胎头仍未衔接,应警惕头盆不称。

二、下降

胎头沿骨盆轴前进的动作称下降。下降贯穿于分娩全过程,并与其他动作同时进行。当宫缩时胎头下降,间歇时胎头又稍退缩,因此胎头与骨盆之间的相互挤压也呈间歇性,这样对母婴均有利。促使胎头下降的因素:①宫缩时通过羊水传导,压力经胎轴传至胎头;②宫缩时宫底直接压迫胎臀;③胎体伸直伸长;④腹肌收缩使腹压增加。初产妇因宫口扩张缓慢,软组织阻力大,胎头下降速度较经产妇慢。观察胎头下降程度是临床判断产程进展的重要标志。

考点提示: 贯穿于整个产程的动作是下降。

三、俯屈

胎头以半俯屈状态到达骨盆底遇到肛提肌的阻力,由于杠杆作用使胎儿下颏部更加贴近胸部称为俯屈。使胎头由衔接时枕额径(11.3cm)变为枕下前囟径(9.5cm),有利于胎头继续下降。

四、内旋转

当胎头下降至骨盆底遇到阻力时,胎头为适应中骨盆及出口前后径大于横径的解剖特点,枕部向母体中线方向旋转45°达耻骨弓正下方,使其矢状缝与中骨盆及骨盆出口前后径相一致的动作称为内旋转。胎头于第一产程末完成内旋转。枕先露时胎头枕部最低,遇到骨盆底肛提肌阻力,肛提肌收缩将胎头枕部推向阻力小,部位宽的前方。此时胎头转动而胎肩并未转动,呈头肩扭转状态。

五、仰伸

完成内旋转后,完全俯屈的胎头下降达阴道外口时,宫缩和腹压继续迫使胎头下降,而肛提肌收缩力又将胎头向前推进,两者的合力作用使胎头沿骨盆轴下段向下、向前的方向转为向前、向上,胎头枕骨下部达耻骨联合下缘时,以耻骨弓为支点,胎头逐渐仰伸,胎头的顶、额、鼻、口、颏依次由会阴前缘娩出。此时,胎儿双肩径沿左斜径进入骨盆入口。

六、复位及外旋转

胎头娩出时,胎儿双肩径沿着骨盆左斜径下降。胎头娩出后,为使胎头恢复与胎肩的垂直关系,胎头枕部向左旋转45°,称为复位。胎肩在盆腔内继续下降,前(右)肩向前、向中线旋转45°时,胎儿双肩径就转成与骨盆出口前后径一致的方向,胎头枕部需在外继续向母体左外侧旋转45°,以保持胎头与胎肩的垂直关系,称外旋转。

七、胎儿娩出

胎头完成外旋转后,胎儿前(右)肩在耻骨弓下先娩出,随即后(左)肩从会阴前缘娩出,胎体及下肢随之娩出,胎儿娩出过程全部完成。

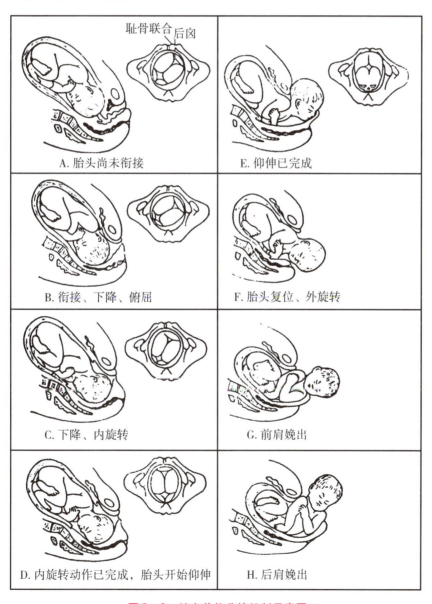

图3-6 枕左前位分娩机制示意图

第三节 先兆临产及临产诊断

一、先兆临产

出现预示不久将临产的症状,称为先兆临产。

1. **假临产** 即分娩发动前出现不规则子宫收缩。其特点有:收缩力弱、持续时间短且不恒定;间歇时间长且不规律;强度也不逐渐增加;宫颈管不随宫缩缩短,宫口不扩张;常在夜间出现,清晨消失。经休息或少量镇静药后即可缓解。

2. **胎儿下降感** 又称轻松感。由于胎儿先露部进入骨盆入口,宫底位置随之下降,孕妇自觉上腹部较前舒适,呼吸较前轻快,进食增多,因胎先露压迫膀胱可有尿频症状。

3. **见红** 是分娩即将开始比较可靠的征象。在临产前24~48小时内,宫颈内口附近的胎膜与子宫壁剥离,致使毛细血管破裂,有少量血液与宫颈管内黏液栓混合,经阴道排出,称为见红。如果阴道流血量大于月经量,应考虑妊娠晚期出血,如前置胎盘、胎盘早剥等。

二、临产

临产的重要标志为有规律且逐渐增强的子宫收缩,持续30秒或以上,间歇5~6分钟,同时伴随进行性宫颈管消失、宫口的扩张与胎先露的下降。用镇痛剂不能抑制临产。

三、总产程及产程分期

总产程即分娩全过程,是指从开始出现规律宫缩至胎儿、胎盘完全娩出为止,临床上分为3个产程。

1. **第一产程** 又称宫颈扩张期。从临产开始至宫口开全(10cm),分为潜伏期和活跃期。潜伏期是从规律宫缩至宫口扩张达6cm,为宫口扩张的缓慢阶段。初产妇不超过20小时,经产妇不超过14小时。活跃期是宫口扩张6cm至宫口开全,为宫口扩张的加速阶段,部分产妇在宫口开至4~5cm即进入活跃期,此期宫口扩张速度每小时≥0.5cm。

2. **第二产程** 又称胎儿娩出期。从宫口开全至胎儿娩出。未实施硬膜外麻醉者,初产妇不应超过3小时;经产妇不应超过2小时。实施硬膜外麻醉者,可在此基础上延长1小时。

3. **第三产程** 又称胎盘娩出期。从胎儿娩出后至胎盘、胎膜娩出,需5~15分钟,一般不超过30分钟。

> **考点提示**:临产的标志是规律的宫缩。

第四节 正常分娩各产程妇女的护理

一、第一产程妇女的护理

【护理评估】

(一) 健康史

健康史的评估在入院时进行。评估产妇的年龄、身高、体重等一般情况,回顾产前检查记录,核对预产期和孕周,了解本次妊娠的经过,有无合并症;评估既往妊娠史,妊娠次数和分娩次数,既往分娩方式及并发症史,有无瘢痕子宫、会阴撕裂史等;询问孕期是否定期产前检查,目前有无宫缩,若有宫缩,询问宫缩开始的时间、强度及频率;是否有阴道流血或流液,若有应评估流血或流液的时间、量及伴随症状。此外,还应评估孕期各项检查,如血型、肝肾功能、凝血功能检查、感染性疾病筛查、B超检查等的结果。

(二)身体状况

1. 一般状况评估 临产后应定时测量生命体征,子宫收缩会导致血压升高5~10mmHg,产程中每4~6小时测量1次血压。对胎膜已破的产妇,每2小时测量1次体温。此外,还应评估休息与睡眠、饮食与大小便情况等。

2. 疼痛评估 临产后根据宫缩情况评估产妇对疼痛的主诉,尊重产妇自己的评估报告,观察孕妇面部表情。可选择数字评分法或文字描述评定法进行疼痛程度的评估,对不能用语言准确表达的产妇可采用Wong-Backer面部表情量表进行疼痛评估。

3. 胎心 正常胎心率为110~160次/分。胎心率是产程中极为重要的观察指标。对正常孕妇建议采用多普勒间断听胎心。潜伏期每小时听诊1次,活跃期每30分钟听诊1次,在宫缩后进行听诊并计数1分钟,监测胎心的频率、规律性和宫缩后胎心有无变异,注意与孕妇的脉搏区分。此外,必要时也可采用电子胎儿监护监测胎心率变化及其与宫缩、胎动的关系,准确判断胎儿在宫内的状态。不推荐产程中将持续胎心监护作为常规胎心评估。

4. 子宫收缩 产程开始后,出现伴有疼痛的阵发性子宫收缩,称为"阵痛"。开始时宫缩持续时间较短(30~40秒)且弱,间歇期较长(5~6分钟)。随着产程进展,宫缩持续时间渐长(50~60秒)且强度增加,间歇期缩短(2~3分钟)。在第一产程末宫口近开全时,宫缩持续时间可达1分钟或以上,间歇期仅1~2分钟。

产程中需定时观察并记录子宫收缩持续时间、间歇时间及强度,每次至少观察3~5次宫缩,每1~2小时观察一次。临床上常用触诊法观察宫缩,该法简单有效,观察者将手掌放于孕妇腹壁的宫体近宫底处,宫缩时宫体部隆起变硬,间歇期松弛变软。必要时亦可采用电子胎儿监护仪描述宫缩曲线,持续观察宫缩强度、频率和持续时间。10分钟内出现3~5次宫缩即视为有效产力,超过5次表明宫缩过频。监护仪分外监护及内监护两种,外监护临床应用较广,将宫缩压力探头固定在孕妇腹壁宫体近宫底部即可。内监护有宫腔内感染的可能且价格昂贵,临床应用较少。不推荐产程中常规采用电子胎儿监护仪连续监测宫缩,且观察宫缩不能完全依赖监护仪,即使产妇需要电子监护仪持续监测,护士至少要亲自评估1次宫缩。

5. 宫口扩张及胎头下降

(1)宫口扩张:产程观察的重要指标。临产后在规律宫缩作用下,宫颈管逐渐缩短直至消失,宫口逐渐扩张,宫口于潜伏期扩张速度较慢,进入活跃期后扩张加快,宫口近开全时,宫颈边缘消失,子宫下段及阴道形成宽阔筒腔,利于胎儿通过。通过阴道检查可了解宫颈管位置、长度、软硬度、容受度,判断宫口扩张程度及宫颈是否有水肿。初产妇潜伏期每4小时检查1次,进入活跃期后每1~2小时检查1次。若出现会阴膨隆、阴道血性分泌物增多、排便感等,应立即行阴道检查,明确是否宫口快速扩张。

(2)胎头下降:胎儿能否顺利下降是决定胎儿能否经阴道分娩的重要观察指标。临床上以胎头颅骨最低点与坐骨棘平面的位置关系来判断胎先露下降程度,通过阴道或肛门检查来判断。胎头颅骨最低点平坐骨棘平面时,以"0"表示,在坐骨棘平面上1cm时,用"-1"表示,在坐骨棘平面下1cm时,用"+1"表示,其余依此类推(图3-7)。一般在宫口开大4~5cm时,胎头最低点达到坐骨棘水平。

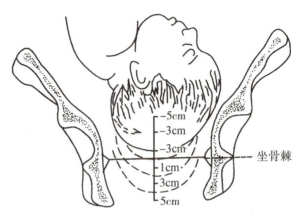

图 3-7 胎头位置高低的判断

(3)产程图:临床多采用产程图来描记和反映宫口扩张及胎头下降的情况,以此来评估产程进展。美国学者 Friedman 提出"Friedman 产程曲线",横坐标为临产时间(h),纵坐标左侧为宫口扩张程度(cm),纵坐标右侧为胎先露下降程度(cm),画出两条伴行的宫口扩张曲线和胎头下降曲线(图 3-8)。

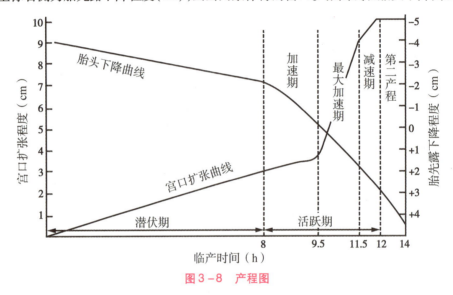

图 3-8 产程图

6.**胎膜破裂** 简称破膜,胎儿先露部衔接后,将羊水阻断为前、后两部分,位于胎先露前面的羊水,称为前羊水,约 100mL,有助于扩张宫口。当羊膜腔内压力增加到一定程度时,胎膜自然破裂。正常破膜多发生在第一产程末期宫口近开全时,亦有部分产妇胎膜在临产前或第二产程破裂。观察阴道血性分泌物、流血或流液的量及性状,评估胎膜是否破裂。若未破,阴道检查时可触及有弹性的水囊。若已破,则推动先露部可见羊水流出。也可用 pH 试纸检测,pH≥7.0 时破膜的可能性大。

(三)心理社会评估

由于分娩疼痛增强、陌生的产房环境、对自身及胎儿的担心、对产程的未知等,孕妇会表现出紧张不安、焦虑甚至恐惧的情绪。观察宫缩时孕妇的面部表情、呼吸、呻吟等,询问睡眠及饮食情况有无改变,评估分娩阵痛对其影响;也可与孕妇交谈,或采用心理评估工具,评估孕妇的心理状态。

【护理诊断/问题】

1.**分娩疼痛** 与逐渐增强的宫缩有关。
2.**舒适度减弱** 与子宫收缩、膀胱充盈、胎膜破裂等有关。
3.**焦虑** 与担心自己和胎儿的安全有关。

【护理目标】

(1)孕妇能恰当应对分娩疼痛。

(2)孕妇主动参与分娩过程,采取措施提高舒适度。

(3)孕妇情绪稳定,对分娩有信心。

【护理措施】

(一)一般照护与支持

1.**提供良好的环境** 确保待产环境安静舒适,保持空气清新,温、湿度适宜,有条件的应提供独立待产室和分娩室,并鼓励家属陪伴,减少产妇对环境的陌生感和无助感。

2.**鼓励孕妇主动参与分娩** 理解产妇分娩过程中的焦虑、恐惧心理,态度温和专业,承认孕妇在分娩过程中的主动地位与作用,及时提供产程进展信息,鼓励孕妇主动参与分娩,增强自然分娩的信心。

3.**补充液体和热量** 在没有高危因素情况下,第一产程不限制饮食,根据孕妇意愿鼓励适量摄入易消化食物,摄入充足水分,以保证产妇体力。除非孕妇有明显呕吐或无法进食,否则不常规给予静脉补液。

4.**活动与休息** 临产后,指导孕妇采取舒适体位,不限制其活动或体位,不建议长时间仰卧在床上。宫缩不强且未破膜,可鼓励孕妇离床活动,更利于产程的进展。但有下列情况之一者,应卧床休息:①胎膜已破,胎头高浮或臀位;②合并重度先兆子痫;③异常出血;④妊娠合并心脏病。

5.**排尿与排便** 临产后,鼓励孕妇每2~4小时排尿1次,以免膀胱充盈影响宫缩及胎先露下降。因胎先露压迫引起排尿困难者,应警惕头盆不称,必要时给予导尿。孕妇主诉有便意时,应先检查宫口扩张程度,如厕需专人陪同,指导产妇不要长时间屏气用力排便。

6.**保持清洁** 临产后宫缩频繁导致出汗较多,且外阴部有较多分泌物,应协助孕妇做好生活护理,及时擦汗、更衣及保持床单位清洁。破膜后保持外阴清洁,必要时给予会阴擦洗,预防感染。

(二)专科护理

1.**促进宫缩** 若产程中出现宫缩乏力,可改变体位,刺激乳头,保障能量供给和良好的休息。在评估无禁忌证时,可遵医嘱以小剂量缩宫素静脉滴注促进宫缩。若出现宫缩过强,应立即通知医生进行处理。

2.**人工破膜** 对产程进展顺利者,不建议宫口开全之前常规行人工破膜术,若需人工破膜,应先判断胎先露入盆情况,一旦胎膜破裂,应立即听胎心,并观察羊水性状和流出量、有无宫缩,记录破膜时间。若羊水粪染,胎心监测正常,宫口开全或近开全,可继续观察,等待胎儿娩出。破膜后注意外阴清洁,铺消毒垫,并监测体温。若破膜超过12小时未分娩者,遵医嘱给予抗生素预防感染。

3.**分娩疼痛护理** 为产妇提供分娩球等辅助工具协助产妇采取舒适体位,减少不必要的检查,指导使用呼吸技术、音乐疗法、水疗法、陪伴分娩、穴位按摩、热敷等非药物性方法帮助其缓解疼痛,必要时可用药物镇痛。

【护理评价】

(1)产妇分娩疼痛是否减轻或缓解。

(2)产妇能否描述正常分娩过程,能否主动参与和配合分娩处理与护理。

(3)产妇情绪是否稳定,对分娩是否有信心。

二、第二产程妇女的护理

【护理评估】

(一)健康史

注意宫口开全的时间,进一步确定胎方位、胎先露及先露下降的程度,了解产程进展情况和胎儿宫内情况,同时了解第一产程的经过及处理。

(二)身体状况

1. 一般状况　观察生命体征,每小时测量血压、脉搏,评估膀胱充盈程度等。

2. 子宫收缩增强　宫口开全后,胎膜多已自然破裂,产妇略感舒适,随后宫缩重现,宫缩的频率和强度达到高峰。宫缩持续约1分钟或以上,间歇期仅1~2分钟。宫缩会影响胎盘血流,易造成胎儿窘迫。因此,应每5~10分钟监测和记录宫缩及胎心情况,警惕病理性缩复环及强直性宫缩。

3. 破膜及排便感　宫口开全后,胎膜多已自然破裂。若宫口开全胎膜仍未破裂,会影响胎头下降,应行人工破膜,破膜后评估胎心和宫缩。此外,询问孕妇有无便意感,评估会阴部情况,判断是否需要行会阴切开术。

4. 胎儿下降及娩出　当胎头降至骨盆出口压迫骨盆底组织时,孕妇有排便感,不自主地向下用力屏气,会阴逐渐膨隆和变薄,肛门括约肌松弛。随着产程进展,宫缩时胎头露出阴道口,露出部分不断增大,宫缩间歇时胎头又缩回阴道内,称胎头拨露(图3-9)。当胎头双顶径越过骨盆出口,宫缩间歇时胎头也不再回缩,称胎头着冠(图3-10)。此时会阴极度扩张,产程继续进展,胎头枕骨于耻骨弓下露出,出现仰伸动作,胎儿额、鼻、口、颏部相继娩出,接着出现胎头复位及外旋转,前肩和后肩、胎体相继娩出,此后羊水随之涌出。

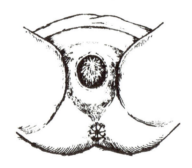
图3-9　胎头拨露

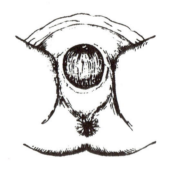
图3-10　胎头着冠

(三)心理-社会状况

第二产程精力和体力消耗大,应评估产妇自主用力情况及精神心理状态,有无焦虑、急躁、恐惧心理,对分娩有无信心。

【护理诊断/问题】

1. 焦虑　与担心胎儿能否顺利娩出有关。
2. 知识缺乏:缺乏正确使用腹压配合宫缩的知识。
3. 有受伤的危险　与急产、产妇不配合、会阴保护及接生手法不当有关。

【护理目标】

(1)产妇情绪平稳,能配合医务人员完成分娩。
(2)产妇能正确使用腹压,胎儿娩出顺利。

(3)产妇未发生严重的软产道裂伤,新生儿未发生产伤。

【护理措施】

(一)一般照护与支持

第二产程期间,助产士应陪伴在旁,给予安慰、支持和鼓励,缓解其紧张和恐惧。不限制饮食,宫缩间歇鼓励摄入流质、半流质食物或液体。及时排空膀胱,必要时给予导尿。有条件的鼓励家属持续陪伴。

(二)专科护理

1. **指导分娩体位** 一般不限制分娩体位,可提供支持性工具,提高舒适度。其中,屈膝半卧位是最常用的分娩体位,该体位方便观察产程进展、监测宫缩与胎心,接产时可充分暴露会阴,利于保护会阴及控制产妇使用腹压,也便于助产手术操作及新生儿处理。但该体位也会压迫盆腔血管,影响胎盘血液供应,也不利于产妇运用腹压,可能导致产程延长等缺点。在母胎良好、尊重产妇意愿的情况下,可鼓励采取自由体位分娩,包括坐位、半坐卧位、手膝卧位、站位、蹲位等,可提供分娩凳、分娩球等支持性工具,但无论选择何种体位,均应以有利于胎头下降、提高产妇舒适度、确保分娩安全为原则。

2. **指导产妇屏气用力** 正确使用腹压是缩短第二产程的关键。在胎儿监护正常、孕妇状态良好的情况下,推荐产妇在有向下屏气用力的感觉后再指导用力,初产妇宫口开全5~30分钟内,若未出现自主屏气感,不需要鼓励产妇屏气用力。指导产妇休息或变换体位,再指导产妇自主用力。对使用椎管内镇痛的初产妇在第二产程开始时可在助产士指导下用力。指导产妇双足蹬在产床上,两手握住产床把手,如解大便样向下用力。每次宫缩时,先吸气后屏气,然后紧闭双唇和声门向下用力,持续5~7秒,反复3次或4次,宫缩间歇产妇自由呼吸全身放松,安静休息,下次宫缩再行屏气,以加速产程进展。

3. **接产准备** 初产妇胎头拨露3~4cm、经产妇宫口近开全、会阴膨隆紧张时,应做好接产准备工作。护士或助产士做好物品准备,指导产妇仰卧位于产床上,两腿屈曲分开,露出外阴部,用温水清洁外阴部,并用聚维酮碘溶液进行消毒,顺序依次是大阴唇、小阴唇、阴阜、大腿内1/3、会阴及肛门周围(可参考外阴冲洗消毒技术视频)。WHO建议正常分娩只需要清洁外阴部,不必常规进行消毒,但需根据医院和产妇个人条件而定。此外,不建议常规剃除阴毛。接产者按要求洗手、戴手套、穿手术衣,准备接产。

外阴冲洗消毒技术

4. **接产**

(1)评估是否需行会阴切开术:不建议常规会阴切开,仅当会阴过紧或胎儿过大、估计分娩时会阴撕裂不可避免或母儿有病理情况急需结束分娩者,行会阴切开术,在胎头着冠时切开,以减少出血。

(2)保护会阴,协助娩出胎头:传统保护会阴的方法是当胎头拨露使阴唇后联合紧张时,开始保护会阴。在会阴部盖消毒巾,接产者右肘支在产床上,右手拇指与其余四指分开,利用手掌大鱼际肌顶住会阴部。若宫缩时会阴后联合紧张,可给予向内上方轻轻支持的力量,同时左手轻轻下压胎头枕部,协助胎头俯屈。宫缩间歇保护会阴的右手稍放松,以免压迫过久引起会阴水肿。目前,不建议正常分娩过程中过早过多干预,采取适时适度保护会阴,即在充分评估会阴情况、胎儿大小及胎头下降速度后,决定开始保护会阴的时间和力度。临床上提倡单手控制胎头娩出速度保护会阴法,即接产者用一只手的掌心接触胎头,在宫缩时适当控制胎头娩出速度,使会阴慢慢扩张,胎儿自然娩出。当胎头枕部在耻骨弓下方拨露时,左手应协助胎头仰伸。此时若宫缩强,应嘱产妇呼气以消除腹压,让产妇在宫缩间歇时稍向下屏气,使胎头缓慢娩出,以免造成会阴裂伤。

(3)脐带绕颈的处理:当胎头娩出后迅速检查有无脐带绕颈,若有脐带绕颈,应检查脐带缠绕是否过紧,脐带绕颈一周且较松时,可用手将脐带顺胎肩推下或从胎头滑下。若脐带绕颈过紧、绕颈两周或以上,应用两把血管钳将其一段夹住从中剪断脐带,注意勿伤及胎儿颈部(图3-11)。

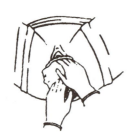 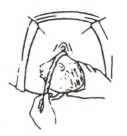 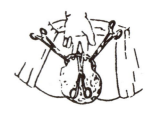

A. 将脐带顺肩部推上　　B. 将脐带自头上退下　　C. 用两把血管钳夹住,从中间剪断

图3-11 脐带绕颈的处理

(4)协助娩出胎体:胎头娩出后,不要急于娩出胎肩,耐心等待下一次宫缩,不要外力腹部加压。此时应以左手自新生儿鼻根向下颌挤压,挤出口鼻内的黏液和羊水。协助胎头复位及外旋转,使胎儿双肩径与骨盆出口前后径相一致。接产者左手向下轻压胎儿颈部,使前肩从耻骨弓下先娩出,再托胎颈向上,使后肩从会阴前缘缓慢娩出。双肩娩出后,双手协助胎体及下肢相继以侧位娩出,记录胎儿娩出时间。若有产后出血史或易发生宫缩乏力的产妇,可在胎儿前肩娩出时静脉滴注缩宫素10~20U,也可在胎儿前肩娩出后立即肌内注射缩宫素10U,均能促使胎盘迅速剥离以减少出血。

【护理评价】

(1)产妇情绪是否稳定,分娩过程是否积极配合。

(2)产妇是否能正确使用腹压。

(3)胎儿窘迫、新生儿窒息是否发生,若发生是否及时有效处理;新生儿是否有产伤;产妇会阴是否有裂伤或会阴切开伤口是否延长、裂深。

三、第三产程妇女的护理

【护理评估】

(一)健康史

回顾第一、第二产程的经过及其处理。

(二)身体状况

1. 一般状况　观察产妇有无面色苍白、出冷汗、寒战、打哈欠、烦躁不安等,询问产妇有无头晕、心慌、乏力、肛门坠胀感等。测量血压、脉搏,评估胎儿娩出对产妇心脏功能的影响。

2. 子宫收缩及阴道出血　胎儿娩出后,宫底降至平脐,产妇感到轻松,宫缩暂停数分钟后再现,应注意评估子宫收缩及阴道流血情况。

3. 胎盘剥离征象　胎儿娩出后,由于宫腔容积突然明显缩小,胎盘不能相应缩小,胎盘附着面与子宫壁发生错位而剥离。剥离面出血形成胎盘后血肿,子宫继续收缩,增大剥离的面积,直至胎盘完全剥离而排出。胎盘剥离的征象包括:①子宫底变硬呈球形,胎盘剥离后降至子宫下段,下段被动扩张,子宫体呈狭长形被推向上,宫底升高达脐上;②剥离的胎盘降至子宫下段,阴道口外露的一段脐带自行延长;③阴道少量流血;④用手掌尺侧在产妇耻骨联合上方轻压子宫下段时,宫体上升而外露的脐带不再回缩。

4. 胎盘排出方式　①胎儿面娩出式:胎盘从中央开始剥离,而后向周围剥离。其特点是先见胎盘胎儿面娩出,后见少量阴道出血,该方式多见。②母体面娩出式:胎盘从边缘开始剥离,血液沿剥离面流出,而后向中心剥离。其特点是先见较多阴道出血,后见胎盘母体面娩出,该方式少见。

5.胎盘、胎膜完整性 胎盘娩出后,评估胎盘、胎膜是否完整,有无胎盘小叶或胎膜残留,胎盘周边有无断裂的血管残端,判断是否有副胎盘。

6.会阴伤口 仔细检查软产道,注意有无宫颈裂伤、阴道裂伤及会阴裂伤。

(三)心理社会评估

评估产妇的情绪状态,对新生儿性别、健康及外貌是否满意,能否接受新生儿,有无进入母亲角色。

(四)新生儿评估

(1)一般状况:测量新生儿身长、体重并记录,检查体表有无畸形、产伤等。

(2)阿普加评分(Apgar score,常称 Apgar 评分):用于判断有无新生儿窒息及窒息的严重程度。以出生后1分钟内的心率、呼吸、肌张力、喉反射及皮肤颜色5项体征为依据,每项为0~2分,满分为10分(表3-1)。8~10分属正常新生儿,一般无须处理;4~7分为轻度窒息,又称青紫窒息,经处理即可恢复;0~3分为重度窒息,又称苍白窒息,需紧急抢救。

表3-1 新生儿Apgar评分法

体征	0分	1分	2分
心率	无	<100次/分	≥100次/分
呼吸	无	浅、慢、不规则	佳
肌张力	松弛	四肢稍屈	四肢屈曲活动好
喉反射	无反应	有些动作(皱眉)	咳嗽、恶心
皮肤颜色	全身苍白	躯干红润、四肢青紫	全身红润

【护理诊断/问题】

1.有亲子关系无效的危险 与疲乏、会阴切口疼痛或新生儿性别不理想有关。

2.潜在并发症:新生儿窒息、产后出血。

【护理目标】

(1)产妇接受新生儿并开始亲子间互动。

(2)住院期间产妇未发生产后出血,新生儿无窒息情况发生。

【护理措施】

(一)新生儿护理

1.擦干保暖 新生儿娩出后立即置于母亲腹部,用预热的毛巾擦干全身,5秒内启动,30秒内完成。然后将新生儿俯卧位,头偏向一侧,盖上干毛巾,戴上小帽,行母婴皮肤接触。

2.清理呼吸道 不建议常规使用吸球或吸痰管清理呼吸道。若咽部及鼻腔分泌物较多,可用吸球吸引,以免发生吸入性肺炎。当确认呼吸道通畅而仍未啼哭时,可用手轻拍新生儿足底。新生儿大声啼哭后即可处理脐带。

3.Apgar评分 新生儿Apgar评分4~7分,需清理呼吸道、人工呼吸、吸氧、用药等措施;0~3分缺氧严重,需紧急抢救,行气管内插管、给氧、用药等措施。缺氧严重的新生儿,应在出生5分钟、10分钟分别再次评分,直至连续2次评分均在8分或以上。1分钟评分反映在宫内的情况;5分钟及以后的评分,则反映复苏效果,与预后关系密切。Apgar评分以呼吸为基础,皮肤颜色最灵敏,心率是最终消失的指标。临床恶化顺序依次为皮肤颜色—呼吸—肌张力—反射—心率。复苏有效顺序依次为心率—反射—皮肤颜色—呼吸—肌张力。肌张力恢复越快,则预后越好。

4. 脐带的处理 新生儿娩出后,若母儿健康,可采取延迟断脐,可在新生儿出生后30~60秒或脐带血管停止搏动后再结扎脐带。目前临床多用脐带夹处理脐带,助产士更换手套,用2把无菌止血钳分别在距离脐带根部2cm和5cm处夹住脐带,在距离脐带根部2cm处一次断脐,应避免二次断脐。此外,也可以采用无菌棉线在脐根0.5cm处结扎第一道,在结扎线外0.5cm处结扎第二道,在第二道结扎线外0.5cm处剪断脐带。若为早产儿,视母儿具体情况延迟30~45秒断脐,若新生儿发生窒息或产妇有大出血风险,应立即断脐对新生儿及产妇进行紧急处理。

5. 新生儿检查与记录 擦净新生儿足底胎脂,将新生儿足印及产妇拇指印印于新生儿病历上,经仔细体格检查后,系以标明产妇姓名、床号、住院号、新生儿性别、体重、出生时间的手腕带,将新生儿抱给产妇,让产妇将新生儿抱在怀中进行早接触、早吸吮。

(二)协助胎盘娩出

正确处理胎盘娩出,可减少产后出血的发生。接产者切忌在胎盘尚未完全剥离时用手按揉、下压宫底或牵拉脐带,以免引起胎盘部分剥离而出血或拉断脐带,甚至造成子宫内翻。当确认胎盘已完全剥离时,宫缩时以左手握住宫底并按压,右手轻拉脐带,协助胎盘娩出。当胎盘娩出至阴道口时,接生者用双手捧住胎盘,向一个方向旋转并缓慢向外牵拉,协助胎盘、胎膜完整娩出(图3-12)。在胎膜排出过程中,发现胎膜部分断裂,可用止血钳夹住断裂上段的胎膜,继续向原方向旋转,直至胎膜完整娩出。胎盘娩出后,按摩子宫以刺激子宫收缩,减少出血,同时注意观察并记录出血量。若胎盘未完全剥离而出血多,或胎儿已娩出30分钟胎盘仍未排出,应行人工剥离胎盘术。

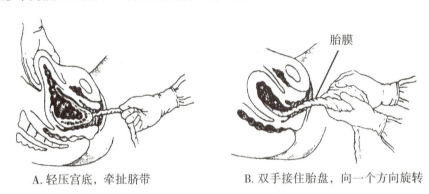

A. 轻压宫底,牵扯脐带　　B. 双手接住胎盘,向一个方向旋转

图3-12 协助胎盘胎膜娩出

(三)检查胎盘、胎膜

将胎盘铺平,先检查胎盘母体面胎盘小叶有无缺损,然后提起胎盘,检查胎膜是否完整,再检查胎盘胎儿面边缘有无血管断裂。疑有副胎盘、部分胎盘或大块胎膜残留时,应在无菌操作下伸手入宫腔取出残留组织。如确认仅有少量胎膜残留,给予子宫收缩剂待其自然排出。

(四)检查软产道

胎盘娩出后,应仔细检查产妇会阴、小阴唇内侧、尿道口周围、阴道及宫颈有无裂伤。如有裂伤,应立即缝合。

(五)产后2小时观察

1. 一般护理 产后立即测量血压和脉搏,之后每30分钟测量1次呼吸、脉搏、血压,注意保暖,为产妇擦汗更衣,及时更换床单及会阴垫,提供清淡、易消化流质食物。鼓励家属持续陪伴。

2. 评估阴道出血量并预防产后出血 每30分钟观察子宫收缩情况、阴道流血量、会阴及阴道有无血肿、膀胱是否充盈,必要时导尿,防止尿潴留。可采用称重法、容积法或休克指数法评估产后出血量,当出血量超过300mL时,应按照产后出血处理。

3. 促进亲子互动 保持母婴皮肤接触至少90分钟,并协助完成第一次母乳喂养,观察产妇情绪及与新生儿互动行为,帮助建立母子情感。

【护理评价】

(1)新生儿是否发生窒息、产妇是否发生产后出血。

(2)产妇及其家属是否接受新生儿,母子间是否有目光交流、皮肤接触、早吸吮。

(陈　焕)

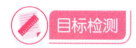

A1 型题

1. 下列不是决定分娩难易的重要因素的是(　　)。
   A. 胎方位　　　　　　　　B. 胎心率　　　　　　　　C. 胎儿大小
   D. 骨盆大小　　　　　　　E. 产力强弱

2. 正常分娩时最主要的产力是(　　)。
   A. 子宫收缩力　　　　　　B. 肛提肌收缩力　　　　　C. 腹肌收缩力
   D. 膈肌收缩力　　　　　　E. 骨骼肌收缩力

3. 分娩中协助胎先露在骨盆中内旋转的肌肉是(　　)。
   A. 子宫平滑肌　　　　　　B. 会阴浅横肌　　　　　　C. 会阴深横肌
   D. 肛门括约肌　　　　　　E. 盆底肛提肌

4. 枕先露时,通过产道最小径线是(　　)。
   A. 枕额径　　　　　　　　B. 枕顶径　　　　　　　　C. 枕颏径
   D. 双顶径　　　　　　　　E. 枕下前囟径

5. 临产开始的标志,错误的是(　　)。
   A. 规律宫缩　　　　　　　B. 子宫颈管展平　　　　　C. 宫颈口扩张
   D. 见红　　　　　　　　　E. 胎先露部下降

6. 初产妇第一产程潜伏期延长是指潜伏期超过(　　)。
   A. 8小时　　　　　　　　 B. 10小时　　　　　　　　C. 12小时
   D. 14小时　　　　　　　　E. 20小时

7. 下列不属于产后2小时在产房内急需观察的内容是(　　)。
   A. 子宫收缩　　　　　　　B. 宫底高度　　　　　　　C. 膀胱充盈情况
   D. 会阴、阴道有无血肿　　E. 新生儿喂养情况

8. 第三产程对胎盘、胎膜的检查,下列错误的是(　　)。
   A. 平铺胎盘,看胎盘母体面小叶有无缺损
   B. 提起胎膜,看胎膜是否完整
   C. 胎儿面边缘有无断裂的血管
   D. 疑有少许小块胎膜残留,立即伸手入宫腔取出
   E. 疑有副胎盘或部分胎盘残留,在无菌操作下伸手入宫腔取出

A2 型题

9. 患儿,女,足月儿,出生后1分钟评估患儿情况:躯干皮肤色红,四肢较紫,心率120次/分,哭声响亮,肌张力好,呼吸45次/分。该足月儿最终的Apgar评分是(　　)。
   A. 6分　　　　　　　　　 B. 7分　　　　　　　　　 C. 8分

D. 9 分   E. 10 分

A3/A4 型题

(10、11 题共用题干)

患者,24 岁,孕 40 周,因宫缩痛由门诊收入产房,护士为其做了产科检查,结果为宫缩规律,宫口扩张 1cm,胎心 140 次/分。

10. 该产妇处于( )阶段。
    A. 未进入产程　　　　　　B. 第一产程　　　　　　C. 第二产程
    D. 第三产程　　　　　　　E. 第四产程

11. 下列护理措施中不合适的是( )。
    A. 灌肠　　　　　　　　　B. 肛查　　　　　　　　C. 清洁皮肤
    D. 人工破膜　　　　　　　E. 安排房间

参考答案

第四章 产褥期管理

课件

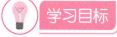

素质目标:增强保护隐私意识;具有良好的沟通能力和团队协作能力;能够为产妇及新生儿提供耐心、细致的护理。
知识目标:掌握产褥期概念、产褥期妇女的护理及正常新生儿的日常护理;熟悉产褥期妇女的生理变化、临床表现;了解产褥期妇女心理变化。
能力目标:能运用所学知识为产褥期妇女提供个体化护理,对正常新生儿提供日常护理。

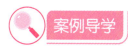

李女士,30岁,初产妇,孕38周临产入院,经会阴侧切顺利娩出一男婴。现产后2天,会阴伤口疼痛,心情烦躁。查体:体温36.2℃,脉率86次/分,呼吸频率18次/分,血压106/84mmHg,心、肺听诊正常,下肢无水肿,宫底于脐下2指;血性恶露,量少,无异味;会阴伤口轻度水肿,无压痛。
请问:
1. 李女士目前主要的护理问题有哪些?
2. 针对上述护理问题,请帮助李女士制订相应的护理措施。

产妇全身各器官(除乳腺外)从胎盘娩出至恢复或接近正常未孕状态所需要的一段时期称为产褥期,通常为6周。在产褥期,产妇的全身各系统尤其是生殖系统的变化最为显著。同时,伴随新生儿的出生,产妇需从妊娠期和分娩期的不适、焦虑中恢复,其家庭也经历着心理和社会的适应过程。产妇的性格倾向、生活经历、夫妻间及家庭成员的关系等是其产后心理变化的重要影响因素。

考点提示:产褥期的定义。

第一节 正常产褥

一、产褥期妇女的生理与心理变化

(一)产褥期妇女的生理变化

1. 生殖系统

(1)子宫复旧:在胎盘娩出后子宫逐渐恢复至未孕状态的全过程,称子宫复旧,一般为6周,其主要变化为子宫体肌纤维缩复和子宫内膜的再生,同时还有子宫血管的变化、子宫下段和宫颈的复原等。

1)子宫体肌纤维缩复:子宫复旧不是肌细胞数目减少,而是肌细胞胞质蛋白质被分解排出,使肌细胞体积缩小。随着子宫体肌纤维的不断缩复，子宫体积及重量均发生变化。产后第1天子宫底平脐，以后每日下降1~2cm。产后1周，子宫缩小至妊娠12周大小，在耻骨联合上方可触及；于产后10日，子宫降至盆腔内，在腹部扪不到子宫底；产后6周恢复至未妊娠前大小。子宫重量也逐渐减少，分娩结束时约为1000g，产后1周时约500g，产后2周时约300g，产后6周时则为50~70g。

> 考点提示：子宫复旧时间、子宫降至盆腔内时间。

2）子宫内膜再生：胎盘、胎膜从蜕膜海绵层分离并娩出后，残存的蜕膜分两层，表层发生变性、坏死、脱落，形成恶露的一部分自阴道排出，接近肌层的子宫内膜基底层逐渐再生新的功能层，形成新的子宫内膜。产后第3周除胎盘附着部位外的子宫内膜基本修复，胎盘附着部位的内膜全部修复需至产后6周。

> 考点提示：胎盘附着处子宫内膜修复时间。

3）子宫血管变化：胎盘娩出后，其附着面积仅为原来的一半。由于肌层收缩，开放的子宫螺旋动脉和静脉窦被压缩变窄，数小时后血管内形成血栓，出血量逐渐减少直至停止。若在新生内膜修复期间，胎盘附着面因复旧不良出现血栓脱落，可导致晚期产后出血。

4）子宫下段及宫颈变化：产后子宫下段肌纤维缩复，逐渐恢复为未孕时的子宫峡部。分娩后的子宫颈外口呈环状如袖口。于产后2~3日，宫口仍可容纳2指。产后1周，宫颈内口关闭，宫颈管复原。产后4周，子宫颈完全恢复至非孕时形态。分娩时子宫颈外口3点及9点处常发生轻度裂伤，使初产妇的子宫颈外口由产前的圆形（未产型）变为产后的"一"字形（已产型）横裂。

> 考点提示：子宫颈完全恢复至非孕时形态的时间。

（2）阴道：分娩后，阴道腔扩大，在产后最初几天内可出现阴道黏膜及周围组织水肿，阴道壁松软、弹性较差，黏膜皱襞减少甚至消失。产褥期，阴道壁肌张力逐渐恢复，黏膜皱襞约于产后3周重新出现，但是产褥期结束时阴道紧张度仍不能完全恢复至未孕时状态。

（3）外阴：分娩后的外阴轻度水肿，一般于产后2~3日逐渐消退。会阴部血液循环丰富，会阴部若有轻度撕裂或会阴切口缝合，一般在产后3~4日愈合。处女膜因在分娩时撕裂形成残缺的处女膜痕。

（4）盆底组织：盆底肌肉及其筋膜在分娩时过度伸展致弹性减弱，且常伴盆底肌纤维的部分断裂，若能于产褥期坚持做产后康复锻炼，一般产褥期内可恢复。如盆底肌及其筋膜发生严重断裂而未能及时修复，加之产褥期过早从事重体力劳动，使盆底组织难以完全恢复正常，可导致阴道壁膨出及子宫脱垂。

2. 乳房 产褥期乳房的主要变化是泌乳。分娩后，产妇体内雌激素、孕激素及胎盘生乳素水平急剧下降，对垂体催乳素的抑制作用降低，在催乳素的作用下，乳房腺细胞开始分泌乳汁。新生儿每次吸吮刺激乳头时，可反射性产生更多的垂体催乳素和缩宫素，促进乳汁的分泌和排出。吸吮是保持乳腺不断泌乳的重要条件。此外，乳汁分泌量与乳房的发育、产妇营养、休息、睡眠、情绪和健康状态密切相关。

产后7日内分泌的乳汁称为初乳，初乳呈淡黄色，含有丰富的β胡萝卜素，有较多的有形物质，故质稠。产后3日每次哺乳可吸出2~20mL。初乳中蛋白质及矿物质较多，脂肪和乳糖含量较少，极易消化，是新生儿早期最理想的天然食物。产后7~14天分泌的乳汁为过渡乳，蛋白质含量逐渐减少，脂肪和乳糖含量逐渐增多。产后14天以后分泌的乳汁为成熟乳，蛋白质占2%~3%，脂肪占4%，糖类占8%~9%，无机盐占0.4%~0.5%，还有维生素等。初乳中还含有大量抗体，有助于新生儿抵抗疾病的侵袭。

3. 循环系统　妊娠期血容量增加,于产后 2~3 周恢复至未孕状态。产后 72 小时内,因子宫胎盘循环的停止,子宫缩复,大量血液从子宫流入体循环,同时由于产后大量的组织间液回吸收,产妇循环血容量增加 15%~25%,使心脏的负担加重,应注意预防心衰的发生。

产褥早期,产妇血液仍处于高凝状态,有利于胎盘剥离创面迅速形成血栓,减少产后出血;纤维蛋白原、凝血酶、凝血酶原于产后 2~4 周内降至正常。血红蛋白水平于产后 1 周左右回升。白细胞总数于产褥期早期较高,可达 $(15 \sim 30) \times 10^9/L$,一般 1~2 周恢复正常。中性粒细胞和血小板数增多,淋巴细胞稍减少。红细胞沉降率于产后 3~4 周降至正常。

4. 消化系统　妊娠期胃肠平滑肌张力及蠕动减弱,胃液中盐酸分泌量减少,产后需 1~2 周逐渐恢复。产妇产后 1~2 日常感口渴,喜进流食或半流食。产褥期产妇活动少,肠蠕动减弱,加之腹直肌及盆底肌松弛等原因,容易发生便秘、肠胀气。

5. 泌尿系统　妊娠期体内潴留过多的水分在产后主要由肾脏排出,故产后 1 周尿量增多。妊娠期发生的肾盂及输尿管扩张,产后需 2~8 周恢复。在产褥期,尤其产后 24 小时内,因分娩过程中膀胱受压使其黏膜水肿、充血、膀胱肌张力降低,对膀胱内压的敏感性降低,加之会阴切口疼痛、不习惯床上排尿等原因,产妇容易出现排尿困难,可增加尿潴留的发生。

> **考点提示**:产后排尿困难的原因。

6. 内分泌系统　产后雌激素、孕激素水平急剧下降,至产后 1 周已降至未孕水平。胎盘生乳素于产后 6 小时已不能测出。催乳素水平因是否哺乳而异,哺乳产妇的催乳素于产后下降,但仍高于未孕时水平,吸吮乳汁时催乳素明显增高;不哺乳产妇的催乳素于产后 2 周降至未孕时水平。

月经复潮及排卵受哺乳影响。不哺乳的产妇月经复潮一般在产后 6~10 周,产后 10 周左右恢复排卵。哺乳产妇月经复潮延迟,平均在产后 4~6 个月恢复排卵,有的人整个哺乳期不来月经。产后较晚恢复月经者首次月经复潮前多有排卵,故产后月经虽未来潮,却仍有受孕的可能。

7. 腹壁的变化　妊娠期出现的下腹正中线色素沉着,在产褥期逐渐消退。初产妇紫红色的妊娠纹变为银白色陈旧妊娠纹。腹壁皮肤受妊娠子宫增大的影响,部分弹力纤维断裂,腹直肌呈不同程度分离,致产后腹壁明显松弛,需 6~8 周恢复。

(二) 产褥期妇女的心理变化

产后产妇可能经历一系列不同的心理变化,表现为高兴、幸福、兴奋或疲倦、乏力、焦虑、易激惹、注意力不集中、思维迟钝、哭泣、失眠等。产后心理波动与产妇体内的雌激素、孕激素水平急剧下降和产后心理压力、疲劳、经济条件、知识水平、性格特征、家人及社会支持等有关,常表现为对角色转换的不适应、对育儿重任的焦虑、对新生儿性别期待的落差、对体形变化的担忧、生产方式未如预期的抑郁。若产妇具有较好的家人关心及社会支持,同时自身具有较好的调节能力,则能顺利度过产褥期特殊的心理变化过程,如果不能适应则可能发生产后抑郁、焦虑等问题。

二、产褥期妇女的临床表现

产后 2 小时内是发生产后出血、产后子痫、产后心衰的关键时期,因此分娩后应在产房观察产妇 2 小时。

(一) 生命体征

1. 体温　多数在正常范围。在产后 24 小时内体温可略升高,一般不超过 38℃,可能与产程中过度疲劳、产程延长有关。产后 3~4 日因乳房血管、淋巴管极度充盈,乳房胀大,伴有体温升高,称为泌乳热,一般持续 4~16 小时,体温即下降,不属病态;但需要排除其他原因尤其是产褥感染或乳腺炎引起的发热。

> 考点提示：泌乳热的概念。

2. 脉搏 在正常范围内,一般略慢,为每分钟60～70次,与子宫胎盘循环停止及卧床休息等因素有关,产后1周恢复正常。脉搏过快应考虑发热或产后出血引起休克的早期表现。

3. 呼吸 产后呼吸深慢,一般每分钟14～16次,是由于产后腹压降低、膈肌下降,由妊娠期的胸式呼吸变为胸腹式呼吸所致。

4. 血压 产褥期血压维持在正常水平,变化不大。

(二)子宫复旧及恶露

1. 子宫复旧 产后当日子宫底平脐或脐下一横指,以后每日下降1～2cm,产后1周在耻骨联合上方2～3横指,至产后10日子宫降入骨盆腔内。每日应在同一时间评估产妇的子宫复旧情况。评估前,嘱产妇排尿平卧,双膝稍曲,腹部放松,注意遮挡及保暖。先按摩子宫使其收缩后,再手测子宫底高度或尺测耻骨联合上缘至子宫底的距离。正常子宫圆而硬,位于腹部中央。子宫质地软应考虑是否有产后宫缩乏力,子宫偏向一侧应考虑是否有膀胱充盈。子宫不能如期复原常提示异常。

2. 产后宫缩痛 在产褥早期因子宫收缩引起下腹部阵发性剧烈疼痛,称为产后宫缩痛。于产后1～2日出现,持续2～3日自然消失,多见于经产妇。哺乳时反射性缩宫素分泌增多使疼痛加重,不需要用药。

3. 恶露 产后随子宫蜕膜脱落,含有血液及坏死蜕膜等组织经阴道排出,称为恶露。恶露有血腥味,但无臭味,持续4～6周,总量为250～500mL。因其颜色、内容物及时间不同,恶露分为血性恶露、浆液恶露、白色恶露(表4-1)。

表4-1 正常恶露性状

类型	血性恶露	浆液恶露	白色恶露
出现与持续时间	产后3～4天内	产后3～4天出现,持续10天	产后14天左右出现,持续3周
颜色	鲜红	淡红色	白色
成分	大量血液,量多,有时有小血块、少量胎膜及坏死蜕膜组织	少量血液,有较多的坏死蜕膜组织、宫腔渗出液、宫颈黏液,少量红细胞及白细胞、细菌	有大量白细胞、坏死蜕膜组织、表皮细胞及细菌

> 考点提示：恶露分类及特点。

4. 褥汗 产后1周内皮肤排泄功能旺盛,排出大量汗液,以夜间睡眠和初醒时更明显,称为褥汗,不属病态。

第二节 产褥期妇女的护理

产妇在产褥期的变化属于生理范畴,应科学护理,为其提供支持和帮助,促进产后生理功能恢复,预防产后出血、感染、中暑、抑郁等并发症发生。

一、产后访视与护理

产后访视是由社区医疗保健人员在产妇出院后3天、14天、28天分别做3次家庭访视,了解产妇及新生儿健康状况并提供护理。家庭分娩的产妇应于新生儿出生后尽快到医疗机构接受保健服务。

(一)产妇饮食、睡眠与心理指导

1. 休息与饮食 充分休息,保证足够的睡眠。为产妇提供空气清新、通风良好、舒适安静的休养环境;保持床单位清洁、整齐;护理活动应以不打扰产妇休息为原则。保证合理的营养摄入。产后1小时鼓励产妇进流质饮食或清淡半流质饮食,后可进普通饮食。食物应富含营养、足够热量和水分。哺乳产妇多进蛋白质和汤汁食物,同时适当补充维生素和铁剂,推荐补充铁剂3个月。

2. 排尿与排便

(1)排尿:产后5日内尿量明显增多,鼓励产妇尽早自行排尿。产后4小时内应让产妇排尿。若第1次排尿尿量少,应再次评估膀胱充盈情况,若排尿时间延迟,应鼓励产妇饮水并警惕尿潴留发生。如排尿困难,除鼓励产妇坐起排尿外,还可采用以下方法:①温开水冲洗会阴;②热敷下腹部;③按摩膀胱,刺激膀胱收缩;④针刺两侧气海、关元、阴陵泉、三阴交等穴位;⑤肌内注射甲硫酸新斯的明1mg,兴奋膀胱逼尿肌促进排尿;⑥上述方法均无效时应导尿,留置尿管1~2日。

> **考点提示**:排尿困难的处理措施。

(2)排便:由于分娩过程中产妇进食少以及产后肠蠕动减弱、腹壁肌松弛、产后卧床休息、会阴伤口疼痛等原因,产妇易发生便秘。应鼓励产妇早日下床活动,多饮水,多吃富含纤维素类食物,以预防便秘。也可遵医嘱口服缓泻剂。

3. 保健运动 正常分娩者,产后6~12小时可起床轻微活动,产后24小时可在室内走动;行会阴侧切开或剖宫产的产妇,可适当推迟活动时间。待拆线后伤口不感疼痛时,可做产后康复锻炼。产后康复锻炼可促进子宫复旧、增进食欲、促进排尿、预防便秘,同时可促进腹壁及盆底肌肉张力的恢复,预防下肢静脉血栓形成,促进产妇康复。由于产妇产后盆底肌肉松弛,应避免负重劳动或蹲位活动,以防子宫脱垂。

4. 心理调适 心理调适是产妇从妊娠和分娩的不适、疼痛、焦虑中恢复,接纳家庭新成员及新家庭的过程。由于产褥期产妇心理处于脆弱和不稳定状态,面临着潜意识的内在冲突及初为人母的情绪调整、家庭关系改变,经济和家庭、社会支持系统的需求等,因此,产褥期心理调适指导和支持十分重要。

美国心理学家鲁宾的研究结果显示,产褥期妇女典型的心理调适需经历三个阶段。①依赖期:产后前3天。产妇需要依赖别人来护理自己和照顾孩子,需要在别人的帮助下进食以及进行乳房和会阴护理、母乳喂养、婴儿沐浴等。②依赖独立期:产后3~14天。产妇开始表现出较为独立的行为,主动参与护理自己和照顾孩子,并开始尝试独自地完成新角色所承担的责任。③独立期:产后2周至1个月。产妇、家人和婴儿成为一个完整的系统,产妇及其家人能正确认识和承担家庭关系中新的角色。

> **考点提示**:产褥期妇女典型的心理调适经历的三个阶段。

(二)子宫复旧的观察与护理

产后每日同一时间手测子宫底高度,观察恶露的量、颜色和气味,以了解子宫复旧情况。如果子宫底高度上升,子宫体变软,应考虑子宫收缩不良,立即经腹壁按摩宫底,排出血块,预防产后出血。评估排尿及膀胱充盈情况,避免膀胱充盈影响子宫收缩。注意评估出血量,若出血量多,应及时查找原因。发现红色恶露增多且持续时间延长考虑子宫复旧不全,及时给予宫收缩剂;若恶露有臭味且子宫压痛考虑感染,遵医嘱给予广谱抗生素控制感染。产后宫缩痛一般不需要处理,如果疼痛难以忍受,可指导产妇进行呼吸和放松,必要时遵医嘱给予止痛药。

(三)母乳喂养指导

产妇以自身乳汁哺育婴儿的喂养方式为母乳喂养,母乳喂养的时期为哺乳期。世界卫生组织建议，婴儿在最初6个月内应该给予纯母乳喂养，6个月以后逐渐添加辅食，至2岁或者更长时间。

1. 母乳喂养的优点

（1）对婴儿：①提供营养、促进发育。母乳中所含的各种营养物质最有利于婴儿的消化吸收。②提高免疫力、预防疾病。母乳中含有多种免疫活性细胞和丰富的免疫球蛋白。免疫活性细胞有巨噬细胞、淋巴细胞等；免疫球蛋白包括分泌型免疫球蛋白、乳铁蛋白、溶菌酶、纤维结合蛋白等，可预防婴儿腹泻、呼吸道和皮肤感染。③保护牙齿，吸吮时肌肉运动可促进面部肌肉正常发育。④有利于心理健康，母乳喂养增加了婴儿与母亲皮肤接触的机会，有助于母婴间的情感连接。

（2）对母亲：①预防产后出血。吸吮刺激机体缩宫素分泌，使子宫收缩，减少产后出血。②哺乳推迟月经复潮及排卵，有利于避孕。③减少患癌的危险性。母乳喂养可减少哺乳母亲患乳腺癌、卵巢肿瘤的可能性。

2. 影响母乳喂养的因素

（1）母亲因素：包括生理因素（严重的心脏病、子痫、营养不良等）和心理因素（心理准备不充分，缺乏母乳喂养的信心及产后负性情绪等）。

（2）婴儿因素：早产儿、婴儿畸形（唇腭裂）、颅内出血、产伤等造成母婴分离或婴儿吸吮能力减弱。

（3）社会因素：包括母亲工作负担过重、缺乏支持系统等。

3. 产妇营养 产妇哺乳期应该摄入足够的热量和营养物质以保证泌乳，提供婴儿生长发育需要的营养。产妇在产褥期及哺乳期所需要的能量和营养成分较未孕时高。产妇营养供给原则：①每日应多摄取2100kJ（500kcal）热量，但总量不要超过8370~9620kJ/d（2000~2300kcal/d）；②每日增加蛋白质20g；③控制食物中总的脂肪摄入量，保持脂肪提供的热量不超过总热量的25%，每日胆固醇的摄入量应低于300mg；④补充足够的钙、铁、硒、碘等必需的无机盐；⑤饮食中应有足够的蔬菜、水果及谷类；⑥产妇营养过剩可造成产后肥胖，配合适当的锻炼以维持合理的体重。

4. 判断乳汁分泌量是否充足的标准 产后前3日，每次哺乳可以吸出淡黄色初乳2~20mL；过渡乳及成熟乳分泌量的多少与产妇哺乳次数有很大关系，吸吮次数越多，乳汁分泌就越多。评估乳汁量是否能满足新生儿需要，主要评估指标是两次喂奶期间，新生儿能满足、安静，每日小便5~6次，大便2~4次，体重增长理想等，即可判断新生儿进食了足够的奶量。

考点提示：判断乳汁分泌量是否充足的标准。

5. 母乳的储存 新鲜母乳：室温20~30℃不超过4小时。冷藏母乳：冰箱冷藏室4℃的条件下母乳可保存48小时。冷冻母乳：母乳放在-15~-5℃的冷冻室内时，可保存6个月。

6. 乳房护理 乳房应保持清洁、干燥。建议哺乳期产妇使用棉质乳罩，避免过紧或过松。每次哺乳前产妇应洗净双手，然后用清水洗净自己的乳头和乳晕，并柔和地按摩乳房，刺激泌乳反射。乳头处如有痂垢，应先用油脂浸软后再用温水洗净。切忌用肥皂或酒精之类擦洗，以免引起局部皮肤干燥、皲裂。哺乳时乳头轻触婴儿嘴唇，待其张大嘴后将乳头和大部分乳晕放入婴儿口中，哺乳结束时用示指轻轻向下按压婴儿下颌，避免在口腔负压下拉出乳头引起局部疼痛或皮肤损伤。哺乳时让新生儿吸空乳汁。哺乳后，挤出少许乳汁涂在乳头和乳晕上。如乳汁充足孩子吸不完时，应用吸乳器将剩余的乳汁吸出，以免乳汁淤积影响乳汁分泌，并预防乳腺管阻塞及两侧乳房大小不一等情况。如吸吮不成功，则指导产妇挤出乳汁喂养。

7. 不宜或者暂停母乳喂养的指征 母亲患有传染病急性期、严重脏器功能障碍性疾病、严重的产后心理障碍和精神疾病，或母亲酗酒、暴怒、服用对婴儿有影响的特殊药物等，以及婴儿患有乳糖不耐受症等。

(四)腹部及会阴伤口护理

1. 会阴伤口清洁及护理 每日 2 次用 0.05% 聚维酮碘液或 1:5000 高锰酸钾溶液擦洗或冲洗会阴,擦洗顺序为第一遍自上而下、由外向内,第二遍以伤口为中心,自上而下、由内向外,第三遍顺序同第二遍,注意无菌操作。勤换会阴垫,大便后用水清洗会阴,保持会阴部清洁及干燥。会阴部有缝线者,每日观察伤口周围有无渗血、血肿、红肿、硬结及分泌物,并嘱产妇健侧卧位。

会阴部水肿者,可以用 50% 硫酸镁湿热敷,产后 24 小时可用红外线照射外阴;有硬结者,可用大黄、芒硝外敷或用 95% 乙醇湿热敷;会阴切口疼痛剧烈或产妇有肛门坠胀感,应及时报告医生,以排除阴道壁及会阴部血肿;会阴部有小的血肿者,产后 24 小时后可湿热敷或红外线照射,对于大的血肿应配合医师切开处理;会阴伤口感染者,应配合医师提前拆线,充分引流,并定时换药;伤口愈合不佳者,可在产后 7~10 日起给予高锰酸钾溶液坐浴。

> **考点提示**:会阴伤口护理。

2. 腹部伤口护理 剖宫产术后要评估腹部手术切口有无红肿、渗血、渗液,发现异常及时联系医生。

(五)产后健身操

产后健身操(图 4-1)可促进腹壁、盆底肌肉张力恢复,预防尿失禁、膀胱直肠膨出及子宫脱垂。根据产妇实际情况,运动量由小到大、由弱到强循序渐进练习。一般从产后第 2 日开始,每 1~2 日增加 1 节,每节做 8~16 次。出院后继续做健身操直至产后 6 周。具体如下。

第一节:仰卧,深呼吸,收腹部,然后呼气。
第二节:仰卧,两臂直放于身旁,进行缩肛与放松动作。
第三节:仰卧,两臂直放于身旁,双腿轮流上举和并举,与身体呈直角。
第四节:仰卧,髋与腿放松,分开稍屈,脚底置于床上尽力抬高臀部及背部。
第五节:仰卧起坐。
第六节:跪姿,双膝分开,肩肘垂直,双手平放于床上,腰部进行左、右旋转动作。
第七节:跪姿,双臂支撑在床上,左、右腿交替向背后高举。

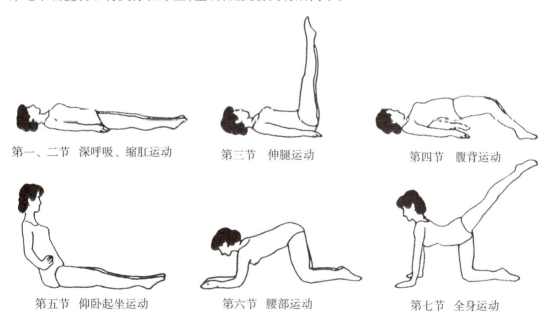

图 4-1 产后健身操

另外,产后形体恢复操(可参考相关视频)对产后妇女体形的恢复有一定的促进作用。

(六)性生活和产后健康检查的指导

产妇产后42天内禁止性生活,根据产后检查情况,恢复正常性生活,并指导产妇选择适当的避孕措施。哺乳者推荐工具避孕,不宜选择药物避孕;不哺乳者避孕方法无须限制。告知产妇产后42天与婴儿一起到医院进行全面检查,了解产妇全身情况,特别是生殖器官的恢复及新生儿发育情况。产后健康检查包括全身检查和妇科检查。全身检查主要是测血压、脉搏,查血、尿常规等;妇科检查主要了解盆腔内生殖器是否已恢复至未孕状态。

二、产褥期常见问题的护理

(一)母乳喂养中常见问题及护理

1. 平坦及凹陷乳头护理 部分产妇的乳头凹陷,一旦受到刺激乳头呈扁平或向内回缩,婴儿很难吸吮到乳头,可指导产妇进行以下练习。

乳头伸展练习:将两示指平行放在乳头两侧,慢慢地由乳头向两侧外方拉开,牵拉乳晕皮肤及皮下组织,使乳头向外突出;接着将两示指分别放在乳头上侧和下侧,将乳头向上、向下纵行拉开(图4-2),如此重复多次。每日练习2次,每次15分钟。

乳头牵拉练习:用一只手托乳房,另一只手的拇指和中指、示指抓住乳头向外牵拉(图4-3),重复10~20次,每日2次。

配置乳头罩:从妊娠7个月起佩戴,对乳头周围组织起到稳定作用。此外,可指导产妇改变多种喂奶的姿势和使用假乳套以利于婴儿含住乳头,也可以利用吸乳器进行吸引。哺乳时先吸吮平坦一侧,因婴儿饥饿时吸吮力强,容易吸住乳头和大部分乳晕。

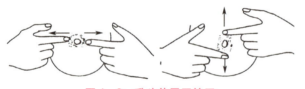

图4-2 乳头伸展开练习

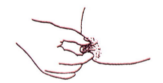

图4-3 乳头牵拉练习

2. 乳房胀痛护理 产后3日内,因淋巴和静脉充盈,乳腺管不畅,乳房逐渐胀实、变硬,触之疼痛,有轻度发热者,可采用下列方法缓解。①尽早哺乳:鼓励并协助产妇在产后半小时开始哺乳。②外敷乳房:哺乳前热敷乳房;在两次哺乳间冷敷乳房,可减少局部充血、肿胀。③按摩乳房:哺乳前按摩乳房;对于乳房硬块,以示指、中指、环指指腹按揉硬结5次或6次,再从乳房基底部沿乳腺管向乳头呈向心性按摩,待乳汁积于乳晕部,指压乳晕以排空乳汁,反复操作直至宿乳排出,硬结变软或消退,乳房松软,疼痛明显减轻为度。④佩戴乳罩:指导产妇穿戴合适的具有支托性的乳罩,以减轻乳房充盈时的沉重感。⑤生面饼外敷乳房。⑥服用药物:可口服维生素B_6或散结通乳的中药。

3. 乳腺炎护理 产妇乳房局部出现红、肿、热、痛症状,或有痛性结节,提示乳腺炎的发生。轻度乳腺炎时,可坚持哺乳,哺乳前湿热敷乳房3~5分钟,并按摩乳房,轻轻拍打和抖动乳房,哺乳时先喂患侧乳房,因饥饿时婴儿的吸吮力强,有利于吸通乳腺管。每次哺乳应充分吸空乳汁,同时增加哺乳的次数,每次哺乳至少20分钟。哺乳后产妇应充分休息,饮食要清淡。重度乳腺炎者应停止哺乳,并进行外科处理。

4. 乳头皲裂护理 哺乳姿势不当是引起乳头皲裂的重要原因。轻者可继续哺乳,指导产妇哺乳时取舒适卧位,哺乳前湿热敷乳房3~5分钟,挤出少许乳汁使乳晕变软,让婴儿含住乳头和大部分乳晕,先吸吮损伤较轻的乳房,以减轻对损伤重侧乳房的吸吮力。哺乳后,挤出少许乳汁涂在乳头和乳晕上,短暂暴露使乳头干燥。增加喂哺的次数,缩短每次喂哺的时间。乳头皲裂严重者应停止直接吸吮,可用乳头罩间接哺乳或用吸乳器将乳汁吸出后进行喂养。

5. 催乳护理　产妇出现乳汁分泌不足,可指导其掌握正确的哺乳方法、按需哺乳、夜间哺乳、调节饮食,或通过服用中药、针刺按摩等进行催乳,同时鼓励产妇树立信心。

6. 回乳护理　产妇因疾病或其他原因不能哺乳或终止哺乳者应尽早回乳。首先应停止哺乳,不排空乳房,少进汤汁。同时可用生麦芽60~90g水煎当茶饮,每日1剂,连服3~5日;亦可用芒硝250g碾碎装于布袋分敷于两乳房上并固定,芒硝受潮后应更换再敷,直至乳房不胀。

(二)产褥期中暑的预防

产褥期中暑是产褥期内高温环境使产妇体内余热不能及时散发引起中枢神经调节功能障碍而导致的急性热病,表现为高热、水电解质紊乱、循环衰竭和神经系统功能损害。其根据病情程度可分为以下类型:①中暑先兆,表现为口渴、多汗、心悸、恶心、胸闷、四肢无力,体温正常或低热;②轻度中暑,产妇体温逐渐升高达38.5℃以上,随后出现面色潮红、胸闷、脉搏增快、呼吸急促、口渴及痱子;③重度中暑,产妇体温继续升高,达41~42℃,呈稽留热型,可出现面色苍白、呼吸急促、谵妄、抽搐、昏迷,处理不及时可在数小时内出现呼吸衰竭、循环衰竭导致死亡。产褥中暑的主要原因是室内通风不良导致高温高湿状态,引起体温调节中枢功能障碍,因此应指导产妇定时开窗通风,保持室内正常的温、湿度,预防中暑。护士应正确识别产褥中暑,及时处理。一旦出现,应迅速降温,及时纠正水、电解质紊乱及酸中毒。

第三节　正常新生儿的护理

新生儿出生后需要适应从宫内到宫外的转变,尤其是出生后第一小时是新生儿"生命的黄金时间",应及早进行皮肤接触,促进母婴连接和母乳喂养。

一、新生儿的生理特点

(一)外观特点

皮肤红润,皮下脂肪丰满,头大,头发条纹清晰,耳壳软骨发育好,男婴睾丸已降到阴囊,女婴大阴唇遮盖小阴唇,指(趾)甲达到或超过指(趾)端,足纹遍及足底。

(二)生理特点

1. 体温　新生儿体温调节中枢发育不完善,皮下脂肪薄,体表面积相对较大,皮肤表皮角化层差,易散热,体温易随外环境温度的变化而波动。新生儿无寒战反应,寒冷时靠棕色脂肪化学产热。新生儿出生后的环境温度低于宫内温度,散热增加,需及时保暖,否则容易出现低体温、低氧血症、低血糖和代谢性酸中毒或寒冷损伤。中性温度是维持机体体温正常所需要的代谢率和耗氧量最低的环境温度,高低与出生体重、日龄有关,出生体重越低、日龄越小,需要的中性温度越高。新生儿正常体表温度为36~36.5℃,直肠(核心)温度为36.5~37.5℃,体温过高见于室温高、保暖过度或脱水;体温低见于室温较低、早产儿或感染等。

2. 呼吸系统　新生儿出生后约10秒出现呼吸运动,因其肋间肌薄弱,呼吸主要靠膈肌的升降,呈现腹式呼吸;新生儿呼吸频率较快,安静时40次/分左右,超过60次/分称呼吸急促,常由呼吸系统或其他系统疾病引起。新生儿呼吸道狭窄,黏膜薄嫩,纤毛运动差,容易导致气道阻塞、感染、呼吸困难,甚至拒绝吸吮母乳。

3. 循环系统　新生儿出生后血流动力学发生重大变化:①脐带结扎后胎盘-脐带血流终止;②呼

吸建立,肺泡膨胀,肺循环阻力下降;回流到左心房血量增多,体循环压力上升;③卵圆孔关闭;④动脉氧分压升高,动脉导管功能性关闭,完成了胎儿循环向成人循环的转变。新生儿心率波动范围较大,通常90~160次/分。足月新生儿平均血压为75/50mmHg。

4. 消化系统 新生儿胃容量较小,肠道容量相对较大,胃肠蠕动较快,以适应流质食物的消化;新生儿吞咽功能完善,胃呈水平位,胃贲门括约肌不发达,吸吮母乳后易发生溢乳;新生儿消化道可分泌消化酶(除胰淀粉酶外),因此,新生儿消化蛋白质的能力较强,消化淀粉的能力相对较差。胎便由胎儿肠道分泌物、胆汁及咽下的羊水组成,呈糊状,墨绿色。足月儿24小时内排胎便,2~3天排完,如果出生后24小时不排胎便,应排除肛门闭锁或其他消化道畸形。

5. 泌尿系统 新生儿肾单位数量与成人相似,肾小球滤过、浓缩功能较成人低,容易发生水、电解质紊乱;输尿管较长,弯曲度大,容易受压或扭转,发生尿潴留或泌尿道感染。新生儿一般在出生后24小时内排尿,一周内排尿可达每天20次。

6. 神经系统 新生儿大脑皮质及锥体束尚未发育成熟,故其动作慢而不协调,肌张力稍高,哭闹时可有肌强直;大脑皮质兴奋性低,睡眠时间长;眼肌活动不协调,对明暗有感觉,具有凝视和追视能力,有角膜反射及视听反射;味觉、触觉、温觉较灵敏,痛觉、嗅觉、听觉较迟钝;新生儿出生时具备多种暂时性的原始反射,如吸吮反射、觅食反射、握持反射、拥抱反射等,出生后数月自然消失。若上述反射减弱或消失,或数月后仍然不消失,提示神经系统或者其他异常。足月新生儿可以出现Kerning征、Babinski征和Chvostek征等病理反射,腹壁反射、提睾反射不稳定。

7. 免疫系统 新生儿特异性免疫和非特异性免疫功能均不完善。免疫球蛋白IgG可以通过胎盘到胎儿体内(含量与胎龄有关,胎龄越小,含量越低),IgM和IgA不能通过胎盘,故新生儿容易患细菌感染,尤其是革兰氏阴性杆菌感染。抗体免疫应答低下或迟缓,尤其对多糖类疫苗和荚膜类细菌。T细胞免疫功能低下是新生儿免疫应答无能的主要原因。随着出生后不断接触抗原,T细胞功能逐渐成熟。

(三)新生儿常见的生理状态

1. 生理性体重下降 新生儿出生后,由于摄入少、经皮肤及肺部排出的水分相对较多,出生后2~4天体重下降,范围一般不超过出生体重的10%,4天后开始回升,7~10天恢复到出生时水平,称生理性体重下降。

> 考点提示:生理性体重下降。

2. 生理性黄疸 足月新生儿出生后2~3天出现皮肤、巩膜发黄称生理性黄疸,持续4~10天消退,最迟不超过2周。原因是新生儿出生后体内红细胞破坏增加,产生大量间接胆红素,而肝脏内葡萄糖醛酸转移酶活性不足,不能使间接胆红素全部结合成直接胆红素,从而导致高胆红素血症。

> 考点提示:生理性黄疸。

3. 乳腺肿大及假月经 由于胎儿在母体内受胎盘分泌的雌激素、孕激素和催乳素的影响,出生后雌激素、孕激素很快消失,催乳素维持时间长,男、女新生儿出生后4~7天可有乳腺增大,蚕豆或者核桃大小,部分可以挤出少量乳汁,2~3周后自行消失。部分女婴出生后5~7天,阴道可有少量血性分泌物,持续1周自然消失。

> 考点提示:假月经。

4. "马牙"和"螳螂嘴" 新生儿口腔上腭中线和齿龈部有黄白色、米粒大小的颗粒,俗称"马牙",数周可自行消退,是由于上皮细胞堆积或黏液腺分泌物积聚形成;两侧颊部各有一隆起的脂肪垫称

"螳螂嘴",有利于吸吮乳汁。

5. **新生儿红斑和粟粒疹** 新生儿出生后1~2天,头部、躯干、四肢常出现大小不等的多形性丘疹,称新生儿红斑,1~2天消失;由于皮脂腺堆积,鼻尖、鼻翼、颜面部形成小米粒大小黄白色皮疹,称粟粒疹,脱皮后自然消失。

二、新生儿的身体评估

(一)出生时评估

见第三章正常分娩期妇女的护理。

(二)入母婴同室时评估

一般在出生24小时内进行。

1. **健康史**
(1)既往史:家族特殊病史,母亲既往妊娠史等。
(2)本次孕产史:本次妊娠经过,胎儿生长发育及监测结果,分娩经过,产程中胎儿情况等。
(3)新生儿出生史:出生体重、性别、Apgar评分及出生后检查结果等。
(4)新生儿记录:检查出生记录是否完整,包括床号、住院号、母亲姓名、性别、出生时间,新生儿脚印、母亲指印是否清晰,并与新生儿佩戴的腕带核对。

2. **身体评估** 评估时注意保暖,可让母亲在场以便指导。
(1)一般检查:①体重,一般在沐浴后测裸体体重。体重≥4000g常见于父母身材高大、多胎经产妇、过期妊娠或孕妇有糖尿病等;体重<2500g常见于早产儿或足月小样儿。②身长,测量头顶最高点至足跟的距离,平均为50cm。③一般测腋下体温,可随外界环境温度变化而波动。④新生儿安静时测1分钟呼吸。母亲使用麻醉剂、镇静剂或新生儿产伤可使新生儿呼吸减慢;室内温度改变过快、早产儿可出现呼吸过快;持续性呼吸过快见于呼吸窘迫综合征、膈疝等。⑤心率一般通过心脏听诊获得。注意新生儿发育、反应、皮肤颜色,有无瘀斑、产伤或感染灶等。
(2)头面部:观察头颅大小、形状,有无产瘤、血肿及皮肤破损;检查囟门大小和紧张度,有无颅骨骨折和缺损;巩膜有无黄染或出血点;口腔有无唇腭裂等。
(3)颈部:注意颈部对称性、位置、活动范围和肌张力。
(4)胸部:观察胸廓形态、对称性,有无畸形;呼吸时是否有肋下缘和胸骨上下软组织下陷;通过心脏听诊了解心率、节律,各听诊区有无杂音;通过肺部听诊判断呼吸音是否清晰,有无啰音,若有啰音,需明确性质和部位。
(5)腹部:出生时腹半软,以后肠管充满气体,腹略膨出。观察呼吸时胸腹运动是否协调,外形有无异常,触诊肝脾大小,听诊肠鸣音。
(6)脐带:观察脐带残端有无出血或异常分泌物。若脐部红肿或分泌物有臭味,提示脐部感染。
(7)脊柱、四肢:检查脊柱有无脊柱裂,四肢发育是否正常,四肢是否对称,有无骨折或关节脱位。
(8)肛门、外生殖器:观察肛门有无闭锁,外生殖器有无异常,男婴睾丸是否已降至阴囊,女婴大阴唇有无完全遮住小阴唇。
(9)大小便:正常新生儿出生后不久即排小便,出生24小时后未排胎便者,应检查是否有消化道发育异常。
(10)肌张力、活动情况:正常新生儿反应灵敏、哭声洪亮、肌张力正常。如中枢神经系统受损可表现为肌张力异常及哭声异常。
(11)反射:观察各种神经反射是否存在,了解新生儿神经系统发育情况。觅食反射、吸吮反射、拥抱反射、握持反射等原始反射随着小儿的发育逐渐减退，一般于出生数月后消失。

（12）亲子互动：观察母亲与孩子间沟通的频率、方式及效果，评估母亲是否存在拒绝喂养新生儿行为。

3. 日常评估 入母婴同室时评估新生儿有无异常，以后改为每8小时评估1次或每日评估1次，同时做好记录，若有异常，应增加评估次数。

三、新生儿的日常护理

（一）环境与安全

1. 环境 新生儿居室的温度与湿度应随气候温度变化调节，房间宜向阳，光线充足，空气流通。由于刚出生的新生儿抵抗力较低，对环境的要求高，因此室温保持在24～26℃、相对湿度在50%～60%为宜，随着新生儿的生长发育及时进行调整。母婴同室一张母亲床加一张婴儿床所占面积不少于6m²。

2. 安全 新生儿出生后，将其右脚印及母亲右拇指印印在病历上。新生儿手腕系写有母亲姓名、新生儿性别、住院号的手腕带。新生儿床应配有床围，床上不放危险物品，如锐角玩具、过烫的热水袋等。

（二）一般护理

1. 生命体征 定时测新生儿体温，体温过低者加强保暖，过高者采取降温措施。观察呼吸道通畅情况，保持新生儿取侧卧位，预防窒息。

2. 沐浴 包括淋浴、盆浴，其目的是清洁皮肤、促进舒适。沐浴时室温控制在26～28℃，水温控制在38～42℃（用手腕测试较暖即可）为宜。沐浴在喂奶后1小时进行。新生儿体温未稳定者不宜沐浴。每个婴儿用一套沐浴用品，所有用物在婴儿沐浴后用消毒液浸泡消毒，以预防感染。护士动作宜轻而敏捷，沐浴过程中注意保护婴儿，防止意外发生。

3. 脐部护理 脐带一般于出生后3～7天脱落。应保持脐带残端清洁干燥。脱落后如有黏液或渗血，用聚维酮碘（碘伏）消毒或重新结扎；若有肉芽组织，可用硝酸银烧灼局部；若有化脓性感染，局部用过氧化氢或碘伏消毒，同时遵医嘱酌情用抗生素。

> **考点提示**：新生儿脐部护理。

4. 皮肤护理 勤洗澡，保持皮肤清洁。正常新生儿可每天洗澡，每次大便后用温水清洗臀部，勤换尿布，防止红臀。红臀可用红外线照射，每次10～20分钟，每日2次或3次。臀部皮肤溃烂可用植物油或鱼肝油纱布敷于患处。

5. 预防感染 房间内应配有手消毒液，以备医护人员或探视者接触新生儿前消毒双手。医护人员必须身体健康，定期体检。若患有呼吸道、皮肤黏膜、肠道传染性疾病，应暂避免接触新生儿。新生儿患有脓疱疮、脐部感染等疾病时，应采取相应的消毒隔离措施。

（三）免疫接种

1. 卡介苗 出生后3天接种，采取皮内注射。早产儿、有皮肤病或发热等疾病的新生儿暂缓接种；怀疑有先天性免疫缺陷的新生儿禁忌接种。

2. 乙肝疫苗 正常新生儿出生后24小时内、1个月、6个月注射重组酵母乙肝病毒疫苗1次，每次5μg。乙肝病毒携带者分娩的新生儿应在出生6小时内肌内注射高价乙肝免疫球蛋白100～200U，同时换部位注射重组酵母乙肝病毒疫苗10μg。

母乳——37℃的母爱

1990年5月10日国家卫生部决定,将每年的5月20日作为全国母乳喂养宣传日,旨在强化公众的母乳喂养意识,保护、促进和支持母乳喂养。

2021年国家卫生健康委员会发布的《母乳喂养促进行动计划(2021—2025年)》文件解读中提到,母乳是婴儿最理想的天然食物,母乳含有丰富的营养素、免疫活性物质和水分,能够满足0~6个月婴儿生长发育所需全部营养,任何配方奶、牛羊奶等无法替代。

每一滴母乳,凝聚每一份爱,母乳是母亲赠予宝宝最好的礼物。这份来自母亲37℃的爱,为宝宝健康保驾护航。

（赵 雪）

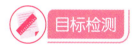

A1型题

1. 产后腹部检查时,如果扪不到子宫底,此产妇大约在产后的（　　）。
   A. 第1天　　　　　　　　B. 第3天　　　　　　　　C. 第5天
   D. 第7天　　　　　　　　E. 第10天

2. 正常产妇产后落实避孕措施的时间是（　　）。
   A. 产后2周　　　　　　　B. 产后4周　　　　　　　C. 产后6周
   D. 产后8周　　　　　　　E. 产后12周

3. 胎盘附着面的子宫内膜完全修复需到产后（　　）。
   A. 2周　　　　　　　　　B. 3周　　　　　　　　　C. 4周
   D. 5周　　　　　　　　　E. 6周

4. 有关恶露的描述,错误的是（　　）。
   A. 有血腥味,但无臭味　　B. 持续4~6周　　　　　　C. 总量为250~500mL
   D. 血性恶露持续约10日　　E. 浆液性恶露持续约10日

5. 新生女婴阴道出血最常见的原因是（　　）。
   A. 损伤　　　　　　　　　B. 雌激素消退　　　　　　C. 感染
   D. 赘生物　　　　　　　　E. 新生儿出血疾病

6. 关于新生儿特殊生理现象的陈述,下列错误的是（　　）。
   A. 出生后2~4天出现生理性黄疸,7~10天消退
   B. 出生后4~5天体重不回升应引起注意,查明原因
   C. 夏天体温突然上升达39~40℃,感染可能性极大
   D. 乳房肿块为母体雌激素影响
   E. 出生后数日出现阴道少量流血,1~2天内自然消失

7. 产后产妇的消化系统变化为（　　）。
   A. 盐酸分泌增多、蠕动加快　　B. 盐酸分泌正常、蠕动加快　　C. 盐酸分泌减少、蠕动减慢
   D. 盐酸分泌增加、蠕动减慢　　E. 盐酸分泌减少、蠕动正常

A2型题

8. 患者,女性,28岁。产后3天,一直坚持母乳喂养,现乳头红,局部糜烂、裂开,哺乳时疼痛,其最可能的原因是（　　）。

A. 产前乳头准备过勤 B. 新生儿吸吮次数过多 C. 新生儿吸吮用力过大
D. 哺乳方法不当 E. 乳汁过少

9. 某产妇产后两天,下腹阵痛,宫底脐下三指,无压痛,阴道流血不多,无恶心呕吐,正确的处理方法是( )。
A. 抗生素预防感染 B. 给予止痛药物 C. 一般不需处理
D. 排除肠梗阻 E. 按摩子宫

A3/A4 型题

(10~14 题共用题干)

初产妇,27 岁,经阴道助产娩下一女婴,产后 1.5 小时在产房观察。

10. 在产房观察期间,重点内容应除外( )。
A. 产妇饮食情况 B. 阴道有无血肿 C. 膀胱充盈情况
D. 子宫收缩、出血量 E. 宫底高度

11. 产妇产后 6 小时未排尿,子宫收缩好,出血不多。查体:宫底脐上一指。其可能的问题是( )。
A. 子宫复旧不良 B. 卵巢肿瘤 C. 尿潴留
D. 宫腔积血 E. 腹胀

12. 对该产妇正确的处理方法是( )。
A. 促进子宫收缩 B. 肌内注射缩宫素 C. 定期复查
D. 按摩子宫 E. 排空膀胱

13. 产妇产后 3 天,发热,39.2℃,双乳红肿胀痛,有硬结,可能的问题是( )。
A. 乳腺炎 B. 乳汁淤积 C. 上呼吸道感染
D. 子宫内膜炎 E. 会阴伤口感染

14. 对该产妇最恰当的处理是( )。
A. 新生儿吸吮 B. 按摩乳房 C. 口服中药治疗
D. 局部湿敷 E. 抗生素治疗

参考答案

第五章　高危妊娠管理

课件

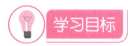

素质目标: 具有较好的临床思维和责任心,积极为高危妊娠妇女进行健康宣教,维护母儿安全。
知识目标: 掌握高危妊娠的概念,高危妊娠母儿评估、监测与管理,正常电子胎心监护结果,常见异常电子胎心监护结果及临床意义;熟悉高危妊娠的风险因素;了解高危妊娠的评估方法。
能力目标: 具备筛查常见孕妇危险因素的能力;能运用所学知识对高危妊娠母儿进行针对性护理管理及健康教育。

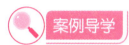

吴女士,38岁,G_3P_0(孕3产0),因"停经39^{+4}周,头痛、头晕、视物模糊3天"来产科门诊就诊。查体:身高160cm,体重85kg,血压160/110 mmHg,下肢水肿(++),尿蛋白(++)。辅助检查:血红蛋白90g/L,尿蛋白(++)。初中文化水平,曾流产2次。
请问:
1. 吴女士存在哪些高危因素?
2. 应该如何护理吴女士?

高危妊娠是指妊娠期存在个人或社会不良因素及有某种并发症或合并症可能危害孕妇、胎儿及新生儿或者导致难产者。具有高危妊娠因素的孕妇,称为高危孕妇。出生孕龄<37周或>42周、出生体重<2500g、小于孕龄儿或大于孕龄儿、生后1分钟内Apgar评分为0~3分、产时感染、高危妊娠产妇的新生儿、剖宫产儿、新生儿的兄弟姐妹中有严重的新生儿病史或新生儿期死亡等情况为高危儿。

第一节　高危妊娠

一、范畴

高危妊娠包括了所有的病理产科,导致高危妊娠的因素包括以下方面。

(一)社会经济因素及个人因素

孕妇的年龄、文化程度、经济状况、婚姻状况、营养状况等,都可能影响妊娠的进展。孕妇年龄≤18岁或者≥35岁,身高≤145cm或有对生育可能有影响的躯体残疾,体重指数(BMI)>25kg/m²或<18.5kg/m²,Rh血型阴性,孕妇及其丈夫职业稳定性差,收入低,居住条件差,未婚或独居,营养不良,孕期未做或极晚做产前检查,均会增加妊娠的风险。

(二)疾病因素

1. 不良妊娠史　如自然流产(≥3次)、异位妊娠、早产、死产、死胎、难产(包括剖宫产史及中位产钳)、生育间隔<12个月、新生儿死亡、新生儿溶血性黄疸、新生儿畸形,或有先天性、遗传性疾病,巨大儿等。

2. 妊娠合并症 如心脏病、糖尿病、高血压、肾脏病、肝炎、甲状腺功能亢进、血液病(如贫血)、病毒感染(风疹病毒、巨细胞病毒感染)、性病、恶性肿瘤、明显生殖器发育异常、智力低下、明显的精神异常。

3. 产科并发症 如妊娠期高血压疾病、前置胎盘、胎盘早期剥离、羊水过多或过少、胎儿宫内发育迟缓、过期妊娠、母儿血型不合、胎位异常、多胎妊娠、骨盆异常、软产道异常、妊娠期接触大量放射线、化学性毒物或服用过多对胎儿有影响的药物。

4. 妇产科疾病及手术史 生殖道畸形、子宫肌瘤或卵巢囊肿≥5cm、阴道及宫颈锥切手术史、瘢痕子宫、子宫附件恶性肿瘤手术史,各种重要脏器疾病史,其他特殊、重大手术史及药物过敏史。

5. 家族史 孕妇有高血压家族史且目前血压≥140/90mmHg,直系亲属患有糖尿病、凝血因子缺乏、严重的遗传性疾病(如遗传性高脂血症、血友病等)。

6. 不良生活方式 吸烟、饮酒、吸毒等,也是影响妊娠的危险因素。

二、高危妊娠风险筛查

在确定妊娠后第一次检查时,应对所有的孕妇进行危险因素的初筛,以后每次检查或于妊娠早期、中期和晚期进行三次筛查,及时发现高危孕妇,以加强随访和管理。

对妊娠风险阳性的孕妇,医疗机构需要对照孕产妇妊娠风险评估表(表5-1)进行妊娠风险评估及分级。

表5-1 孕产妇妊娠风险评估表

评估分级	孕产妇相关情况
绿色 (低风险)	孕妇基本情况良好,未发现妊娠合并症、并发症
黄色 (一般风险)	1. 基本情况 (1)年龄≥35岁或≤18岁; (2)BMI>25kg/m² 或 <18.5kg/m²; (3)生殖道畸形; (4)骨盆狭小; (5)不良孕产史(各类流产≥3次、早产、围产儿死亡、出生缺陷、异位妊娠、滋养细胞疾病等); (6)瘢痕子宫; (7)子宫肌瘤或卵巢囊肿≥5cm; (8)盆腔手术史; (9)辅助生殖妊娠。 2. 妊娠合并症 (1)心脏病(经心内科诊治无须药物治疗、心功能正常):先天性心脏病(不伴有肺动脉高压的房缺、室缺、动脉导管未闭;法洛四联症修补术后无残余心脏结构异常等)、心肌炎后遗症、心律失常、无合并症的轻度的肺动脉狭窄和二尖瓣脱垂; (2)呼吸系统疾病:经呼吸内科诊治无须药物治疗、肺功能正常; (3)消化系统疾病:肝炎病毒携带(表面抗原阳性、肝功能正常); (4)泌尿系统疾病:肾脏疾病(目前病情稳定肾功能正常); (5)内分泌系统疾病:无须药物治疗的糖尿病、甲状腺疾病、垂体泌乳素瘤等; (6)血液系统疾病:妊娠合并血小板减少(50~100×10⁹/L)但无出血倾向、妊娠合并贫血(Hb 60~110g/L);

续表

评估分级	孕产妇相关情况
黄色 (一般风险)	(7)神经系统疾病:癫痫(单纯部分性发作和复杂部分性发作),重症肌无力(眼肌型)等; (8)免疫系统疾病:无须药物治疗(如系统性红斑狼疮、IgA 肾病、类风湿关节炎、干燥综合征、未分化结缔组织病等); (9)尖锐湿疣、淋病等性传播疾病; (10)吸毒史; (11)其他。 3.妊娠并发症 (1)双胎妊娠; (2)先兆早产; (3)胎儿宫内生长受限; (4)巨大儿; (5)妊娠期高血压疾病(除外红、橙色); (6)妊娠期肝内胆汁淤积症; (7)胎膜早破; (8)羊水过少; (9)羊水过多; (10)≥36 周胎位不正; (11)低置胎盘; (12)妊娠剧吐
橙色 (较高风险)	1.基本情况 (1)年龄≥40 岁; (2)BMI≥28kg/m^2。 2.妊娠合并症 (1)较严重心血管系统疾病:心功能Ⅱ级、轻度左心功能障碍或者心脏射血分数为 40%～50%,需药物治疗的心肌炎后遗症、心律失常等;瓣膜性心脏病(轻度二尖瓣狭窄瓣口>1.5cm^2,主动脉瓣狭窄跨瓣压差<50mmHg,无合并症的轻度肺动脉狭窄,二尖瓣脱垂,二叶式主动脉瓣疾病,马方综合征,无主动脉扩张),主动脉疾病(主动脉直径<45mm),主动脉缩窄矫治术后经治疗后稳定的心肌病,各种原因的轻度肺动脉高压(<50mmHg),其他; (2)呼吸系统疾病:哮喘、脊柱侧弯、胸廓畸形等伴轻度肺功能不全; (3)消化系统疾病:原因不明的肝功能异常、仅需要药物治疗的肝硬化、肠梗阻、消化道出血等; (4)泌尿系统疾病:慢性肾脏疾病伴肾功能不全代偿期(肌酐超过正常值上限); (5)内分泌系统疾病:需药物治疗的糖尿病、甲状腺疾病、垂体泌乳素瘤、肾性尿崩症(尿量超过4000mL/d)等; (6)血液系统疾病:血小板减少(30～50×10^9/L)、重度贫血(Hb:40～60g/L)、凝血功能障碍无出血倾向、易栓症(如抗凝血酶缺陷症、蛋白 C 缺陷症、蛋白 S 缺陷症、抗磷脂综合征、肾病综合征等); (7)免疫系统疾病:应用小剂量激素(如强的松每天 5～10mg)6 个月以上,无临床活动性表现(如系统性红斑狼疮、重症 IgA 肾病、类风湿关节炎、干燥综合征、未分化结缔组织病等); (8)恶性肿瘤治疗后无转移无复发; (9)智力障碍; (10)精神病缓解期; (11)神经系统疾病:癫痫(失神发作)、重症肌无力(病变波及四肢骨骼肌和延脑部肌肉)等; (12)其他。

续表

评估分级	孕产妇相关情况
橙色 (较高风险)	3. 妊娠并发症 (1) 三胎及以上妊娠; (2) Rh血型不合; (3) 瘢痕子宫(距末次子宫手术间隔<18个月); (4) 瘢痕子宫伴中央性前置胎盘或伴有可疑胎盘植入; (5) 各类子宫手术史(如剖宫产、宫角妊娠、子宫肌瘤挖除术等)≥2次; (6) 双胎、羊水过多伴发心肺功能减退; (7) 重度子痫前期、慢性高血压合并子痫前期; (8) 原因不明的发热; (9) 产后抑郁症、产褥期中暑、产褥感染等
红色 (高风险)	1. 妊娠合并症 (1) 严重心血管系统疾病:各种原因引起的肺动脉高压(≥50mmHg),如房缺、室缺、动脉导管未闭等,复杂先心病(法洛四联症、艾森曼格综合征等)和未手术的紫绀型心脏病(SpO_2<90%);Fontan循环术后,心脏瓣膜病:瓣膜置换术后,中重度二尖瓣狭窄(瓣口<1.5cm^2),主动脉瓣狭窄(跨瓣压差≥50 mmHg)、马方综合征等,各类心肌病,感染性心内膜炎,急性心肌炎,风心病风湿活动期,妊娠高血压心脏病,其他; (2) 呼吸系统疾病:哮喘反复发作、肺纤维化、胸廓或脊柱严重畸形等影响肺功能; (3) 消化系统疾病:重型肝炎、肝硬化失代偿、严重消化道出血、急性胰腺炎、肠梗阻等影响孕产妇生命的疾病; (4) 泌尿系统疾病:急、慢性肾脏疾病伴高血压,肾功能不全(肌酐超过正常值上限); (5) 内分泌系统疾病:糖尿病并发肾病V级、严重心血管、增生性视网膜病变或玻璃体积血、周围神经病变等,甲状腺功能亢进并发心脏病、感染、肝功能异常、精神异常等疾病,甲状腺功能减退引起相应系统功能障碍,基础代谢率小于50%,垂体泌乳素瘤出现视力减退、视野缺损、偏盲等压迫症状,尿崩症:中枢性尿崩症伴有明显的多饮、烦渴、多尿症状,或合有其他垂体功能异常,嗜铬细胞瘤等; (6) 血液系统疾病:再生障碍性贫血,血小板减少(<30×10^9/L)或进行性下降或伴有出血倾向,重度贫血(Hb≤40g/L),白血病,凝血功能障碍伴有出血倾向(如先天性凝血因子缺乏、低纤维蛋白原血症等),血栓栓塞性疾病(如下肢深静脉血栓、颅内静脉窦血栓等); (7) 免疫系统疾病:活动期,如系统性红斑狼疮(SLE)、重症IgA肾病、类风湿关节炎、干燥综合征、未分化结缔组织病等; (8) 精神病急性期; (9) 恶性肿瘤:妊娠期间发现的恶性肿瘤,治疗后复发或发生远处转移; (10) 神经系统疾病:脑血管畸形及手术史,癫痫全身发作,重症肌无力(病变发展至延脑肌、肢带肌、躯干肌和呼吸肌); (11) 吸毒; (12) 其他严重内、外科疾病等。 2. 妊娠并发症 (1) 三胎及以上妊娠伴发心肺功能减退; (2) 凶险性前置胎盘,胎盘早剥; (3) 红色预警范畴疾病产后尚未稳定
紫色 (孕妇患有传染性疾病)	所有妊娠合并传染性疾病,如病毒性肝炎、梅毒、人类免疫缺陷病毒(HIV)感染及艾滋病、结核病、重症感染性肺炎、特殊病毒感染(H1N7病毒、寨卡病毒等)

注:除紫色标识孕妇可能伴有其他颜色外,如同时存在不同颜色分类,按照较高风险的分级标识。

第二节 高危妊娠妇女的护理

【护理评估】

（一）健康史

评估孕妇年龄及孕前健康状况，包括疾病史、手术史、月经史、既往生育史，特别应评估有无不良孕产史。了解孕妇本次妊娠早期经过，是否接触过有害物质、放射线检查、病毒性感染等。

（二）身体评估

1. **体格状况** 进行完整体格检查，了解孕妇体重、身高，计算体质指数，测量血压，评估心功能、下肢水肿程度等。身高≤145cm 者容易头盆不称，BMI>25kg/m² 或<18.5kg/m²，危险性增加。血压≥140/90mmHg，应评估尿蛋白，警惕妊娠期高血压疾病。

2. **产科情况**

（1）子宫高度（简称宫高）及腹围：子宫高度是指耻骨联合上缘中点到宫底的弧形长度。腹围是指以塑料软尺经脐绕腹1周的数值，孕晚期每孕周腹围平均增长约0.8cm。每次产前检查均需测量子宫高度和腹围，并绘制在妊娠图上，以评估胎儿生长发育与孕龄是否相符合。

（2）妊娠图：以动态评估胎儿宫内生长情况。将每次产前检查所测的血压、体重、子宫长度、腹围、水肿、尿蛋白、胎位、胎儿心率等数值记录在妊娠图上，绘制成曲线，称为妊娠图（图 5-1）。妊娠图可以动态评估胎儿在子宫内的发育状况及孕妇的健康情况。其中，子宫高度曲线是妊娠图中最主要的曲线。

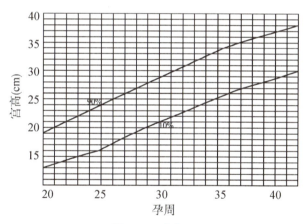

图 5-1 妊娠图

妊娠图中标有正常妊娠情况下人群的第10百分位线和第90百分位线检查值。每次检查的结果连成的曲线如果在上述两条线之间，提示正常。如果连续2次或间隔3次出现子宫高度低于正常同期妊娠子宫高度的第10百分位，提示可能为小于胎龄儿或胎儿生长受限（FGR）；如果高于第90百分位，应考虑双胎、巨大儿、羊水过多。如果增长率出现不规则变异，应警惕有无先天畸形的可能。

3. **确定胎龄** 胎龄在影响围生儿预后中起着决定性作用，确定胎龄可以准确评估胎儿生长发育是否正常并及时进行必要的检查，以了解妊娠过程中是否有危险因素。目前主要根据末次月经时间来计算胎龄。若末次月经记不清楚或月经不准，可根据早孕反应时间及胎动出现的时间来推算胎龄，但这可能会导致2周左右的误差，因此，需做超声扫描胎儿身体不同解剖部位的参数来确定胎龄。孕早期以胎儿顶臀长度（GRL）来评估胎龄，孕12周后，可通过测量胎头双顶径（BPD）来明确胎龄，孕晚期32周后，随着胎头增长缓慢，可同时测量胎儿腹围或头围与腹围的比值（HC/AC）和股骨长度（FL）

来评估胎龄。

4.胎动计数 胎动是胎儿情况良好的一种表现,与胎盘功能状态直接相关,因此胎动计数是判断胎儿安危最简便有效的方法之一。随着孕周增加,胎动逐渐由弱变强,至妊娠足月时,胎动又因羊水量减少和空间减小而逐渐减弱。妊娠28周后,若胎动计数每2小时<10次或减少50%,提示胎儿可能缺氧。

> **考点提示**:判断胎儿安危最简便有效的方法、胎动计数异常的标准。

5.并发症及合并症评估 重视孕妇主诉,了解有无妊娠期并发症及合并症,如妊娠期高血压疾病、前置胎盘、胎膜早破。

(三)心理社会支持情况

高危孕妇因为担心母儿健康及安全,妊娠早期担心流产或胎儿畸形,妊娠晚期担心早产、胎死宫内、死产等,常存在焦虑、恐惧、悲哀、失落及无助感,应评估产妇的心理变化、社会支持系统及应对策略。

(四)辅助检查

1.实验室检查 孕妇血、尿常规检查;肝、肾功能检查;血糖及糖耐量;凝血时间及血小板计数;血/尿雌三醇检查,血清胎盘生乳素及妊娠特异性β糖蛋白检查;羊水检查等。

2.超声检查 超声检查可提供胎儿状况的重要信息,还可确定子宫大小及是否与孕周相符。妊娠早期,超声检查在孕5周时可见到妊娠囊,孕6周时可见到胚芽和原始心管搏动,妊娠9~13^{+6}周时可测量胎儿颈项透明层和胎儿发育情况。妊娠中晚期,超声可以测量双顶径、腹围及股骨长度,评估胎儿宫内生长发育情况,妊娠18~20周超声可以进行胎儿结构异常的筛查与诊断。此外,超声检查还能显示胎儿数目、胎位、有无胎心搏动,以及胎盘位置等。

3.胎心听诊 经腹壁进行胎心听诊是临床上普遍使用的了解胎儿在子宫内安危的最简单的方法。可用听诊器或超声多普勒胎心仪监测,以了解胎心的强弱、频率和节律,其缺点是不能分辨瞬间变化。正常胎心率为110~160次/分,比较规律、有力,听诊时需与子宫杂音、腹主动脉音、胎动音、脐带杂音鉴别。

4.胎儿电子监护 胎儿电子监护可以连续记录胎心率的变化,并可以观察胎心率与胎动、宫缩之间的关系,还可以连续监测妊娠晚期胎儿心率的动态变化,因此成为筛选胎儿宫内窘迫、评判胎盘储备功能的首选方法。胎心监护可以在妊娠32~34周开始,高危妊娠孕妇酌情提前。

胎儿电子监护有两种功能,监测胎心率及预测胎儿宫内储备能力。

(1)监测胎心率:用电子胎儿监护仪记录胎心率,它有两种基本变化:胎心率基线及胎心率一过性变化。

1)胎心率基线(BFHR):指在没有胎动及宫缩的情况下记录10分钟的胎心率平均值,即每分钟的心搏次数。胎心率基线包括胎心基线率水平及胎心率变异(图5-2)。①胎心基线率水平:正常胎心率为110~160次/分。胎心率>160次/分或<110次/分,持续10分钟,称为心动过速或心动过缓。②胎心率基线变异:包括胎心率的摆动振幅及摆动频率,摆动振幅为胎心率上下摆动波的高度,正常范围为6~25次/分。摆动频率为1分钟内波动的次数,正常≥6次/分。胎心率的基线摆动是判断胎儿宫内安危的重要指标,胎心率基线摆动减少或消失常见于胎儿慢性缺氧及酸中毒,胎心率基线摆动活跃可见于急性缺氧早期或脐带因素。

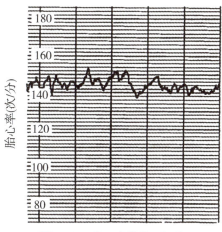

图 5-2 胎心率基线及摆动

2）胎心率一过性变化：受胎动、宫缩、触诊及声响等刺激，胎心率发生暂时性加速或减慢，随后又恢复至基线水平，称为胎心率一过性变化，是判断胎儿宫内安危的重要指标。

考点提示：判断胎儿宫内安危的指标。

加速：是指宫缩时胎心率基线暂时增加≥15次/分，并且持续时间≥15秒。这表示胎儿有良好的心血管系统交感神经反应，可能是由于宫缩时胎儿躯干或脐静脉受压引起反射性心率加速。但若脐静脉受压时间过长，则可发展成减速。

减速：是指宫缩时胎心率出现短暂的减慢，分为三种情况。①早期减速（ED）：胎心率减速几乎与宫缩同时开始，胎心率最低点在宫缩的高峰，即波谷对波峰，宫缩结束胎心率恢复到原水平（图5-3）。胎心率下降幅度<50次/分，持续时间短，恢复快。早期减速常见于第一产程后期，宫缩时胎头受压引起脑血流一过性减少，反射性引起心率减慢。若持续出现早期减速、减速幅度过大，提示脐带因素或羊水过少。早期减速不受孕妇体位及吸氧的改变。②变异减速（VD）：胎心率基线变异，形态不规则，减速与宫缩无恒定关系，持续时间长短不一，下降幅度大，>70次/分，恢复迅速（图5-4）。变异减速通常由宫缩时脐带受压兴奋迷走神经引起的，嘱孕妇改变体位或给予吸氧可迅速改善或消失。如果存在变异减速伴有胎心率基线变异消失，提示可能存在胎儿宫内缺氧。③晚期减速（LD）：胎心率减速多在宫缩高峰后开始出现，即波谷落后于波峰，时间差在30~60秒，下降缓慢，下降幅度<50次/分，持续时间长，恢复缓慢（图5-5）。晚期减速通常提示胎盘功能不良，胎儿宫内缺氧。

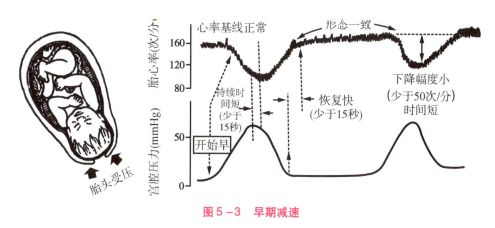

图 5-3 早期减速

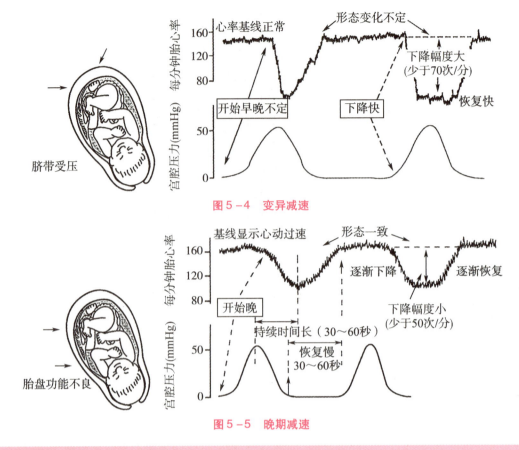

图 5-4 变异减速

图 5-5 晚期减速

> **考点提示**:胎心率减速的三种类型。

(2)预测胎儿宫内储备能力:包括无应激试验和缩宫素激惹试验。

1)无应激试验(NST):指在无宫缩、无外界负荷刺激下,对胎儿进行胎心率宫缩图的观察和记录,以了解胎儿在子宫内的储备能力。

原理:在胎儿不存在酸中毒或神经受压的情况下,胎动时会出现胎心率的短暂上升,预示着正常的自主神经功能。

方法:孕妇取坐位或侧卧位,一般监护20分钟。胎儿睡眠时,可能需监护40分钟或更长时间。试验前12小时内一般不用镇静剂,以免影响胎心率试验结果。

根据胎心率基线、胎动时胎心率变化(变异、减速和加速)等分为反应型NST、可疑型NST和无反应型NST(表5-2)。

表5-2 NST的结果判读及处理

参数	正常NST	不典型NST	异常NST
胎心率基线	110~160次/分	100~110次/分;>160次/分,<30分钟	胎心率过缓<100次/分;胎心率过快>160次/分,>30分钟
基线变异	6~25次/分(中等变异)	≤5次/分	<5次/分;≥25次/分,>10分钟;正弦波形
减速	无减速或偶发变异减速,持续<30秒	变异减速,持续30~60秒	变异减速,持续时间>60秒;晚期减速
加速(≥32周)	40分钟内≥2次,加速≥15次/分,持续15秒	40~80分钟内2次以下,加速>15次/分,持续15秒	>80分钟内2次以下,加速>15次/分,持续15秒

续表

参数	正常 NST	不典型 NST	异常 NST
加速（<32 周）	40 分钟内≥2 次,加速>10 次/分,持续 10 秒	40~80 分钟内 2 次以下,加速>10 次/分,持续 10 秒	>80 分钟内 2 次以下,加速>10 次/分,持续 10 秒
处理	继续随访观察或进一步评估	需要进一步评估	复查；全面评估胎儿状况；胎儿生物物理评分；及时终止妊娠

2）缩宫素激惹试验（OCT）：亦称宫缩应激试验（CST），是通过使用缩宫素诱导子宫收缩，并用监护仪记录胎心率变化，观察 20 分钟内宫缩时胎心的变化，了解胎盘一过性缺氧的负荷变化，测定胎盘功能和胎儿的储备能力。

原理：在宫缩的应激下，子宫动脉血流减少，可促发胎儿一过性缺氧表现。对已处于亚缺氧状态的胎儿，在宫缩的刺激下缺氧逐渐加重，将诱导出现晚期减速。宫缩的刺激还可引起脐带受压，从而出现变异减速。宫缩的要求：10 分钟≥3 次，每次持续≥40 秒。如果产妇自发的宫缩满足上述要求，无须诱导宫缩，否则可通过刺激乳头或静脉滴注子宫收缩药诱导宫缩。OCT/CST 图形的判读主要基于是否出现晚期减速。

结果判断：①阴性，没有晚期减速或明显的变异减速。②可疑（有下述任一种表现），间断出现晚期减速或明显的变异减速；宫缩过频（10 分钟>5 次），宫缩伴胎心减速，时间>90 秒，出现无法解释的监护图形；不满意的 OCT/CST，宫缩 10 分钟<3 次或出现无法解释的图形。③阳性，50% 的宫缩伴随晚期减速。

3）胎儿生物物理评分：应用多项生物物理现象进行综合评定的方法，常用 Manning 评分法。通过观察无应激试验（NST）、胎儿呼吸运动（FBM）、胎动（FM）、胎儿张力（FT）、羊水最大暗区垂直深度（AFV）共 5 项指标综合判断胎儿宫内安危。每项指标 2 分，总分为 10 分，观察时间为 30 分钟，8~10 分提示胎儿健康；5~7 分提示可疑胎儿窘迫，4 分以下建议终止妊娠（表 5-3）。

表 5-3 Manning 评分法

指标	2 分（正常）	0 分（异常）
NST（20 分钟）	≥2 次胎动,FHR 加速,振幅≥15 次/分,持续≥15 秒	<2 次胎动,FHR 加速,振幅<15 次/分,持续<15 秒
FBM（30 分钟）	≥1 次,持续≥30 秒	无或持续<30 秒
FM（30 分钟）	≥3 次躯干和肢体活动（连续出现累计一次）	≤3 次躯干和肢体活动
FT	≥1 次躯干伸展后恢复到屈曲,手指摊开合拢	无活动,肢体完全伸展,伸展缓慢,部分恢复到屈曲
AFV	≥1 个羊水暗区,最大羊水池垂直直径≥2cm	无羊水暗区,最大羊水池垂直直径<2cm

5. 胎儿心电图监测 是通过置电极于母体腹壁或胎儿体表记录胎儿心脏活动的电位变化及其在心脏传导过程的图形。通过胎儿心脏活动的客观指标，及早诊断胎儿宫内缺氧及先天性心脏病。

6. 胎盘功能监测 胎盘是供给胎儿营养和排泄胎儿代谢产物的器官，通过检查胎盘功能，可以间接了解胎儿在宫内的安危情况。可通过 B 超、胎动、孕妇血液或尿液中的雌三醇、血液中人胎盘生乳素、妊娠特异性 β 糖蛋白监测胎盘功能。

7. 胎肺成熟度的监测

（1）孕周：妊娠满 34 周胎儿肺发育基本成熟。

（2）卵磷脂/鞘磷脂比值（L/S）：若羊水 L/S>2，提示胎儿肺成熟。也可用羊水振荡试验（泡沫试验）间接估计 L/S 值。

(3)磷脂酰甘油(PG):阳性,提示胎肺成熟。

8.胎儿缺氧程度检查　常用检查方法包括胎儿头皮血血气测定、胎儿血氧饱和度测定等,或用羊膜镜直接观察羊水的量、颜色、性状。

【常见护理诊断/问题】

1.焦虑及恐惧　与母儿健康受到威胁有关。

2.知识缺乏:对病情不了解,缺乏自我保健意识和能力。

3.功能障碍性悲哀　与预感到妊娠失败或失去胎儿有关。

【护理目标】

(1)母婴安全、健康。

(2)孕妇对病情了解,自我保健意识和能力增强。

(3)孕妇能正确面对自己和孩子可能存在的危险。

【护理措施】

(一)一般护理

1.筛查　孕妇在孕12周前进行系统的收集病史及全身检查,包括盆腔检查、实验室检查,评估是否有高危因素。属于高危者,定期在高危门诊随访;对于不适宜妊娠者,适时终止妊娠。

2.补充营养　对进食差、营养不良的高危孕妇,每日静脉补充能量,在10%葡萄糖液500mL中加入维生素C 2g,缓慢静脉滴注,可促进ADP转化为ATP。在胎儿宫内生长受限或胎儿宫内缺氧恢复期,给母体补充葡萄糖有助于提高糖原储备,增强对缺氧的耐受力。指导孕妇摄入高蛋白、适当的脂肪和碳水化合物,并补充足够的维生素及钙、铁。对妊娠合并糖尿病的孕妇,指导其控制饮食。

3.多休息　休息对高危孕妇尤其重要,休息可以改善子宫胎盘血流,增加雌三醇的合成。卧床休息时建议孕妇取左侧卧位,缓解右旋子宫对下腔静脉的压迫。妊娠后期避免仰卧位,以免子宫受压造成静脉回流受阻和心排出量降低。对于先兆早产、前置胎盘和妊娠高血压孕妇,更应该增加卧床休息时间。

4.间歇吸氧　孕妇贫血可严重损害母体的携氧能力和对胎儿胎盘的供氧能力,给母体吸氧可减轻胎儿的低氧症,增加胎儿组织的携氧能力,改善胎儿心率。因此,可给予孕妇吸氧,每日3次,每次1小时。

(二)产科监护

1.产前监护　是对高危妊娠采取全程监护,其中以产前高危门诊定期检查、指导随访最重要,可及时发现孕妇的各种危险因素,及早采取各种措施,并监测胎儿在子宫内的生长发育情况及安危情况,预测胎儿的成熟度,为临床决策提供依据。

2.分娩期监护　对于采取阴道分娩的高危孕妇,产时监护至关重要,可采用产程图监测产程进展是否顺利,采用电子胎儿监护仪观察胎心与宫缩及胎动的关系,判断胎儿在子宫内是否缺氧,并定时观察产妇的全身情况、进食、睡眠及血压、心率等生命体征的变化,确保高危孕妇顺利度过分娩期。

3.产褥期监护　高危产妇在产后应继续重视,必要时送高危病房进行监护,新生儿按高危儿处理。产后哺乳视产妇具体情况而定,患有各种传染性疾病、严重心脏病等,原则上不宜哺乳。

(三)对症护理

1.遗传性疾病的产前诊断　对下列孕妇,应在孕16周左右行羊水穿刺,进行产前诊断,有异常应及时终止妊娠:①孕妇年龄在37～40岁或以上;②上次妊娠为先天愚型或有家族史;③孕妇有先天性代谢障碍或染色体异常家族史;④孕妇曾娩出过神经管开放性畸形儿,如无脑儿、脊柱裂;⑤早期接触过可能导致胎儿先天缺陷的物质。

2.妊娠期并发症和合并症的处理 监测血压(主要为血压增高,>140/90mmHg,血压过低,<90/60mmHg,以及血压不对称,血压差>10mmHg)、阴道流血或流液、胎心率和胎动异常,预防和及时处理妊娠期并发症。对合并心脏病、糖尿病、肝炎、慢性肾炎等内科疾病的孕妇,应加强产前检查,做好病情监测及胎儿监护。

(四)家庭自我监护指导

指导孕妇按期进行产前检查,并做好家庭自我监护,包括胎动计数、胎心听诊、测量体重、血压、异常状况(阴道流血、阴道流液、肛门坠胀感、疼痛、皮肤瘙痒等)。特别是胎动频繁或者减少、异常状况出现,应及时就诊。

(五)心理护理

评估孕妇的心理状态及应对方式,鼓励其倾诉内心的感受,支持家人的参与。及时告知相关信息和注意事项,减轻其焦虑和恐惧。

(六)预防

高危妊娠虽不能完全预防,但可通过科学规范的孕前和产前检查、评估孕妇综合情况及各项筛查指标,采取针对性治疗及护理,来改善不良妊娠结局。

1.做好孕前准备

(1)做好生育计划:该计划指夫妻双方的怀孕次数和时间计划。医护人员应帮助其解决怀孕前的潜在问题。

(2)确保叶酸的摄入:研究表明,妊娠前3个月和后3个月服用叶酸可以将神经性疾病的风险降低70%。

(3)控制良好的体重:超重或肥胖也会使孕妇在怀孕期间面临并发症的风险,并增加剖宫产的机会;同时孕期营养摄入过少,则导致胎儿发育不良,甚至影响到脑部神经发育。因此,医护人员应帮助孕妇制订合理的体重控制计划。

(4)了解家庭健康史:医护人员应询问夫妻双方家族基因和健康史。如果存在某些慢性疾病或家族遗传性疾病,应建议转介相应专科咨询治疗。

(5)维持良好的心理状态:孕妇长期精神过度紧张,容易导致内分泌紊乱,增加妊娠心理压力。

2.规范孕期管理

(1)按要求规律孕期检查:应准确筛查高危孕妇,并增加其孕期检查频次。

(2)科学营养支持:在孕妇首次产检时即应确定其BMI,定期对其进行饮食、运动及孕期增重指导和监测,同时避免营养失调的问题。

(3)适当活动及锻炼:根据孕妇的综合情况制订个体化活动计划。

(4)避免暴露于有害环境:暴露于辐射、杀虫剂及某些化学物质会导致出生缺陷、早产和流产。

(5)避免滥用药物:如有特殊情况,应嘱其严格遵医嘱用药。

(6)避免感染:某些感染可能会增加妊娠期胎儿畸形、流产及早产等风险,应积极进行健康教育及监测,防止感染的发生。

(7)维持稳定情绪状态:消除妊娠期间的焦虑和恐惧,积极主动地配合治疗。

(8)其他:提醒孕妇适当限制咖啡的摄入(每日不超过200mg);禁止吸烟、饮酒及毒品的使用等。

【护理评价】

(1)孕妇的高危妊娠得到有效控制,母婴维持健康。

(2)孕妇保持良好心情。

(3)孕妇主动了解病情,配合治疗。

(4)孕妇能与医护人员讨论,表达自己的感受。

(赵 雪)

目标检测

A1 型题

1. 孕妇自我监测胎儿安危最简单有效的方法是( )。
   A. 胎动计数　　　　　　B. 计算孕龄　　　　　　C. 测量体重
   D. 睡眠情况　　　　　　E. 情绪波动

2. 正常胎心率为( )。
   A. 120~160 次/分　　　B. 120~150 次/分　　　C. 110~160 次/分
   D. 120~140 次/分　　　E. 110~170 次/分

3. 以下不属于高危妊娠范畴的是( )。
   A. 年龄≥35 岁　　　　　B. 既往有多次流产史　　C. 孕妇生活习惯良好
   D. 妊娠合并心脏病　　　E. 孕妇家庭状况不稳定

4. 下列选项中不是妊娠图中曲线的是( )。
   A. 血压曲线　　　　　　B. 胎头下降曲线　　　　C. 宫高曲线
   D. 腹围曲线　　　　　　E. 产妇体重曲线

5. B 超监护不能显示的项目是( )。
   A. 胎盘位置　　　　　　B. 胎心搏动　　　　　　C. 胎肺成熟度
   D. 胎方位　　　　　　　E. 双顶径

6. 下列选项中不属于高危儿的情况是( )。
   A. 胎龄小于 37 周　　　B. 母亲 37 岁　　　　　C. 体重 2300g
   D. 剖宫产儿　　　　　　E. 巨大胎儿

A2 型题

7. 孕妇张女士,多次孕产史不良,未产一活婴,现孕 41 周过 2 天。查体:胎心率 132 次/分,催产素激惹试验(OCT)结果显示胎心出现连续晚期减速,提示( )。
   A. 胎盘功能良好　　　　B. 胎儿发育正常　　　　C. 胎盘功能不良
   D. 子宫收缩异常　　　　E. 脐带暂时受压

A3/A4 型题

(8、9 题共用题干)
王女士,妊娠 34 周,胎膜早破。

8. 根据孕产妇妊娠风险评估表,王女士属于( )。
   A. 黄色　　　　　　　　B. 橙色　　　　　　　　C. 红色
   D. 紫色　　　　　　　　E. 绿色

9. 为了解胎儿成熟度,需做的检查是( )。
   A. 孕妇尿雌三醇(E_3)测定　　B. 孕妇血清 HPL 测定　　C. 羊水 AFP 测定
   D. 羊水 L/S 比值测定　　　　　E. 孕妇阴道脱落细胞检查

参考答案

第六章　异常妊娠妇女的护理

课件

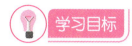

素质目标：具有良好的护患沟通能力、团队合作意识和服务意识，能够关心、理解、尊重女性。
知识目标：掌握各种异常妊娠的概念、必要的分类、临床表现、并发症及常用的辅助检查和处理要点；熟悉各种异常妊娠的护理诊断、护理措施和健康教育；了解各种异常妊娠发生的病因、病理。
能力目标：能运用所学知识为异常妊娠的妇女提供护理及健康教育。

吴女士，26岁，平素月经规律，现停经45天，自测尿HCG（+），今晨突感下腹部疼痛，伴少量阴道出血，轻微腰酸，前来我院就诊。
请问：
1. 吴女士最有可能的诊断是什么？
2. 为辅助诊断，吴女士可做哪些检查？
3. 为守护母婴安全，我们可以从哪些方面为吴女士提供帮助？

第一节　自然流产

流产是指妊娠不足28周、胎儿体重不足1000g而终止者，按照发生时间分为早期流产和晚期流产。妊娠12周以前终止者称为早期流产，妊娠12周至不足28周终止者称为晚期流产。流产又分为自然流产与人工流产。据统计，胚胎着床后31%发生自然流产，其中80%为早期流产。本节内容仅阐述自然流产。

【病因】

（一）胚胎因素

染色体异常是早期流产的主要原因。染色体异常包括：①染色体数目异常，如21-三体、X单体、三倍体等。②染色体结构异常，如染色体异位、嵌合体等，染色体倒置、缺失、重叠也有报道。染色体异常的胚胎多发生早期流产，少数妊娠至足月，出生后仍会发生畸形或有功能缺陷。如发生流产，妊娠产物多为一空孕囊或已退化的胚胎。

（二）母体因素

1. 全身性疾病　孕妇妊娠期全身感染或严重高热可刺激子宫收缩导致流产；细菌毒素和病毒（如单纯疱疹病毒、巨细胞病毒等）通过胎盘进入胎儿血循环，使胎儿死亡可导致流产。此外，孕妇患心力衰竭、严重贫血或慢性肾炎、高血压等，可导致胎儿宫内缺氧或胎盘发生梗死而引起流产。

2. 生殖器官异常 宫腔粘连、子宫畸形（如子宫发育不良、子宫纵隔、双子宫等）、子宫肿瘤（如子宫黏膜下肌瘤等），均可影响胚胎着床和发育而导致流产。宫颈内口松弛、宫颈重度裂伤可导致胎膜早破而发生晚期自然流产。

3. 内分泌异常 黄体功能不足、甲状腺功能减退症等可导致流产。

4. 其他 严重休克，孕妇有吸烟、酗酒、吸毒等不良习惯，或有过度紧张、焦虑、恐惧等不良的心理刺激；孕妇妊娠期特别是妊娠早期有手术、劳累过度、腹部撞击、性交过频等诱因，均可导致流产。

（三）胎盘因素

滋养细胞发育或功能不全是胚胎早期死亡并流产的重要原因之一，胎盘早剥引起的胎盘血液循环障碍可导致晚期流产。

（四）免疫功能异常

妊娠类似同种异体免疫，能否正常妊娠与母体对胚胎和胎儿的免疫耐受有关。如果妊娠期间母体对胚胎和胎儿的免疫耐受降低，则可导致流产。与流产有关的免疫因素有夫妇双方的组织相容性抗原（HLA）和滋养层细胞抗原（TA）相容性增加，母儿血型不合（ABO 或 Rh 血型），孕妇封闭抗体不足、抗磷脂抗体产生过多及存在抗精子抗体等。

（五）环境因素

放射性物质、噪声及高温等物理因素或砷、铅、苯、甲醛、氯丁二烯、氧化乙烯等化学物质接触过多，均可直接或间接对胚胎和胎儿造成损害，引起流产。

> **考点提示**：流产多为早期流产，染色体异常是早期流产的主要原因。

【病理】

自然流产发生的时间不同，病理过程有所不同。妊娠 8 周前发生流产，胚胎多先死亡，随后底蜕膜出血，造成胚胎绒毛与底蜕膜分离、出血，已分离的胚胎组织如同异物，引起子宫收缩而被排出。由于此时胎盘绒毛发育不成熟，与子宫蜕膜联系不牢固，妊娠物多可以完全排出，出血不多。妊娠 8~12 周时，胎盘绒毛发育茂盛，与底蜕膜联系较牢固，流产时妊娠产物往往不易完全排出，部分组织滞留在宫腔内，影响子宫收缩，出血量较多。妊娠 12 周后胎盘已完全形成，流产过程与足月分娩相似，往往是先出现腹痛，然后排出胎儿、胎盘。

【护理评估】

（一）健康史

详细询问孕妇末次月经时间、有无早孕反应及出现的时间等，了解孕妇既往有无流产史。此外，应全面了解孕妇在妊娠期间有无全身性疾病，有无用药及接触有毒、有害物质等，以识别发生流产的原因。

（二）身体评估

自然流产的主要症状为停经后阴道流血和下腹疼痛。体征为宫颈口是否扩张、是否破膜及子宫的大小，以上体征出现与流产的类型有关。自然流产根据发展过程的不同，分以下几种临床类型。

1. 先兆流产 指妊娠 28 周前先出现少量阴道流血，量少于月经量，常为暗红色或仅出现血性白带，无妊娠物排出，继而出现阵发性下腹痛或腰背痛。妇科检查宫颈口未开，胎膜未破，子宫大小与停经周数相符。经休息及治疗，若症状消失，可继续妊娠；若阴道流血量增多或下腹痛加剧，可发展为难免流产。

2. 难免流产 指流产不可避免，由先兆流产发展而来，表现为阴道流血增多、阵发性下腹痛加剧，或因胎膜破裂出现阴道流液。妇科检查宫颈口已扩张，但组织物尚未排出，有时可见胚胎组织或胎囊堵塞于宫颈口内，子宫大小与停经周数相符或略小。

3. **不全流产** 难免流产继续发展,妊娠物部分排出体外,尚有部分残留于宫腔内或嵌顿于宫颈口处,影响子宫收缩,导致阴道流血不止,严重时发生失血性休克。妇科检查见宫颈口已扩张,不断有血液自宫颈口流出,宫颈口或有时可见妊娠物,子宫小于停经周数。

4. **完全流产** 妊娠物已完全排出,阴道流血逐渐停止,腹痛逐渐消失。妇科检查宫颈口已关闭,子宫近正常大小或略大。一般流产的发展过程见图6-1。鉴别要点见表6-1。

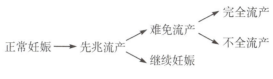

图6-1 一般流产发展过程

表6-1 不同类型流产的特征

类型	出血	腹痛	妊娠物排出	宫颈口	子宫大小与孕周
先兆流产	少	轻	无	关闭	相符
难免流产	中或多	加剧	流液	扩张	相符
不全流产	少或多	减轻	部分	扩张	小于
完全流产	少或无	消失	完全	关闭	正常

5. **特殊类型的流产**

(1)稽留流产:又称过期流产,指胚胎或胎儿已经死亡滞留在宫腔内未能及时自然排出者。其表现为早孕反应消失,有先兆流产症状或无任何症状,子宫增大不明显。若已到中期妊娠,孕妇腹部不见增大,胎动消失。妇科检查宫颈口闭,子宫小于停经周数,质地不软,听诊未闻及胎心。

(2)复发性流产:指同一性伴侣连续发生3次及3次以上的自然流产。复发性流产大多数为早期流产,少数为晚期流产。早期复发性流产常见原因为胚胎染色体异常、免疫功能异常、黄体功能不全、甲状腺功能低下等;晚期复发性流产常见原因为子宫解剖异常、自身免疫异常、血栓前状态等。

(3)流产合并感染:流产过程中,若阴道流血时间长,有组织残留于宫腔内或非法堕胎等,有可能引起宫腔感染,严重时感染可扩展到盆腔、腹腔甚至全身,并发盆腔炎、腹膜炎、败血症及感染性休克等,称流产合并感染。

考点提示:不同类型流产的鉴别要点。

(三)辅助检查

1. **B超检查** B超可显示宫腔内是否有胎囊、胎囊的形态、有无胎心搏动和胎动等,确定胚胎、胎儿是否存活或是否已经排出,从而帮助诊断和鉴别流产及其类型,指导正确处理。

2. **妊娠试验** 临床多选用早孕诊断试纸检测尿液判断是否妊娠,用放射免疫法连续进行血β-HCG的定量测定了解流产的预后。

3. **激素测定** 主要通过测定血黄体酮水平,协助判断先兆流产的预后。

考点提示:B超为确诊流产的检查方法。

(四)心理社会评估

妊娠期突然阴道流血和腹痛,孕妇往往不知所措,焦虑和恐惧为其主要心理特征。因此,应评估孕妇及家属对本次妊娠的看法、心理感受和情绪反应,评估家庭成员等对孕妇的心理支持力度。

(五)治疗要点

确诊流产后,需根据自然流产的不同类型进行相应的处理。

1. **先兆流产** 卧床休息,禁止性生活,减少刺激;必须进行阴道检查时,注意动作轻柔。必要时,给予危害小的镇静剂。对黄体功能不足者,可每日给予黄体酮20mg或人绒毛膜促性腺激素(HCG)肌注;甲状腺功能低下者,可给予小剂量甲状腺素片。治疗过程中密切观察病情,及时行超声检查,以了解胚胎发育情况,如腹痛加剧或阴道流血量多于月经量等,表明病情加重,不宜继续保胎,须及时终止妊娠。同时应重视心理疏导,使其减轻焦虑,增强信心。

2. 难免流产 确诊后应尽早使胚胎及胎盘组织完全排出。早期流产应及时行刮宫术,妊娠物送病理检查。晚期流产可用缩宫素促进子宫收缩,使胎儿、胎盘娩出,必要时刮宫,以消除宫腔内残留的妊娠物。

3. 不全流产 应及时行刮宫术或钳刮术,以消除宫腔内残留组织。出血多、有休克者,应同时输血、输液,并给予抗生素预防感染。

4. 完全流产 若无感染征象,一般不需特殊处理。

5. 稽留流产 一旦确诊,应尽早排空子宫腔。因胎盘组织有时机化,与子宫壁紧密粘连,造成刮宫困难。稽留时间过长可能发生凝血功能障碍,导致弥散性血管内凝血(DIC);母体雌激素水平下降,子宫肌层对缩宫素不敏感,两者都能造成严重出血。因此,处理前应做血常规和凝血功能检查,有凝血功能障碍者,先予以纠正,并应用雌激素提高子宫平滑肌对缩宫素的敏感性,再行刮宫术或引产术。术中应小心操作,避免子宫穿孔,一次刮不净者,可于5~7天后再次刮宫;子宫大于妊娠12周者,应静脉滴注缩宫素,促使胎儿、胎盘排出。

6. 复发性流产 针对病因,以预防为主。孕前应进行卵巢功能检查、夫妇双方染色体检查与血型鉴定及其丈夫的精液检查,染色体异常夫妇应于孕前进行遗传咨询,确定是否可以妊娠。女方尚需进行生殖道检查,确定有无子宫畸形及病变、有无宫颈内口松弛等,并对因处理。原因不明者,有妊娠征兆后,可使用黄体酮或人绒毛膜促性腺激素治疗,确诊妊娠后,继续给药至妊娠10周或超过以往发生流产的月份,同时注意休息、禁止性生活、补充维生素E,给予必要的心理疏导,稳定情绪。

7. 流产合并感染 治疗原则为积极控制感染,尽快清除宫内残留物。阴道流血不多者,控制感染后再行刮宫。阴道流血多者,抗感染、输血的同时,用卵圆钳将宫腔内残留组织夹出后予以广谱抗生素,切不可用刮匙全面搔刮宫腔,以免造成感染扩散。待感染控制后,再彻底刮宫。

> **考点提示:** 对先兆流产的处理以保胎为主,患者应绝对卧床休息。

【常见护理诊断/问题】

1. **组织灌注改变** 与流产出血有关。
2. **有感染的危险** 与阴道流血时间过长、宫腔内容物残留及宫腔手术等有关。
3. **焦虑** 与担心胎儿健康有关。

【护理目标】

(1)孕妇阴道流血得到控制,生命体征平稳。
(2)孕妇无感染,体温正常。
(3)孕妇情绪稳定,积极配合治疗。

【护理措施】

(一)一般护理

先兆流产孕妇应绝对卧床休息,禁止性生活,减少刺激,并协助完成日常生活护理;建议合理饮食,加强营养,防止发生贫血,增强机体抵抗力;保持外阴清洁,每日2次会阴擦洗,每次大便后及时清洗,以防感染。

(二)对症护理

先兆流产需保胎治疗者遵医嘱合理应用保胎药。不能继续妊娠,需手术治疗时,应及时做好术前准备及术中、术后护理。大量出血者,遵医嘱给予肌注缩宫素,促进子宫收缩,减少出血,同时尽快建立静脉通路,进行交叉配血,做好输血准备。

(三)病情观察

观察阴道流血及腹痛情况。大量阴道流血时,应立即测量血压和脉搏,正确估计出血量,发现异常,及时通知医生。同时,要监测体温,定期检查血常规,如果体温升高、白细胞总数及分类异常升高,则提示有感染的可能,应及时通知医生并遵医嘱给予抗感染处理。

(四)心理护理

主动关心孕妇,与其建立良好的护患关系,鼓励孕妇进行开放性沟通,表达其内心感受,宣泄不良情绪。给孕妇介绍流产知识,鼓励孕妇家属和朋友给予心理支持,减轻孕妇焦虑情绪。

【护理评价】

(1)孕妇阴道出血逐渐减少或消失,血压、脉搏、呼吸均在正常范围。
(2)孕妇体温、血象均正常。
(3)孕妇情绪平稳,配合治疗,先兆流产孕妇继续妊娠,已经流产的孕妇开始与医护人员讨论下次妊娠的注意事项。

【健康教育】

(1)注意阴道流血情况,保持外阴清洁,禁止盆浴2周,禁止性生活1个月,以防感染。
(2)增加营养、纠正贫血、增强机体抵抗力。
(3)采取避孕措施,无子女者至少避孕半年以上才能再次妊娠。
(4)使孕妇及家属对流产有正确认识,指导下一次妊娠。如早期妊娠,应注意不要参加重体力劳动、避免性生活,防止流产发生;习惯性流产因为宫颈内口松弛者,应在未妊娠前做宫颈内口松弛修补术或在妊娠12~16周行子宫颈内口环扎术。

第二节 异位妊娠

正常妊娠时,受精卵着床于子宫体腔内。受精卵在子宫体腔以外着床,称为异位妊娠,习称宫外孕。异位妊娠是妇产科常见的急腹症之一,发病率约为1%,是早期妊娠孕产妇死亡的主要原因之一。异位妊娠根据受精卵着床部位不同分为输卵管妊娠、卵巢妊娠、腹腔妊娠、宫颈妊娠及阔韧带妊娠等(图6-2),其中以输卵管妊娠最常见,占异位妊娠的95%。本节重点叙述输卵管妊娠。输卵管妊娠以发生部位不同又分为间质部、峡部、壶腹部和伞部妊娠,以壶腹部妊娠多见,约占78%,其次为峡部妊娠,伞部和间质部妊娠较少见。

【病因】

1. 输卵管炎症 异位妊娠的主要病因,可分为输卵管黏膜炎和输卵管周围炎。输卵管黏膜炎使输卵管管腔黏膜粘连,管腔变窄,纤毛功能受损,受精卵的运行受阻而于此处着床;输卵管周围炎常造成输卵管扭曲,管腔狭窄,输卵管蠕动功能减弱而影响受精卵的运行。淋球菌和沙眼衣原体感染所致的输卵管炎常累及黏膜,而流产和分娩后感染往往引起输卵管周围炎。

2. 输卵管发育不良或功能异常 输卵管过长、肌层发育差、黏膜纤毛缺乏等发育不良,可造成输卵管妊娠。输卵管肌层的蠕动、纤毛的摆动以及上皮细胞的分泌功能,受雌激素、孕激素的影响,若雌、孕激素分泌失常,可影响受精卵的正常运行。此外,精神因素可引起输卵管痉挛和蠕动异常,干扰受精卵运送。

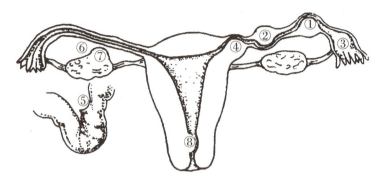

①—输卵管壶腹部妊娠；②—输卵管峡部妊娠；③—输卵管伞部妊娠；
④—输卵管间质部妊娠；⑤—腹腔妊娠；⑥—阔韧带妊娠；⑦—卵巢妊娠；⑧—宫颈妊娠。

图6-2 异位妊娠的发生部位

3. 受精卵游走 一侧卵巢排卵后形成了受精卵，受精卵经宫腔向对侧输卵管移行，称为受精卵游走。受精卵由于移行时间过长，发育增大，即可在对侧输卵管内着床发展成输卵管妊娠。

4. 输卵管手术史 输卵管绝育史及手术史者，输卵管妊娠的发生率为10%～20%。尤其是腹腔镜下电凝输卵管及硅胶环套术绝育，因输卵管瘘或再通可导致输卵管妊娠。因不孕接受过输卵管粘连分离术、输卵管成形术者，再次妊娠时，输卵管妊娠的可能性增加。

5. 其他 输卵管妊娠史、辅助生殖技术、宫内节育器避孕失败、子宫肌瘤或卵巢肿瘤压迫输卵管、子宫内膜异位症等，均可增加受精卵着床于输卵管的可能性，从而导致异位妊娠。

【病理】

由于输卵管管腔狭窄，管壁薄，缺乏黏膜下组织，肌层不如子宫肌壁厚，不利于胚胎的生长发育，常发生以下结局。

1. 输卵管妊娠流产 多见于输卵管壶腹部妊娠，发病多在妊娠8～12周。受精卵种植在输卵管黏膜皱襞内后，由于形成的蜕膜不完整，发育中的囊胚常向管腔突出，最终突破包膜而出血，囊胚与管壁分离（图6-3）。若整个囊胚剥离落入管腔，刺激输卵管逆蠕动经伞端排出到腹腔，即形成输卵管妊娠完全流产，出血一般不多。若囊胚剥离不完整，妊娠产物部分排出到腹腔，部分仍然附着于输卵管壁，即为输卵管妊娠不全流产，此时，滋养细胞继续侵蚀输卵管壁，导致反复出血，血液不断流出并积聚在直肠子宫陷凹，形成盆腔积血，量多时可流入腹腔，出现腹膜刺激症状，同时引起休克。

2. 输卵管妊娠破裂 多见于输卵管峡部妊娠，发病多在妊娠6周左右。囊胚生长发育时绒毛侵蚀管壁的肌层及浆膜层，最终穿破浆膜层，形成输卵管妊娠破裂（图6-4）。由于输卵管肌层血管丰富，输卵管妊娠破裂所致的出血远较输卵管妊娠流产严重，短期内即可发生大量腹腔内出血使患者出现休克，也可反复出血，在盆腔与腹腔内形成血肿。输卵管间质部妊娠虽少见，但结局几乎均为输卵管妊娠破裂。由于输卵管间质部管腔周围肌层较厚，因此破裂常发生于孕12～16周，其破裂如同子宫破裂，症状更为严重。

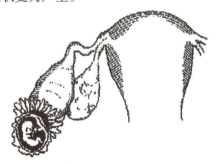

图6-3 输卵管妊娠流产

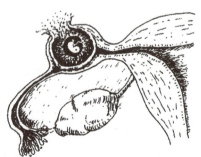

图6-4 输卵管妊娠破裂

3. 陈旧性宫外孕 输卵管妊娠流产或破裂未得到及时治疗,长期反复内出血形成的盆腔血肿不消散,血肿机化变硬并与周围组织粘连,临床上称陈旧性宫外孕。

4. 继发性腹腔妊娠 输卵管妊娠流产或破裂,排到腹腔或阔韧带内的胚胎多数死亡,不再生长发育,偶尔也有存活者。若存活胚胎的绒毛组织种植于原附着处或排至腹腔、阔韧带后而获得营养,可继续生长发育,形成继发性腹腔或阔韧带妊娠。

5. 持续性异位妊娠 近年来,对输卵管妊娠行保守型手术机会增多,若术中未完全清除妊娠物,或残留有存活滋养细胞而继续生长,致术后 β-HCG 不下降或反而上升,称为持续性异位妊娠。

输卵管妊娠和正常妊娠一样,合体滋养细胞产生的 HCG 维持黄体生长,使甾体激素分泌增加,导致月经停止来潮,子宫增大变软,子宫内膜出现蜕膜反应。若胚胎受损或死亡,滋养细胞活力消失,蜕膜即坏死脱落,呈碎片排出。若蜕膜完整剥离,可随阴道流血排出三角形的蜕膜管型。排出的组织见不到绒毛,组织学检查无滋养细胞,对宫外孕有诊断价值。

【护理评估】

(一)健康史

仔细询问末次月经时间,以推断停经时间,注意与不规则阴道流血的区别。认真询问有无发生异位妊娠的高危因素,如有无盆腔炎病史、输卵管手术史、宫外孕病史,有无放置宫内节育器等。

(二)身体评估

输卵管妊娠的临床表现,与受精卵着床部位、有无流产或破裂、出血量多少及时间长短等有关。典型的症状为停经后腹痛与阴道流血。

1. 症状

(1)停经:除输卵管间质部妊娠停经时间较长外,输卵管妊娠的停经时间多在6~8周。有20%~30%患者无明显停经史,或将异位妊娠时出现的不规则阴道流血误认为是月经,或因月经过期仅数日而不认为是停经。

(2)腹痛:输卵管妊娠患者就诊的主要症状。输卵管妊娠发生流产或破裂前,常表现为一侧下腹部隐痛或酸胀感。当输卵管妊娠发生流产或破裂时,突感一侧下腹部撕裂样疼痛,常伴恶心、呕吐。血液由病变区流向全腹,疼痛亦由下腹部向全腹部扩散,甚至刺激膈肌,引起肩胛部放射性疼痛及胸部疼痛。血液若积聚于直肠子宫陷凹处时,可出现肛门坠胀感。

(3)阴道流血:胚胎死亡后,患者常出现不规则阴道流血,色暗红或深褐,量少呈点滴状,一般不超过月经量。可伴有蜕膜管型或蜕膜碎片排出,系子宫蜕膜剥离所致。阴道流血一般常在病灶去除后停止。

(4)晕厥与休克:急性大量腹腔内出血及剧烈腹痛可引起患者晕厥或休克。症状严重程度与腹腔内出血的速度和出血量有关,与阴道出血量不成正比。

(5)腹部包块:输卵管妊娠流产或破裂形成的血肿时间过久,可与周围组织或器官(如子宫、输卵管、卵巢、肠管或大网膜等)发生粘连形成包块,包块较大或位置较高者,腹部可扪及。

2. 体征

(1)一般情况:腹腔内出血多者,患者呈贫血貌,出现面色苍白、脉搏细速、血压下降等休克体征。体温一般正常,休克时略低,腹腔内出血吸收时可略高,但一般不超过38℃。

(2)腹部检查:下腹有明显压痛、反跳痛,以患侧为显著,腹肌紧张不明显。出血多时,腹部叩诊有移动性浊音。有的在下腹部可触及包块。

(3)盆腔检查:阴道内常见来自宫腔的少许血液。输卵管妊娠未发生流产或破裂者,除子宫略大较软外,仔细检查可触及胀大的输卵管,有轻压痛。输卵管妊娠流产或破裂者,阴道后穹隆饱满,有触痛。轻轻上抬或左右摆动宫颈时会引起剧烈疼痛,称宫颈举痛或摇摆痛,这是输卵管妊娠的主要体征之一。内出血多时,检查子宫有漂浮感。子宫一侧或后方可触及边界不清、压痛明显的包块。病变持续较久时,可触及质硬、边界清楚的肿块。输卵管间质部妊娠时,子宫大小与停经月份基本符合,但子宫不对称,一侧角部突出。

> 考点提示:输卵管妊娠的典型表现为停经后腹痛与阴道流血。

(三)辅助检查

1. 阴道后穹隆穿刺 一种简单可靠的诊断方法,适用于疑有腹腔内出血的患者。如果抽出暗红色不凝血液,说明腹腔内有内出血。陈旧性宫外孕时,可抽出小血块或不凝固的陈旧血液。如果未能抽出不凝血,不能否定输卵管妊娠的存在,可能是无内出血、内出血量很少、血肿位置较高或直肠子宫陷凹有粘连(图6-5)。

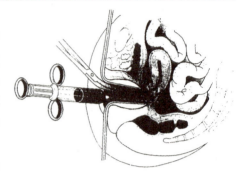

图6-5 阴道后穹隆穿刺术

2. 超声检查 B超有助于诊断异位妊娠。阴道B超检查较腹部B超检查准确性高。若宫腔内空虚,宫旁出现低回声区,其内探及胚芽及原始心管搏动,可确诊异位妊娠。有时宫内可见假妊娠囊(蜕膜管形与血液形成),应注意与宫内妊娠的区别。

3. 血HCG测定 是早期诊断异位妊娠的重要方法。由于异位妊娠患者体内HCG水平较宫内妊娠低,需采用灵敏度高的放射免疫法定量测定血β-HCG来评价保守治疗的效果。

4. 腹腔镜检查 不再是诊断异位妊娠的金标准,目前很少作为辅助检查,而更多的作为手术治疗。

5. 子宫内膜病理检查 目前此方法的应用明显减少,仅适于阴道流血较多的患者,以排除宫内妊娠流产。将宫腔刮出物或排出物送病理检查,如果仅见蜕膜未见绒毛有助于诊断异位妊娠。

> 考点提示:诊断异位妊娠的金标准及简单可靠的诊断方法。

(四)心理社会评估

由于输卵管妊娠属非正常妊娠,输卵管妊娠流产、破裂及腹腔内急性大量内出血引起剧烈腹痛等不适,以及必须终止妊娠失去胎儿的现实和对将来妊娠的影响,可使患者和家属出现焦虑、不安,甚至恐惧、悲伤、抑郁等情绪反应。应认真评估患者及家属的心理感受和情绪反应,评估家庭成员等对待患者态度及支持情况。

(五)治疗要点

处理原则以手术治疗为主,其次是药物治疗。

1. 手术治疗 主要适用于:①生命体征不稳定或有腹腔内出血征象者;②诊断不明确者;③异位妊娠有进展者(如血β-HCG>3000U/L或持续升高、有胎心搏动、附件区大包块等);④随诊不可靠者;⑤期待疗法或药物治疗禁忌证者。手术治疗分为保守手术、根治手术。保守手术为保留患侧输卵管的手术,适用于有生育要求的年轻妇女,特别是对侧输卵管已经切除或有明显病变者;根治手术为切除患侧输卵管的手术,适用于无生育要求的输卵管妊娠内出血并发休克的急症者。腹腔镜手术是近年治疗异位妊娠的主要方法,多数输卵管妊娠可在腹腔镜直视下穿刺输卵管的妊娠囊,吸出部分囊液后注入药物或行输卵管切除术。

2. 药物治疗 主要适用于早期异位妊娠,要求保留生育能力的年轻患者。全身用药常用氨甲蝶呤,治疗机制是抑制滋养细胞增生、破坏绒毛,使胚胎组织坏死、脱落、吸收。但在治疗中若有严重内出血征象,或疑似输卵管间质部妊娠或胚胎继续生长时仍应及时进行手术治疗。

考点提示：首选手术治疗。

【护理诊断/问题】

1. 有休克的危险　与腹腔内出血过多有关。
2. 疼痛　与腹腔内出血有关。
3. 预感性悲哀　与即将失去胎儿有关。
4. 自尊紊乱　与担心未来受孕力有关。

【护理目标】

（1）孕妇腹腔内出血得到控制，生命体征平稳。

（2）孕妇无疼痛，感觉舒适。

（3）孕妇情绪稳定，积极配合治疗。

【护理措施】

（一）非手术孕妇护理

（1）嘱孕妇绝对卧床休息，保持大、小便通畅，避免运用腹压，协助完成日常生活护理，减少活动，以免诱发活动性出血。

（2）给予高营养、富含维生素和铁剂的饮食，以提高孕妇的抵抗能力。

（3）保持外阴清洁，预防感染。如有阴道排出物，必须送病理检查。

（4）遵医嘱给药治疗，并注意药物的毒副反应。

（5）经常巡视，了解孕妇需要，使孕妇有安全感。

（6）让孕妇了解并密切观察孕妇的生命体征和病情变化，如腹痛突然加重、面色苍白、血压下降、脉搏加快等，如果发生，应立即通知医生，做好抢救准备。

（二）手术孕妇护理

（1）严密监测生命体征，每10~15分钟测量1次血压、脉搏、呼吸并记录。注意孕妇尿量，以协助判断组织灌注量。

（2）对于严重内出血并发现休克的孕妇，护士应配合医生积极纠正休克。立即吸氧，开放静脉通道，补充血容量，交叉配血，做好输血输液的准备或自体血液回输的准备，按医嘱准确及时给药。

（3）按急诊手术要求迅速做好术前准备、术后护理，并提供相应的生活护理。

（4）复查血常规，观察血红蛋白量及红细胞计数，判断贫血有无改善。

（三）心理护理

（1）保持周围环境安静、有序，减少和消除孕妇的紧张、恐惧心理。

（2）给孕妇讲述异位妊娠的有关知识，帮助其了解发生异位妊娠的原因及异位妊娠的临床表现及诊疗知识，从而以正常的心态接受此次妊娠失败的现实，并积极配合治疗和护理。

（3）需要手术的孕妇术前向孕妇及家属介绍手术的必要性及手术方式，让孕妇及家属了解手术，并以认真的态度取得孕妇及家属的信任，以减轻孕妇的焦虑、恐惧心理。

（4）术后应观察孕妇情绪状态，减少孕妇因害怕再次发生异位妊娠的不良抵触情绪，增加其成功妊娠的信心。

【护理评价】

（1）孕妇腹腔内出血停止，血压、脉搏、呼吸均在正常范围。

（2）孕妇感觉舒适，活动正常。

(3)孕妇情绪平稳,能与医护人员讨论疾病、手术、妊娠等问题,积极配合治疗和护理。

【健康教育】

1.增强机体抵抗力 指导孕妇出院后增加营养,纠正贫血,并注意休息,保持良好心态。

2.防止输卵管的损伤和感染 应提醒孕妇做好健康保健工作,保持良好的卫生习惯,防止发生盆腔感染,发生盆腔感染后须及时彻底治疗,以免延误病情。

3.妊娠指导 告知孕妇下次妊娠前要及时就医,不宜轻易再次妊娠。

第三节 妊娠期高血压疾病

妊娠期高血压疾病是妊娠期特有的疾病,包括妊娠高血压、子痫前期、子痫、慢性高血压并发子痫前期以及妊娠合并慢性高血压。其中,妊娠高血压、子痫前期和子痫以往统称为妊娠高血压综合征。多在妊娠期出现一过性高血压、蛋白尿症状,分娩后即随之消失。该病的发病率在5%~12%,严重影响母婴健康,是导致孕产妇和围生儿死亡的主要原因。

【病因】

妊娠期高血压疾病的发病原因至今尚未阐明,但是,在临床工作中确实发现有些因素与妊娠期高血压疾病的发病密切相关,称之为易发因素。其易发因素及主要病因学说如下。

(一)易发因素

流行病学调查发现,妊娠期高血压疾病可能与以下因素有关:①初产妇;②孕妇年龄≤18岁或≥35岁;③精神过度紧张或受刺激而使中枢神经功能紊乱者;④寒冷季节或气温变化过大;⑤有妊娠高血压、慢性高血压、慢性肾炎、糖尿病病史或家族史;⑥营养不良,如贫血、低蛋白血症者;⑦初次产检时体重指数(BMI)≥28kg/m^2;⑧子宫张力过高(如羊水过多、双胎妊娠、糖尿病巨大儿等);⑨低收入水平。

(二)病因学说

1.免疫学说 妊娠被认为是成功的自然同种异体移植。免疫学观点认为妊娠期高血压疾病的病因是胎盘某些抗原物质免疫反应的变态反应,与移植免疫的观点很相似,但与免疫的复杂关系有待进一步证实。

2.子宫螺旋小动脉重铸不足 临床发现妊娠期高血压疾病易发生于初产妇、多胎妊娠、羊水过多者。本学说认为由于子宫张力增高,影响子宫血液供应,造成子宫-胎盘缺血、缺氧所致。此外,全身血液循环不能适应子宫-胎盘需要的情况,如孕妇有严重贫血、慢性高血压、糖尿病等亦易伴发本病。

3.血管内皮功能障碍 研究发现,妊娠期高血压疾病者细胞毒性物质和炎性介质(如氧自由基、过氧化脂质、血栓素A_2等)含量增高,而前列环素、维生素E、血管内皮素等减少,诱发血小板凝聚,并对血管紧张因子敏感,血管收缩致使血压升高,并且导致一系列病理变化。此外,气候寒冷、精神紧张也是本病的主要诱因。

4.营养缺乏及其他因素 据流行病学调查,妊娠期高血压疾病的发生可能与钙缺乏有关。妊娠易引起母体缺钙,导致妊娠期高血压疾病发生,而孕期补钙可使妊娠期高血压疾病的发生率下降,但其发生机制尚不完全清楚。另外,以白蛋白缺乏为主的低蛋白血症、锌、硒等的缺乏与子痫前期的发生、发展有关。此外,其他因素(如胰岛素抵抗、遗传等因素)与妊娠期高血压疾病发生的关系亦有所报道。

【病理生理变化及对母儿的影响】

1.基本病理变化 本病的基本病理变化是全身小血管痉挛和血管内皮损伤。由于全身各系统各脏器血液灌注量减少,对母儿均造成危害,严重者可导致母儿死亡。

2. 主要脏器的病理变化及对母儿的影响 心、脑、肝、肾、胎盘各重要脏器小动脉痉挛,使各器官组织因灌流量不足、缺血、缺氧而受到不同程度的损害,严重时可导致母体出现脑水肿、脑梗死、脑出血、心肾衰竭、肺水肿、肝被膜下出血及 HELLP 综合征等,危及母儿生命。因血管痉挛,胎盘血流灌注量不足,胎盘功能减退,容易出现胎儿生长受限或胎儿窘迫。若胎盘着床处血管破裂,可导致胎盘早剥,严重时导致母儿死亡。

【护理评估】

(一)健康史

重点询问既往有无高血压病史,有无头痛、视物模糊和上腹部不适等症状,妊娠后血压有无升高,是否伴有蛋白尿和水肿及抽搐等征象,是否存在妊娠期高血压疾病的易患因素等。

(二)身体评估

妊娠期高血压疾病的分类不同,临床表现不完全相同,表现如下。

1. 妊娠高血压 特征为妊娠 20 周后首次出现收缩压≥140/90mmHg 和/或舒张压≥90 mmHg,并于产后 12 周内恢复正常;尿蛋白(-);患者可伴有上腹部不适或血小板减少。产后方可确诊。

2. 子痫前期

(1)轻度:妊娠 20 周后出现血压≥140/90mmHg,尿蛋白定量测定≥0.3g/d 或随机尿蛋白(+),或尿蛋白/肌酐比值≥0.3,可伴有上腹部不适、头痛、视物模糊等。

(2)重度:血压≥160/110mmHg;尿蛋白定量测定≥2.0g/24h 或随机尿蛋白≥(+++);血清肌酐>106μmol/L;血小板<100×10^9/L;出现轻微血管溶血(LDH 升高);血清 ALT 或 AST 升高;持续头痛或其他脑神经或视觉障碍;持续性上腹不适等。

3. 子痫 在子痫前期的基础上出现抽搐发作,或伴昏迷,不能用其他原因解释的称子痫。子痫多发生于妊娠晚期或临产前,称产前子痫;少数发生于分娩过程中,称产时子痫;个别发生在产后 24 小时内,称产后子痫。

子痫典型发作过程:先表现为眼球固定,瞳孔散大,头扭向一侧,牙关紧闭,继而口角及面部肌肉颤动,数秒后全身及四肢肌肉强直(背侧强于腹侧),双手紧握,双臂伸直,发生强烈的抽动。抽搐时呼吸暂停,面色青紫。持续 1 分钟左右,抽搐强度减弱,全身肌肉松弛,随即深长吸气而恢复呼吸。抽搐期间患者神志丧失。病情转轻时,抽搐次数减少,抽搐后很快苏醒,但有时抽搐频繁且持续时间较长,患者可陷入深昏迷状态。抽搐过程中易发生唇舌咬伤、摔伤甚至骨折等多种创伤,昏迷时呕吐可造成窒息或吸入性肺炎。

4. 慢性高血压并发子痫前期 特征为高血压孕妇妊娠 20 周前无蛋白尿,若出现蛋白尿≥0.3g/d 或随机尿蛋白≥(+);或高血压孕妇妊娠 20 周后突然尿蛋白增加,或血压进一步升高,或血小板减少(<100×10^9/L)。

5. 妊娠合并慢性高血压 特征为妊娠前或妊娠 20 周前血压≥140/90mmHg;但妊娠期无明显加重,或妊娠 20 周后首次诊断高血压并持续到产后 12 周后。

(三)辅助检查

1. 眼底检查 视网膜小动脉痉挛程度可反映全身小动脉痉挛程度。子痫前期孕妇视网膜小动脉痉挛,动脉与静脉的比例可由正常的 2:3 变为 1:2,甚至 1:4,或出现视网膜水肿、渗出、出血,甚至视网膜剥离。

2. 尿液检查 应测定尿比重和尿常规。根据尿蛋白定量判断病情严重程度,尿蛋白检查在重度子痫前期孕妇应每日一次。

3. 血液检查 应测定全血细胞计数、血红蛋白含量、血细胞比容、血浆黏度及凝血功能等,了解有无凝血功能异常;测定血电解质、二氧化碳结合力,帮助了解有无电解质紊乱及酸中毒。

4. 肝肾功能测定 如测定谷丙转氨酶、血尿素氮、肌酐及尿酸等。

5. 其他检查 根据病情可做心电图、超声心动图、胎盘功能和胎儿成熟度检查等。

(四)心理社会评估

妊娠期高血压疾病孕妇的心理状态与病情的严重程度及孕妇对疾病的认识程度密切相关。疾病早期孕妇未感明显不适,自己和家属往往都不予重视。随着病情的发展,当血压明显升高,出现自觉症状时,孕妇和家属的紧张、焦虑、恐惧的心理会随之加重。

(五)治疗要点

妊娠期高血压疾病的基本处理原则是镇静、解痉、降压、利尿,适时终止妊娠,预防子痫发生,降低孕产妇及围生儿患病率、病死率及严重后遗症。争取母体可完全康复,胎儿出生后能够存活,并以对母儿影响最小的方式终止妊娠。

1. 妊娠高血压 一般可在门诊治疗。主张多休息,每天休息不少于 10 小时,尽量取左侧卧位;饮食中保证充足的蛋白质、热量、维生素、铁、钙的摄入,非全身水肿不限制盐的摄入;可间断吸氧,适当使用镇静药物;增加产前检查的次数,密切观察病情变化,监测母儿状态,必要时住院治疗。

2. 子痫前期 应住院治疗,防止子痫及并发症的发生。治疗原则为:解痉、降压、镇静,合理扩容及利尿,适时终止妊娠。

常用的药物有以下几类。①解痉药物:首选硫酸镁。硫酸镁有预防子痫和控制子痫发作的作用,适用于先兆子痫和子痫。②镇静药物:镇静剂兼有镇静和抗惊厥作用,常用地西泮和冬眠合剂,可用于硫酸镁有禁忌或疗效不明显者,分娩期应慎用,以免药物通过胎盘导致对胎儿的神经系统产生抑制作用。③降压药物:不作为常规用药,仅用于血压过高,特别是收缩压≥160mmHg 和/或舒张压≥110mmHg 的严重高血压必须降压的治疗,以及原发性高血压妊娠前已用降压药者。选用的药物以不影响心搏出量、肾血流量及子宫胎盘灌注量为宜。常用药物有肼屈嗪、卡托普利等。④扩容药物:一般不主张扩容治疗,仅用于低蛋白血症、贫血的患者。采用扩容治疗应严格掌握其适应证和禁忌证,并应严密观察患者的脉搏、呼吸、血压及尿量,防止肺水肿和心力衰竭的发生。常用的扩容剂有人血白蛋白、全血、平衡液和低分子右旋糖酐。⑤利尿药物:一般不主张应用,仅用于全身性水肿、急性心力衰竭、肺水肿、脑水肿或血容量过多且伴有潜在性脑水肿者。用药过程中应严密监测患者的水和电解质平衡情况以及药物的毒副反应。常用药物有呋塞米、甘露醇。

适时终止妊娠是彻底治疗妊娠期高血压疾病的重要手段。终止妊娠的时机包括:①妊娠高血压、子痫前期患者可期待治疗至 37 周终止妊娠;②重度子痫前期患者:妊娠 24 周经治疗病情不稳定者,建议终止妊娠;孕 24~28 周根据母儿情况及当地医疗条件和医疗水平决定是否继续治疗;孕 28~34 周,若病情不稳定,经积极治疗 24~48 小时病情仍加重,促胎肺成熟后应终止妊娠;若病情稳定,可考虑继续期待治疗,并建议提早转至早产儿救治能力较强的医疗机构;妊娠≥34 周患者应考虑终止妊娠。

3. 子痫患者的处理 子痫是本疾病最严重的阶段,直接关系到母儿安危,应积极处理。处理原则为控制抽搐,纠正缺氧和酸中毒,在控制血压、抽搐的基础上终止妊娠。

> **考点提示**:妊娠期高血压疾病典型症状为高血压、蛋白尿。首选治疗为解痉,常用药物是硫酸镁。硫酸镁中毒的首发表现为膝反射减弱或消失,硫酸镁中毒反应时用 10% 葡萄糖酸钙解毒。

【护理诊断/问题】

1. 潜在并发症:组织灌注量改变　与全身小动脉痉挛有关。

2. 有受伤的危险(母亲)　与硫酸镁治疗或子痫抽搐有关。

3. 有受伤的危险(胎儿)　与血管痉挛使胎盘血流量减少导致胎儿窘迫有关。

4. 焦虑　与担心妊娠期高血压疾病对母儿影响有关。

【护理目标】

(1)孕妇在住院期间病情得到有效控制,无并发症发生。

(2)孕妇用硫酸镁治疗期间未发生生命危险和肢体创伤。

(3)孕妇情绪稳定,积极配合治疗。

【护理措施】

(一)妊娠期高血压疾病的预防指导

1. 加强孕期教育　护士应重视孕期健康教育工作,使孕妇及家属了解妊娠期高血压疾病的知识及其对母儿的危害,从而促使孕妇自觉于妊娠早期开始接受产前检查,并主动坚持定期检查,以便及时发现异常,及时得到治疗和指导。

2. 进行休息及饮食指导　孕妇应采取左侧卧位休息以增加胎盘绒毛血供,同时保持心情愉快也有助于妊娠期高血压疾病的预防。护士应指导孕妇合理饮食,减少过量脂肪和盐的摄入,增加蛋白质、维生素以及富含铁、钙、锌的食物,对预防妊娠期高血压疾病有一定作用。可从妊娠20周开始,每天补充钙剂1~2g,可降低妊娠期高血压疾病的发生率。

(二)一般护理

1. 保证休息　轻度妊娠期高血压疾病孕妇可住院也可在家休息,但建议子痫前期患者住院治疗。保证充分的睡眠,每日休息不少于10小时。在休息和睡眠时,以左侧卧位为宜,左侧卧位可减轻子宫对腹主动脉、下腔静脉的压迫,使回心血量增加,改善子宫胎盘的血供。左侧卧位24小时可使舒张压降低10mmHg。

2. 调整饮食　轻度妊娠期高血压疾病孕妇需摄入足够的蛋白质(每天100g以上)、蔬菜,补充维生素、铁和钙剂。对食盐不必严格限制,因为长期低盐饮食可引起低钠血症,易发生产后血液循环衰竭,而且低盐饮食也会影响食欲,减少蛋白质的摄入,对母儿均不利。但全身水肿的孕妇应限制食盐摄入量。

3. 密切监护母儿状态　护士应询问孕妇是否出现头痛、视力改变、上腹不适等症状。每日测体重及血压,每日或隔日复查尿蛋白。定期监测血压、胎儿发育状况和胎盘功能。

4. 间断吸氧　可增加血氧含量,改善全身主要脏器和胎盘的氧供。

(三)用药护理

硫酸镁为目前治疗子痫前期和子痫的首选解痉药物,护士应明确硫酸镁的用药方法、毒性反应以及注意事项。

1. 用药方法　硫酸镁可采用肌内注射或静脉用药。

(1)肌内注射:25%硫酸镁溶液20mL+2%利多卡因2mL深部肌内注射,通常于用药2小时后血药浓度达高峰,且体内浓度下降缓慢,作用时间长,但局部刺激性强,注射时应使用长针头行深部肌内注射,加利多卡因于硫酸镁溶液中,以缓解疼痛刺激,注射后用无菌棉球或创可贴覆盖针孔,防止注射部位感染,必要时可行局部按揉或热敷,促进肌内组织对药物的吸收。

(2)静脉给药:静脉用药负荷剂量为4~6g,溶于25%葡萄糖溶液20mL静脉注射(15~20分钟);

或溶于5%葡萄糖100mL快速静脉滴注(15~20分钟),继而硫酸镁1~2g/h静脉滴注维持。静脉用药后可使血中浓度迅速达到有效水平,用药后约1小时血药浓度可达高峰,停药后血药浓度下降较快,但可避免肌内注射引起的不适。基于不同用药途径的特点,临床多采用两种方式互补长短,以维持体内有效浓度。

2. **毒性反应**　硫酸镁的治疗浓度和中毒浓度相近,因此在进行硫酸镁治疗时应严密观察其毒性作用,并认真控制硫酸镁的入量。通常主张硫酸镁的滴注速度以每小时1g为宜,不超过每小时2g。每天用量为25~30g。硫酸镁过量会使呼吸及心肌收缩功能受到抑制甚至危及生命。中毒现象首先表现为膝反射减弱或消失,随着血镁浓度的增加可出现全身肌张力减退及呼吸抑制,严重者心跳可突然停止。

3. **注意事项**　护士在用药前及用药过程中均应监测孕妇血压,同时还应检测以下指标:①膝腱反射必须存在;②呼吸不少于16次/分;③尿量每24小时不少于400mL,或每小时不少于17mL。尿少提示排泄功能受抑制,镁离子易积蓄而发生中毒。由于钙离子可与镁离子争夺神经细胞上的同一受体,阻止镁离子的继续结合,因此应随时备好10%的葡萄糖酸钙注射液,以便出现毒性作用时及时予以解毒。10%的葡萄糖酸钙10mL在静脉推注时宜在3分钟以上推完,必要时可每小时重复1次,直至呼吸、排尿和神经抑制恢复正常,但24小时内不超过8次。

(四)子痫患者的护理

1. **协助医生控制抽搐**　患者一旦发生抽搐,应尽快控制。硫酸镁为首选药物,必要时可加用强效镇静药物。

2. **专人护理,防止受伤**　子痫发生后,首先应保持患者呼吸道通畅,并立即给氧,用开口器或于上、下磨牙间放置一缠好纱布的压舌板,用舌钳固定舌以防咬伤唇舌或致舌后坠的发生。患者取头低侧卧位,以防黏液吸入呼吸道或舌头阻塞呼吸道,也可避免发生低血压综合征。必要时,用吸引器吸出喉部黏液或呕吐物,以免窒息。在患者昏迷或未完全清醒时,禁止给予饮食和口服药,以防误入呼吸道而致吸入性肺炎。

3. **减少刺激,以免诱发抽搐**　患者应安置于单人暗室,保持绝对安静,以避免声、光刺激;一切治疗活动和护理操作尽量轻柔且相对集中,避免干扰患者。

4. **严密监护**　密切注意血压、脉搏、呼吸、体温及尿量、记出入量。及时进行必要的血、尿化验和特殊检查,及早发现脑出血、肺水肿、急性肾衰竭等并发症。

5. **为终止妊娠做好准备**　子痫发作后多自然临产,应严密观察及时发现产兆,并做好母子抢救准备。如经治疗病情得以控制仍未临产者,应在孕妇清醒后24~48小时内引产,或经药物控制后6~12小时,考虑终止妊娠。护士应做好终止妊娠的准备。

(五)妊娠期高血压孕妇的产时及产后护理

妊娠期高血压孕妇的分娩方式应根据母子的情形而定。

1. **若决定经阴道分娩,需加强各产程护理**　在第一产程中,应密切监测患者的血压、脉搏、尿量、胎心及子宫收缩情况以及有无自觉症状;血压升高时应及时与医师联系。在第二产程中,应尽量缩短产程,避免产妇用力,初产妇可行会阴侧切并用产钳或胎吸助产。在第三产程中,必须预防产后出血,在胎儿娩出前肩后立即静推缩宫素,禁用麦角新碱,及时娩出胎盘并按摩宫底,观察血压变化,重视患者的主诉。

2. **开放静脉,测量血压**　病情较重者于分娩开始即开放静脉。胎儿娩出后测血压,病情稳定后方可送回病房。在产褥期仍需继续监测血压,产后48小时内应至少每4小时观察1次血压。

3. **继续硫酸镁治疗,加强用药护理**　重症患者产后应继续硫酸镁治疗1~2天,产后24小时至5天内仍有发生子痫的可能,故不可放松治疗及护理措施。此外,产前未发生抽搐的患者产后48小时亦有发生的可能,故产后48小时内仍应继续硫酸镁治疗和护理。使用大量硫酸镁的孕妇,产后易发生子宫收缩乏力,恶露较常人多,因此应严密观察子宫复旧情况,严防产后出血。

【护理评价】

(1)孕妇住院期间血压平稳,病情得到有效控制,未出现子痫及并发症。

(2)孕妇顺利度过妊娠期、分娩期和产褥期。治疗中,孕妇未出现硫酸镁中毒反应等。

(3)孕妇能叙述疾病相关知识,情绪稳定,积极配合治疗及护理。

【健康教育】

(1)孕早期即让孕妇和家属了解妊娠期高血压疾病的知识及其对母儿的危害,引起孕妇和家属的重视,促使孕妇加强孕期监护,定期产前检查,以便发现异常、及时治疗。

(2)妊娠期间应指导孕妇保持心情愉快,保证充分的休息和充足的睡眠,休息时多取左侧卧位;指导孕妇合理饮食,增加富含蛋白质、维生素、铁、钙、锌的食物,减少过量脂肪及钠盐的摄入。

(3)分娩后应指导产妇注意个人卫生,防止感染。

(4)对血压升高者,应定期随访,坚持用药,防止病情发展。

第四节　前置胎盘

正常胎盘附着于子宫体的前壁、后壁和侧壁。妊娠28周后,若胎盘附着于子宫下段,甚至胎盘下缘达到或覆盖宫颈内口,其位置低于胎先露部,称为前置胎盘。前置胎盘是妊娠晚期的严重并发症,也是妊娠晚期阴道流血最常见的原因。

【病因】

目前病因不明确,可能与以下因素有关。

1. 子宫内膜病变与损伤　如多次刮宫、分娩、子宫手术史等皆可引起子宫内膜炎或损伤子宫内膜,使再次受孕时子宫蜕膜血管形成不良,胎盘血供不足,刺激胎盘面积增大延伸到子宫下段。

2. 胎盘异常　由于多胎妊娠或巨大儿而形成的大胎盘伸展至子宫下段或遮盖子宫颈内口;或有副胎盘延伸至子宫下段。

3. 受精卵滋养层发育迟缓　当受精卵到达宫腔时,因滋养层发育迟缓尚未达到植入条件而继续下移植入子宫下段,在该处发育成前置胎盘。

4. 宫腔形态异常　当子宫畸形或子宫肌瘤等原因使宫腔的形态改变,导致胎盘附着在子宫下段。

5. 其他因素　吸烟、吸毒者可引起胎盘血流减少,缺氧使胎盘代偿性增大,也可导致前置胎盘。

【对母儿的影响】

1. 产后出血　由于子宫下段肌肉组织薄,收缩力较差,胎盘剥离面开放的血窦不能及时有效闭合,导致产后出血。

2. 产褥感染　由于胎盘剥离面靠近子宫颈外口,细菌易经阴道上行感染胎盘剥离面;此外,反复阴道流血使产妇贫血、抵抗力降低,容易发生感染。

3. 植入性胎盘　子宫下段蜕膜发育不良,为摄取足够营养,胎盘绒毛穿透蜕膜侵入肌层而形成植入性胎盘,可使胎盘剥离不全而发生产后出血。

4. 早产儿及围生儿死亡率增加　前置胎盘出血量多,可导致胎儿窘迫,严重的可致胎儿死亡。为挽救孕妇和胎儿生命而提前终止妊娠,会使早产率增加。

【分类】

根据胎盘下缘与宫颈内口的关系,前置胎盘可分为以下四类(图6-6)。

1. **完全性前置胎盘** 又称中央性前置胎盘,胎盘组织完全覆盖宫颈内口。
2. **部分性前置胎盘** 胎盘组织部分覆盖宫颈内口。
3. **边缘性前置胎盘** 胎盘附着于子宫下段,边缘到达但未覆盖宫颈内口。
4. **低置胎盘** 胎盘附着于子宫下段,边缘距宫颈内口<2cm。

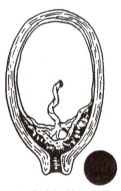
A. 完全性前置胎盘

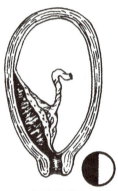
B. 部分性前置胎盘

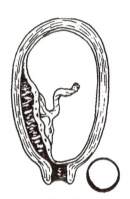
C. 边缘性前置胎盘

图6-6 前置胎盘的类型

目前多数学者认为,对于妊娠中期超声检查发现胎盘前置者,不宜诊断为前置胎盘,而应称为胎盘前置状态。由于胎盘下缘与宫颈内口的关系可因宫颈管消失,宫口扩张而改变,如临产前为完全性前置胎盘,临产后因宫口扩张而成为部分性前置胎盘。因此,前置胎盘的类型可因诊断时期不同而各异。临床上通常按处理前最后一次检查结果决定分类。

凶险性前置胎盘是指既往有剖宫产史或子宫肌瘤切除术史,此次妊娠为前置胎盘,胎盘附着于原手术瘢痕部位,发生胎盘粘连,植入和致命性大出血的风险高。

【护理评估】

(一)健康史

注意询问有无引起子宫内膜损伤或子宫内膜炎症的病史,如既往有无多次刮宫、多产、剖宫产和产褥期感染等病史。

(二)身体评估

1. **症状** 前置胎盘的典型症状是妊娠晚期或临产时发生无诱因、无痛性、反复阴道流血。妊娠晚期子宫下段逐渐伸展,牵拉宫颈内口使宫颈管缩短;临产后,规律宫缩使宫颈管消失成为软产道的一部分,宫颈外口扩张,附着于子宫下段及宫颈内口的前置胎盘不能相应伸展而与其附着处错位、剥离,血窦破裂引起出血。前置胎盘初次出血量一般不多,剥离处血液凝固后,出血自然停止。由于子宫下段不断伸展,前置胎盘出血常反复发生,出血量也越来越多。

前置胎盘阴道流血发生的早晚、反复发生的次数及出血量的多少与前置胎盘类型有关。完全性前置胎盘初次出血时间早,多在妊娠28周左右,反复发生的次数多,出血量较大,甚至一次出血就能导致休克;边缘性前置胎盘出血发生较晚,多在妊娠晚期或临产后,量也较少;部分性前置胎盘的初次时间、出血量及反复出血次数介于两者之间。

2. **体征** 孕妇的一般情况与出血量有关,大量出血可导致贫血或休克。贫血或休克程度与阴道流血量成正比。腹部检查:子宫软,无压痛,大小与妊娠周数相符,胎位清楚。由于胎盘位置低于胎先露,影响先露部的入盆,因此先露部高浮,易并发胎位异常。反复出血或一次出血量过多可导致胎儿宫内缺氧,严重者胎死宫内。如果前置胎盘附着于子宫下段前壁,可在耻骨联合上方闻及胎盘杂音。

(三)辅助检查

1. B超检查　可清楚看到子宫壁、胎先露、宫颈和胎盘位置,并能根据胎盘下缘与宫颈内口的关系,确定前置胎盘的类型,可反复检查,是目前最安全、有效的首选方法。

2. 产后检查胎盘及胎膜　如为前置胎盘,分娩后检查前置部分的胎盘母体面可见陈旧性黑紫色血块附着,胎膜破口距胎盘边缘在7cm以内。

3. 其他　电子胎心监护、血常规、凝血功能检查等。

(四)心理社会评估

突发阴道流血会让孕妇和家属感到焦虑或恐惧,因担心孕妇和胎儿的安危,常显得紧张、手足无措,应及时评估孕妇及家属的情绪反应。

(五)治疗要点

治疗原则:抑制宫缩、制止出血、纠正贫血和预防感染。根据阴道流血量、有无休克、妊娠周数、产次、胎位、胎儿是否存活、是否临产以及前置胎盘的类型等综合考虑确定处理方案。

1. 期待疗法　妊娠<34周、胎儿体重<2000g、胎儿存活、阴道流血量不多、一般情况良好者,可在保证孕妇安全的前提下采取期待疗法,尽可能延长孕周,以提高围生儿存活率。

2. 终止妊娠

(1)终止妊娠指征:反复发生多量出血甚至休克;胎龄达36周以上,胎儿成熟度检查提示胎儿肺成熟;胎龄未达36周,出现胎儿窘迫征象或胎儿电子监护发现胎心异常。上述情况应终止妊娠,并根据情况选择最佳方式终止妊娠。

(2)剖宫产:剖宫产可在短时间内娩出胎儿,对母儿相对安全,是处理前置胎盘的主要手段。其适用于完全性前置胎盘,持续大量阴道流血;出血量较多的部分性和边缘性前置胎盘;先露高浮,短时间内不能结束分娩者及胎心异常者。术前应积极纠正贫血,预防感染,备血,做好处理产后出血和抢救新生儿的准备。

(3)阴道分娩:适用于边缘性前置胎盘、枕先露、阴道流血不多、头盆相称、估计在短时间内能结束分娩者。

> **考点提示:**前置胎盘是妊娠晚期常见的出血性疾病,出血具有无疼痛、无诱因、反复的特点。处理手段依据出血量多少而定。确诊方法为B超。

【护理诊断/问题】

1. 组织灌注量改变　与前置胎盘产前、产后的出血有关。

2. 有感染的危险　与反复阴道流血导致贫血、机体抵抗力下降等有关。

3. 躯体移动障碍　与期待疗法需绝对卧床休息有关。

4. 恐惧　与出血、担心胎儿安危等有关。

【护理目标】

(1)孕妇的出血得到有效控制,出院时生命体征正常。

(2)孕妇住院期间未发生感染,或感染被及时发现并得到有效控制,出院时体温正常。

(3)孕妇出院时能自己满足基本生活需求。

(4)孕妇情绪稳定,能积极配合治疗和护理。

【护理措施】

(一)期待疗法孕妇的护理

(1)要求绝对卧床休息,采取左侧卧位,护士应提供一切生活护理。指导孕妇加强营养,纠正贫血。加强会阴护理,保持会阴清洁、干燥。禁止性生活和肛门检查。腹部检查时动作要轻柔。遵医嘱给予间断吸氧,以增加胎儿血氧供应。

(2)严密观察孕妇生命体征及出血情况等,了解病情有无发展及有无感染和休克征象,并配血备用。

(3)遵医嘱用药,如补血药、宫缩抑制剂(硫酸镁、沙丁胺醇等)、镇静剂及抗生素等。

(4)协助进行必要的辅助检查,如 B 超监测胎儿成熟度。加强胎儿宫内情况的监测,如指导孕妇自己数胎动,每 2 小时的胎动不应少于 6 次;监测胎心音,每日 4 次,必要时进行胎心监护。

(5)若有大量出血,尽快使孕妇取头低足高位,保持静脉通畅,在短期内补足血容量,同时遵医嘱做好术前准备和抢救新生儿准备。

(二)终止妊娠孕妇的护理

(1)若为阴道分娩,应在输血、输液的情况下,协助人工破膜,腹带包扎腹部,同时静脉滴注缩宫素以加强宫缩。分娩过程中严密观察产程进展,监测胎心音。阴道分娩后,仔细检查宫颈有无裂伤。

(2)若需剖宫产,应积极做好术前准备和抢救新生儿的准备。

(三)预防产后出血和感染

(1)产后严密观察产妇生命体征、阴道流血及子宫收缩情况,胎儿娩出后及早使用宫缩剂,以防止产后出血。

(2)指导产妇加强营养,补充铁剂,纠正贫血,必要时遵医嘱输血。

(3)加强会阴护理,观察恶露性状、气味,必要时遵医嘱使用抗生素,预防感染。

(四)心理护理

护理人员应向孕妇和家属解释本病的基本情况,提供心理安慰,给予情绪支持。

【护理评价】

(1)产妇出院时生命体征维持在正常范围。

(2)产妇出院时体温、白细胞分类及计数在正常范围内。

(3)产妇出院时能自己满足基本生活需求。

(4)产妇身心舒适,情绪稳定。

【健康教育】

(1)指导妇女避免多次刮宫、引产,防止多产,减少子宫内膜损伤或子宫内膜炎的发生。

(2)加强孕妇管理及宣教,对妊娠期出血,做到及时诊断、正确处理。

(3)指导产妇出院后注意休息,加强营养,纠正贫血,增强抵抗力,保持外阴清洁、干燥,继续防止产后出血和感染。

(4)期待疗法疗效较好的孕妇出院后,嘱其注意多休息,避免剧烈活动,保持大便通畅,学会自我监护,一旦再次出血,随时就诊。

第五节 胎盘早剥

妊娠 20 周以后或分娩期,正常位置的胎盘在胎儿娩出前部分或全部从子宫壁剥离者称胎盘早剥。胎盘早剥是妊娠晚期严重并发症,具有起病急、发展快的特点,处理不及时可危及母儿生命,发病率约为1%。

【病因】

胎盘早剥病因及发病机制不明确,可能与以下因素有关。

1. 血管病变　孕妇患严重妊娠期高血压疾病、慢性高血压、慢性肾脏疾病或全身血管病变时,由于底蜕膜螺旋小动脉痉挛或硬化,引起远端毛细血管变性坏死甚至破裂出血,血液流至底蜕膜与胎盘之间,形成胎盘后血肿,使胎盘早剥的发生率增高。

2. 机械性因素　孕妇腹部直接受到撞击或挤压;脐带过短或脐带绕颈、绕体相对过短,分娩过程中胎儿下降过度牵拉脐带;羊膜腔穿刺时刺破前壁胎盘附着处,血管破裂出血等,均可引起胎盘剥离。

3. 宫腔内压力骤减　双胎妊娠分娩时第一胎儿娩出过速;羊水过多人工破膜后羊水流出过快,均可使宫腔内压力骤减,子宫突然收缩,胎盘与子宫壁之间发生错位剥离。

4. 其他因素　孕妇吸烟、滥用可卡因,孕妇代谢异常,孕妇有血栓形成倾向,孕妇患子宫肌瘤等与胎盘早剥发生有关。

【并发症】

1. 失血性休克　胎盘早剥发生子宫胎盘卒中时,影响子宫收缩致产后出血,经治疗多可好转。如并发弥散性血管内凝血(DIC),产后出血的可能性更大且难以纠正。大量出血可致休克、多脏器功能衰竭。

2. 急性肾衰竭　主要是大量出血和 DIC 致使肾脏血液灌注严重受损,使肾皮质或肾小管缺血所致。

3. 羊水栓塞　主要是羊水经胎盘早剥面开放的子宫血管进入母体血循环所致。

4. DIC　胎盘早剥是妊娠期 DIC 发生的主要原因。其主要表现为皮肤、黏膜及注射部位出血,子宫出血不凝,甚至发生血尿、呕血和咯血。

5. 围生儿死亡率增加　由于胎盘早剥导致胎儿窘迫、死胎、新生儿窒息及剖宫产概率升高,故而新生儿产伤增加,围生儿死亡率增加。

【病理及类型】

胎盘早剥主要病理变化是底蜕膜出血,形成胎盘后血肿,使胎盘从附着处剥离。胎盘早剥可分为显性剥离和隐性剥离2种类型(图6-7)。

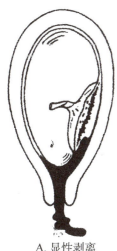
A. 显性剥离

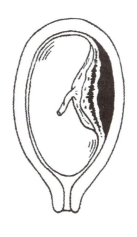
B. 隐性剥离

图6-7　胎盘早剥的病理类型

1. 显性剥离 底蜕膜出血量少，出血很快停止，多无明显临床表现。若底蜕膜出血量增多，形成胎盘后血肿，胎盘剥离面逐渐扩大，血液冲开胎盘边缘，沿胎膜与子宫壁之间经宫颈管向外流出，称显性剥离或外出血。

2. 隐性剥离 若胎盘边缘或胎膜与子宫壁未剥离，或胎头进入骨盆入口压迫胎盘下缘，使血液不能向外流而积聚在胎盘与子宫壁之间，故无阴道流血，称为隐性剥离。

内出血严重时，积聚于胎盘与子宫壁之间的血液随着压力的增加会浸入子宫肌层，使子宫肌纤维分离、断裂甚至变性；若血液浸润至子宫浆膜层，子宫表面将呈现紫蓝色瘀斑，以胎盘附着处明显，称为子宫胎盘卒中。有时血液还可渗入输卵管系膜和阔韧带内。子宫肌层由于血液浸润，收缩力减弱，容易造成产后出血。

严重的胎盘早剥，剥离处的胎盘和蜕膜中释放大量的组织凝血活酶进入母体血液循环中，激活凝血系统，导致 DIC。DIC 消耗了大量的凝血因子，导致凝血功能障碍。

【护理评估】

（一）健康史

询问孕妇有无外伤史，有无妊娠期高血压疾病、慢性高血压、慢性肾病或血管性疾病史，有无吸烟等不良嗜好，有无发生过胎盘早剥等。

（二）身体评估

阴道流血、腹痛，可伴有子宫张力增高和子宫压痛，尤其以胎盘剥离处最明显，是其典型临床表现。阴道流血为陈旧不凝血，而出血量可与疼痛、胎盘剥离程度不一定相一致，特别是后壁胎盘的隐性剥离。早期表现往往以胎心异常为最先出现，宫缩间歇期子宫为高张状态，胎位触诊不清。严重时子宫硬如板状，压痛明显，胎心异常或消失，可出现恶心、呕吐、面色苍白、脉搏细数及血压下降等休克表现。临床上推荐按照胎盘早剥的 Page 分级标准评估病情的严重程度（表6-2）。

表6-2 胎盘早剥的 Page 分级标准

分级	标准
0级	分娩后回顾性产后诊断
Ⅰ级	外出血，子宫软，无胎儿窘迫
Ⅱ级	胎儿宫内窘迫或胎死宫内
Ⅲ级	产妇出现休克症状，伴或不伴弥散性血管内凝血

（三）辅助检查

1. B超检查 B超可显示胎盘与子宫壁之间出现液性低回声区，暗区常不止一个，边缘不清楚，并见胎盘增厚。重型胎盘早剥常伴胎动和胎心消失。

2. 实验室检查 包括全血细胞计数及凝血功能检查，以了解孕妇的贫血程度和凝血功能。

3. 电子胎心监护 可出现胎心基线变异消失、变异减速、晚期减速及胎心率缓慢等。

（四）心理社会状况

胎盘早剥孕妇和家属常因持续性腹痛或阴道流血等不适感到紧张和恐惧，故应了解孕妇及家属的心理状态，评估有无焦虑和恐惧心理。

（五）治疗要点

胎盘早剥的处理原则是纠正休克，及时终止妊娠。

1. 纠正休克 对已处于休克状态者，应立即开放静脉通道，补充血容量，改善血液循环，同时给予吸氧。输血最好输新鲜血。

2. **及时终止妊娠**　一旦确诊重型胎盘早剥，应及时终止妊娠。根据孕妇的病情轻重、胎儿宫内状况、胎次、宫口扩张程度和胎产式等确定终止妊娠的方式。

（1）阴道分娩：轻型胎盘早剥，一般情况良好，宫口已扩张，估计短时间内能结束分娩者可人工破膜后经阴道分娩。

（2）剖宫产：轻型胎盘早剥，破膜后产程无进展或有胎儿窘迫征象，须抢救胎儿者；重型胎盘早剥，初产妇或经产妇病情恶化，胎儿已死亡，不能在短时间内结束分娩者，都应及时剖宫产，以保证母儿的安全。

此外，应积极处理产后出血、急性肾衰竭、羊水栓塞及DIC等并发症。

考点提示：胎盘早剥为妊娠晚期的并发症，常见症状为剧烈腹痛，多发生于妊娠期高血压疾病的患者，首选处理为手术。

【护理诊断/问题】

1. 组织灌注量改变　与胎盘早剥所致的出血有关。
2. 恐惧　与胎盘早剥起病急、进展快，危及母儿生命有关。
3. 潜在并发症：凝血功能障碍　与DIC有关。

【护理目标】

（1）孕妇出血性休克得到控制，出院时生命体征平稳。

（2）孕妇自诉恐惧感减轻，能积极配合治疗和护理。

（3）孕妇未出现凝血功能障碍等并发症。

【护理措施】

（一）一般护理

（1）绝对卧床休息，建议左侧卧位。护士提供生活护理，满足孕产妇基本需要。

（2）加强营养，纠正贫血。

（3）保持会阴清洁，防止感染。

（二）对症护理

（1）确诊为胎盘早剥，应尽快做好阴道分娩或即刻手术的准备。

（2）定时间断吸氧，以改善胎儿宫内供氧。

（3）出现休克征象应迅速建立静脉通路，积极补充血容量。为防止DIC发生，应遵医嘱及时输入足量新鲜血，纠正血容量的同时补充凝血因子。

（4）考虑有肾衰竭的可能应遵医嘱用20%甘露醇250mL静脉滴注或呋塞米40mg静脉推注，必要时重复使用。

（5）胎盘娩出后，应遵医嘱肌注宫缩剂加强宫缩，防止产后出血。

（6）胎死宫内或死产者应遵医给予回乳。

（三）病情观察

（1）严密监测孕妇生命体征，并及时记录。

（2）观察孕妇阴道流血量，腹痛情况及伴随症状。重点注意其宫底高度、子宫压痛情况、子宫壁的紧张度及在宫缩间歇期能否松弛。

（3）监测胎儿的胎心、胎动情况，注意产程进展。

（4）观察皮下、黏膜或注射部位有无出血，若发现流出的血液不凝，应考虑DIC可能并及时通知医生。

（5）重症胎盘早剥应观察尿量，出现少尿或无尿症状时，应及时报告医生并协助进行肾衰竭治疗。

（四）心理护理

给孕产妇和其家属介绍胎盘早剥相关知识，在护理过程中表现出关心和体贴，允许孕产妇及家属表达心理感受，以缓解孕产妇及家属的紧张情绪，减轻孕产妇及家属的恐惧心理。如果产妇因病情严重而失去孩子或产妇因产后出血各种处理无效而切除子宫，护士应多巡视、安慰，并鼓励家属多给予支持，解除产妇的心理障碍，促使其尽快接受现实。

【健康教育】

（1）指导产妇出院后继续注意休息，加强营养，纠正贫血，增强抵抗力。

（2）根据产妇身体情况和胎儿预后指导母乳喂养或回乳。

（3）鼓励家属多陪伴、关心体贴产妇，以缓解其焦虑或悲伤的情绪。

第六节　早　产

妊娠满28周至不足37周分娩者，称为早产。此时娩出的新生儿称为早产儿，出生体重为1000～2499g。各器官发育尚不成熟，有较高的并发症和死亡率。早产儿约有15%在新生儿期死亡，随着近年早产儿治疗学和监护手段的进步，早产儿存活率明显提高。

【病因】

发生早产的常见原因有孕妇、胎儿和胎盘方面的因素。

1. 孕妇因素　孕妇如合并感染性疾病（尤其性传播疾病）、子宫畸形、子宫肌瘤，急、慢性疾病及妊娠并发症时易诱发早产，而且若孕妇有吸烟、酗酒不良行为或精神受到刺激以及承受巨大压力时也可发生早产。

2. 胎儿、胎盘因素　胎膜早破、绒毛膜羊膜炎为常见因素，30%～40%的早产与此有关。此外，下生殖道及泌尿道感染、妊娠合并症与并发症、子宫过度膨胀及胎盘因素如前置胎盘、胎盘早期剥离、羊水过多、多胎等，均可导致早产。

【护理评估】

（一）健康史

询问患者年龄和生育情况，注意有无妊娠并发症和合并症，有无外伤、精神创伤等致病因素的存在，询问既往有无流产和早产病史。

（二）身体评估

早产的临床表现与足月产相似，但胎膜早破的发生率较高，既往有晚期流产、早产史及产伤史的孕妇容易出现早产。

1. 先兆早产　表现为不规则子宫收缩，伴有少量阴道出血或血性分泌物。

2. 早产临产　与足月临产相似。患者出现规律性子宫收缩，间隔5～6分钟，持续30秒以上，伴有进行性宫颈管缩短，宫颈口扩张1cm以上或胎膜已破者，则为早产临产。

（三）辅助检查

B超检查判断胎儿大小，了解胎盘成熟度，估计羊水量等。胎心监护监测宫缩、胎心、胎盘功能及胎儿血供情况。

（四）心理社会评估

孕妇和家属事先无思想准备，一旦出现早产症状，会因担心早产后胎儿能否存活而产生焦虑、恐惧、害怕及自责等情绪。

（五）治疗要点

（1）若胎儿存活，胎膜未破、无胎儿窘迫，无严重妊娠合并症及并发症时，通过休息和药物治疗控制宫缩，尽可能延长孕周。

（2）若胎膜已破，早产已不可避免时，应设法提高早产儿存活率。根据孕周、胎儿等多因素综合分析，尽早确定合理的分娩方式。大部分早产可阴道分娩，临产后慎用抑制新生儿呼吸中枢的药物，如吗啡、哌替啶；给产妇吸氧，停用抑制宫缩的药物。第二产程行会阴切开，预防新生儿颅内出血等。对于胎位异常者，可考虑剖宫产术结束分娩。

> **考点提示**：早产易伴发新生儿呼吸窘迫综合征，处理原则尽量抑制宫缩，同时用地塞米松促使肺成熟。

【护理诊断/问题】

1. **有新生儿受伤的危险**　与早产儿发育不成熟、抵抗力差有关。
2. **焦虑**　与担心早产儿安危及预后有关。

【护理目标】

（1）新生儿受伤的危险降至最低，避免发生因护理不当而发生的并发症。
（2）孕产妇及家属的焦虑感减轻。

【护理措施】

（一）预防早产

做好孕期保健工作，指导孕妇加强营养，避免精神创伤，保持平静的心情；妊娠晚期避免性生活、抬举重物等诱发宫缩的活动；少到人多的拥挤场所，避免外伤及感染；积极防治妊娠合并症和并发症，宫颈口松弛者于妊娠12~16周行宫颈内口环扎术，以防早产发生。

（二）先兆早产保胎治疗孕妇的护理

（1）嘱孕妇卧床休息，左侧卧位为宜，以减轻宫颈承受的压力并改善胎盘循环；避免刺激宫缩的活动，如勿刺激乳头及腹部，禁止性生活、慎做肛查和阴道检查等。

（2）严密观察宫缩、胎心音及产程进展，指导并教会孕妇监测胎动，注意阴道流血及破膜情况，有异常及时报告医生予以处理。

（3）遵医嘱正确应用宫缩抑制剂，如β_2肾上腺素能受体激动剂（沙丁胺醇、利托君）、硫酸镁、钙拮抗剂（硝苯地平）、前列腺素合成酶抑制剂（吲哚美辛、阿司匹林）等，同时还应注意观察药物的疗效及不良反应，如β_2肾上腺素能受体激动剂的主要副作用有母儿心率加快、心肌的耗氧量增加、收缩压升高、血糖升高、水钠潴留、头痛等。

（4）孕妇精神紧张者，遵医嘱给予镇静剂，如苯巴比妥、地西泮等。

（三）早产临产者

做好分娩的准备，提高早产儿存活率。①分娩前给予产妇糖皮质激素，如地塞米松、倍他米松等，促进胎儿肺成熟，避免发生早产儿呼吸窘迫综合征；②临产后慎用吗啡、哌替啶等镇静剂，避免发生新生儿呼吸抑制的情况；③产程中给产妇吸氧，严密观察宫缩及胎心音，并做好早产儿保暖和抢救新生儿的准备；④分娩时协助行会阴切开术，预防早产儿颅内出血发生，新生儿娩出后立即断脐；⑤加强早产儿护理，给予早产儿维生素 K_1 10mg 肌内注射，每天 3 次，防治颅内出血。

（四）心理护理

及时了解孕产妇及家属的情绪反应和原因，安排时间与之进行开放式的讨论，介绍早产的相关知识，提供充分的心理支持，减轻其思想顾虑，消除其内疚感。帮助孕妇以良好心态尽快适应早产儿母亲的角色。

【护理评价】

(1) 母儿顺利经过全过程。新生儿适应性良好，体格检查正常。
(2) 孕产妇能积极配合治疗和护理。

【健康教育】

(1) 孕妇应加强孕期监护和保健，预防早产积极治疗妊娠合并症和并发症；多取左侧卧位休息；加强营养，避免创伤，保持身心健康；妊娠晚期禁止性生活及重体力劳动，预防生殖道感染。
(2) 告知孕妇及家属早产征象，出现先兆早产及时就诊。
(3) 指导孕妇及家属掌握护理早产儿的技能。
(4) 指导避孕措施，无子女者，半年后方可再次妊娠。

第七节　羊水量异常

正常妊娠时羊水的产生与吸收处于动态平衡中。任何引起羊水产生与吸收失衡的因素均可造成羊水过多或过少的病理状态。

一、羊水过多

在妊娠任何时期羊水量超过 2000mL 者，称羊水过多。其发生率为 0.5%～1%。多数孕妇羊水量增加缓慢，在较长时间内形成羊水过多者，往往症状轻微，称为慢性羊水过多；少数孕妇羊水在数日内迅速增加，压迫症状严重，称为急性羊水过多。

【病因】

约 1/3 的羊水过多的原因不明，称为特发性羊水过多。2/3 的羊水过多可能与以下因素有关。

1. 胎儿畸形　最多见的是中枢神经系统畸形和消化道畸形，如无脑儿、脑膨出与脊柱裂胎儿，因脑脊膜裸露，脉络膜组织增殖，渗出液增加，导致羊水过多；食管或小肠闭锁胎儿因不能吞咽羊水，羊水积聚导致羊水过多；13-三体胎儿、18-三体胎儿、21-三体胎儿可出现吞咽羊水障碍，导致羊水过多。

2. 母体疾病　糖尿病孕妇的胎儿血糖也会增高，引起多尿而排入羊水中；另外，重度贫血、急性肝炎、妊娠期高血压疾病等亦可导致羊水过多。

3. 多胎妊娠　尤其是单卵双胎居多。

4. 胎盘脐带病变　如胎盘绒毛血管瘤、脐带帆状附着等。

5. 母儿血型不合　亦可引起羊水过多。

【护理评估】

（一）健康史

详细询问病史，了解孕妇有无多胎妊娠、妊娠期高血压疾病、糖尿病及母儿血型不合等病史，有无先天畸形家族史及生育史。

(二)身体评估

1. 急性羊水过多　较少见,在妊娠20～24周发病,羊水急剧增多,数日内子宫明显增大。患者感腹部胀痛、腰酸,行动不便,表情痛苦;因横膈抬高引起呼吸困难,甚至发绀,不能平卧。检查可见腹部高度膨隆,皮肤张力大、变薄,腹壁下静脉扩张,可伴下肢及外阴部静脉曲张及水肿;子宫体积明显大于相应孕周,张力大,胎位检查不清,胎心音遥远或听不清。

2. 慢性羊水过多　较多见,常发生在妊娠晚期。羊水在数周内缓慢增多,出现较轻微的压迫症状或无症状,仅感腹部增大较快。检查见子宫张力大,子宫体积大于相应孕周,液体震颤感明显,胎位尚可查清或不清,胎心音较遥远或听不清。

羊水过多孕妇易并发早产、妊娠期高血压疾病、胎位异常、胎盘早剥、产后出血、胎膜早破、脐带脱垂、胎儿窘迫及早产等,并出现相应的症状和体征。围生儿死亡率增加。

(三)辅助检查

1. B超检查　为羊水过多的主要辅助检查方法,可显示羊水量,同时可发现多胎妊娠及无脑儿、脑积水等胎儿畸形。超声诊断羊水过多的标准:①羊水最大暗区垂直深度AFV≥8cm,其中8～11cm为轻度,12～15cm为中度,>15cm为重度;②羊水指数AFI≥25cm诊断为羊水过多,其中25～35cm为轻度羊水过多,36～45cm为中度羊水过多,>45cm为重度羊水过多。

2. 甲胎蛋白(AFP)测定　羊水及母体血清中AFP值异常升高有助于胎儿神经管畸形的诊断。胎儿神经管畸形、上消化道闭锁等羊水AFP呈进行性增加。母体血清AFP平均值超过同期正常妊娠平均值2个标准差以上,羊水AFP平均值超过同期正常妊娠平均值3个标准差以上,则有助于诊断。

3. 其他　孕妇血糖、血型检查及胎儿染色体检查等。

(四)心理社会评估

孕妇因子宫迅速异常增大、压迫症状严重、活动受限制而烦躁不安。担心胎儿可能有畸形及危及自身和胎儿健康,产生焦虑、紧张,甚至恐惧的情绪。

(五)治疗要点

对羊水过多的处理取决于胎儿有无畸形、孕周及孕妇自觉症状严重程度。确诊为羊水过多合并胎儿畸形者,应及时终止妊娠;若胎儿无畸形,可继续妊娠,积极治疗病因;孕妇症状严重者可考虑经腹壁羊膜腔穿刺放羊水,以缓解症状。

【护理诊断/问题】

1. 潜在并发症:破膜时易并发胎盘早剥、脐带脱垂、早产等。

2. 焦虑　与压迫症状严重及担心胎儿畸形等有关。

【护理目标】

(1)羊水过多但胎儿正常者,母婴健康平安。

(2)羊水过多但胎儿畸形者,孕妇能面对现实,终止妊娠,顺利度过产褥期。

【护理措施】

(一)病情监测,促进母儿健康

(1)加强产前检查,及早发现胎儿发育异常及妊娠合并症,以便及时处理。

(2)妊娠期指导孕妇适当低盐饮食,注意休息,采取左侧卧位,抬高下肢,减少增加腹压的活动,以减轻压迫症状。

(3)定期测量孕妇宫高、腹围、体重,观察生命体征,判断病情发展情况,预防胎膜早破和早产。

(4)分娩时严密观察宫缩、胎心、胎动及羊水性状,以便及早发现和处理胎儿宫内窘迫。

(5)产后严密观察宫缩及阴道流血情况,遵医嘱及时应用缩宫素,防止产后出血。

(二)协助医生做好治疗配合

1. 腹腔穿刺放羊水患者的护理　①协助做好术前准备,严格无菌操作,配合医生完成腹腔穿刺,控制羊水流出速度不超过 500mL/h,一次放羊水量不超过 1500mL;②放羊水过程中严密观察孕妇生命体征、宫缩、胎心率、阴道流血等情况,及时发现胎盘早剥征象并配合处理;③放羊水后腹部放置沙袋或加腹带包扎,以防腹压骤降发生休克;④遵医嘱给镇静剂、宫缩抑制剂预防早产,给予抗生素预防感染。

2. 终止妊娠的护理　协助进行高位小孔人工破膜,严格无菌操作,密切观察孕妇的血压、心率、阴道流血及宫底的高度,及时发现胎盘早剥,便于及时处理。临产后严密观察产程进展,做好早产儿的抢救准备及护理。

(三)心理护理

主动、耐心与患者及家属交谈,解答疑问,使他们了解胎儿畸形的原因。多给予心理安慰,提供必要的护理支持,帮助其积极参与治疗和自我保健。

【护理评价】

(1)孕妇及家属积极参与治疗及护理。

(2)孕妇身心舒适,情绪稳定,因胎儿畸形终止妊娠者能面对现实。

(3)母婴安全。

【健康教育】

(1)指导产妇注意休息,加强营养,尽快恢复健康。

(2)积极查明病因,针对病因防治。

(3)胎儿畸形者需避孕 6 个月后方可再次受孕,受孕后进行遗传咨询及产前诊断,加强孕期检查,并进行高危妊娠监护。

二、羊水过少

妊娠晚期羊水量少于300mL者称为羊水过少。其发生率为0.4%~4%。羊水过少将严重影响围生儿的预后,若羊水量少于50mL,围生儿死亡率高达88%,近年受到高度重视。羊水过少的发生主要与羊水产生减少或吸收、外漏增加有关。

【病因】

部分羊水过少原因不明,常见原因如下。

1. 胎儿畸形　以胎儿泌尿系统畸形为主,如先天性肾缺如、肾发育不良、多囊肾和尿道狭窄或闭锁等。上述畸形导致尿液生成减少或不能生成,所生成的尿液不能排出或排出减少,无尿或少尿,导致羊水生成减少,羊水吸收正常,最后出现羊水过少。

2. 胎盘功能不良　如过期妊娠、胎儿生长受限、妊娠期高血压疾病等,由于胎盘功能不良、慢性胎儿宫内缺氧、血液重新分布,肾血流量减少,胎儿尿形成减少,致羊水过少。

3. 胎膜早破　羊水外漏速度大于再产生速度,常出现继发性羊水过少。

4. 母体因素　如孕妇脱水、血容量不足等,血浆渗透压增高,可使胎儿血浆渗透压相应增高,胎盘吸收羊水增加,同时胎儿肾小管重吸收水分增加,尿形成减少。此外,孕妇应用某些药物(如吲哚美辛、利尿剂等)亦可引起羊水过少。

【护理评估】

(一)健康史

详细询问病史,了解孕妇月经生育史、用药史、有无妊娠合并症、有无胎儿先天畸形的家族史。

(二)身体评估

孕妇常因胎动而感到腹痛,胎盘功能不良者常有胎动减少。腹部检查:宫高、腹围较同期妊娠小,尤以胎儿生长受限者明显,有子宫紧裹胎儿感。子宫敏感性高,轻微刺激即可引起宫缩,临产后阵痛剧烈,宫缩多不协调,宫口扩张缓慢,产程延长。阴道检查时发现前羊水囊不明显,胎膜与胎儿先露部紧贴。人工破膜时发现无羊水流出或极少流出,多黏稠而浑浊。

羊水过少可致胎儿畸形、胎儿肺发育不全、胎儿窘迫等,使围生儿死亡率增加,同时使孕妇的剖宫产率及引产率增加。

(三)辅助检查

1.B超检查 这是羊水过少的主要辅助诊断方法。妊娠晚期最大羊水暗区垂直深度≤2cm,或羊水指数≤5cm,可诊断羊水过少;羊水指数≤8cm为可疑羊水过少。妊娠中期发现羊水过少时,应排除胎儿畸形。B超检查对先天性肾缺如、尿路梗阻、胎儿生长受限等有较高的诊断价值。

2.羊水直接测量 破膜时直接测量羊水,总羊水量<300mL,可诊断为羊水过少。

3.其他检查 妊娠晚期发现羊水过少,应结合胎儿生物物理评分、胎儿电子监护仪检查、尿雌三醇、胎盘生乳素检测等,了解胎盘功能及评价胎儿宫内安危,及早发现胎儿宫内缺氧。

(四)心理社会评估

孕妇及家属因担心胎儿可能有畸形,而产生紧张无措、恐惧的情绪。

(五)治疗要点

监测羊水量的变化,对于羊水过少者,积极寻找原因并处理,并根据胎儿有无畸形和孕周选择治疗方案,必要时可终止妊娠。

(1)对确诊胎儿畸形,或胎儿已成熟、胎盘功能严重不良者,应立即终止妊娠;对胎儿畸形者,常采用依沙吖啶羊膜腔内注射的方法引产;而妊娠足月、胎儿正常合并严重胎盘功能不良或胎儿窘迫,估计短时间内不能经阴道分娩者,应行剖宫产术;对胎儿贮备力尚好,宫颈成熟者,可在密切监护下破膜后行缩宫素引产。产程中连续监测胎心变化,观察羊水性状。

(2)对于胎儿正常但妊娠未足月,胎肺不成熟者,应行羊膜腔灌注液体期待治疗,补充羊水,解除脐带受压,尽量延长孕周。应严格无菌操作,应用抗生素,防止发生感染,同时应用宫缩抑制剂以预防流产或早产。

【护理诊断/问题】

1.有胎儿受伤的危险 与羊水过少导致胎儿粘连或胎儿生长受限等有关。

2.焦虑 与担心胎儿畸形有关。

【护理目标】

(1)羊水过少胎儿正常者,母婴健康平安。

(2)羊水过少胎儿畸形者,孕妇能面对现实,终止妊娠,顺利度过产褥期。

【护理措施】

（一）病情监测，促进母儿健康

督促孕妇按医嘱进行产前检查，观察其生命体征，定期测量宫高、腹围和体重，协助进行B超检查，监测羊水量变化及胎儿发育情况，判断病情进展，及时发现并发症。发现羊水量少者，严格B超监测羊水量，并注意观察有无胎儿畸形。

（二）协助医生做好治疗配合

1. **对于依沙吖啶羊膜腔内引产者**　做好术前常规准备，术中严密观察孕妇的反应，注意其主诉，协助完成手术，术后加强监护。

2. **终止妊娠孕妇的护理**　剖宫产者，按腹部手术的术前和术后护理常规进行。阴道分娩者，严密观察产程进展，监测胎心率的变化，一旦有异常，及时报告医生并协助处理。

3. **期待疗法孕妇的护理**　协助完成羊膜腔灌注液体操作，遵医嘱应用抗生素及宫缩抑制剂。术后监测孕妇的反应和体温变化。

【护理评价】

(1) 母婴安全。

(2) 孕妇身心舒适，情绪稳定。因胎儿畸形终止妊娠者能积极配合治疗及护理。

【健康教育】

(1) 向孕妇及其家属介绍羊水过少的可能原因。

(2) 指导孕妇注意休息，多采取左侧卧位。

(3) 教会孕妇自我监测胎动的方法，预防胎膜早破发生。

第八节　多胎妊娠

一次妊娠宫腔内同时有两个或两个以上胎儿者称为多胎妊娠，以双胎妊娠最多见。近年来，由于促排卵药物的应用及辅助生育技术的广泛开展，多胎妊娠的发生率有增高趋势。多胎妊娠易引起妊娠期高血压疾病等并发症，属高危妊娠范畴。本节主要介绍双胎妊娠。

【分类】

双胎妊娠可分为双卵双胎和单卵双胎。

1. **双卵双胎**　指由两个卵子分别受精形成的双胎妊娠，约占双胎妊娠的70%。其发生与种族、遗传、孕妇年龄大、妊娠次数多以及应用促排卵药物、多胚胎宫腔内移植等有关。两个卵子分别受精，形成两个受精卵，因此两个胎儿的遗传基因不尽相同，其性别、血型、相貌可相同也可不同。胎盘胎儿面有两个羊膜腔，中间隔有两层羊膜、两层绒毛膜。

2. **单卵双胎**　指由一个受精卵分裂成的双胎妊娠，约占双胎妊娠的30%。其发生原因不明。一个受精卵分裂成两个胎儿，由于胎儿的基因相同，因此其性别、血型、容貌等相同。由于受精卵在早期发育阶段发生分裂的时间不同，可形成双羊膜囊双绒毛膜单卵双胎、双羊膜囊单绒毛膜单卵双胎、单羊膜囊单绒毛膜单卵双胎、联体双胎4种类型。

【对母儿的影响】

1. **妊娠期**　孕期易并发贫血、妊娠期高血压疾病、妊娠期肝内胆汁淤积症、早产、流产、胎儿生长受限、羊水过多、前置胎盘、胎儿畸形、胎死宫内、胎位异常、脐带异常（缠绕、扭转）、胎膜早破、脐带脱垂等。

2. **分娩期** 双胎在分娩期易出现宫缩乏力,致产程延长、产后出血;胎位异常致分娩困难;第一胎娩出过快可发生胎盘早剥。如第一胎为臀先露,第二胎为头先露,则可发生胎头交锁,造成难产、死产;如两个胎儿均为头先露,同时入盆,胎头碰撞可致难产。

【护理评估】

(一)健康史

询问孕妇年龄、胎次,家族史,有无接受促排卵药物治疗史或体外受精、多个胚胎移植等。

(二)身体评估

早孕反应重,腹部增长显著大于相应孕周,尤其24周以后,由于子宫过大易出现呼吸困难,胃部受压、胀满、食欲下降,下肢水肿、静脉曲张,行动不便,腰背部酸痛。

宫高和体重曲线明显高于相同孕周的单胎妊娠,妊娠中晚期触诊可触及两个胎头及多个肢体,胎头较小,与子宫大小不成比例;在不同部位闻及两个不同频率的胎心音,其间隔有无音区,或同时听诊1分钟,两个胎心率相差10次以上。

(三)辅助检查

B超检查在孕6~7周时即可见到两个胎囊,孕13周后可显示两个胎头和躯干的影像,孕12周后用多普勒胎心仪可听到两个频率不同的胎心音。

(四)心理社会评估

了解孕妇、家属对双胎妊娠知识的认知程度,孕妇是否感到既为孕育双胎高兴,又为母儿的安危而担心。

(五)治疗要点

1. **妊娠期**
(1)加强营养,预防贫血和妊娠期高血压疾病。
(2)注意休息,减少活动量,防止早产。
(3)监护胎儿发育情况及胎位变化。
(4)及时防治并发症。

2. **分娩期** 多数双胎可经阴道分娩。严密观察产程进展及胎心变化,有异常情况及时处理。如第一个胎儿为臀先露或肩先露、胎儿窘迫、联体双胎且孕周≥26周或有严重妊娠并发症(如重度子痫前期、胎盘早剥等)需尽快终止妊娠者,应考虑剖宫产。

【护理诊断/问题】

1. **有胎儿受伤的危险** 与双胎妊娠引起早产、剖宫产有关。
2. **潜在并发症:** 胎盘早剥、胎膜早破、早产、宫缩乏力、产后出血等。
3. **焦虑** 与担心分娩时母儿的安危有关。

【护理目标】

(1)胎儿受伤的危险性降低。
(2)孕妇及胎儿无并发症发生。
(3)孕妇的焦虑感减轻。

【护理措施】

(一)预防并发症,促进母儿健康

1. 妊娠期护理 讲解双胎妊娠可能出现的并发症,防止母儿受伤。①加强营养,尽早补充铁剂、钙剂、叶酸、维生素等预防贫血;加强产前检查,及时发现并协助治疗并发症。②妊娠30周后,要少活动,注意休息,最好采取左侧卧位,防止胎膜早破及早产,出现先兆早产,及时保胎。③发生胎膜早破时,绝对卧床休息、抬高臀部,避免站立行走,以免脐带脱垂,并及时送入医院,或呼叫医务人员。

2. 分娩期护理 协助做好接产及抢救新生儿窒息的准备工作。①临产后注意观察产程进展,勤听胎心音。如发现宫缩乏力、胎儿窘迫及时报告医师并协助进行处理。②第一个胎儿娩出不应过快以防发生第二个胎儿的胎盘早剥;胎儿娩出后立即断脐,并夹紧脐带的胎盘端,以防第二个胎儿失血;同时固定第二个胎儿呈纵产式。③第二个胎儿一般间隔20分钟娩出,若等待15分钟仍无宫缩,可行人工破膜,遵医嘱加缩宫素静脉点滴促进宫缩。④如有脐带脱垂和胎盘早剥,应及时娩出第二个胎儿,若第二个胎儿胎头高浮或为肩先露,应行内转胎位术及臀牵引术。⑤第二胎儿前肩娩出后遵医嘱立即肌内注射或静脉点滴缩宫素,防止产后出血,同时腹部放置沙袋并用腹带包裹,防止腹压骤降引起休克。⑥胎盘娩出后,按摩子宫底,促进子宫收缩,检查软产道有无损伤及胎盘胎膜是否完整,防止残留。

3. 产后观察 产后2小时内严密观察产妇的血压、脉搏、宫缩、阴道流血量及膀胱是否充盈,督促产妇排尿,防止胀大的膀胱影响子宫收缩,教会产妇及家属按摩子宫的方法,以减少出血。加强新生儿的护理。

(二)心理护理

提供心理支持,帮助孕妇完成角色的转变,接受成为两个孩子母亲的事实。告诉孕妇双胎妊娠虽属高危妊娠,但不必过分担心母儿的安危,协助孕产妇家庭做好思想上、物质上的准备,鼓励积极配合各项治疗和护理。

【护理评价】

(1)母儿安全,未发生并发症。

(2)孕妇能为两个孩子的降生做好思想和物质准备。

【健康教育】

(1)指导产妇注意休息,加强营养,保持愉快情绪,使乳汁充足,并指导母乳喂养的正确方法。选择有效避孕措施。

(2)注意阴道流血量和子宫复旧情况,嘱产妇注意外阴清洁,防止感染。

第九节 过期妊娠

凡平时月经周期规律,妊娠达到或超过42周尚未分娩者,称为过期妊娠,发生率占妊娠总数的3%~15%。过期妊娠的围生儿患病率、死亡率均增高,且随妊娠期延长而增加,属高危妊娠之一。

【病因】

过期妊娠可能与以下因素有关:①妊娠晚期雌激素、孕激素比例失调,导致孕激素占优势,抑制前列腺素和缩宫素的作用,延迟发动分娩;②头盆不称,使胎先露部不能紧贴子宫下段及宫颈内口,致使反射性子宫收缩减少;③胎儿畸形;④遗传因素。

【对母儿影响】

1. 胎盘功能正常 胎儿继续发育可出现巨大胎儿或因颅骨钙化变硬、骨缝变窄造成分娩困难,手术助产机会多,母体和新生儿产伤明显增加。

2. 胎盘功能减退 胎盘供血供氧不足,可导致胎儿发育停滞,或并发成熟障碍,出生后貌似"小老人",且易导致胎儿缺氧、胎儿窘迫,甚至死亡。羊水量减少,亦可导致脐带受压,更易导致胎儿宫内缺氧,胎儿窘迫、胎粪吸入综合征、新生儿窒息等围生儿发病率及死亡率增高。

【护理评估】

(一)健康史

询问平时月经是否规律,根据末次月经日期计算孕周,了解孕前基础体温提示的排卵期、性交日期、早孕反应及胎动出现的时间,进一步确定妊娠周数是否过期。了解家族史及本人是否有过期妊娠史。

(二)身体评估

测体重、宫底高度和腹围,评估是否与妊娠周数相符。检查胎方位、胎先露衔接情况,听胎心,了解胎儿宫内情况。如子宫符合足月妊娠,宫颈已成熟,羊水渐减少,孕妇体重不再增加或稍减轻,视为过期妊娠。

(三)辅助检查

B超检查测羊水量、胎头双顶径值、股骨长度、胎盘成熟度等对确定妊娠周数有重要意义。通过胎动计数,血、尿雌三醇值测定,胎儿电子监护等可了解胎盘功能及胎儿安危情况。

(四)心理社会评估

超过预产期仍迟迟不发动分娩,孕妇担心胎儿安全,出现烦躁、焦虑心理。少数孕妇及家属认为"瓜熟才蒂落",对医生提出的引产建议不配合,想尽快分娩又不愿接受引产,产生矛盾心理。

(五)治疗要点

明确诊断后及时终止妊娠。根据胎盘功能、胎儿大小、宫颈成熟度等综合分析,选择合适的分娩方式。

【护理诊断/问题】

1. 知识缺乏 缺乏有关过期妊娠危害性的相关知识。

2. 有围生儿受伤的危险 与胎盘功能减退、难产手术有关。

3. 焦虑 与担心围生儿的安危有关。

【护理目标】

(1)孕妇及家属能说出过期妊娠对母儿的危害,积极配合治疗及护理。

(2)围生儿受伤的危险降至最低。

(3)孕妇焦虑症状减轻或消失。

【护理措施】

1. 加强相关知识宣教,协助孕妇完成各项检查 经核实确诊过期妊娠者,向孕妇及家属介绍过期妊娠对胎儿的危害性,了解孕妇的心理情况,耐心解释适时终止妊娠的必要性及终止妊娠的方法,解除他们的思想顾虑,使其能接受及配合医护人员的处理及护理。

2. 防止围生儿受伤,促进母儿健康 ①嘱孕妇多取左侧卧位休息,吸氧,可增加子宫胎盘血流量。②勤听胎心音,嘱孕妇坚持每日数胎动,必要时做胎儿电子监护,有异常情况者,立即报告医生。③遵医嘱及时送检血、尿标本。④协助医生终止妊娠,若胎盘功能减退、有胎儿窘迫征象、高龄初产妇或引产失败者,遵医嘱做好剖宫产术前准备及新生儿抢救准备工作;对于胎盘功能及胎儿情况良好者可进行引产,宫颈条件未成熟者协助医生给予促宫颈成熟的药物,宫颈条件成熟者行人工破膜,遵医嘱缓慢静脉滴注缩宫素,严密观察产程进展,最好应用胎儿监护仪监测胎心率变化,常规吸氧;发现胎心异常或羊水混浊及时报告,并做好手术及抢救新生儿窒息的准备及护理配合。⑤对过期儿按高危儿加强护理,密切观察,及时发现和处理新生儿窒息、脱水、低血容量及代谢性酸中毒等并发症,遵医嘱给予药物治疗。

【护理评价】

(1)孕产妇能积极配合医护措施。

(2)新生儿健康。

(3)孕妇身心舒适,情绪稳定。

【健康教育】

(1)产前向孕妇及家属介绍过期妊娠的危害性,定期进行产前检查,准确核实预产期,避免过期妊娠。嘱孕妇妊娠超过预产期1周未临产者,必须到医院检查。教会孕妇自测胎动。临产前指导孕妇做适当的活动。

(2)产后加强对新生儿的护理。对围生儿死亡者,给予产妇及家属心理安慰,指导避孕措施,至少半年后方可再次妊娠。

(林仁娟)

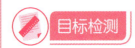 目标检测

A1 型题

1. 异位妊娠最常见的着床部位是( )。
   A. 卵巢 B. 输卵管 C. 子宫颈
   D. 子宫角 E. 腹腔

2. 下列与异位妊娠无关的临床表现是( )。
   A. 停经 B. 阴道流血 C. 下肢水肿
   D. 晕厥与休克 E. 腹痛

3. 下列关于子痫患者的护理措施不正确的是( )。
   A. 减少刺激 B. 严密监护 C. 病室明亮
   D. 专人护理,防止受伤 E. 协助医生控制抽搐

4. 前置胎盘的主要临床症状是( )。
   A. 妊娠期腹痛、阴道流血
   B. 妊娠晚期或临产时,发生无诱因、无痛性反复阴道流血
   C. 妊娠期发生无诱因、无痛性反复阴道流血
   D. 妊娠晚期或临产时,发生无诱因、反复阴道流血,伴腹痛
   E. 妊娠晚期或临产时阴道流血

5. 下列可以导致胎盘早剥的情况是( )。
   A. 使用缩宫素引产 B. 孕妇左侧卧位 C. 孕妇行走时间过长
   D. 脐带过短 E. 妊娠水肿

6. 羊水过多是指妊娠期羊水量超过( )。
   A. 1000mL B. 2000mL C. 3000mL
   D. 4000mL E. 5000mL

7.过期妊娠孕妇需迅速终止妊娠的情况是( )。
  A.缩宫素激惹试验阳性　　　B.无应激试验反应型　　　C.12小时胎动18次
  D.胎儿监护早期减速　　　　E.B超羊水最大暗区垂直深度40mm
8.硫酸镁中毒首先表现为( )。
  A.膝反射减弱或消失　　　　B.呼吸减慢　　　　　　　C.心率减慢
  D.尿量减少　　　　　　　　E.血压下降

A2型题

9.患者,女,23岁。阴道流血量增多,阵发性腹痛加重,妊娠产物已部分排出体外,尚有部分残留于宫内,需采取的措施是( )。
  A.镇静,保胎与休息　　　　B.立即行清宫手术　　　　C.可不需特殊处理
  D.需做凝血功能检查　　　　E.妊娠14~16周行子宫内口缝扎术

10.已婚女性,27岁。停经50日,阴道少量流血1日。晨5时无原因出现下腹剧痛,伴恶心呕吐及一过性晕厥。查体:面色苍白,血压70/40mmHg,脉搏120次/分,妇科检查:宫颈举痛明显,后穹隆触痛(+)。盆腔触诊不满意。此时最适宜的处理方法是( )。
  A.住院观察病情
  B.给予止痛药物
  C.行阴道后穹隆穿刺,并做急诊手术准备
  D.指导进食以增加热量摄入
  E.行腹腔镜检查

11.某孕妇,26岁。因妊娠期高血压疾病用硫酸镁治疗,发生了中毒现象,除应停药外,还应给予( )。
  A.5%的葡萄糖静脉滴注　　　B.肌内注射山莨菪碱　　　C.静脉滴注50%的葡萄糖
  D.静脉滴注10%的葡萄糖酸钙　E.静脉滴注低分子右旋糖酐

12.某孕妇,妊娠31周,无痛性阴道出血4次,检查发现,胎心在正常范围,子宫无压痛,阴道出血量少于月经量。正确的护理措施是( )。
  A.卧床休息,左侧卧位　　　B.肛查,了解宫口有无开大　C.阴道检查
  D.使用缩宫素引产　　　　　E.立即行剖宫产

13.某孕妇,妊娠35周,宫缩规律,间隔5~6分钟,持续约40秒。查体:宫颈管消退80%,宫口扩张3cm。诊断为( )。
  A.先兆临产　　　　　　　　B.早产临产　　　　　　　C.假临产
  D.足月临产　　　　　　　　E.生理性宫缩

A3/A4型题

(14~16题共用题干)

患者,女,38岁。妊娠30周,自觉头痛、眼花1天。检查发现:血压160/110mmHg,胎心、胎位正常,双下肢水肿,尿蛋白>0.5g/24h。此患者的诊断是先兆子痫。

14.患者出现以上症状的原因是( )。
  A.水钠潴留　　　　　　　　B.静脉淤血　　　　　　　C.全身小动脉痉挛
  D.动脉硬化　　　　　　　　E.心功能失代偿

15.首选的治疗药物是( )。
  A.卡托普利　　　　　　　　B.硫酸镁　　　　　　　　C.止痛片
  D.呋塞米　　　　　　　　　E.地西泮

16.针对首选的治疗药物,下列内容不属于应注意观察的是( )。
  A.血压　　　　　　　　　　B.尿量　　　　　　　　　C.呼吸
  D.体温　　　　　　　　　　E.膝腱反射

参考答案

第七章　妊娠合并症妇女的护理

课件

素质目标：具有良好的护患沟通能力、团队合作意识和服务意识，能够关心、理解、尊重女性。
知识目标：掌握各种妊娠期合并症的护理评估、护理诊断、护理措施；熟悉妊娠与其合并症的相互影响、治疗原则和健康教育；了解妊娠合并症与妊娠、分娩之间的相互影响。
能力目标：能运用所学知识给妊娠合并症妇女提供相关护理及健康教育。

第一节　妊娠合并心脏病

孕妇王女士，34岁，妊娠36周，枕左前位，G_2P_0（孕2产0），有先天性房间隔缺损介入治疗病史。现心功能Ⅱ级，血压113/85mmHg，脉率97次/分，规律宫缩，宫颈口开大7cm，胎头在坐骨棘水平下2cm，胎心率152次/分。
请问：
1. 王女士是否存在早期心力衰竭体征？
2. 王女士进入分娩期，应如何进行护理？

妊娠合并心脏病是围生期严重的妊娠合并症之一，是孕产妇死亡的主要原因之一，居孕产妇死亡原因的第二位。在我国妊娠合并心脏病患者中，先天性心脏病占35%～50%，位居第一位，其次是风湿性心脏病。

【妊娠、分娩与心脏病的相互影响】

（一）妊娠、分娩对心脏病的影响

1. 妊娠期　孕妇的总血容量于妊娠第6周开始增加，至孕32～34周达高峰，此后维持较高水平，直至分娩。血容量增加引起心排出量增加和心率加快。妊娠晚期子宫增大，膈肌上升使心脏向上、向左前移位，导致血管移位，使心脏负荷进一步加重。

2. 分娩期　分娩期为心脏负担最重的时期。第一产程，每次宫缩的血液被挤入体循环，回心血量增加使心排出量增加，子宫收缩使右心房压力增高，加重了心脏负担。第二产程子宫收缩加强，腹肌和骨骼肌的收缩均使外周循环阻力增加，且产妇屏气用力动作使肺循环压力增加，腹腔压力增高，内脏血液向心脏回流增加，此时，心脏前后负荷显著加重。第三产程，胎儿娩出后，腹腔内压力骤减，大量血液流向内脏，回心血量减少；胎盘娩出后，胎盘循环停止，回心血量增加，造成血流动力学急剧变化。此时，妊娠合并心脏病的孕妇心脏负担加重。

3. 产褥期　产后3日内仍是心脏负担较重的时期，尤其是24小时内。由于子宫收缩使大量血液进入体循环外,孕期组织间潴留的液体也开始回到体循环,使循环血量再度增加。而妊娠期出现的一系列心血管变化,在产褥期尚不能立即恢复到孕前状态。因此在产褥期需警惕心力衰竭的发生。

综上所述,妊娠32~34周、分娩期及产褥期的最初3日内,是患有心脏病的孕产妇最危险的时期,极易发生心力衰竭。

> **考点提示**:心脏病孕妇容易发生心衰的三个时期:妊娠32~34周、分娩期及产褥期的最初3日内。

(二)心脏病对妊娠、分娩的影响

心脏病不影响患者受孕。心脏病变较轻者,大多数可以顺利度过妊娠期和分娩期。但有下列情况者一般不宜妊娠:心脏病变较重,心功能Ⅲ~Ⅳ级,既往有心力衰竭病史、严重心律失常、先天性心脏病等。不宜妊娠的心脏病患者一旦受孕或妊娠后,心功能状态不良,可因缺氧引起子宫收缩,增加流产、早产、死胎、胎儿生长受限、胎儿宫内窘迫及新生儿窒息的发生率,围生儿死亡率也会升高。

【护理评估】

(一)健康史

1.心脏病史　了解孕妇的心脏病史,既往有无心脏手术或心力衰竭史等。

2.生育史　了解既往妊娠和分娩过程是否顺利,有无死胎、死产和新生儿死亡史。孕妇对本次妊娠的适应及产前检查情况等。

3.诱发心力衰竭的因素　评估孕产妇是否存在呼吸道感染、贫血等诱发心力衰竭的因素,是否遵照医嘱用过治疗心脏病药物等。

(二)身体评估

1.评估心功能状态　美国纽约心脏病协会根据患者日常生活能力状况,将心功能分为4级。

Ⅰ级:一般体力活动不受限制(无症状)。

Ⅱ级:一般体力活动稍受到限制,休息时无自觉症状。

Ⅲ级:心脏病患者体力活动明显受制,休息时无不适,轻微日常活动即感不适、心悸、呼吸困难,或既往有心力衰竭病史者。

Ⅳ级:不能进行任何体力活动,休息状态下即出现心衰症状。

2.评估早期心衰的表现

(1)轻微活动后立即出现胸闷、心悸、气短。

(2)休息时心率每分钟超过110次,呼吸每分钟超过20次。

(3)夜间常因胸闷而坐起呼吸,或到窗口呼吸新鲜空气。

(4)肺底部出现少量持续性湿啰音,咳嗽后不消失。

3.症状　劳力性呼吸困难、端坐呼吸、心悸、咳嗽、咳粉红色泡沫痰等。

4.体征　心率加快、杵状指、肝大、肺底部可闻及湿啰音、舒张期及收缩期异常杂音等。

(三)辅助检查

1.心电图检查　提示各种严重的心律失常,如三度房室传导阻滞、心房颤动、ST段改变、T波异常等。

2.X线检查　显示有心脏扩大。

3.超声心动图　更精确地反映各心脏大小的变化如心肌肥厚、瓣膜活动异常等。

4.胎儿电子监护仪检查　预测宫内胎儿储备能力,评估胎儿健康状况。

(四)心理社会评估

评估孕妇及家属的相关知识掌握程度,减轻孕产妇及家属的心理负担,减少产生恐惧心理及不能合作。

(五)治疗要点

对妊娠合并心脏病的处理主要取决于心脏病的功能状况。

1. 非妊娠期 根据心脏病的种类、病变程度、心功能状态等具体情况,确定患者是否适宜妊娠。心功能Ⅰ级、Ⅱ级者可以妊娠,但需严密监护;对于心脏病较重,心功能Ⅲ级以上者或有心衰史者,不宜妊娠。对不宜妊娠者,指导患者采取有效措施严格避孕。

2. 妊娠期

(1)终止妊娠:对不宜妊娠者,应在妊娠12周前行人工流产。妊娠超过12周者应密切监护,继续妊娠。在妊娠的任何阶段,一旦发生心力衰竭,应控制心衰后终止妊娠。对于顽固性心力衰竭的孕妇应与心内科医师联系,在严密监护下行剖宫产术终止妊娠。

(2)预防治疗诱发心力衰竭的诱因:预防上呼吸道感染,纠正贫血。防治妊娠期高血压疾病和其他合并症与并发症。

3. 分娩期 选择合适的方式结束分娩,防止心力衰竭。

(1)阴道分娩:心功能Ⅰ~Ⅱ级,胎儿不大,胎位正常,宫颈条件良好者,在严密监护下可经阴道分娩。

(2)剖宫产:心功能Ⅲ~Ⅳ级,胎儿偏大,宫颈条件不佳,合并有其他并发症者,可选择剖宫产术终止妊娠。不宜妊娠者可同时行输卵管结扎术。

4. 产褥期 产后最初3天内是发生心力衰竭的危险期,仍必须严密观察产妇的状态,及早发现心力衰竭。遵医嘱给予广谱抗生素预防感染,产后1周无感染征象时停药。心功能Ⅲ级以上者不宜妊娠。

【护理诊断/问题】

1. **活动无耐力** 与妊娠期心脏负担大,心排出量下降有关。
2. **焦虑/恐惧** 与担心母胎儿生命安全及预后有关。
3. **潜在并发症**:心力衰竭、感染。

【护理目标】

(1)孕产妇能根据自身情况安排适当的日常活动。
(2)孕产妇情绪稳定。
(3)孕产妇不发生心力衰竭和感染。

【护理措施】

(一)一般护理

1. **休息与活动** 心脏病孕妇休息时应采取左侧卧位或半卧位,略抬高床头。同时要保证每天至少10小时的睡眠,中午休息2小时。避免情绪激动及过度劳累诱发心力衰竭。

2. **营养与饮食** 孕妇应摄入高蛋白、高维生素和含铁丰富的食物,少食多餐,不宜过饱。妊娠16周后限制钠盐摄入,每天量不超过4~5g。多食蔬菜水果,预防便秘,避免排便时过度用力诱发心力衰竭。

(二)治疗护理

1. 非妊娠期指导

(1)加强孕期保健:嘱孕妇加强产检,妊娠20周前每2周1次,20周以后特别是32周以后应每周检查1次。严密监测心脏功能和胎儿宫内状况,及早发现心力衰竭的早期征象。

若心功能Ⅲ级或以上,有心力衰竭者,应立即入院治疗。心功能Ⅰ~Ⅱ级者,应在妊娠36~38周入院待产。

(2)预防心力衰竭:妊娠4个月起每天食盐摄入量不超过5g;整个孕期体重增加不超过12.5kg;积极防治各种妨碍心功能的因素,如贫血、感染和妊娠期高血压疾病等。

2. 分娩期

(1)心功能Ⅰ~Ⅱ级:胎儿不大,胎位正常,宫颈条件良好者,在严密监护下可经阴道分娩。临产时,严密观察产程进展、子宫收缩、胎头下降及胎儿宫内情况。鼓励产妇取左侧卧位,必要时给予吸氧。第一产程,取左侧卧位,每15分钟监测产妇血压、脉搏、呼吸、心率各1次,每30分钟测胎心率1次。注意发现早期心力衰竭征象。产程开始即给予抗生素预防感染;第二产程每10分钟测1次,或使用监护仪持续监护。宫缩时产妇不宜用力,向产妇说明减轻疼痛的方法和必要性,指导产妇掌握呼吸技巧,减轻不适感。宫口开全后需行助产术缩短产程,同时做好抢救新生儿的准备。第三产程,胎儿娩出后,腹部立即放置沙袋,持续24小时,防止腹压骤降诱发心力衰竭。

(2)心功能Ⅲ~Ⅳ级:胎儿偏大、宫颈条件不佳、合并有其他并发症者,应行剖宫产结束分娩。

3. 产褥期

(1)产后最初3天内:尤其是产后24小时内,是发生心力衰竭的危险期,仍须严密观察产妇的心率、脉搏、呼吸及心功能状态,及早发现早期心力衰竭。遵医嘱给予广谱抗生素预防感染,产后1周无感染征象时停药。

(2)指导母乳喂养:心功能Ⅰ~Ⅱ级的产妇可以母乳喂养,但是应注意避免劳累。心功能Ⅲ~Ⅳ级的产妇不宜母乳喂养,应指导其人工喂养方式及回乳方法。回乳不宜选择雌激素。

(三)心理护理

(1)指导孕妇及家属掌握妊娠合并心脏病的相关知识,使其了解孕妇的身心状况,妊娠的进展情况,监护胎儿的方法以及产时、产后的治疗护理方法,以减轻产妇及家属的心理焦虑。

(2)护理人员维持环境安静,并陪伴产妇,给予支持及鼓励,及时提供信息,协助产妇及家属了解产程进展情况,并取得配合,减轻其焦虑感,保持情绪平稳,维护家庭关系和谐。

【护理评价】

(1)孕产妇是否发生心力衰竭,发生心力衰竭能否得到及时救治。

(2)孕产妇是否顺利度过妊娠、分娩及产褥期,母婴是否平安健康。

(3)孕产妇是否知晓心脏病对身心的影响,能否掌握自我保健措施。

【健康教育】

指导孕妇及家属掌握妊娠合并心脏病的相关知识,包括如何自我照顾,限制活动程度,诱发心力衰竭的因素及预防知识。指导孕妇及其家属识别早期心衰的常见症状和体征,掌握应对措施。及时为家人提供信息,使其了解妊娠的进展,监测胎动的方法及产时、产后的护理方法,以减轻孕妇及家人的焦虑心理,安全度过妊娠期。

第二节 妊娠合并糖尿病

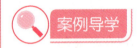

孕妇刘女生,30岁,妊娠36周,G_2P_0(孕2产0),自然流产1次。其母亲患2型糖尿病。查体:血压125/75mmHg,脉率96次/分,宫高36cm,胎心率146次/分,空腹血糖7.4mmol/L,近期有多饮、多尿、多食症状。

请问:
1. 首先考虑的临床诊断是什么?
2. 其可能的护理诊断/问题是什么?
3. 护士如何对她实施护理措施和健康指导?

妊娠合并糖尿病包括两种类型,一种为妊娠前已有糖尿病的患者,称糖尿病合并妊娠;另一种为妊娠期才出现或发现糖尿病,称妊娠糖尿病(GDM)。妊娠糖尿病占妊娠合并糖尿病90%左右,在我国近年有明显增高趋势。妊娠合并糖尿病属高危妊娠,必须引起重视,以降低孕产妇的死亡率。

【妊娠期糖代谢的特点】

通过胎盘从母体获取葡萄糖是胎儿能量的主要来源。妊娠期糖代谢的特点:①胎儿从母体获取葡萄糖量增加;②孕妇肾血浆流量及肾小球滤过率均增加,但肾小管对糖的再吸收率不能相应增加,导致部分孕妇排糖量增加;③雌激素和孕激素增加母体对葡萄糖的利用。空腹时,孕妇清除葡萄糖能力较非孕期增强。孕妇空腹血糖较非孕妇低,因此孕妇长时间空腹易发生低血糖及酮症酸中毒。妊娠中晚期,孕妇体内抗胰岛素的敏感性随孕周增加而下降,为维持正常的糖代谢水平,胰岛素需求量必须相应增加。因胰岛素分泌受限的孕妇,妊娠期不能代偿这一生理变化而使血糖升高,使原有糖尿病加重或出现GDM。

【妊娠、分娩与糖尿病的相互影响】

(一)妊娠对糖尿病的影响

妊娠可使隐性糖尿病显性化,使既往无糖尿病的孕妇发生GDM,使原有糖尿病患者的病情加重。孕早期空腹血糖较低,应用胰岛素治疗的孕妇如果未及时调整胰岛素用量,部分患者可能会出现低血糖。随妊娠进展,抗胰岛素样物质增加,胰岛素用量需要不断增加。分娩过程中体力消耗较大,进食量少,若未及时调整胰岛素用量,部分患者可能会出现血糖过低,严重者甚至导致低血糖昏迷及酮症酸中毒。产后抗胰岛素物质消失,胰岛素用量应立即减少,否则易出现低血糖休克。

(二)糖尿病对妊娠的影响

糖尿病病情轻重或血糖控制的好坏,对母儿安危影响极大。

1. 对孕妇的影响

(1)糖尿病患者因卵巢功能异常,月经不调,其不孕症发生率较高。

(2)血糖升高可使胚胎发育异常甚至死亡,流产发生率达15%~30%。

(3)因糖尿病可导致血管病变,小血管内皮细胞增厚,管腔狭窄,组织供血不足,故增加妊娠期患高血压疾病的概率,同时孕妇及围生儿预后较差。

(4)羊水过多的发生率较非糖尿病孕妇高10倍,可能与高渗性利尿导致胎尿排出增多有关,而且羊水过多又可增加胎膜早破和早产的发生率。

(5)巨大儿发生率增高明显,故剖宫产率、产伤及产后出血发生概率明显高于正常。

(6)易引发糖尿病酮症酸中毒。

2.对胎儿的影响
（1）胎儿畸形的发生率为5%~10%,可能与应用糖尿病治疗药物有关。
（2）胎儿生长受限的发生率为21%,多见于严重糖尿病伴有血管病变者。
（3）巨大儿的发生率高达25%~42%,其原因为孕妇血糖高,促进胎儿在宫内过度生长。

(三)糖尿病对新生儿的影响

因胎儿肺泡表面活性物质产生及分泌减少,胎儿肺成熟延迟,故新生儿呼吸窘迫综合征(NRDS)发生率增高;因新生儿出生后仍存在高胰岛素血症,故若不及时补充糖,易发生低血糖,严重时危及新生儿生命。

【护理评估】

(一)健康史

（1）了解糖尿病史及糖尿病家族史。
（2）了解有无不明原因反复流产、巨大儿、死胎,或分娩足月新生儿呼吸窘迫综合征史、胎儿畸形等不良孕产史等。
（3）本次妊娠发生发展经过、病情控制情况及目前用药情况。
（4）有无胎儿偏大或羊水过多等潜在高危因素。
（5）了解有无视网膜病变、肾脏、心血管系统等合并症情况。

(二)身体评估

（1）评估孕妇有无糖代谢紊乱综合征,即三多一少症状(三多即多饮、多食、多尿,一少即体重下降),重症者症状明显。评估孕妇有无皮肤瘙痒(尤其外阴瘙痒)。因高血糖可导致眼房水、晶体渗透压改变而引起眼屈光改变,患病孕妇可出现视物模糊。
（2）评估孕妇有无并发症,如高血糖、低血糖、妊娠期高血压疾病、酮症酸中毒、感染等;评估胎儿宫内发育情况,注意有无巨大儿或胎儿生长受限;分娩期重点评估孕妇有无低血糖及酮症酸中毒表现,如面色苍白、心悸、出汗、饥饿感或出现恶心、呕吐、视物模糊、呼吸快且有烂苹果味等;产褥期注意评估有无低血糖或高血糖症状,有无产后出血或感染征兆。评估新生儿情况。

(三)辅助检查

1.妊娠糖尿病(GDM) ①孕妇具有妊娠合并糖尿病高危因素或者医疗资源缺乏地区,建议妊娠24~28周首先检查空腹血糖(FPG)。FPG≥5.1mmol/L,可以直接诊断妊娠糖尿病,不必再做口服葡萄糖耐量试验(OGTT);而4.4mmol/L≤FPG<5.1mmol/L者,应尽早做OGTT;FPG<4.4mmol/L,可暂不做OGTT;②有条件的医疗机构,在妊娠24~28周,应对所有尚未被诊断为糖尿病的孕妇,进行OGTT。OGTT具体方法为禁食12小时后,口服葡萄糖75g。诊断标准:空腹及服糖后1小时、2小时的血糖值分别为5.1mmol/L、10.0mmol/L、8.5mmol/L。任何一点血糖值达到或超过上述标准即诊断为GDM。

2.并发症检查 定期检查肝肾功能、尿酮体及眼底。

3.胎儿监护 为了解胎儿发育、宫内安危状况和胎儿成熟度,可做B超、胎儿电子监护仪、胎盘功能检查和羊水L/S比值测定等。

考点提示:妊娠24~28周,应对所有尚未被诊断为糖尿病的孕妇进行口服葡萄糖耐量试验。

(四)心理社会评估

评估孕妇及家人对糖尿病知识的了解程度、认知态度,有无焦虑、恐惧心理,社会及家庭支持系统是否完善。

(五)治疗要点

1. 不宜妊娠 糖尿病妇女已有严重的心血管病史、肾功能减退或眼底有增生性视网膜炎者,应严格采取避孕措施,如已妊娠,应及早终止。

2. 妊娠期 对器质性病变较轻或病情控制较好者,可以继续妊娠,但应在内科及产科医师密切监护下,尽可能使孕妇的血糖控制在正常或接近正常的范围内。待接近预产期(38~39周),选择合适的分娩方式和时间结束分娩。

【护理诊断/问题】

1. **焦虑** 与担心母儿安危有关。
2. **知识缺乏** 缺乏饮食控制的相关知识。
3. **有胎儿受伤的危险** 与血糖控制不良导致胎盘功能低下、巨大儿、畸形儿有关。
4. **有感染的危险** 与糖尿病对感染的抵抗力下降有关。

【护理目标】

(1)孕妇焦虑程度有所降低,能保持良好的情绪。

(2)孕产妇及家属能够描述个体化饮食方案,将体重增长保持在正常范围。

(3)孕产妇及家人能说出监测及控制血糖的方法,难产或新生儿呼吸窘迫综合征得到预防或及时处理。

(4)孕产妇血糖控制理想,未发生感染情况。

【护理措施】

(一)一般护理

充分休息,适量运动,合理营养;定时测量生命体征;为孕产妇提供生活护理和治疗休养环境。

(二)病情观察

1. 妊娠期监护

(1)孕妇监护:孕妇的血糖控制,除了饮食外,还需胰岛素的正确使用。必须对孕妇进行严密的内分泌及产科监护,使血糖值接近正常水平。①血糖监测:临床上常用血糖值和糖化血红蛋白作为监测指标,空腹血糖<7.0mmol/L,餐后2小时血糖<10mmol/L,每月查1次糖化血红蛋白HbA1c<6%。②肾功能监测及眼底检查:为了预防并发症的发生,应每月做1次肾功能测定及眼底检查。每次产前检查应做尿常规,因为15%孕妇餐后出现糖尿,尿糖也易出现假阳性,所以尿常规检查多用于监测尿酮体和尿蛋白。

(2)胎儿监护:为了及时发现胎儿畸形、智力障碍、死胎,必须监护胎儿健康状况。①定期行超声及血清学检查,确定有无胎儿畸形。②妊娠28周以后,指导孕妇掌握自我监护胎动的方法,若2小时胎动数<6次,或胎动次数减少超过原计数50%而不能恢复,则表示胎儿宫内缺氧。③自妊娠32周开始,每周1次无应激试验(NST)检查,36周后每周2次,了解胎儿宫内储备能力。④连续动态测定孕妇尿E_3及血中HPL值可及时判定胎盘功能。

2. 分娩期监护 ①分娩时间:原则上在能控制血糖稳定,保障母儿安全的前提下尽量延长孕周直至临近预产期(38~39周)。分娩时间选择不当尤其易发生新生儿呼吸窘迫综合征或者胎儿死亡。

②分娩方式:胎儿正常、产科条件,可试着产道分娩。若胎儿异常或胎盘功能异常等常选择剖宫产。不论选择何种方式分娩,分娩过程中均应该严密监测血糖、尿糖和尿酮体。分娩过程密切监护胎儿状况,产程不超过12小时,如产程大于16小时,易发生酮症酸中毒。③终止妊娠过程的注意事项:终止妊娠前,遵医嘱肌内注射地塞米松5mg,每日2次,减少新生儿呼吸窘迫的发生。

(三)产褥期监护

1. 产妇监护 分娩后机体消耗减少,胰岛素抵抗下降,故产后24小时内胰岛素减至原用量的1/2,48小时减少到原用量的1/3,产后需重新评估糖尿病的情况选择胰岛素的用量。

2. 新生儿监护 观察新生儿有无低血糖,可在新生儿娩出后留取脐带血检测血糖。出生后30分钟开始定时服用25%葡萄糖液。

3. 母乳喂养指导 产妇胰岛素治疗不影响母乳喂养,故可鼓励产妇早期哺乳,做到按需哺乳。重症者不宜哺乳,应及时指导其回乳方法。

(四)治疗护理

1. 饮食护理 控制饮食是治疗糖尿病的基础。孕妇必须摄入足够的热量和蛋白质,既要保证胎儿发育所需的营养,又要避免发生危害胎儿的餐后高血糖或饥饿性酮症。糖尿病孕妇的热量以146.3~158.8kJ/(kg·d)[35~38kcal/(kg·d)]为宜,蛋白质1.5~2g/(kg·d)。碳水化合物占总热量的50%~60%,蛋白质占总热量的15%~20%,脂肪占总热量的20%~30%。还应少食多餐。同时,遵医嘱每日应补充钙剂1.0~1.2g、铁剂1.5mg、叶酸0.5mg。

2. 运动护理 通过适当运动达到降低血糖、提高对胰岛素的敏感性、控制体重的目的,控制血糖在正常范围。运动方式可有散步、中速步行、打太极拳等,持续20~40分钟,每日至少运动1次,在餐后1小时进行。一般散步30分钟。通过饮食和适度运动,使孕妇体重增加控制在10~12kg的理想范围内。

3. 药物治疗 孕妇不宜口服降糖药物治疗,防止磺脲类及双胍类降糖药通过胎盘,对胎儿产生毒性反应。对通过饮食治疗不能控制的妊娠糖尿病患者,为避免低血糖或酮症酸中毒的发生,遵医嘱给予药物控制血糖,胰岛素是主要的治疗药物。

> **考点提示**:确诊后首选治疗为饮食调控,孕妇药物首选胰岛素。警惕巨大儿。

(五)心理护理

鼓励孕妇及家属正确面对糖尿病对母儿健康的威胁,使其说出内心的感受与担心之事,帮助其以积极向上的方式应对压力。分娩期陪伴产妇,提供产程进展的信息,使其顺利度过。产褥期协助产妇、家属与新生儿尽快建立亲子关系。指导轻症者进行母乳喂养。对此次怀孕失败者,为其提供环境和机会疏导情绪。

【护理评价】

(1)孕产妇情绪稳定,妊娠、分娩过程顺利。

(2)孕妇了解糖尿病的基本知识,并对饮食调控、运动治疗及胰岛素的应用有正确的认识,能掌握正确的应用方法。

(3)孕产妇有良好的自我保健能力。

(4)母婴健康,未发生并发症及其他感染征象。

【健康教育】

(1)指导患者及家属了解糖尿病知识,并对饮食控制、运动治疗及胰岛素应用有正确的认识,能掌握正确的应用方法。

(2)指导患者进行自我监护,如自数胎动、自测血糖、判断常见异常症状等。

(3)指导患者避孕及预防感染。

(4)指导患者进行母乳喂养及定期复查空腹血糖。

第三节　妊娠合并病毒性肝炎

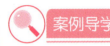

田女士,26岁,因妊娠14周,要求产前检查入院。3年前曾患乙型肝炎,经积极治疗后肝功能各项指标恢复正常,临床症状消失。

请问:

1. 田女士能否继续妊娠?
2. 她很担心肝炎病毒的母婴传播,作为一名护士,应如何指导患者?

病毒性肝炎是由肝炎病毒引起的严重危害孕产妇生命安全的传染病,常见病毒主要分为甲型肝炎病毒(HAV)、乙型肝炎病毒(HBV)、丙型肝炎病毒(HCV)、丁型肝炎病毒(HDV)、戊型肝炎病毒(HEV)及输血传播病毒(TTV)。其中,最常见的临床类型为乙型肝炎,可发生于任一时期。妊娠期肝炎的发病率为0.8%~17.8%,为非孕妇女的6倍,妊娠合并病毒性肝炎有重症化倾向,对母儿健康危害较大,是导致孕产妇死亡的主要原因之一。

【常见类型及传播的方式】

1. **甲型肝炎病毒(HAV)**　主要经粪-口途径传播,不能经过胎盘传给胎儿,故孕期患病不必人工流产或引产,仅在分娩期前后产妇患HAV毒血症时,对胎儿有威胁。

2. **乙型肝炎病毒(HBV)**　母婴传播是其传播的主要途径之一,母婴传播有以下3种途径。

(1)垂直传播:肝炎病毒通过胎盘感染胎儿,发生宫内传播。

(2)产时传播:是母婴传播的主要途径。胎儿通过产道时接触母血、羊水和阴道分泌物,或者子宫收缩使胎盘绒毛破裂、母血漏入胎儿血循环,均可能导致感染。

(3)产后传播:与接触母乳及母亲唾液有关。

3. **丙型肝炎病毒(HCV)**　HCV的流行病学与乙型肝炎病毒相似,存在母婴间传播。

4. **丁型肝炎病毒(HDV)**　HDV为缺陷病毒,必须同时感染HBV,传播方式与HBV相同。若感染HBV的基础上重叠感染HDV,易发展为重症肝炎。

5. **戊型肝炎病毒(HEV)**　传播途径及临床表现与HAV相似,报道有母婴传播的病例,孕妇一旦感染,病情重,死亡率高。

6. **庚型肝炎病毒和输血传播(己型)肝炎病毒**　近年发现有庚型肝炎病毒和输血传播肝炎病毒,但这两种病毒的致病性尚不明确。慢性乙、丙型肝炎患者易发生庚型肝炎病毒感染。己型肝炎病毒主要经血传播;庚型肝炎病毒可发生母婴传播。

【妊娠、分娩对病毒性肝炎的影响】

(1)妊娠期新陈代谢率增加,母体及胎儿代谢产物增多,且妊娠产生的大量雌激素需在肝内进行灭活,加重了肝脏负担;同时妊娠期营养物质的需求增多,肝内糖原储备不足,肝脏抗病能力下降,易使患者感染肝炎病毒或使原有的肝炎病情加重。

(2)分娩期产妇体力消耗增加、过度疲劳、手术损伤、麻醉药物影响以及产时出血因素都可使肝脏损害进一步加重。

【病毒性肝炎对妊娠、分娩的影响】

1. 对妊娠的影响　病毒性肝炎可使早孕反应程度加重;增加妊娠晚期患者高血压的发生率;妊娠早期患病毒性肝炎,易发生胎儿畸形,肝炎病毒通过胎盘感染胎儿可导致孕产妇发生流产、早产、死胎、死产以及新生儿死亡。

2. 对分娩的影响　患者肝功能受损,凝血因子生成减少,分娩时易发生产后出血尤其重症肝炎患者,常并发弥散性血管内凝血(DIC),危及母儿生命安全。

【护理评估】

（一）健康史

询问患者有无肝炎病史、肝炎接触史或输血、注射史,了解其乙肝疫苗接种史。

（二）身体评估

1. 症状　患者出现不能用早孕反应或其他原因来解释的消化系统症状,如食欲减退、恶心、呕吐、腹胀、肝区疼痛等症状。重症肝炎患者表现为食欲极度减退、呕吐频繁、腹胀,严重者可出现嗜睡、烦躁不安、昏迷等肝性脑病的神经精神症状。

2. 体征　部分患者皮肤、巩膜黄染,尿色加深,妊娠早、中期可触及肝大,并可出现肝区叩击痛。

（三）辅助检查

1. 肝功能检查　血清丙氨酸氨基转移酶(ALT)升高且持续时间长,血清总胆红素 > 17μmol/L,尿胆红素呈阳性,对病毒性肝炎有诊断意义。

2. 血清病原学检测及意义　相应的肝炎病毒血清学抗原、抗体检测阳性有诊断意义。乙型肝炎病毒血清病原学检查及其临床意义见表7-1。

表7-1　乙型肝炎病毒血清病原学检测及其临床意义

项目	阳性时的临床意义
HBsAg	HBV 感染的标志,见于乙型肝炎的患者,或病毒携带者
HBsAb	曾感染过 HBV,已产生自动免疫
HBeAg	血液中有大量的 HBV 存在,有较强的传染性
HBeAb	血液中的 HBV 减少,传染性较弱
HBcAb – IgM	HBV 复制阶段,出现于肝炎早期
HBcAb – IgG	既往有 HBV 感染或慢性持续性肝炎

3. 凝血功能检查　检测患者出凝血时间等有无异常,评估有无出血倾向。

4. B超和胎儿电子监护仪检查　了解胎儿发育和宫内安危状况。

（四）心理社会评估

孕妇及家属可能担心妊娠使肝炎病情加重或围生儿发生病毒感染,产生焦虑、紧张和无助感;患者因肝炎的传染性和隔离治疗可能出现情绪低落和自卑;分娩期因担心产后出血而紧张不安甚至恐惧,产后因不宜母乳喂养而愧疚。

（五）治疗要点

（1）妊娠期应将肝功能及肝炎病毒血清学检查列为常规产前检查项目,若妊娠后发现肝炎,不宜妊娠者应在控制病情后及早行人工流产终止妊娠。

(2)分娩期及产褥期应备新鲜血液以防产后出血;对 HBsAg 和 HBeAg 阳性患者进行消毒隔离;注意减少药物性肝损害。

(3)产褥期注意新生儿的隔离和特殊处理。

【护理诊断/问题】

1. **营养失调:低于机体需要量**　与肝炎致食欲减退、恶心、呕吐有关。
2. **知识缺乏:**缺乏病毒性肝炎感染途径、对母儿的影响及隔离等预防保健的知识。
3. **自尊紊乱**　与病毒性肝炎有传染性,需隔离,感觉被歧视有关。
4. **潜在并发症:**产后出血、肝性脑病

【护理目标】

(1)孕妇摄入的营养能满足机体需要。
(2)孕妇获得有关病毒性肝炎的防治知识和技能。
(3)孕妇住院期间得到满意的护理,能保持良好的情绪,积极配合治疗。
(4)孕妇无并发症发生。

【护理措施】

(一)一般护理

急性期应卧床休息,避免体力劳动;加强营养;保持大便通畅;注意个人卫生及饮食卫生,减少感染机会;注意隔离、消毒,减少交叉感染。

(二)症状护理

妊娠合并肝炎孕产妇的护理原则与非孕期患者相同,更应注意以下几点。

1. **充足的休息**　保证每天 9 小时睡眠和适当的午休,避免劳累。
2. **足够的营养**　增加优质蛋白质、高维生素、富含碳水化合物、低脂肪食物的摄入,保持大便通畅。
3. **提高肝炎病毒的检出率**　HBsAg 携带者约 40% 为母婴传播,因此预防 HBV 在围生期传播十分重要。应在妊娠早、中、晚期检查肝炎病毒抗原 - 抗体系统,提高肝炎病毒的检出率。
4. **防止交叉感染**　肝炎孕产妇应有专门的诊室/分娩室,执行严格的消毒隔离制度。孕妇在家里也要与家人隔离,注意食具、衣物、排泄物的消毒处理。接产时严格执行无菌操作及消毒制度,所用过的器械、物品应单独处理,用 0.2% ~ 0.5% 过氧乙酸浸泡消毒;对分娩后的胎盘应进行特殊处理。遵医嘱用对肝脏损害小的抗生素预防感染。
5. **预防妊娠合并急性重症肝炎发生肝性脑病**

(1)限制蛋白质摄入:蛋白质应小于 0.5g/(kg·d),增加碳水化合物的摄入,热量应在 7431kJ/d(1800kcal/d)以上。

(2)减少氨及其他毒性物质:保持大便通畅及严禁肥皂水灌肠,必要时可给予醋灌肠以抑制肠道内氨和有毒物质的吸收。按医嘱口服新霉素抑制大肠埃希菌,减少游离氨及其他毒性物质的形成。

(3)肝性脑病前驱症状的治疗:可遵医嘱使用降氨药物,改善脑功能,常用药物有谷氨酸钠或其钾盐、精氨酸、六合氨基酸,以及胰高血糖素、胰岛素的联合应用。

6. **预防产后出血**　遵医嘱使用缩宫素,加强宫缩。

7. 减少母婴传播 助产时尽量避免产道及新生儿损伤、新生儿羊水吸入或窒息。

8. 新生儿的处理

(1)出生后应隔离4周。

(2)切断乙型肝炎病毒母婴传播:对HBsAg及HBeAg阳性产妇分娩的新生儿采取以下方法。①被动免疫法:新生儿出生后立即肌内注射乙型肝炎免疫球蛋白(HBIG)0.5mL,出生后1个月、3个月再各注射0.16mL/kg。②主动免疫法:新生儿出生后即肌内注射乙型肝炎血原疫苗30μg,出生后1个月、6个月再各注射10μg。如联合用药时,乙型肝炎血源疫苗按上述单用方法进行;HBIG的应用改为出生后48小时肌内注射0.5mL,以后不再重复注射。

9. 产后的喂养方式 HBsAg阳性的产妇可进行母乳喂养;急性或慢性肝炎产妇不宜哺乳,建议人工喂养,并教会产妇及家属进行人工喂养的知识和技能。

(三)治疗护理

1. 保肝治疗 遵医嘱给予各种保肝药物,如葡萄糖、维生素、三磷酸腺苷、细胞色素c。注意避免应用雌激素、镇静剂、麻醉剂、四环素等对肝脏有损害的药物。

2. 产科处理

(1)妊娠期:妊娠早期患急性肝炎者,应在控制病情后行人工流产终止妊娠,最好待肝炎痊愈2年后再次妊娠;妊娠中、晚期发现肝炎者,可在严密监护下继续妊娠,注意保肝治疗,避免感染、药物及手术对肝脏的损害,适时终止妊娠。

(2)分娩期:普通型肝炎患者如无产科指征,一般经阴道分娩,使用隔离产房;HBsAg及HBeAg阳性患者分娩时应严格执行消毒隔离制度;缩短第二产程,产妇宫口开全后可行阴道手术助产,胎儿前肩娩出后立即肌内注射缩宫素防止产后出血;新生儿断脐后应常规采集脐带血进行肝功能及乙肝系列检查,以判断新生儿的感染情况。

(3)产褥期:注意预防产后出血;应用对肝脏损伤较小的抗生素防治感染;乙肝传染期或甲肝急性期均应回乳,以减少母婴传播,回乳时禁用雌激素,可用生麦芽或外敷芒硝回乳;新生儿应及时采取主动免疫、被动免疫或联合免疫的方法进行阻断,防止感染。

3. 重症肝炎的处理 重症肝炎患者应增加碳水化合物、维生素的摄入,限制蛋白质的摄入量,每日应<0.5g/kg。并注意保持大便通畅,遵医嘱给予新霉素或甲硝唑口服治疗,禁用肥皂水灌肠,以预防肝性脑病。如有肝性脑病前驱症状时,应遵医嘱使用降氨药物,改善脑功能。密切监测病情变化,注意有无肝性脑病征象。

考点提示:产科处理及母乳喂养指导。

(四)心理护理

提供舒适的待产环境,陪伴关心产妇,认真做好生活护理,使产妇感受到医护人员的关爱,消除因宫缩痛引起的不适和紧张、因隔离引起的孤独和自卑情绪。

【护理评价】

(1)母儿在妊娠期、分娩期及产褥期能维持良好的健康状态。

(2)孕妇了解病毒性肝炎对母婴的影响及其防治知识。

(3)孕妇恐惧心理得到缓解,能配合治疗。

(4)住院期间孕产妇未出现感染征象及产后出血等并发症。

第四节 妊娠合并贫血

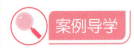

> 李女士,29岁,G_1P_0(孕1产0)。早孕反应较重,食欲缺乏,呕吐。现妊娠7周,皮肤黏膜苍白,毛发干燥无光泽,无力,头晕,气短。辅助检查:血红蛋白55g/L,血细胞比容0.16,血清铁5.0μmol/L。
> 请问:
> 1. 孕妇是否符合缺铁性贫血?
> 2. 作为护理人员,应如何进行用药及饮食指导?

妊娠期外周血红蛋白(Hb)<110g/L及血细胞比容<0.33为妊娠期贫血。缺铁性贫血(IDA)是最常见的妊娠期贫血类型,约占95%,是由孕妇对铁摄取不足或吸收不良引起的。由于血容量增加及胎儿生长发育需要,孕妇每日需铁较非孕期增加。妊娠早期呕吐或偏食可影响铁的摄入。妊娠晚期,机体对铁的吸收仍不能满足母儿需求,若不及时给予补充铁剂,则易耗尽体内储存铁导致贫血。

【分度】

根据血红蛋白水平,妊娠合并缺铁性贫血可分为轻度贫血(100~109g/L)、中度贫血(70~99g/L)、重度贫血(40~69g/L)和极重度贫血(<40g/L)。

【贫血对孕产妇的影响】

贫血使孕产妇抵抗力降低,对妊娠、分娩、手术和麻醉的耐受力降低,易产生疲倦感,妊娠和分娩的风险增加。重度贫血者因缺氧可能导致贫血性心脏病、妊娠期高血压疾病、产后出血、失血性休克、产褥感染等并发症的发生率增加,危及孕产妇生命。

【贫血对胎儿的影响】

胎儿的生长发育需要铁,并且胎盘对铁的摄取和转运是单方向不可逆转的,因此胎儿的缺铁程度一般不会太严重。但当母体严重缺铁时,其骨髓造血功能急剧降低,引起重度贫血,则可导致胎儿生长受限、胎儿窘迫、早产、死胎或死产等不良后果。

【护理评估】

(一)健康史

了解孕妇有无月经过多、消化道疾病引起的慢性失血的病史,有无妊娠剧吐。了解孕妇的饮食习惯,有无胃肠道功能紊乱导致的营养不良病史。

(二)身体评估

1. **症状** 轻者症状不明显,患者最早出现的症状为疲乏、困倦和软弱无力。重者可有头晕耳鸣、记忆力减退和活动后心悸气短等,甚至出现贫血性心脏病、胎儿生长受限、胎儿窘迫、早产、死胎、死产等并发症的相应症状。同时,贫血孕产妇机体抵抗力低下,容易导致各种感染性疾病的发生。

2. **体征** 皮肤黏膜苍白是贫血的主要体征,以睑结膜、口唇和甲床较明显。另外,可能出现皮肤毛发干燥、脱发、指甲脆薄等,并可伴发口腔炎、舌炎等,部分孕产妇出现脾脏轻度肿大。

(三)辅助检查

1. **血象** 外周血涂片为小细胞低色素贫血。血红蛋白<110g/L,血细胞比容<0.33,红细胞<

$3.5×10^{12}/L$，白细胞及血小板计数均在正常范围。

2. **血清铁** 其浓度能灵敏反应缺铁状况,孕妇血清铁<6.5μmol/L,可诊断为缺铁性贫血。

3. **骨髓象** 红细胞造血系统呈增生活跃,以中幼及晚幼红细胞增生为主。

4. **B超和胎儿电子监护仪检查** 了解胎儿宫内情况。

(四)心理社会评估

重点评估孕妇因长期疲倦或知识缺乏而引起的倦怠心理。同时评估孕妇及家人对缺铁性贫血疾病的认知情况,以及家庭、社会支持系统是否完善等。

(五)治疗要点

(1)去除导致缺铁性贫血的病因,积极治疗各种失血性疾病。

(2)加强营养,多吃富含铁剂的食物。

(3)补充铁剂,必要时输血。

(4)产时措施:临产后可酌情给予维生素K_1和维生素C、卡巴克洛等;防止产程延长、产妇疲劳;行阴道助产以缩短第二产程;产后及时加强宫缩,防止产后出血。

【护理诊断/问题】

1. **知识缺乏:** 缺乏妊娠期缺铁性贫血的保健知识及铁剂服用的知识。

2. **焦虑** 与担心母儿安全有关。

3. **潜在并发症:** 胎儿窘迫、产后出血、产褥感染。

【护理目标】

(1)孕妇获得有关贫血的防治知识。

(2)孕产妇住院期间母婴维持最佳的身心状态,得到满意的生活护理。

(3)孕产妇未发生胎儿窘迫、产后出血、产褥感染等并发症。

【护理措施】

(一)一般护理

1. **饮食护理** 建议孕妇加强营养,摄取高铁、高蛋白质和高维生素C的食物,如动物肝脏、瘦肉、豆类、菠菜、甘蓝、葡萄干和胡萝卜等。通过营造良好的用餐环境,菜式的多样化及色、香、味等帮助孕妇改变偏食、厌食的不良习惯。

2. **活动与休息** 嘱孕妇充分休息,保证充足的睡眠,适当安排体力活动,避免劳累。

3. **哺乳方式** 劝导严重贫血的产妇不宜哺乳,要回乳,应注意避免用对肝脏有损害的雌激素回乳。同时教会产妇及家属人工喂养的方法。

(二)病情观察

(1)初次产前检查时常规检查红细胞总数、血红蛋白,及时发现病情并诊治。按时复查,了解贫血程度。

(2)分娩期观察子宫收缩、出血量,防止产后出血,以免加重贫血。

(三)治疗护理

1. **妊娠期** 贫血孕妇需补充铁剂的应首选口服制剂。如硫酸亚铁0.3g,每日3次,同时补充维生素C,每日0.3g,或用酸性果汁送服,以利于铁的吸收。服用铁剂须在饭后或进餐过程中,以减轻对胃黏膜的刺激,且服药后粪便颜色变黑。不能耐受口服制剂者或妊娠后期贫血程度严重者,可选择深部肌内注射法,常用制剂如右旋糖酐铁等。用药期间忌饮茶水。

考点提示:缺铁性贫血孕妇正确服用铁剂的方法。

2. 分娩期 临产前遵医嘱给予卡巴克络(安络血)、维生素 K_1 及维生素 C 治疗,并配新鲜血备用。接近预产期或短期内行剖宫产术者,宜少量多次输血,以浓缩红细胞为最好,输血时避免因加重心脏负担诱发急性左心衰竭。同时积极预防产后出血和产褥感染。配合医师缩短第二产程,减少产妇的体力消耗。

(四)心理护理

对孕妇在治疗配合上的进步给予赞扬,增强其对治疗的信心。

【护理评价】

(1)孕产妇掌握缺铁性贫血的自我保健知识。

(2)孕妇通过治疗及护理能保持良好的心理状态。

(3)妊娠分娩经过顺利,无并发症发生,母儿健康。

【健康教育】

(1)指导孕妇及其家属了解缺铁性贫血、饮食治疗及铁剂使用的知识。

(2)重度贫血者不宜哺乳,指导孕妇及时回乳,可口服大剂量 B 族维生素或采用芒硝外敷乳房的方法回乳。

(3)指导孕妇产褥期注意休息,增加营养,避免劳累。

(黄小梅)

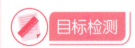目标检测

A1 型题

1. 妊娠合并心脏病孕妇最易发生心衰的时间是( )。
   A. 妊娠 24~28 周   B. 妊娠 28~30 周   C. 妊娠 30~32 周
   D. 妊娠 32~34 周   E. 妊娠 36~38 周

2. 妊娠合并心脏病孕妇不宜妊娠者,人工流产的时间是( )。
   A. 妊娠 12 周前   B. 妊娠 16 周前   C. 妊娠 20 周前
   D. 妊娠 24 周前   E. 妊娠 28 周前

3. 妊娠合并心脏病患者,下列不属于早期心力衰竭的体征是( )。
   A. 轻微活动后有胸闷、气急及心悸感
   B. 休息时心率大于 110 次/分
   C. 休息时呼吸频率大于 20 次/分
   D. 肝脾大,有压痛
   E. 阵发性呼吸困难

4. 关于妊娠合并心脏病孕妇的护理,下列不正确的是( )。
   A. 休息时取左侧卧位
   B. 避免过度劳累
   C. 间断吸氧
   D. 防止便秘,必要时可使用缓泻剂
   E. 预防感染遵医嘱给抗生素至产后 3 天

5. 关于妊娠对糖尿病的影响,下列正确的是( )。

A. 孕早期抗胰岛素分泌显著增多
B. 孕中期抗胰岛素分泌正常
C. 孕期尿糖不能正确反映病情
D. 不易发生酮症酸中毒
E. 孕期糖耐量试验无明显变化

6. 诊断妊娠合并缺铁性贫血的标准是血清铁(　　)。
   A. <5.0μmol/L　　　　B. <6.0μmol/L　　　　C. <6.5μmol/L
   D. <7.0μmol/L　　　　E. <8.0μmol/L

A2 型题

7. 孕妇,36 岁,妊娠 10 周,休息时仍感胸闷、气急。查体:脉率 120 次/分,呼吸频率 22 次/分,心界向左侧扩大,心尖区有 2/6 级收缩期杂音,肺底有湿啰音,应采取的处理措施是(　　)。
   A. 加强产前监护　　　　B. 立即终止妊娠　　　　C. 限制钠盐摄入
   D. 控制心衰后继续妊娠　　E. 控制心衰后终止妊娠

8. 某初产妇,24 岁,妊娠 39 周,妊娠糖尿病,平时饮食控制血糖,因腹痛伴阴道流液 10 小时,入院待产,入院后遵医嘱给予缩宫素 2.5U 静脉滴注的方法是(　　)。
   A. 缩宫素 + 葡萄糖盐水 500mL,静脉滴注以 10 滴/分开始
   B. 缩宫素 + 生理盐水 500mL,静脉滴注以 4 滴/分开始
   C. 缩宫素 + 5% 葡萄糖 500mL,静脉滴注以 4 滴/分开始
   D. 缩宫素 + 5% 葡萄糖 500mL,静脉滴注以 10 滴/分开始
   E. 缩宫素 + 生理盐水 500mL,静脉滴注以 10 滴/分开始

9. 孕妇,28 岁,妊娠 20 周后被诊断为缺铁性贫血,现需口服硫酸亚铁,补充铁剂,正确的服药时间是(　　)。
   A. 餐前　　　　B. 餐后　　　　C. 晨起
   D. 睡前　　　　E. 空腹时

A3/A4 型题

(10 ~ 12 题共用题干)
某女士,31 岁,妊娠合并风湿性心脏病,孕 28 周,心功能Ⅱ级,无早期心力衰竭的体征。

10. 该孕妇心功能的状态是(　　)。
    A. 一般体力活动不受限制　　B. 一般体力活动略受限制　　C. 一般体力活动明显受限制
    D. 不能从事任何活动　　　　E. 易发生心力衰竭

11. 以下分娩期处理正确的是(　　)。
    A. 鼓励产妇屏气用力,尽快结束分娩
    B. 预防产后出血,给予小剂量催产素加强宫缩
    C. 胎儿娩出后,给麦角新碱预防产后出血
    D. 胎儿娩出后腹部压沙袋持续 24 小时
    E. 抗生素预防感染,直至产后 1 个月

12. 对于该产妇的产褥期护理,下列不正确的是(　　)。
    A. 应用抗生素 7 ~ 10 日
    B. 产后严密观察 24 小时
    C. 预防便秘
    D. 不宜哺乳者,用生麦芽或芒硝回乳
    E. 产后 24 小时绝对卧床休息

参考答案

第八章 异常分娩妇女的护理

课件

学习目标

素质目标： 具有良好的职业道德素养，较强的责任心、良好的沟通能力；关爱、尊重产妇。
知识目标： 掌握产力、产道、胎儿异常护理评估及护理措施；熟悉产力异常的原因和骨产道异常的分类以及常见胎位异常的临床特征和治疗原则；了解产力、产道、胎儿异常对母儿的影响。
能力目标： 能运用所学知识判断分娩过程是否正常，对异常分娩的妇女进行护理及健康教育。

案例导学

初产妇，29岁，妊娠38周，有规律宫缩，于昨晚9时入院，一夜未睡。今天上午7时，检查宫缩，每3~4分钟一次，持续40秒，宫口开大4cm，胎先露平坐骨棘，有羊膜囊感，胎心率145次/分，胎位LOA（左枕前），估计胎儿体重3000g，骨盆外测量27cm。
请问：
1. 该产妇产程是否正常，其依据是什么？
2. 请根据病情提出护理诊断并制订护理措施。

分娩能否顺利进行取决于产力、产道、胎儿和产妇的精神心理等因素，其中任何一个或一个以上因素发生异常，且各因素之间不能相互适应，而使分娩进程受到阻碍，称为异常分娩，俗称难产。分娩是一个动态变化的过程，顺产和难产在一定条件下是可以相互转化的，难产处理不当会给母儿造成严重的危害，若处理得当，难产也可转为顺产。异常分娩包括产力异常、产道异常、胎儿异常及产妇的精神心理异常。

第一节 产力异常

产力是分娩的动力，包括子宫收缩力、腹肌和膈肌收缩力以及肛提肌收缩力，其中以子宫收缩力为主。在分娩过程中，子宫收缩失去节律性、对称性、极性不正常或频率及强度有改变，称为子宫收缩力异常，临床上分为子宫收缩乏力（简称宫缩乏力）和子宫收缩过强（简称宫缩过强）两类（图8-1），每类又分为协调性与不协调性宫缩乏力或过强两种，以协调性宫缩乏力多见。

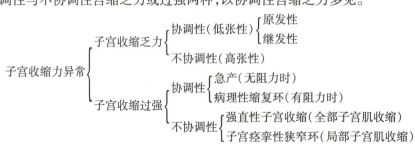

图8-1 子宫收缩力异常的分类

一、子宫收缩乏力

【病因】

子宫收缩乏力(简称宫缩乏力)多由几个因素共同作用引起,常见原因如下。

1. 产道与胎儿因素 头盆不称或胎位异常时,胎先露下降受阻,不能紧贴子宫下段及子宫颈内口,因而不能有效刺激子宫阴道神经丛引起有力的反射性子宫收缩,是导致继发性宫缩乏力的最常见原因。

2. 精神因素 多发于初产妇,尤其是35岁以上的高龄初产妇,产妇对分娩产生强烈的恐惧和紧张,导致大脑皮质功能紊乱,影响子宫收缩,导致原发性宫缩乏力。

3. 子宫因素 子宫肌纤维过度伸展如多胎妊娠、羊水过多、巨大儿等,经产妇、子宫肌瘤、子宫发育不良等,均能引起子宫收缩乏力。

4. 药物影响 妊娠晚期,尤其是临产后不适当地使用大剂量镇静剂或镇痛剂,如吗啡、哌替啶、硫酸镁等,会使子宫收缩受到抑制。

5. 内分泌失调 临产后,产妇体内雌激素、缩宫素、前列腺素等分泌不足,孕激素下降缓慢,子宫对乙酰胆碱的敏感性降低而影响子宫兴奋阈,易致子宫收缩乏力。

6. 其他因素 产后进食与睡眠不足,过多的体力消耗,营养不良,贫血和其他慢性全身性疾病所致体质虚弱者,过早使用腹压或直肠、膀胱充盈等,均可致子宫收缩乏力。

【对母儿的影响】

1. 对产妇的影响 由于产程延长,可致产妇水、电解质紊乱,严重时可引起脱水、酸中毒、低钾血症等。宫缩乏力是引起产后出血最常见的原因。由于产妇过度疲劳、滞产、多次肛查或阴道检查、胎膜早破或人工破膜、产后出血等均可增加感染机会。

2. 对胎儿及新生儿的影响 协调性宫缩乏力可增加剖宫产率、产伤率,导致新生儿颅内出血的发生率和死亡率增加;不协调性宫缩乏力使子宫壁不能完全放松,胎盘供血受阻,容易发生胎儿宫内缺氧,导致胎儿窘迫的发生率增加。若有胎膜早破者会引起脐带受压或脐带脱垂,导致胎儿窘迫甚至胎死宫内。

【护理评估】

(一)健康史

通过详细询问病史,了解产妇年龄、孕产史及既往史;了解骨盆大小、胎儿情况以及产后是否使用大量镇静剂等。重点评估宫缩的频率、强度、节律性、对称性、极性。评估产妇宫口扩大与胎先露下降的情况、尾骨活动度、胎儿大小尤其是胎头与产妇骨盆的关系,评估胎儿的胎产式、胎先露、胎方位。

(二)身体评估

宫缩乏力分为协调性宫缩乏力和不协调性宫缩乏力两种类型。

1. 协调性宫缩乏力 其特点是子宫收缩具有正常节律性、对称性和极性,但收缩力弱、持续时间短、间歇时间长且不规律。当子宫收缩达到高峰时,子宫体部不隆起变硬,宫腔内压力低,故又称低张性宫缩乏力。其对胎儿影响不大,但是能使胎先露下降及宫口扩张减慢,产程延长。随着产程延长,产妇可出现疲劳、肠胀气、尿潴留等。

宫缩乏力根据宫缩乏力在产程中发生的时间分为以下两种。

(1)原发性宫缩乏力:指产程开始即出现宫缩乏力,宫口不能如期扩张,胎先露不能如期下降,致使产程延长,多见于骨盆入口平面狭窄引起的头盆不称时。

(2)继发性宫缩乏力:指临产时宫缩正常,在产程进行到某一阶段(多在活跃期或第二产程)出现宫缩乏力,致使产程进展缓慢甚至滞产,多见于中骨盆或骨盆出口平面狭窄、持续性枕横位或枕后位等头盆不称和胎位异常时。

☞**考点提示**:协调性子宫收缩乏力的特点。

2. 不协调性宫缩乏力 又称高张性子宫收缩乏力,多见于初产妇,临床表现为子宫收缩失去正常的节律性、对称性和极性,宫缩的兴奋点不是来源于两侧子宫角部,而是来自子宫下段的一处或多处,且频率高,节律不协调,宫缩时子宫底部不强,而是中段或下段强,宫缩间歇期子宫壁不能完全松弛,这种不协调性宫缩不能使宫口如期扩张、胎先露如期下降,属无效宫缩。此种宫缩使产妇自觉宫缩强,持续腹痛、拒按、精神紧张、烦躁不安,体力损耗,严重者出现脱水及电解质紊乱、肠胀气、尿潴留等,导致产程进展缓慢或停滞,同时引起胎儿宫内窘迫。

3. 产程图曲线异常 产程进展的标志是宫口扩张和胎先露下降。绘制产程曲线于产程图上,可以动态监护产程进展及胎儿下降情况,识别产妇是否发生了难产。产程曲线包括宫口扩张曲线和胎先露下降曲线,宫缩乏力所致产程曲线异常有以下几种。

(1)潜伏期延长:从临产规律宫缩开始至活跃期起点6cm称为潜伏期。初产妇>20小时、经产妇>14小时,称为潜伏期延长。

(2)活跃期异常:包括活跃期延长和活跃期停滞。

1)活跃期延长:从活跃期起点6cm至宫口开全称为活跃期。活跃期宫颈口扩张速度每小时<0.5cm,称为活跃期延长。

2)活跃期停滞:当破膜且宫颈口扩张≥6cm后,若宫缩正常,宫口不再扩张达4小时以上者;若宫缩欠佳,宫口不再扩张达6小时,称为活跃期停滞。

(3)第二产程异常:包括胎头下降延缓、胎头下降停滞和第二产程延长。

1)胎头下降延缓:第二产程初产妇胎头下降速度每小时小于1cm,经产妇每小时小于2cm。

2)胎头下降停滞:第二产程胎头先露停留在原处不下降大于1小时。

3)第二产程延长:是指第二产程初产妇大于3小时、经产妇大于2小时(硬膜外麻醉镇痛分娩时,初产妇大于4小时、经产妇大于3小时),产程无进展(胎头下降和旋转)。

☞**考点提示**:产程异常的相关概念。

(三)辅助检查

1. 一般检查 测量产妇的血压、脉搏、呼吸、心率,观察产妇的精神状态及体力情况。

2. 产程观察

(1)观察宫缩:用手触摸产妇的腹部进行判断或用胎心电子监护仪连续监测宫缩的变化情况,如有宫缩乏力发生应判断属协调性还是非协调性。

(2)观察胎心:用胎心电子监护仪或多普勒胎心听诊仪监测胎心变化。

(3)绘制产程曲线:动态了解产程进展情况,判断是否有产程延长或产程停滞发生。

(4)实验室检查:必要时可做尿液检查、血生化检查,了解尿酮体及电解质情况。

(四)心理社会评估

由于产程延长,产妇可能出现焦虑状态,休息差,进食少,甚至出现肠胀气、排尿困难等状况。产妇和家属对阴道分娩方式失去信心,表现为焦虑、恐惧,担心母儿安危,通常会要求手术分娩。

(五)治疗要点

1. 协调性宫缩乏力 及时找出原因,再进行恰当处理。如产道、胎位均正常,估计可从阴道分娩者,应先改善孕妇全身状况,鼓励产妇经阴道分娩。如发现有头盆不称、胎位异常或其他剖宫产指征者,应及时行剖宫产术。

2. **不协调性宫缩乏力** 原则上要先恢复宫缩的正常节律性、对称性和极性,调整为协调性宫缩后可按协调性宫缩乏力处理。如经上述处理无效,不能恢复协调性宫缩,则禁止应用缩宫素。

【护理诊断/问题】

1. **疲乏** 与产程延长,进食少、睡眠少、体力消耗及水电解质紊乱有关。
2. **焦虑** 与产程延长,产妇担心自身和胎儿安危、害怕手术有关。
3. **有感染的危险** 与产程延长,多次阴道检查或剖宫产有关。
4. **潜在并发症**:产后出血。

【护理目标】

(1)产妇保持良好体力,疲劳感减轻、舒适感增加。
(2)产妇情绪稳定,安全度过分娩期。
(3)产妇未发生发热、恶露臭等感染征象。
(4)产妇的血压、脉搏、尿量等正常,并能积极配合医生进行处理,使病情得以控制,未发生并发症。

【护理措施】

(一)一般护理

鼓励产妇多进易消化、高热量的饮食。关心和安慰产妇,消除紧张心理。嘱产妇左侧卧位休息。过度疲劳时,遵医嘱给予地西泮 10mg 缓慢静脉注射,或哌替啶 100mg 肌内注射。保持膀胱或直肠空虚,临产后督促产妇每 2~4 小时排尿一次,避免膀胱充盈。

(二)治疗护理

1. **协调性宫缩乏力** 若有明显骨盆狭窄、头盆不称或胎位异常不能经阴道分娩者,应积极做好剖宫产的术前准备。估计能经阴道分娩者,做好如下护理:①静脉滴注缩宫素。先用 5% 葡萄糖液 500mL 静脉滴注,速度调节为每分钟 8~10 滴,再加入缩宫素 2.5~5U;每隔 15 分钟观察宫缩、胎心、血压和脉搏,并记录。若宫缩不强可逐渐加快滴速,最大剂量通常不超过每分钟 60 滴,子宫收缩持续时间达到 40~60 秒,间隔时间 2~3 分钟。应用缩宫素时,必须由专人监护,严密监测宫缩、胎心、血压和产程进展等状况。根据宫缩的情况随时调节剂量、浓度和滴速,以免引起宫缩过强而导致子宫破裂或胎儿窘迫的发生。②刺激乳头。③针刺穴位,通常针刺合谷、三阴交、太冲、关元、中极等穴位。④若进入活跃期后发生宫缩乏力且胎头已入盆者,应首先行人工破膜。

✏ **考点提示**:缩宫素应用注意事项。

2. **不协调性宫缩乏力** 处理原则是调节子宫收缩,恢复正常节律性和极性。医护人员要关心产妇,耐心细致地向其解释疼痛的原因,指导产妇宫缩时做深呼吸、腹部按摩及放松,稳定其情绪,减轻疼痛,缓解其不适。遵医嘱给予派替哌替啶 100mg 或吗啡 10mg 肌内注射,确保产妇充分休息。充分休息后不协调性宫缩多能恢复为协调性子宫收缩,若此时宫缩仍较弱时,按协调性宫缩乏力处理。在协调性宫缩恢复之前,严禁应用缩宫剂。若经过处理后宫缩仍不协调,出现胎儿窘迫征象或伴有头盆不称、胎位异常等,应及时通知医师,并做好剖宫产术和抢救新生儿的准备。

(三)提供心理支持,减少焦虑与恐惧

产妇的心理状态是影响子宫收缩的重要因素,护士/助产士必须重视评估产妇的心理状况,及时给予解释和支持,防止精神紧张。可用语言和非语言性沟通技巧以示关心。指导产妇学会在宫缩间歇期休息,休息时行左侧卧位,适当的室内活动有助于加强宫缩;鼓励产妇及家属表达出他们的担心和不适感,护士/助产士随时向产妇及家属解答问题,不断对分娩进程作出判断并将产程的进展和护理计划告知产妇及家属,使产妇心中有数,对分娩有信心,并鼓励家属为产妇提供持续性心理支持。

【护理评价】

(1)产妇疲劳感消失,舒适感增加,产力恢复。
(2)产妇情绪稳定,积极配合医护人员的治疗和护理。
(3)产妇体温正常,伤口无红肿,恶露无臭味,血常规正常。
(4)产妇未发生产后出血等并发症。

【健康教育】

(1)做好产前宣教,使产妇了解精神因素在分娩过程中的重要性。
(2)嘱产妇定期产前检查,尽早发现病理妊娠及异常胎位,并及时处理。
(3)介绍避孕方法,嘱产妇剖宫产术后坚持避孕两年,产后6周复查。

二、子宫收缩过强

【病因】

1. 协调性宫缩过强 多见于经产妇可导致急产。缩宫素使用不当(如剂量过大)或个体过于敏感也可导致协调性子宫收缩过强。

2. 不协调性宫缩过强 产妇的精神过度紧张、产道梗阻、临产后不适当地使用宫缩剂以及粗暴的产科检查,均会引起子宫局部肌肉痉挛性不协调性宫缩过强。

【对母儿的影响】

1. 对产妇的影响 因宫缩过强、过频,产程过快,可致初产妇软产道撕裂伤;如胎先露下降受阻,可导致子宫破裂;接产时来不及消毒可致产褥感染;产后子宫肌纤维缩复不良易发生胎盘滞留或产后出血;子宫痉挛性不协调性收缩可使产程延长,产妇极度痛苦,疲劳无力致剖宫产机会增加。

2. 对胎儿及新生儿的影响 过强、过频的宫缩影响胎盘血液循环,胎儿在宫内缺氧,易发生胎儿窘迫甚至胎死宫内及新生儿窒息。由于胎儿娩出过快,使胎头在产道内受到的压力突然解除可造成新生儿颅内出血。因产程进展太快来不及消毒,新生儿易发生感染;若坠地,可引起骨折、外伤等。

【护理评估】

(一)健康史

认真阅读产前检查记录,如产妇的身高、骨盆测量值、胎儿大小、有无妊娠并发症等。了解经产妇既往有无急产史;临产后是否有粗暴的产科检查及不适当地使用大剂量宫缩剂。评估临产时间、宫缩频率和强度、胎心、胎动情况。

(二)身体评估

宫缩过强分两种类型:协调性宫缩过强和不协调性宫缩过强。

1. 协调性宫缩过强 其特点为子宫收缩的节律性、对称性和极性均正常,仅子宫收缩力过强、过频(10分钟内有5次以上宫缩)。在产道无阻力时,可使宫口迅速开全,总产程不足3小时称急产,经产妇多见。在产道梗阻时,胎先露下降受阻,产程延长或停滞,可出现病理性缩复环,严重者引起子宫破裂。产妇会出现痛苦面容、烦躁和大喊大叫。由于宫缩过强、过频易致软产道损伤、胎儿窘迫或新生儿外伤等。

2. 不协调性宫缩过强　有以下两种表现。

(1) 强直性子宫收缩：几乎均是外界因素异常造成。其特点是子宫肌肉出现强烈收缩,失去节律性,宫缩无间歇。产妇出现持续而剧烈的腹痛,烦躁不安,拒按。胎位、胎心不清楚,有时可出现病理性缩复环、血尿等先兆子宫破裂征象。病理性缩复环的位置随着宫缩而上升。

(2) 子宫痉挛性狭窄环：即子宫体部的某局部平滑肌处于强烈的收缩状态,持续不放松,形成痉挛性狭窄环,而环上、下肌肉放松。此环多见于子宫上、下段交界处,将胎体紧紧卡住（图8-2）,致产程停滞。阴道检查时在宫腔内可触及此环,位置不变,不随宫缩而上升。

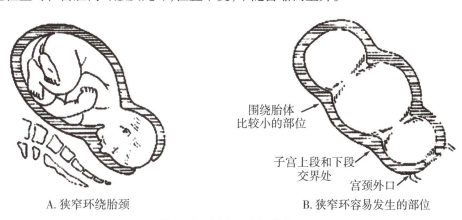

A. 狭窄环绕胎颈　　　B. 狭窄环容易发生的部位

图8-2　子宫痉挛性狭窄环

(三) 辅助检查

1. **一般检查**　测量产妇的血压、脉搏、呼吸、心率,观察产妇的精神状态等。

2. **产程观察**　注意观察子宫收缩情况；观察胎心、胎位,触诊胎位是否不清楚,听诊胎心音是否不清楚；腹部检查,如遇产道梗阻,腹部视诊可见病理性缩复环,触诊压痛明显。

(四) 心理社会评估

由于宫缩过强、过频,产程进展很快,产妇毫无准备会产生无助感和恐惧。评估产妇是否有良好的家庭支持系统。评估产妇及其家属能否配合医院及时进行紧急处理。

(五) 治疗要点

1. **协调性子宫收缩过强**　抑制宫缩同时尽快结束分娩。凡有急产史的产妇,在预产期前1~2周不宜外出,应提前住院待产；产后仔细检查软产道及新生儿状况。

2. **不协调性子宫收缩过强**

(1) 强直性子宫收缩：及时给予宫缩抑制剂,如将25%硫酸镁20mL加于5%葡萄糖注射液20mL静脉慢推。若胎头下降受阻,应立即行剖宫产术。

(2) 子宫痉挛性狭窄环：应停止阴道内操作等一切刺激,停用缩宫素,立即寻找原因,及时纠正。

【护理诊断/问题】

1. **疼痛**　与过频、过强的宫缩有关。
2. **焦虑**　与担心自身及胎儿的安危有关。
3. **有感染的危险**　与产程进展过快,来不及消毒有关。
4. **有母儿受伤的危险**　与急产、剖宫产有关。

【护理目标】

(1) 产妇描述疼痛减轻。

(2)产妇焦虑减轻。

(3)产妇未发生感染等并发症。

(4)母儿未发生损伤。

【护理措施】

1. 密切观察宫缩及产程进展 监测宫缩、胎心及母体生命体征变化,观察产程进展;对急产者,提前做好接生和抢救新生儿窒息的准备;第二产程尽可能行会阴侧切术,以防止会阴撕裂伤;与产妇交谈分散其注意力,向其说明产程进展及胎儿状况,以减轻产妇的焦虑和紧张,遇有宫颈、阴道及会阴撕裂伤者应及时缝合;子宫痉挛性狭窄环无胎儿窘迫者遵医嘱给予镇静剂,如哌替啶100mg或吗啡10~15mg肌内注射,确保产妇休息。

2. 预防母儿受伤

(1)有急产史者应提前1~2周住院待产,不宜外出,以防意外分娩造成损伤。指导产妇勿远离病房,经常巡视,一旦发现分娩先兆,应卧床休息;产妇出现排便感时,应检查宫口扩张及胎先露下降情况,做好接产准备;临产后鼓励产妇做深呼吸,嘱其勿向下屏气用力,以减慢分娩过程。

(2)出现病理性缩复环时,一旦确诊,应立即遵医嘱用哌替啶以缓解子宫收缩与镇痛,同时积极做好剖宫产术及新生儿窒息抢救准备工作。

(3)出现痉挛性狭窄环时,立即停止产科操作,避免刺激。若无胎儿宫内窘迫现象,遵医嘱用镇静解痉药,如哌替啶、阿托品、0.1%肾上腺素等,使狭窄环缓解,多能自然分娩或阴道助产娩出。如经上述处理无效且伴胎儿窘迫时,应做好剖宫产术的术前准备工作。

3. 新生儿护理 按高危儿进行护理,遵医嘱给予维生素K_1肌内注射,预防颅内出血。

4. 做好产后护理 观察子宫收缩、会阴伤口、阴道流血量、生命体征等情况,发现异常应及时通知医生并配合处理;新生儿如出现意外,需协助产妇及家属顺利度过哀伤期,并为产妇提供出院后的各项指导。

【护理评价】

(1)产妇能应用减轻疼痛的技巧,舒适感增加,积极配合医护人员的处理。

(2)产妇分娩顺利,无分娩并发症,生命体征正常,母子平安。

【健康教育】

(1)有急产史的经产妇应叮嘱其提前1~2周住院待产,防止发生意外。

(2)指导产妇积极配合医护人员的工作,克服焦虑情绪。

第二节 产道异常

产道包括骨产道和软产道,是胎儿经阴道娩出的通道。产道异常包括骨产道异常和软产道异常,可使胎儿娩出受阻,临床上以骨产道异常多见。

一、骨产道异常

【分类】

骨产道异常是指骨盆的径线过短或形态异常,致使骨盆腔小于胎先露可通过的限度,阻碍胎先露下降,影响产程顺利进展,故又称狭窄骨盆。临产后明确狭窄骨盆的类型和程度,结合产力、胎儿大小、胎位综合判断选择合理的分娩方式。

1. 骨盆入口平面狭窄 常见的有单纯扁平骨盆和佝偻病性扁平骨盆两种。入口平面前后径短，呈横椭圆形。骶耻外径<18cm，入口前后径<10cm，对角径<11.5cm。入口平面狭窄分为三级：一级为临界性狭窄，对角径11.5cm(入口前后径10m)，多数可经阴道分娩；二级为相对性狭窄，对角径10.0~11.0cm(入口前后径8.5~9.5cm)，可试产；三级为绝对性狭窄(入口前后径<8cm)，必须行剖宫产结束分娩。

2. 中骨盆及骨盆出口平面狭窄 有以下两种类型。

(1) 漏斗骨盆：骨盆入口各径线值正常，但两侧骨盆壁向内倾斜，形状似漏斗而得名。其特点是中骨盆及骨盆出口平面均明显狭窄，使坐骨棘间径、坐骨结节间径均缩短，耻骨弓角度<90°，坐骨结节间径与出口后矢状径之和<15cm，常见于男型骨盆。

(2) 横径狭窄骨盆：与类人猿型骨盆类似。骨盆入口、中骨盆及骨盆出口平面的3条横径均缩短，前后径稍长，坐骨切迹宽。骨盆外测量骶耻外径正常，但髂棘间径及髂嵴间径均缩短。中骨盆及骨盆出口平面狭窄，产程早期无头盆不称征象，当胎头下降至中骨盆或骨盆出口平面时，常不能顺利地完成内旋转，形成持续性枕横位或枕后位造成难产(图8-3)。

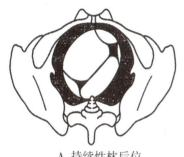 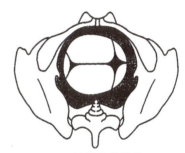

A. 持续性枕后位　　　　　　　B. 持续性枕横位

图8-3 持续性枕后位、枕横位

3. 骨盆三个平面狭窄 多见于身材矮小、体型匀称的妇女。骨盆入口平面形态正常，各平面径线均小于正常值2cm以上，又称均小骨盆。骨盆外形属女性型骨盆。

4. 畸形骨盆 指骨盆失去正常形态，常见于两种类型的骨盆：一种是骨关节病引起的偏斜骨盆；另一种是骨盆入口平面呈凹三角形的骨软化症骨盆，现已少见。

【对母儿的影响】

1. 对母体的影响 临产后由于入口狭窄，胎先露不能入盆，下降受阻造成继发性子宫收缩乏力，导致产程延长或停滞；或因子宫收缩过强，出现病理性缩复环，严重者可导致子宫破裂，危及母儿生命。

2. 对胎儿及新生儿的影响 骨盆入口平面狭窄、中骨盆狭窄，导致胎儿窘迫、胎死宫内、新生儿窒息、新生儿死亡等。剖宫产机会增加易致新生儿产伤，感染和围生儿死亡率增加。

【护理评估】

(一) 健康史

核对产妇产前检查资料，特别是骨盆测量结果。询问产妇幼年有无佝偻病、脊髓灰质炎、脊柱和髋关节结核以及外伤史。若为经产妇，应了解以往有无难产史及其难产原因、新生儿有无产伤等。

(二) 身体评估

1. 一般检查 注意产妇的身高、体形、步态、脊柱有无弯曲、髋关节是否畸形、米氏菱形窝是否对称等情况。身高145cm以下者，警惕均小骨盆；跛行者，警惕偏斜型骨盆。

2.腹部检查

(1)腹部形态:观察腹部外形及大小,有无悬垂腹或尖腹。悬垂腹或尖腹,可能是骨盆倾斜度较大,也可能是骨盆狭窄。

(2)胎位检查:判断胎儿大小及胎位。估计胎儿大小,可测量宫高和腹围。B超测量胎头,双顶径预测胎儿体重,以判断胎儿能否通过产道。

(3)估计头盆关系:行胎头跨耻征检查,嘱孕妇排空膀胱、仰卧、两腿伸直,检查者将手放在耻骨联合上方,将浮动的胎头向骨盆腔方向推压。若胎头低于耻骨联合平面表示胎头可以入盆,头盆相称,称为跨耻征阴性;若胎头和耻骨联合在同一平面,表示可疑头盆不称,称为跨耻征可疑阳性;若胎头高于耻骨联合平面,表示明显头盆不称,称胎头跨耻征阳性(图8-4)。

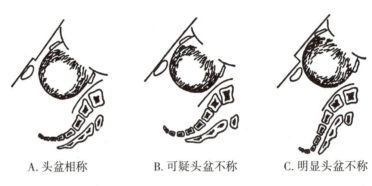

图8-4 胎头跨耻征检查

(4)骨盆测量:包括骨盆外测量和内测量,根据其结果判断骨盆狭窄的类型和程度。

(三)辅助检查

B超检查可观察骨盆和胎先露的关系,并能测定胎头双顶径、腹径、胸径、股骨长度和预测胎儿体重,判断胎儿是否能通过产道。

(四)心理社会评估

评估产妇对产道异常的反应及其支持系统情况;评估产妇及家属对产道异常及对分娩影响的认识。

(五)治疗要点

1.骨盆入口平面狭窄 轻度头盆不称,可在密切监护下行试产;存在明显头盆不称、胎头跨耻征阳性者,足月活胎不能经阴道分娩,应做好剖宫产术的术前准备工作。

2.中骨盆平面狭窄 宫口开全后,若胎头双顶径仍在坐骨棘水平以上者,应做好剖宫产术的术前准备;若胎头双顶径已达坐骨棘水平以下,应做好会阴侧切、阴道助产术的准备,同时做好新生儿窒息抢救的准备工作。

3.骨盆出口平面狭窄 出口平面明显狭窄者不宜试产。若出口横径与后矢状径之和>15cm,胎儿体重<3500g者,多数可经阴道分娩;若胎儿体重大于3500g,或伴胎位异常者,应做好剖宫产术的术前准备。

4.骨盆三个平面狭窄 均小骨盆产妇,如胎儿不大、头盆相称、宫缩好,可以试产,否则应行剖宫产术。

5.畸形骨盆 若畸形严重,明显头盆不称,应及时做好剖宫产术的术前准备工作。

【护理诊断/问题】

1.焦虑 与分娩过程的结果未知及害怕手术有关。

2. **有感染的危险** 与胎膜早破、产程延长、手术助产有关。

3. **知识缺乏** 缺乏产道异常对母儿影响的认识。

4. **潜在并发症** 子宫破裂、产伤等。

【护理目标】

(1)产妇情绪稳定,能积极配合医护人员的处理。

(2)产妇未出现各种并发症,无感染征象。

(3)产妇了解产道异常对分娩的影响。

(4)母儿健康,无子宫破裂、产伤等并发症的出现。

【护理措施】

1. **严密观察产程进展,做好产时监护** 有明显头盆不称、估计胎儿不能经阴道分娩者,遵医嘱做好剖宫产手术前的准备与护理。决定经阴道分娩者,临产后密切观察子宫收缩、产程进展和胎心变化。胎心异常者,指导产妇左侧卧位并吸氧,使用助产术或剖宫产术尽快结束分娩。产程进展受阻或出现先兆子宫破裂征象者,及时报告医生并遵医嘱做好剖宫产术术前准备工作,预防子宫破裂等并发症的发生。

2. **试产的护理** 试产时应有专人守护,密切观察宫缩及胎心音变化,检查宫口扩张及胎先露下降的程度,评估产程进展。试产时间一般为2~4小时,试产必须以宫口开大3~4cm、胎膜已破为试产的开始;胎膜未破者可在宫口开大3cm时行人工破膜。若破膜后宫缩加强、产程进展顺利,多数能经阴道分娩。试产中若出现宫缩乏力,可用缩宫素静脉滴注加强宫缩。试产中不宜使用镇痛剂、镇静剂。

3. **预防产后出血和感染** 在胎儿前肩娩出后,立即遵医嘱使用缩宫素,预防产后出血;减少肛查次数,需要做阴道检查者必须严格消毒;产后注意观察宫缩、阴道出血量、体温、脉搏、血压等;遵医嘱及时应用抗生素,加强外阴护理,预防感染。

4. **新生儿的护理** 胎儿娩出后仔细检查有无产伤,及时发现新生儿颅内出血等并发症,如发现新生儿并发症,应按高危儿护理。

5. **心理护理** 耐心向产妇及其家庭成员讲明产道异常对母儿的影响,缓解其对分娩结果未知的焦虑和恐惧,增加其安全感,以取得产妇及其家属的配合,使产妇安全度过分娩期。

【护理评价】

(1)产妇心情平静,焦虑减轻。

(2)新生儿健康,未发生感染。

(3)产妇能复述狭窄骨盆对分娩的影响。

(4)产妇生命体征正常,未出现子宫破裂、产伤等并发症。

【健康教育】

(1)嘱产妇出院后注意休息,加强营养。

(2)指导产后母乳喂养,保持心情愉快,促进乳汁分泌。

(3)指导产妇加强产后锻炼,注意不要过早参加重体力劳动。

(4)指导产妇有效避孕,哺乳期不用药物避孕。

(5)告知产妇产后复查的必要性,嘱其产后6周到产科门诊复查。

二、软产道异常

软产道包括子宫下段、宫颈、阴道及骨盆底软组织。软产道异常导致的难产少见,故容易被忽视。

应于妊娠早期常规行妇科检查,了解软产道有无异常。

1. 外阴异常　外阴瘢痕、外阴水肿、外阴坚韧等,由于组织缺乏弹性,无伸展性,使阴道口狭窄,从而影响胎头娩出或造成严重撕裂伤。

2. 阴道异常　阴道横隔、纵隔、阴道狭窄等,影响胎先露下降;阴道尖锐湿疣的孕妇在妊娠期尖锐湿疣生长迅速,可阻碍分娩,影响胎先露下降或发生裂伤、血肿及感染;阴道囊肿和肿瘤,可阻碍胎先露部下降。

3. 宫颈异常　宫颈外口粘连、宫颈水肿、宫颈坚韧、宫颈瘢痕、宫颈癌、宫颈肌瘤等均可影响胎头下降,导致产程延长、产妇体力衰竭等。

第三节　胎儿异常

胎儿发育异常或胎位异常均可导致异常分娩,其中胎位异常是造成难产的常见因素之一。分娩时枕前位约占90%,而胎位异常约占10%,其中胎头位置异常居多,占6%~7%,有持续性枕横(后)位、额先露、面先露等。臀先露占3%~4%,肩先露极为少见。此外,还有复合先露。

一、胎位异常——持续性枕后位、枕横位

胎头以枕后位或枕横位衔接,在下降过程中,胎头枕部绝大多数在强有力的宫缩作用下能向前转135°或90°,转成枕前位而自然分娩,仅有5%~10%不能转向前方,直至分娩后期仍持续位于母体骨盆后方或侧方,致使难产者,称持续性枕后位或持续性枕横位。

【护理评估】

(一)健康史

认真阅读产前检查资料,重点检查骨盆异常、胎头俯屈不良、前置胎盘、子宫收缩乏力等影响胎头的俯屈及内旋转的因素。评估临产后产程进展和胎先露下降等情况。

(二)身体评估

1. 症状与体征　胎头衔接较晚及临产后俯屈不良,由于枕后位、枕横位的胎头不易紧贴子宫下段及宫颈内口,常导致协调性宫缩乏力、宫口扩张缓慢。枕后位因枕骨持续位于骨盆后方压迫直肠,产妇自觉肛门坠胀、有排便感,在宫口未开全时过早使用腹压,致宫颈前唇水肿和产妇疲劳,导致活跃晚期及第二产程延长。如阴道口已见到胎头,但历经多次宫缩屏气却不见胎头继续顺利下降,应考虑持续性枕后位。

2. 腹部检查　胎背偏向母体后方或侧方。若胎头已衔接,偶尔可在胎儿肢体侧耻骨联合上方扪及胎儿颏部,在脐下一侧偏外方听得胎心音最响亮,枕后位时因胎背伸直,前胸贴近母体腹壁,在胎儿肢体侧的胎胸部位也能听到胎心。

3. 肛门检查或阴道检查　枕后位时肛查感到盆腔后部空虚。胎头矢状缝位于骨盆斜径上,前囟在骨盆的右(左)前方,后囟在骨盆的右(左)后方,为持续性枕后位;若矢状缝与骨盆横径一致,前、后囟门分别在骨盆左、右侧,则为枕横位。

(三)辅助检查

B超检查能准确探清胎儿大小、胎头位置和姿势以明确胎位异常的种类。

(四)心理社会评估

评估产妇及家属对胎位异常的认识,注意其认识到胎位异常危险性之后的情绪反应。

(五)治疗要点

在骨盆无异常、胎儿不大时,可以试产。试产时应严密观察产程进展,重点注意胎头下降速度、宫口扩张程度、宫缩强弱及胎心有无改变。

1. 第一产程 潜伏期内保证产妇充分的营养与休息。情绪紧张、睡眠不好者可给予哌替啶或地西泮。嘱产妇朝向胎背的对侧方向侧卧,以利于胎头枕部转向前方。宫缩欠佳者,应尽早静脉滴注缩宫素。活跃期间若宫口开大 3~4cm,产程停滞,头盆相称者可行人工破膜;若宫缩欠佳,静脉滴注缩宫素。在试产过程中,若经过上述处理效果不佳,每小时宫口开大 <1cm,或无进展,或出现胎儿窘迫征象,则应行剖宫产结束分娩。宫口开全之前,嘱产妇不要过早屏气用力,以免引起宫颈前唇水肿而影响产程进展。

2. 第二产程 第二产程初产妇已近 2 小时,经产妇已近 1 小时,应行阴道检查。当胎头双顶径已达坐骨棘平面或更低时,可先徒手将胎头枕部转向前方,或待自然分娩,或阴道助产。如转成枕前位有困难,也可向后转成正枕后位,再行产钳助产。若以枕后位娩出时,需作较大的会阴切开,以免造成会阴裂伤。若胎头位置较高,疑有头盆不称,需行剖宫术。

3. 第三产程 胎盘娩出后应立即应用子宫收缩剂,以防发生产后出血。有软产道裂伤者,应及时修补。凡行手术助产及有软产道裂伤者,产后应用抗生素预防感染。

【护理诊断/问题】

1. 焦虑 与不了解产程进展、担心胎儿安全、害怕剖宫产有关。
2. 疲乏 与过早使用腹压、产程延长、进食少、睡眠不足有关。
3. 有受伤的危险 与产程延长、产妇软产道损伤、胎头受压过久及胎头枕部压迫直肠有关。

【护理目标】

(1)产妇能正视分娩异常,情绪稳定,焦虑感减轻。
(2)产妇精神饱满,能保持良好体力,积极配合医护人员的处理。
(3)分娩顺利,母儿未受伤。

【护理措施】

(一)一般护理

(1)加强产前检查,及早发现骨盆异常及妊娠并发症,临产后尽早处理,选择正确分娩方式,防止滞产的发生。
(2)鼓励产妇进食与休息,嘱产妇不要过早屏气用力,以免宫颈水肿。
(3)督促产妇每 2~4 小时排尿一次,避免膀胱充盈影响胎头下降。

(二)心理护理

医护人员语言要亲切,态度要和蔼,及时准确解答产妇提出的有关问题。对可以阴道分娩者,向产妇解释持续性枕后位、枕横位多可从阴道顺利分娩,嘱其耐心等待,不要有急躁情绪。对不能自然分娩者,说明有关阴道助产术或剖宫产术的必要性及可靠性,增加其安全感,消除其恐惧感。

(三)治疗护理

(1)临产后让其朝向胎背的对侧卧,以利胎头枕部转向前方。
(2)若宫口开全,胎头双顶径已达坐骨棘平面以下,应做好阴道助产术的准备工作。
(3)若宫口未开全,胎头位置高或胎儿窘迫,应做好剖宫产术的术前准备及抢救新生儿窒息的准备工作。

（4）第三产程,胎儿娩出后立即注射催产素,有产道损伤应及时缝合。

二、胎位异常——臀先露

臀先露是最常见的异常胎位,妊娠30周以前,胎儿活动空间大,臀先露较多见,妊娠30周以后多能自然转成头先露。因胎头比胎臀大,臀位分娩时头后出,往往娩出困难,加之脐带脱垂较多见,使围生儿死亡率增高,为枕先露娩出的3~8倍。

【分类】

临床上根据胎儿两下肢所取的姿势,臀先露可分为3种类型(图8-5)。

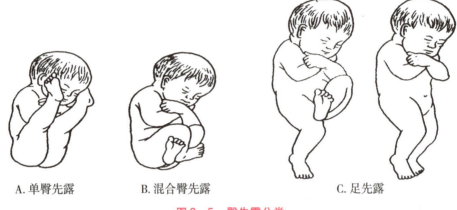

A. 单臀先露　　　B. 混合臀先露　　　C. 足先露

图8-5　臀先露分类

1. **单臀先露(腿直臀先露)**　胎儿双髋关节屈曲、双膝关节伸直。此类最多见。
2. **混合臀先露(完全臀先露)**　胎儿双髋关节及膝关节均屈曲犹如盘膝坐。此类较多见。
3. **足先露(不完全臀先露)**　以一足或双足,一膝或双膝或一足一膝为先露。膝先露是暂时的,分娩开始后即转为足先露。此类临床上少见。

【护理评估】

（一）健康史

臀先露多由骨盆狭窄、前置胎盘、胎儿在宫腔内活动范围过大或受限引起。故重点了解产妇年龄,是否为经产妇,有无羊水过多、双胎、骨盆异常及前置胎盘等情况。

（二）身体评估

1. **症状与体征**　孕妇常感肋下有圆而硬的胎头,临产后由于胎臀不能紧贴子宫下段及宫颈,常致宫缩乏力,宫口扩张缓慢,胎先露下降慢,致使产程延长。
2. **腹部检查**　子宫呈纵椭圆形,在子宫底部可触及圆而硬、有浮球感的胎头;在耻骨联合上方可触及宽而软不规则的胎臀,胎心音在脐上方听得最清楚。
3. **肛门及阴道检查**　肛门检查时,可触及软而不规则的胎臀或触到胎足、胎肢。阴道检查时,如胎膜已破可直接触到胎臀、外生殖器及肛门。

（三）辅助检查

B超检查能准确探清胎儿的大小、胎头的位置和姿势、臀先露或肩先露的类型,以明确胎位异常的种类。

（四）心理社会评估

评估产妇及家属对胎位异常的认识,注意其认识到胎位异常危险性之后的情绪反应。

(五)治疗要点

处理原则是妊娠期适时纠正胎位,分娩期结合产妇年龄、产次、产道、胎儿情况及有无合并症等综合分析决定分娩方式。

【护理诊断/问题】

1. **焦虑** 与担心胎儿安危、害怕手术有关。
2. **知识缺乏** 缺乏有关臀先露对分娩危害的认识。
3. **有新生儿受伤的危险** 与胎儿脐带脱出、后出头困难及臀助产术有关。

【护理目标】

(1)产妇焦虑、恐惧感减轻,体力恢复。
(2)产妇能描述出臀先露的危害性并在孕期积极纠正胎位。
(3)新生儿健康。

【护理措施】

(一)一般护理

加强产前检查,尽早发现胎位异常并予矫正。若矫正失败,提前一周住院待产。注意卧床休息,临产后尽量少做肛查及不必要的阴道检查。严密观察宫缩,勤听胎心音。督促孕妇每2~4小时排尿一次。

(二)治疗护理

协助矫正臀位,妊娠30周前臀位多能自然转成头先露。若妊娠30周后仍为臀先露,应予矫正。矫正方法常有以下几种。

1. **胸膝卧位** 让孕妇排空膀胱、松解裤带,做胸膝卧位的姿势(图8-6),每日2次,每次15分钟,连做一周后复查。

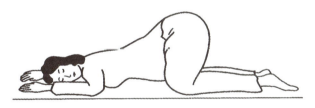

图8-6 膝胸卧位

2. **激光照射或艾灸至阴穴** 近年来多用激光照射内侧至阴穴(足小趾外侧,距趾甲角0.1寸),也可艾灸,每日1次,每次15~20分钟,5次为一个疗程。

3. **外转胎位术** 应用上述方法矫正无效时,于妊娠32~34周时可行外转胎位术,应由技术熟练的医生完成。因有发生胎盘早剥、脐带缠绕等并发症的可能,现已少用。孕妇平卧,两下肢屈曲稍外展,露出腹壁。外传胎位术操作步骤包括松动胎先露部(两手插入胎先露部下方向上提拉,使之松动)、转胎(两手把握胎儿两端,一手将胎头沿胎儿腹侧,保持胎头俯屈,轻轻向骨盆入口推移,另一只手将胎臀上推,与推胎头动作配合,直至转为头先露)。

考点提示:胎位异常在妊娠期纠正的时间、方法及处理。

(三)临产后护理

1. **第一产程** 嘱产妇左侧卧位休息,少活动、少做肛查,禁止灌肠,避免胎膜早破、脐带脱垂。一旦胎膜破裂,应立即听胎心音,抬高床尾,并做肛查或阴道检查,了解宫口大小有无脐带脱垂。若胎足脱出至阴道口,应消毒外阴,在子宫收缩时用手掌垫以无菌巾堵住阴道口。

2. 第二产程　接产前导尿,做好会阴侧切及臀助产术的准备工作,协助接产人员行臀助产术。注意脐部娩出后,一般应在2～3分钟娩出胎头,最长不超过8分钟。胎头娩出有困难者可用产钳助产。

3. 第三产程　协助接产人员使产妇娩出胎盘,检查软产道有无裂伤并协助缝合,遵医嘱用缩宫素防止产后出血。

【护理评价】

(1)产妇心情舒畅,焦虑、恐惧感减轻。
(2)产妇能说出有关臀先露的保健知识,有效执行医嘱。
(3)新生儿无窒息、无产伤。

【健康教育】

(1)加强孕期保健,定期产前检查,发现异常胎位及时纠正并提前住院待产。
(2)指导母乳喂养及哺乳期避孕。

三、胎位异常——肩先露

胎体纵轴与母体纵轴相垂直,胎儿横卧于骨盆入口之上,以肩为先露者称为肩先露,又称横位。

【护理评估】

(一)健康史

询问产妇年龄、孕产史,了解有无羊水过多、子宫畸形、骨盆异常等情况。

(二)身体状况

1. 症状与体征　肩先露者,胎肩不能紧贴子宫下段及宫颈内口,容易发生宫缩乏力;破膜后羊水迅速外流,胎儿上肢或脐带容易脱出,导致胎儿窘迫甚至死亡。随着子宫收缩不断加强,胎头和胎臀仍被阻于骨盆入口上方,形成忽略性或嵌顿性横位,致产程停滞。若宫缩继续加强,可引起病理性缩复环,甚至引起子宫破裂。

2. 腹部检查　子宫底部及耻骨联合上方较空虚,在母体腹部一侧可触及胎头,另一侧可触及胎臀。胎心在脐周两侧听得最清楚。

3. 肛查或阴道检查　若胎膜已破,宫口扩张,阴道检查能触到胎儿的手、肩胛骨和腋窝。

(三)辅助检查

B超检查能准确探清肩先露且确定具体胎位。

(四)治疗要点

妊娠期适时矫正胎位,分娩期根据胎儿是否存活、宫口开大、母体情况分别采用剖宫产术或内转胎位术(方法同臀先露)后经阴道结束分娩。

【护理诊断/问题】

1. 知识缺乏:缺乏预防肩先露的知识。
2. 有新生儿受伤的危险　与分娩受阻、剖宫产有关。
3. 潜在并发症:子宫破裂。

【护理目标】

(1)产妇能说出肩先露的危害性并在孕期积极纠正胎位。

(2)产妇分娩顺利,新生儿健康。
(3)产妇未发生子宫破裂等并发症。

【护理措施】

(一)一般护理

妊娠末期或临产后,若横位仍未纠正者,应遵医嘱尽早做好剖宫产术的术前准备工作。术后提供舒适安静的休养环境,加强对腹部切口的护理,保持外阴清洁、干燥。

(二)治疗护理

(1)嘱产妇左侧卧位休息,禁灌肠,避免胎膜早破。
(2)足月分娩者,临产后尽早做好剖宫产术的术前准备及抢救新生儿窒息的准备。
(3)若胎儿已死亡,无先兆子宫破裂者,待宫口开全后协助医生进行毁胎术。

【护理评价】

(1)产妇能说出肩先露的保健知识,有效执行医嘱。
(2)新生儿无产伤。
(3)产妇未发生子宫破裂。

【健康教育】

嘱产妇出院后注意休息、加强营养、遵医嘱继续服用抗生素以防腹部切口感染。

四、胎儿发育异常

胎儿发育异常包括胎儿发育过大(如巨大胎儿)及胎儿畸形(如脑积水、联体、双胎等),也可引起难产,不容忽视。

【分类】

1. 巨大胎儿 指体重达到或超过4000g的胎儿。即使产道、产力及胎位均正常,但因胎儿大,也可引起头盆不称而难产,使剖宫产率明显增高。近年来因营养过剩而导致巨大胎儿的孕妇人数呈逐渐增多的趋势。

2. 胎儿畸形 指胎儿在宫内发生的身体结构异常。其发生主要与遗传、环境、食物、药物、病毒感染、母儿血型不合及母体疾病等有关。常见的胎儿畸形有无脑儿、脑积水、脊柱裂和联体儿等。脑积水可致梗阻性难产、子宫破裂、生殖道瘘等,对母亲有严重危害。

一旦确诊为畸形胎儿,应以保护母体为原则,尽早终止妊娠。

【护理评估】

(一)健康史

评估巨大胎儿发生的高危因素,如糖尿病孕妇、父母身材高大、过期妊娠,以及孕妇营养过剩、肥胖、羊水过多、体重过重等。

(二)身体评估

妊娠期按妊娠周数评估宫底高度,如大于妊娠周数,则需行B超检查,以发现胎儿发育异常。怀巨大胎儿的孕妇常在妊娠后期出现呼吸困难,自觉腹部沉重及两肋部胀痛。腹部检查可见腹部明显膨隆,宫底高于妊娠月份;触诊胎体大,先露部高浮,胎心正常但位置稍高。

(三)辅助检查

宫高、腹围及B超测量胎头双顶径等有助于判定巨大胎儿。

(四)治疗要点

1. 妊娠期间加强产检　检查发现胎儿过大或既往分娩过巨大胎儿的孕妇,应检查有无糖尿病。根据胎儿成熟度、胎盘功能及糖尿病控制情况,择期引产或剖宫产。

2. 分娩期分娩方式的选择　估计胎儿体重大于4500g,产妇骨盆正常,以剖宫产为宜。如产程延长,估计胎儿体重大于4000g,胎头停滞在中骨盆未达坐骨棘平面下3cm者,也以剖宫产为宜;如胎先露部已达到坐骨棘平面下3cm,宫口开全者,可在会阴侧切后行阴道助产术。

【护理诊断/问题】

1. **知识缺乏**:缺乏胎儿发育异常相关的知识。
2. **有新生儿受伤的危险**　与分娩受阻、剖宫产有关。
3. **潜在并发症**:产后出血、感染等。

【护理目标】

(1)产妇能说出胎儿发育异常的危害性。
(2)产妇分娩顺利,新生儿健康。
(3)产妇未发生产后出血、感染等并发症。

【护理措施】

1. 密切监测产程进展　分娩过程中,护理人员应密切监测胎心、宫缩、宫口扩张及胎儿下降的情况,及早发现产程异常及胎儿窘迫。如出现胎儿窘迫等异常情况,应及时报告医生并做好剖宫产术前准备。巨大胎儿常使产程延长,增加胎儿窘迫的机会。

2. 新生儿的护理　新生儿娩出后要仔细检查有无产伤。糖尿病孕妇所生的新生儿应注意有无低血糖发生并及时处理。

3. 产后病情观察　产后应持续监测产妇的生命体征,观察宫底高度、宫缩、阴道流血量等情况,及早发现和处理产后出血和产后感染。

【护理评价】

(1)产妇能正确对待异常胎儿及分娩期可能出现的异常情况。
(2)顺利度过分娩期。

【健康教育】

(1)定期产前检查,及时发现胎儿异常并及时提前住院待产或终止妊娠。
(2)指导哺乳期避孕及母乳喂养。
(3)产后保持外阴清洁,防止感染。

第四节　产妇精神心理异常

焦虑和恐惧等心理对分娩有很不利的影响,尤其是当孕妇和胎儿因合并症或并发症而陷于危险时,产妇精神心理异常是个体面对潜在危险时产生忧虑和恐惧的一种复杂的心理应激反应。

【护理评估】

（一）健康史

健康史包括产妇的年龄、婚姻、文化程度、职业、社会经济情况、既往的孕产史，以及对分娩相关知识的了解程度，是否具有高危因素、对分娩的期待等。

（二）身体评估

在分娩过程中，护理人员要观察产妇对疼痛和焦虑所表现的语言和非语言的行为，如手握拳头、肌肉绷紧僵硬、哭泣、拍打、身体扭动等，同时评估产程进展情况和胎儿宫内安危，若产妇激动反抗过度兴奋或过度沉默，有必要进一步评估其焦虑程度。

（三）心理社会评估

评估孕妇及其家庭成员对本次妊娠、分娩的期盼程度，评估孕妇平时常用的压力应对机制及可以得到的支持系统情况。

【护理诊断】

1. **焦虑**　与分娩过程的压力有关。
2. **恐惧**　与未知的分娩结果有关。
3. **个人应对无效**　与过度焦虑及不能有效运用放松技巧有关。

【护理目标】

(1) 产妇的焦虑及恐惧程度减轻。

(2) 产妇分娩疼痛减轻，能主动运用放松技巧缓解疼痛，并改善不良情绪。

【护理措施】

1. **产前指导**　产前对孕妇的健康教育能有效地减少分娩的压力，孕妇在产前希望得到医护人员的帮助和指导，使其对分娩持积极态度并能主动应对。

2. **指导放松**　提供分娩期的相关知识资料，提前带产妇到产房熟悉分娩环境，消除陌生感，减少对未知的恐惧。介绍临产后的宫缩及其疼痛情况等分娩相关知识，教会产妇放松技巧，使其学会自我控制，对分娩充满信心。

3. **分娩陪伴**　第一产程早期，护理人员及家人的陪伴是非常重要的。护理人员应关心、体贴产妇，使其有亲切感、信任感及安全感，减轻紧张、焦虑的情绪。在第二产程时，护理人员需有效转移其注意力，并指导产妇正确使用产力，使产妇有良好的自我控制能力，促进产程顺利进展。

4. **产后提供心理支持**　产妇有可能产生悲伤等不良情绪，主要是因为胎儿娩出后，产妇的关注度通常被新生儿所代替。护理人员要鼓励家属关心产妇，提供必需的身心照顾，避免产后抑郁症的发生。

【护理评价】

(1) 产妇的焦虑及恐惧程度减轻，能积极配合分娩。

(2) 产妇的分娩疼痛减轻，能自我放松减轻分娩疼痛。

【健康教育】

(1) 向孕产妇介绍妊娠分娩的过程，了解精神心理因素在分娩中的作用。

(2)加强孕期保健,定期产前检查,及时发现异常情况。向家庭成员讲解社会支持对孕产妇精神心理状态的影响。

(李 苗)

目标检测

A1 型题

1. 关于急产的描述不正确的是( )。
   A. 产程中产妇持续腹痛、烦躁
   B. 产程中产妇子宫体始终不硬,有皮囊感
   C. 总产程不超过 3 小时
   D. 产道无梗阻时,由协调性宫缩过强所致
   E. 多见于经产妇

A2 型题

2. 曾某,女,28 岁,初孕妇,妊娠 26 周时,发现为臀位,应采取的措施是( )。
   A. 胸膝卧位 B. 艾灸至阴穴 C. 外倒转术
   D. 等待 4 周后复查再处理 E. 中药转胎位

3. 曾某,女,28 岁,初孕妇,妊娠 31 周,发现该孕妇仍为臀位,可主张采取的措施是( )。
   A. 胸膝卧位 B. 胸膝卧位,艾灸至阴穴 C. 外倒转术
   D. 顺其自然,不处理 E. 中药转胎位

A3/A4 型题

(4、5 共用题干)

孕足月,G_1P_0(孕 1 产 0),LOA,规律宫缩已 17 小时,宫口开大 2cm,胎心率 140 次/分,产妇一般情况良好。宫缩间歇时间长,10~15 分钟一次,持续时间 30 秒,宫缩时,子宫不硬,经详细检查无头盆不称。

4. 该产妇除有宫缩乏力外,还应诊断( )。
   A. 第二产程延长 B. 活跃期延长 C. 活跃期缩短
   D. 潜伏期延长 E. 潜伏期缩短

5. 对该产妇正确的处理是( )。
   A. 剖宫产术 B. 胎头吸引术 C. 待其自然分娩
   D. 静脉滴注缩宫素 E. 立即行产钳术结束分娩

参考答案

第九章　分娩期并发症妇女的护理

课件

学习目标

素质目标：具有良好的护患沟通能力、团队合作意识和服务意识，能够与产妇及其家属进行有效的信息交流。
知识目标：掌握分娩期常见并发症的基本知识；熟悉各种并发症的预防和应对措施；了解各种并发症对母婴的影响及可能的后果。
能力目标：能够准确识别和评估产妇的分娩期并发症；掌握应对各种分娩期并发症的护理技能；能够与团队协作，有效地进行产妇的抢救和护理工作。

第一节　胎膜早破

案例导学

李女士，35岁，因"停经39周，突发阴道流液伴下腹疼痛2小时"急诊入院。入院体检：胎位LOA，胎心率128次/分，阴道检查示头先露。入院诊断：39周妊娠临产，G_3P_1（孕3产1），LOA。有规律宫缩，检查宫底剑突下2横指，按压胎头或推动胎体有少量液体从阴道排出，无出血。

请问：
1. 该产妇最可能的医疗诊断是什么？
2. 此刻该产妇存在什么护理问题，并应制订何种相应的护理措施？

胎膜早破是指在临产前胎膜自然破裂，是分娩期常见的并发症，依据发生的孕周分为两种：发生在妊娠满20周至36周，称为未足月胎膜早破；发生在妊娠满37周后，称为足月胎膜早破。孕周不同其发生率也不同，足月胎膜早破发生率为10%，未足月胎膜早破的发生率为2.0%~3.5%。胎膜早破对妊娠和分娩均造成不利影响，可导致脐带脱垂、早产、宫内感染。脐带在胎膜破裂后脱出于阴道或外阴部，称脐带脱垂（图9-1）。胎膜未破时脐带位于胎先露前方或一侧称为脐带先露，又称隐形脐带脱垂。脐带脱垂是严重威胁胎儿生命的并发症。

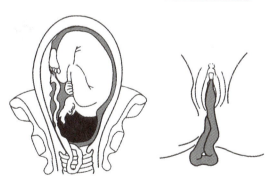

图9-1　脐带脱垂

【病因】

一般认为胎膜早破与以下因素有关。

1. 生殖道感染　病原微生物上行感染引起胎膜炎，使胎膜局部张力下降，是引起胎膜早破的主要原因。

2. 羊膜腔压力升高 如双胎妊娠、羊水过多、巨大儿等使羊膜腔压力增高。

3. 胎先露衔接不良 如头盆不称、骨盆狭窄、胎位异常等影响胎先露衔接,致胎膜受压不均。

4. 宫颈内口松弛 对前羊膜囊的支撑力下降使前羊膜囊楔入、受力不均而破裂。

5. 机械性因素 创伤或妊娠晚期性交等。

6. 营养因素 缺乏维生素 C、锌及铜,可使胎膜张力下降。

7. 细胞因子 TNF-α 及 IL-6、IL-8 升高,激活溶酶体酶,破坏羊膜组织致胎膜早破。

> **考点提示**:生殖道病原微生物的上行感染是引起胎膜早破的主要原因。

【护理评估】

(一)健康史

详细询问病史,了解有无诱发胎膜早破的原因存在,如生殖道感染、创伤、妊娠晚期性交、多胎妊娠、羊水过多、头盆不称、胎位异常、宫颈内口松弛、营养因素缺乏等。还要确定破膜时间、妊娠周数及是否已临产。

(二)身体评估

1. 胎膜早破 孕妇突感阴道有不能自控的较多液体流出,可混有胎脂及胎粪,继而呈少量间断性排出。当咳嗽、打喷嚏、负重等腹压增加时,羊水即流出。行肛门检查,触不到前羊膜囊,上推胎先露部可见流液量增多。阴道窥器检查可见液体从宫口流出。

2. 脐带脱垂 胎膜已破,胎心率突然改变,变换体位或抬高臀部后可缓解,阴道检查可触及条索状物考虑脐带脱垂。

3. 对母儿的影响

(1)对产妇的影响:胎膜早破时难产、宫内感染及产褥感染明显增加。

(2)对胎儿及新生儿的影响:胎膜早破常诱发早产、脐带脱垂和感染。早产儿易发生呼吸窘迫综合征。如并发绒毛膜羊膜炎,易致新生儿吸入性肺炎,严重者可致败血症、颅内感染等,危及新生儿生命。脐带脱垂可致胎儿窘迫,甚至死亡。

(三)辅助检查

1. 阴道液酸碱度的检查 正常阴道液呈酸性,pH 值为 4.5~5.5;羊水的 pH 值为 7.0~7.5;尿液的 pH 值为 5.5~6.5。用 pH 试纸检查,若阴道液 pH 值大于等于 6.5 时,视为阳性,胎膜早破的可能性极大,但要注意阴道液被血液、尿液、宫颈黏液、精液及细菌污染时可出现假阳性。

2. 阴道窥器检查 见液体自宫口流出或阴道后穹隆有较多混有胎脂和胎粪的液体。

3. 阴道液涂片检查 阴道液干燥涂片检查有羊齿植物叶状结晶出现为羊水,准确率达 95%。

4. 羊膜镜检查 可直视胎先露,看不到前羊膜囊,可确诊为胎膜早破。

(四)心理社会评估

突然发生的胎膜早破会使孕妇及家属惊惶失措,若有脐带脱垂,他们看到医护人员的紧急处理会更加的焦虑,担心孕妇和胎儿的安危。

(五)治疗要点

根据孕周、破膜时间、胎儿情况、母体情况及有无感染等,选择合适的处理方法。

1. 防治并发症 绝对卧床休息,抬高臀部,预防脐带脱垂的发生;破膜超过 12 小时尚未临产,使用抗生素预防感染;估计可能早产者,促胎肺成熟,预防胎儿呼吸窘迫综合征。若有脐带先露者,变换体位恢复胎心率继续试产;若脐带脱垂,应尽快结束分娩。

2. 期待疗法 适用于妊娠 28~35 周,胎儿情况良好,无感染征象,羊水深度≥3cm,可考虑期待疗法,绝对卧床休息,抑制宫缩,促进胎肺成熟,密切监测胎儿宫内的安危情况,适时终止妊娠。

3. 终止妊娠 妊娠>35 周,胎肺已成熟或有胎儿窘迫、明显感染,应立即终止妊娠。

【护理诊断/问题】

1. 有感染的危险 与胎膜破裂后,下生殖道内病原体上行感染有关。

2. 有胎儿受伤的危险 与脐带脱垂和早产儿肺部不成熟有关。

3. 焦虑 与担心自身及胎儿安危有关。

【护理目标】

(1)孕妇无感染发生或感染得到及时控制。

(2)围生儿无并发症发生。

(3)孕妇情绪稳定,焦虑减轻,积极配合治疗。

【护理措施】

(一)脐带脱垂的预防及护理

胎膜早破并胎先露未衔接的住院待产妇应绝对卧床休息,采取左侧卧位,注意抬高臀部防止脐带脱垂造成胎儿缺氧或宫内窘迫。护理时注意监测胎心变化,进行阴道检查确定有无隐性脐带脱垂,如有脐带先露或脐带脱垂,应在数分钟内结束分娩。

> **考点提示:** 胎膜破裂的孕妇应取头低足高位,抬高臀部,其目的是预防脐带脱垂的发生。

(二)严密观察胎儿情况

密切观察胎心率的变化,监测胎动及胎儿宫内安危情况。定时检查羊水性状、颜色、气味等。头先露者,如有混有胎粪的羊水流出,则是胎儿宫内缺氧的表现,应及时给予吸氧等处理。孕龄<35 周的胎膜早破者,应遵医嘱给予地塞米松 10mg 静脉滴注,以促胎肺成熟。若孕龄<37 周已临产,或孕龄达 37 周,破膜 12~18 小时后尚未临产者,均可按医嘱采取措施,尽快结束分娩。

(三)积极预防感染

嘱孕妇保持外阴清洁,每日用 0.5% 碘伏溶液擦洗会阴 2 次;放置吸水性好的消毒会阴垫于外阴,勤换会阴垫,保持清洁干燥,防止上行性感染;严密观察产妇的生命体征,定期进行白细胞计数,了解是否存在感染;遵医嘱一般于胎膜破裂后 12 小时给抗生素预防感染。

> **考点提示:** 胎膜破裂超过 12 小时仍未分娩应给予抗生素预防感染。

(四)心理护理

用婉转的语言将分娩中可能发生的问题、处理措施和注意事项及时告知产妇及家属,取得他们的理解和配合。多陪伴产妇,鼓励产妇说出心中的感受和焦虑,及时解答疑问,给予精神安慰,提供优质护理服务,缓解焦虑,促进舒适。

【护理评价】

(1)孕妇有无感染发生,体温、白细胞计数是否正常,羊水是否清亮。

(2)母儿生命是否安全,是否发生并发症。

(3)孕妇焦虑是否减轻。

【健康教育】

为孕妇讲解胎膜早破的影响,使孕妇重视妊娠期卫生保健并积极参与产前保健指导活动;嘱孕妇妊娠晚期禁止性交;避免负重及腹部受碰撞;宫颈内口松弛者,应卧床休息,并遵医嘱于妊娠12~16周行宫颈内口环扎术。同时注意指导其补充足量的维生素及钙、锌、铜等元素。

考点提示:宫颈内口松弛者进行宫颈内口环扎术的时间是妊娠12~16周。

第二节 产后出血

案例导学

李女士,29岁,因"停经40周,下腹阵发性疼痛4小时"由家属送入院。入院检查胎位LOA,胎心率142次/分,阴道检查示头先露,S=+3,未破膜。入院诊断:40周妊娠临产,G_3P_1(孕3产1),LOA,有急产史,Rh阴性血。入院后立即送入待产室,产程进展迅速,9:08分娩一男婴,重4200g,胎儿娩出后出现一阵阴道流血,色鲜红,量约500mL。检查宫颈有3cm裂伤,会阴Ⅲ度裂伤,30分钟后胎盘仍未娩出,检查宫底脐上2横指,子宫质软,轮廓不清,按摩子宫时有大量血液及血块从阴道排出,量约700mL。心电监护:脉搏130次/分,呼吸26次/分,血压85/42mmHg。诊断为产后出血,失血性休克,急需输血治疗,由于该患者是Rh阴性血,医院血库告急,紧急调血时间长,产妇生命垂危,医院一名Rh阴性血医护人员自告奋勇给产妇输血,抢救产妇的生命。

请问:

1. 该产妇产后出血的原因是什么?
2. 此时如何配合医生进行抢救?
3. 该患者有效止血后,如何护理?
4. 给产妇输血的医护人员体现了怎样的医者精神?

产后出血(postpartum hemorrhage)指胎儿娩出后24小时内,阴道分娩者出血量超过500mL,剖宫产分娩者出血超过1000mL。产后出血是分娩期的严重并发症,居我国产妇死亡原因的首位。其发生率占分娩总数的2%~3%,其中80%以上发生在产后2小时之内。产后出血的预后因失血量、失血速度及孕产妇的体质不同而异。短时间内大量失血可迅速发生失血性休克,严重者危及产妇生命,休克时间过长可引起脑垂体缺血坏死,继发严重的腺垂体功能减退——席汉综合征。

【病因】

1.子宫收缩乏力 是产后出血的最主要原因,占产后出血总数的70%~80%。子宫收缩乏力可由产妇的全身因素及子宫局部因素所致。

(1)全身因素:产妇精神过度紧张,对分娩有恐惧心理;产程时间过长或难产,造成产妇体力衰竭;临产后过多使用镇静剂、麻醉剂或子宫收缩抑制剂;产妇合并有急、慢性全身性疾病等。

(2)局部原因:①子宫过度膨胀,如多胎妊娠、巨大胎儿、羊水过多使子宫肌纤维过度伸展失去弹性;②子宫肌水肿,如妊娠高血压疾病、严重贫血;③子宫肌纤维发育不良,如妊娠合并子宫肌瘤或子宫畸形,影响子宫肌正常收缩;④子宫肌壁损伤;⑤胎盘早剥所致子宫胎盘卒中以及前置胎盘等均可引起产后出血。

2.胎盘因素 根据胎盘剥离情况,导致产后出血的胎盘因素有以下几种。

(1)胎盘滞留:是指胎儿娩出后30分钟胎盘仍未娩出者。可能的原因有:膀胱充盈使已剥离胎盘滞留宫腔;使用宫缩剂不当,使剥离后的胎盘嵌顿于宫腔内;第三产程过早牵拉脐带或按压子宫影响胎盘正常剥离导致的胎盘剥离不全,剥离面血窦开放致出血。

(2)胎盘粘连或植入:胎盘粘连是指胎盘绒毛仅穿入子宫壁表层不能自行剥离者。胎盘植入是指胎盘绒毛穿透子宫壁表层植入宫壁肌层。完全性粘连与植入者因胎盘未剥离而无出血;部分胎盘粘连或植入者,因胎盘部分剥离导致子宫收缩不良,已剥离面血窦开放发生致命性出血。

(3)胎盘、胎膜部分残留:当胎盘小叶、副胎盘或部分胎膜残留于宫壁时,影响子宫收缩而出血。

3. 软产道裂伤 急产、子宫收缩过强、产程进展过快、软产道未经充分的扩张、胎儿过大、保护会阴不当、助产手术操作不当、未做会阴侧切或因会阴侧切口过小、软产道组织弹性差可致软产道撕裂。软产道裂伤常见会阴、阴道、宫颈裂伤,严重者裂伤可达阴道穹隆、子宫下段,甚至可达盆壁,形成腹膜后血肿、阔韧带内血肿而致大量出血。

4. 凝血功能障碍 任何原因的凝血功能异常均可引起产后出血。临床包括以下2种:①妊娠合并凝血功能障碍性疾病,如血小板减少症、白血病、再生障碍性贫血、重症肝炎等;②为妊娠并发症导致凝血功能障碍,如重度妊娠期高血压疾病、重度胎盘早剥、羊水栓塞、死胎滞留过久等均可影响凝血功能,发生弥散性血管内凝血(DIC)。凝血功能障碍所致的产后出血常为难以控制的大量出血,血液不凝固。

【护理评估】

(一)健康史

护士除收集一般病史外,还要注意收集与产后出血有关的病史,如孕前有无出血性疾病、子宫肌瘤、重症肝炎及多次人工流产等,本次妊娠有无妊娠期高血压疾病、前置胎盘、胎盘早剥、多胎妊娠、羊水过多等。分娩期有无产程过长或过短、助产操作不当或镇静剂、麻醉剂过量使用及精神过度紧张等情况。

(二)身体评估

1. 评估阴道出血类型 产后出血原因不同,临床表现有明显不同。

(1)子宫收缩乏力:胎盘剥离延缓,剥离前不出血,剥离后出血,多为间歇性,时多时少,有血凝块。子宫软,轮廓不清,摸不到宫底,按摩推压宫底有积血流出,使用宫缩剂后子宫变硬,出血减少。

(2)软产道损伤:胎儿娩出后持续不断出血,呈鲜红色能自凝。宫颈、阴道或会阴裂伤。软产道损伤多见于急产及巨大儿。

(3)胎盘滞留:胎盘娩出前阴道出血;子宫松软或子宫下段有狭窄环或徒手剥离胎盘有困难。

(4)凝血功能障碍:持续出血,血液不凝固;伴有全身出血倾向。

考点提示: 子宫收缩乏力是产后出血最常见的原因,出血特点为间歇性阴道出血,子宫软而轮廓不清,按摩子宫后出血减少。加强宫缩为迅速有效的止血方法。

2. 准确评估产后出血量

(1)称重法:失血量(mL)≈[血污敷料重(g)-干敷料重(g)]/1.05(血液比重 g/mL)。

(2)容积法:用产后聚血器收集血液,用量杯测定。

(3)面积法:失血量(mL)≈血湿面积(cm^2)(即每10cm×10cm折合10mL血量)。

(4)休克指数法:(休克指数=脉率/收缩压)。休克指数为1,则失血为500~1500mL;休克指数为1.5,则失血为1500~2500mL;休克指数为2,则失血为2500~3500mL;失血量的评估,可作为制订输液、输血治疗方案的参考。

3. 贫血与休克征象 由于大量失血患者可出现头晕、乏力、心慌等症状,还可出现面色苍白,严重者出现血压下降、脉搏细数、四肢湿冷等休克征象。

(三)辅助检查

检查产妇的血常规、出血时间、凝血时间、凝血酶原时间及纤维蛋白原测定等,同时还要做好输血配血的检查。

(四)心理社会评估

一旦发生产后出血情况,产妇会表现出异常惊慌、恐惧、手足无措,担心自己的生命安危,有些产妇由于出血过多与精神过度紧张,很快进入休克昏迷状态。

(五)治疗要点

查找出血原因,并针对出血原因迅速止血;补充血容量,纠正休克;防治感染。

【护理诊断】

1. 潜在并发症:失血性休克、席汉综合征。

2. 有感染的危险 与失血后抵抗力下降及手术操作有关。

3. 恐惧 与担心生命安危有关。

【护理目标】

(1)产妇的出血得到有效控制,血容量能尽快得到恢复,生命体征及尿量正常。

(2)产妇无感染症状,白细胞总数和中性粒细胞分类正常。

(3)产妇恐惧和焦虑减轻,疲劳缓解,生活能自理。

【护理措施】

(一)预防产后出血

1. 妊娠期

(1)加强孕期保健,定期接受产前检查,及时治疗高危妊娠或必要时及早终止妊娠。

(2)对高危妊娠者,如妊娠高血压疾病、肝炎、贫血、血液病、多胎妊娠、羊水过多等,孕妇应提前入院。

2. 分娩期

(1)第一产程:密切观察产程进展,防止产程延长,保证产妇基本需要,避免产妇衰竭状态,必要时给予镇静剂以保证产妇的休息。

(2)第二产程:严格执行无菌技术;指导产妇正确使用腹压;适时适度做会阴侧切;胎头、胎肩娩出要慢,一般相隔3分钟左右;胎肩娩出后立即肌注或静脉滴注缩宫素,以加强子宫收缩,减少出血。

(3)第三产程:正确处理胎盘娩出和测量出血量。胎盘剥离前,不可过早牵拉脐带或按摩、挤压子宫,待胎盘剥离征象出现后,及时协助胎盘娩出,并仔细检查胎盘、胎膜是否完整。

3. 产褥期

(1)产后2小时内,产妇仍需留在产房接受监护,因80%的产后出血发生在这一时间。要密切观察产妇的子宫收缩、阴道出血及会阴伤口情况。定时测量产妇的血压、脉搏、体温、呼吸。

(2)督促产妇及时排空膀胱,以免影响宫缩致产后出血。

(3)早期哺乳,可刺激子宫收缩,减少阴道出血量。

(4)对可能发生产后出血的高危产妇,注意保持静脉通道,充分做好输血和急救的准备,并为产妇做好保暖。

(二)针对原因止血、纠正失血性休克、控制感染

1. 产后子宫收缩乏力所致大出血 可以通过按摩子宫、使用宫缩剂、宫腔内填塞纱布条或结扎血管等方法达到止血的目的。

(1)按摩子宫:①腹壁单手按摩子宫法:一手置于产妇腹部,触摸子宫底部,拇指在子宫前壁,其余4指在子宫后壁,均匀而有节律地按摩子宫,促使子宫收缩,是最常用的方法;②腹壁双手按摩子宫法:

一手在产妇耻骨联合上缘按压下腹中部,将子宫向上托起,另一手握住宫体,使其高出盆腔,在子宫底部进行有节律地按摩子宫,同时间断地用力挤压子宫,使积存在子宫腔内的血块及时排出(图9-2);③腹部-阴道双手按摩子宫法:一手在子宫体部按摩子宫体后壁,另一手握拳置于阴道前穹隆挤压子宫前壁,两手相对紧压子宫并做按摩,不仅可刺激子宫收缩,还可压迫子宫内血窦,减少出血(图9-3)。

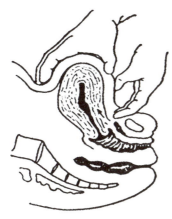 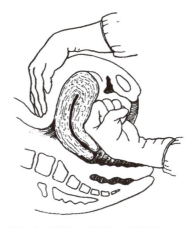

图9-2 腹壁双手按摩子宫法　　　图9-3 腹部-阴道双手按摩子宫法

(2)应用宫缩剂:①首选缩宫素10U肌内注射或静脉滴注;②麦角新碱0.2mg肌内注射,妊娠合并心脏病及妊娠期高血压时禁用;③以上方法应用后效果不佳者,按医嘱给予地诺前列酮0.5~1mg经腹直接注入子宫肌层,使子宫发生强烈收缩而止血。

(3)宫腔填塞:用无菌纱布条填塞宫腔,有明显局部止血作用。本法适用于子宫全部松弛无力,虽经按摩及宫缩剂等治疗仍无效者。方法为助手在腹部固定宫底,术者手持卵圆钳将无菌不脱脂纱布条送入宫腔内,自宫底由内向外填紧,不留空隙,局部压迫止血(图9-4)。24小时后取出纱布条,取出前应先肌内注射宫缩剂。宫腔填塞纱布条后应密切观察生命体征及宫底高度和大小,警惕因填塞不紧,宫腔内继续出血、积血而阴道不出血的止血假象。由于宫腔内填塞纱布条可增加感染的机会,只有在缺乏输血条件,病情危急时考虑使用,并给予抗生素预防感染。

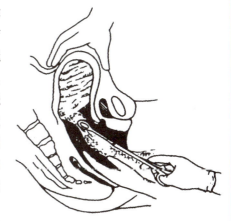

图9-4 宫腔内纱条填塞法

(4)结扎盆腔血管:主要用于子宫收缩乏力、前置胎盘等所致的严重产后出血的产妇。可采用结扎子宫动脉或髂内动脉的方法。

(5)子宫动脉栓塞:适用于经保守治疗无效的难治性产后出血。行股动脉穿刺插入导管至髂内动脉或子宫动脉,注入明胶海绵颗粒栓塞动脉。本法临床已广泛使用。栓塞剂一般于2~3周后吸收,血管复通。

(6)子宫切除:经上述处理无效时,应立即行子宫次全切除或子宫全切除术,护士应按医嘱做好术前准备。

2. 软产道撕裂伤造成的大出血　止血的有效措施是及时按解剖层次逐层缝合。若为阴道壁血肿所致要首先切开血肿,清除血块,缝合止血,同时注意补充血容量。

3. 胎盘因素导致的大出血　要及时将胎盘取出,并做好必要的刮宫准备。胎盘已剥离尚未娩出者,可协助产妇排空膀胱,然后牵拉脐带,按压宫底协助胎盘娩出;胎盘粘连者,消毒外阴,更换无菌手套,行徒手伸入宫腔剥离胎盘(图9-5)、取出胎盘(图9-6);胎盘残留者,可用大刮匙刮取残留组织;胎盘植入者,应及时做好子宫切除的术前准备;若子宫狭窄环所致胎盘嵌顿,使用麻醉剂待狭窄环松解后徒手取出胎盘。

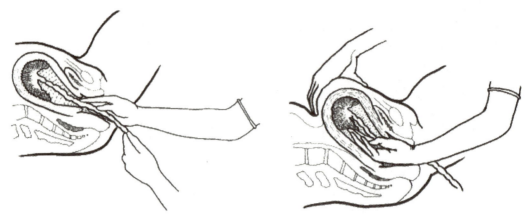

图9-5 徒手剥离胎盘

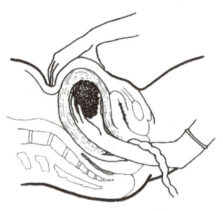

图9-6 徒手取胎盘

4. 凝血功能障碍者所致出血 应针对不同病因、疾病种类进行治疗,如血小板减少症、再生障碍性贫血等患者应输新鲜全血或成分输血,如发生弥散性血管内凝血(DIC)应进行抗凝与抗纤溶治疗,全力抢救。

(三)失血性休克的护理

对失血过多尚未有休克征象者,应及早补充血容量;对失血多,甚至休克者应输血,以补充同等血量为原则;注意为患者提供安静的环境、去枕平卧、吸氧、保暖;严密观察并详细记录患者的意识状态、皮肤颜色、血压、脉搏、呼吸及尿量;观察子宫收缩情况,有无压痛,恶露量、色、气味;观察会阴伤口情况及会阴护理;按医嘱给予抗生素防治感染。

鼓励产妇进食营养丰富易消化饮食,多进食富含铁、蛋白质、维生素的食物,如瘦肉、鸡蛋、牛奶、绿叶蔬菜、水果等,注意少量多餐。

(四)心理护理

大量失血后,产妇抵抗力低下,体质虚弱,活动无耐力,生活自理有困难,医护人员应主动给予产妇关爱与关心,使其增加安全感,教会产妇一些放松的方法,鼓励产妇说出内心的感受,针对产妇的具体情况,有效地纠正贫血,增加体力,逐步增加活动量,以促进身体的康复。

【护理评价】

(1)产妇血压、血红蛋白是否正常,全身状况是否得以改善。

(2)出院时产妇体温、白细胞计数、恶露是否正常,是否无感染征象。

(3)产妇情绪是否稳定,产妇及家属是否能积极配合治疗及护理。

【健康教育】

做好出院指导也是心理支持的一个很好的途径。出院时,指导产妇有关加强营养和适量活动的自我保健技巧,继续观察子宫复旧及恶露情况,明确产后复查的时间、目的和意义,使产妇能按时接受检查,以了解产妇的恢复情况,及时发现问题,调整产后指导方案,使产妇尽快恢复健康。同时要提供避孕指导,产褥期禁止盆浴,禁止性生活。部分产妇24小时后,于产褥期内发生子宫大量出血,被称为晚期产后出血,多于产后1~2周内发生,也可推迟至6~8周甚至于10周发生,应予以高度警惕。

第三节 子宫破裂

子宫破裂是指子宫体部或子宫下段于妊娠期或分娩期发生破裂,是产科极严重的并发症,若不能及时诊断处理,将威胁母儿生命。子宫破裂多发生于经产妇,尤其是瘢痕子宫的女性。随着剖宫产率的增加及我国人口政策的调整,子宫破裂的发生率有上升的趋势。

【分类】

1. **根据破裂的原因分类** 子宫破裂可分为自然破裂和创伤性破裂。

2. **根据破裂部位分类** 子宫破裂可分为子宫体部破裂和子宫下段破裂。

3. **根据破裂的时间分类** 子宫破裂可分为妊娠期破裂和分娩期破裂。

4. **根据破裂程度分类** 子宫破裂可分为完全破裂和不完全破裂。完全性破裂指宫壁全层破裂,宫腔与腹腔相通;不完全性破裂指子宫肌层全部或部分破裂,浆膜层尚未穿破,宫腔与腹腔不相通。

【病因】

1. **瘢痕子宫** 是近年来导致子宫破裂的常见原因。如产妇有剖宫产史、子宫肌瘤切除术史、子宫穿孔史、宫角切除术等病史,因子宫肌壁留有瘢痕,当妊娠晚期或分娩期宫腔内压力升高时可致瘢痕破裂。若存在前次手术后伴感染或伤口愈合不良、剖宫产后间隔时间过短等情况,妊娠晚期或临产后发生子宫破裂的危险性更大。宫体部瘢痕破裂多为完全性,子宫下段瘢痕破裂多为不完全性。

2. **胎先露部下降受阻** 常见于骨盆狭窄、头盆不称、软产道阻塞(宫颈瘢痕、肿瘤或阴道横隔等)、胎位异常、胎儿畸形时。由于胎先露部下降受阻,子宫为克服阻力而强烈收缩,使子宫下段过度伸展变薄而致子宫破裂。

3. **子宫收缩药物使用不当** 胎儿娩出前缩宫素或其他宫缩剂的使用剂量及方法不当、违规使用宫缩剂或孕妇对药物的个体敏感性高均会导致子宫收缩过强,致使子宫下段过度变薄、宫腔内压力增高而造成子宫破裂。

4. **产科手术创伤** 不恰当或粗暴的阴道助产手术,如宫口未开全行产钳助产、中-高位产钳牵引或臀牵引术等均可发生宫颈撕裂,严重时延及子宫下段,发生子宫下段破裂;穿颅术、毁胎术中可因器械、胎儿骨片损伤子宫而导致破裂;肩先露行内倒转术或强行剥离植入性胎盘或严重粘连胎盘时,若操作不慎也可造成子宫破裂。

5. **其他** 子宫发育异常或曾有多次宫腔操作者,因子宫局部肌层菲薄也易发生子宫破裂。

【护理评估】

(一)健康史

评估有无胎先露下降受阻、子宫手术瘢痕、剖宫产史;此次妊娠是否胎位不正、头盆不称;是否滥用催产素引产;是否有阴道助产手术操作史。

(二)身体评估

子宫破裂多发生于分娩期,也可发生在妊娠晚期,是渐进的过程,多数可分为先兆子宫破裂和子宫破裂两个阶段。

1. 先兆子宫破裂 产妇下腹疼痛难忍,烦躁不安,下腹拒按,自觉胎动频繁。排尿困难,甚至血尿。子宫强直性收缩,胎先露部下降受阻,宫缩使子宫下段肌肉极度拉长变薄,而子宫体部肌肉极度增厚变短,两者间形成明显的环状凹陷,称为病理性缩复环(图9-7)。子宫下段压痛明显,子宫呈葫芦形,胎心不规则或听不清。

子宫病理性缩复环形成、下腹部压痛、胎心率改变及血尿是先兆子宫破裂的四大主要表现。

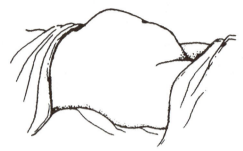

图9-7 病理性缩复环

2. 子宫破裂 产妇疼痛难忍,突感撕裂样剧痛后,腹痛缓解,宫缩消失;迅速进入失血性休克状态(面色苍白、出冷汗、脉搏细数、呼吸急促、血压下降)。产妇出现全腹压痛,有腹膜刺激征,腹壁下可触及胎体,胎心消失,子宫缩小于胎体一侧。肛查:宫颈口回缩,胎先露回升。

> **考点提示**:先兆子宫破裂的征象。

(三)辅助检查

1. 腹部检查 可以发现子宫破裂不同阶段相应的临床症状和体征。

2. 实验室检查 血常规检查:血红蛋白值下降,白细胞计数增加;尿常规可见有红细胞或肉眼血尿。

3. 其他 腹腔穿刺可判断有无腹腔内出血;行B超检查可协助诊断子宫破裂的部位及胎儿与子宫关系,仅适用于可疑子宫破裂的病例。

(四)心理社会评估

产妇因剧烈腹痛焦躁不安,担心自身及胎儿安危,随着休克的发生,渐有不祥预兆。家属亦恐慌,尤其是出现胎儿死亡、切除子宫的结果时,会有悲伤、失望,甚至抱怨、愤怒的情绪。

(五)治疗要点

先兆子宫破裂者抑制子宫收缩的同时行剖宫产术;子宫破裂者积极纠正休克,剖腹取胎,行子宫修补或切除术,给予足量足疗程广谱抗生素控制感染。

【护理诊断/问题】

1. 疼痛 与强直性子宫收缩、病理性缩复环或子宫破裂血液刺激腹膜有关。

2. 潜在并发症:失血性休克。

3. 预感性悲哀 与切除子宫及胎儿死亡有关。

【护理目标】

(1)强直性子宫收缩得到抑制,产妇疼痛减轻。

(2)产妇低血容量得到纠正和控制。

(3)产妇情绪得到调整,哀伤程度减低。

【护理措施】

(一)预防子宫破裂

(1)建立健全三级保健网,宣传孕妇保健知识,加强产前检查。有剖宫产史或有子宫手术史的患者,应在预产期前2周住院待产。

(2)严格掌握缩宫素、前列腺素等宫缩剂的使用指征和方法,避免滥用。

(二)先兆子宫破裂患者的护理

(1)密切观察产程进展,及时发现导致难产的诱因。注意胎儿心率的变化。

(2)在待产时,出现宫缩过强及下腹部压痛,或腹部出现病理性缩复环时,应立即报告医师并停止催产素引产和一切操作,同时测量产妇的生命体征,按医嘱给予抑制宫缩、吸氧及做好剖宫产的术前准备。

(3)协助医师向家属交代病情,并获得家属签字同意手术的知情同意书。

(三)子宫破裂患者的护理

(1)迅速建立静脉通道,遵医嘱输液、输血、吸氧、保暖等处理,短时间内补充血容量;同时补充电解质及碱性药物,纠正酸中毒;积极进行抗休克处理。

(2)迅速做好剖腹取胎的手术准备。

(3)配合医生做好术中、术后的护理,并按医嘱应用大剂量抗生素预防感染。

(4)严密观察并记录生命体征、液体出入量;急查血红蛋白,评估失血量以指导治疗护理方案。

(四)心理护理

向产妇及家属解释子宫破裂的治疗计划和对再次妊娠的影响;胎儿已死亡的产妇,要帮助其度过悲伤阶段,允许其表现出悲伤情绪,甚至哭泣,倾听产妇诉说内心的感受。为产妇及其家属提供舒适的环境,给予生活上的护理和更多的陪伴,鼓励其进食,以更好地恢复体力。为产妇提供产褥期的休养计划,帮助产妇尽快调整情绪,接受现实,以适应现实生活。

【护理评价】

(1)产妇的血容量是否及时得到补充,手术经过是否顺利。

(2)出院时产妇白细胞计数、血红蛋白是否正常,伤口是否愈合并且无并发症。

(3)出院时产妇情绪是否稳定,饮食、睡眠是否恢复正常。

【健康教育】

加强产前检查,有骨盆狭窄、胎位异常或子宫瘢痕者应在预产期前2周住院待产。宣传计划生育,减少分娩、流产的次数。对行子宫修补术的患者,指导其2年后再孕,可选用药物或避孕套避孕。

考点提示:剖宫产的女性再次妊娠的时间是剖宫产术2年后。

第四节 羊水栓塞

羊水栓塞是指在分娩过程中羊水突然进入母体血液循环引起的急性肺栓塞、过敏性休克、弥散性血管内凝血、肾衰竭等一系列严重综合征。其发病急、病情凶险、死亡率高,是造成产妇死亡的重要原因之一。其可发生在足月分娩,死亡率可高达60%以上;也可发生在妊娠早、中期的流产、引产或钳刮术中,情况较缓和极少造成产妇死亡。近年研究认为,羊水栓塞主要是过敏反应,建议命名为"妊娠过敏反应综合征"。

【病因及发病条件】

羊水栓塞的病因尚不清楚,目前认为与下列因素有关。

1.子宫壁有开放的血窦 如宫颈裂伤、子宫破裂、前置胎盘、胎盘早剥、剖宫产术、引产或钳刮术。

2. 胎膜破裂 大部分羊水栓塞发生于胎膜破裂之后。胎膜破裂后,羊水流出,羊水即可从子宫蜕膜或宫颈管破损的小血管进入母体血液循环。

3. 羊膜腔压力过高 强烈的宫缩致使羊水进入开放的子宫血窦而造成栓塞。

【病理生理】

羊水进入母体血液循环后,羊水中的有形物质阻塞肺小动脉引起肺动脉高压,并引起机体的Ⅰ型变态反应和凝血机制异常等一系列病理生理变化。

1. 肺动脉高压 羊水进入母体血液循环,其中的有形成分(如胎脂、毳毛、上皮细胞等)阻塞肺小动脉,反射性引起肺小动脉及小支气管痉挛,造成肺动脉高压,继而引起急性右心衰竭。同时羊水中大量的促凝物质可激活凝血系统,在小血管内形成广泛性血栓,进一步阻塞肺小血管加重肺动脉高压。

2. 过敏性休克 羊水进入母体血液循环后,其有形成分作为致敏原引起Ⅰ型变态反应导致过敏性休克。

3. 弥散性血管内凝血 妊娠期母体血液处于高凝状态,羊水中亦含有大量的凝血活酶,进入母血后可产生大量微血栓引起弥散性血管内凝血,消耗大量凝血因子,同时羊水中含有的纤溶激酶可激活纤溶系统,使血液由高凝状态转变为纤溶亢进,血液不凝,而发生产后大出血。

4. 急性肾衰竭 由于休克及弥散性血管内凝血,导致重要脏器微血栓形成,血液灌注量减少,引起肾脏急性缺血,进而导致急性肾衰竭。

羊水栓塞的患者中约 1/3 猝死于发病 30 分钟内,1/3 在发病后的 1 小时内死亡,1/3 幸存者可发生 DIC 及肾衰竭。

【护理评估】

(一)健康史

评估发生羊水栓塞的各种诱因,如是否有胎膜早破或人工破膜;是否有前置胎盘或胎盘早剥;是否宫缩过强或有强直性宫缩;是否有中期妊娠引产或钳刮术、羊膜腔穿刺术等病史。

(二)身体评估

患者破膜后,多于第一产程末、第二产程宫缩较强时,或在胎儿娩出后的短时间内,突然出现烦躁不安、呛咳、气促、呼吸困难、发绀、面色苍白、四肢厥冷、吐泡沫痰、阴道大出血不凝固,切口渗血不止,继而出现少尿、无尿等肾衰竭表现。更有严重者,没有先兆症状,只见产妇窒息样惊叫一声或打一声哈欠,即进入昏迷状态,血压下降或消失。

(三)辅助检查

1. 身体检查 可发现全身皮肤黏膜有出血点及瘀斑,切口渗血,心率增快,肺部可闻及啰音等体征。

2. 实验室检查 痰液涂片可查到羊水内容物,下腔静脉取血可查到羊水中的有形物质,DIC 各项血液检查指标呈阳性。

3. 心电图检查 提示右侧房室扩大。

4. X 线床边摄片 可见肺部双侧弥漫性点状、片状浸润影,沿肺门周围分布,伴轻度肺不张及心脏扩大。

(四)心理社会评估

产妇突然危在旦夕,家属无法接受现实,表现出恐惧、情绪激动、愤怒,如果抢救无效还会出现过激行为。

(五)治疗要点

一旦怀疑或确诊羊水栓塞,应立即抢救,推荐多学科密切协作参与抢救处理。治疗要点是维持生命体征和保护器官功能。

【护理诊断/问题】

1. **气体交换受损** 与肺动脉高压、肺水肿有关。
2. **组织灌注无效** 与DIC及失血有关。
3. **恐惧** 与发病急、危及产妇生命有关。

【护理目标】

(1)产妇胸闷、呼吸困难症状有所改善。
(2)产妇能维持体液平衡,并维持最基本的生理功能。
(3)焦虑减轻,舒适感增加。

【护理措施】

(一)羊水栓塞的预防

加强产前检查,注意诱发因素,及时发现前置胎盘、胎盘早剥等并发症并及时处理;严密观察产程进展,正确掌握催产素的使用方法,防止宫缩过强;严格掌握破膜时间,人工破膜宜在宫缩的间歇期,破口要小并注意控制羊水的流出速度;中期引产者,羊膜穿刺次数不应超过3次,钳刮时应先刺破胎膜,使羊水流出后再钳夹胎块。

考点提示:人工破膜宜在宫缩的间歇期进行。

(二)羊水栓塞患者的处理配合

一旦出现羊水栓塞的临床表现,应立即处理。

1. **首先纠正缺氧** 解除肺动脉高压;防治心衰;抗过敏;抗休克。

(1)吸氧:取半卧位,加压给氧,必要时行气管插管或气管切开,保证供氧,减轻肺水肿,改善脑缺氧。

(2)抗过敏:遵医嘱使用糖皮质激素静脉推注或静脉滴注,常用地塞米松20~40mg或氢化可的松或甲泼尼龙。

(3)解痉:①首选罂粟碱:与阿托品合用扩张肺小动脉效果更佳。静脉推注,能解除支气管平滑肌及血管平滑肌痉挛,扩张肺、脑血管及冠状动脉。②阿托品:每10~20分钟静脉滴注1mg,直至患者面色潮红,微循环改善。

(4)纠正心衰:①用毛花苷C(西地兰)0.4mg加于50%葡萄糖溶液20mL中缓慢静脉推注,必要时1~2小时后重复使用,一般于6小时后重复1次以达到饱和量;②呋塞米20~40mg静脉注射有利于消除肺水肿,防治急性肾衰竭。

(5)抗休克,纠正酸中毒:①用低分子右旋糖酐补足血容量后血压仍不回升,可用多巴胺静脉滴注维持血压;②5%碳酸氢钠250mL静脉滴注,纠正酸中毒。

2. **DIC阶段** 推荐早期进行凝血状态的评估,积极处理凝血功能障碍;积极处理产后出血;快速补充红细胞和凝血因子(新鲜冰冻血浆、冷沉淀、纤维蛋白原等),同时可静脉输入氨甲环酸抗纤溶。临床上对于肝素治疗羊水栓塞所致DIC有很大的争议,因为羊水栓塞进展迅速,其DIC早期高凝阶段难以把握,使用肝素弊大于利,因此不常规推荐。

3. **少尿或无尿阶段** 要及时应用利尿剂,预防与治疗肾衰竭。

(三)产科处理

原则上应在产妇呼吸循环功能得到明显改善并纠正凝血功能障碍后再处理分娩。

1. 临产者监测产程进展、宫缩强度与胎儿情况 在第一产程发病者应立即考虑行剖宫产结束分娩以去除病因;在第二产程发病者可根据情况经阴道助产结束分娩;并密切观察出血量、凝血情况,如子宫出血不止,应及时报告医生做好子宫切除术的术前准备。

2. 中期妊娠钳刮术中或于羊膜腔刺穿时 应立即终止手术,进行抢救。

3. 发生羊水栓塞时如正在滴注缩宫素者 应立即停止,同时严密监测患者的生命体征变化,定时测量并记录,同时做好出入量记录。

(四)心理护理

如患者神志清醒,应给予鼓励,使其增强信心并相信自己的病情会得到控制,对于家属的恐惧情绪表现理解和安慰,适当的时候允许家属陪伴患者,向家属介绍患者病情的严重性,以取得配合。待患者病情稳定后共同制订康复计划,针对其具体情况提供健康教育与出院指导。

【护理评价】

(1)实施处理方案后,患者胸闷、呼吸困难症状是否改善。

(2)患者血压及尿液是否正常,阴道出血是否减少,全身皮肤、黏膜出血是否停止。

(3)产妇焦虑是否减轻,舒适感是否增加。

【健康教育】

指导产后康复;如丧失胎儿,应帮助产妇和家属消除思想顾虑,指导避孕方法和再孕时间。

与妇幼卫生事业结婚的医生——杨崇瑞

她是中国第一位女医学博士,也是第一位把现代科学的妇幼保健知识从城市送到农村,第一位在我国创办助产学校,第一位在20世纪30年代就提供计划生育指导,全世界最先培训产婆的医生。她用一生守护了产妇健康、婴儿健康,改变了我国妇幼卫生的落后现状。

(王 琳)

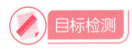

A1 型题

1. 关于胎膜早破的预防,以下措施中错误的是( )。
    A. 加强孕期保健,定期产检
    B. 积极治疗下生殖道感染
    C. 多进行剧烈运动,增强身体素质
    D. 保持营养均衡,适当补充维生素 C 和锌、铜
    E. 避免便秘,保持大便通畅

2. 下述不是产后出血的病因的是( )。
    A. 胎盘滞留　　　　　　B. 产后宫缩乏力　　　　　　C. 凝血功能障碍
    D. 软产道裂伤　　　　　E. 胎儿窘迫

3. 导致子宫破裂的最常见的原因是(   )。
   A. 外伤和手术损伤　　B. 分娩时产道受阻　　C. 子宫收缩药物使用不当
   D. 子宫内膜感染　　　E. 瘢痕子宫

4. 产后出血是指阴道分娩者(   )。
   A. 胎儿娩出后 24 小时内失血量超过 500mL
   B. 胎儿娩出后 12 小时内失血量超过 800mL
   C. 胎儿娩出后 48 小时内失血量超过 1000mL
   D. 胎儿娩出后 6 小时内失血量超过 400mL
   E. 胎儿娩出后 30 分钟内失血量超过 200mL

5. 关于羊水栓塞的护理,以下措施中错误的是(   )。
   A. 严密监测产妇的生命体征,包括呼吸、心率、血压等
   B. 正压给氧,必要时协助气管插管或切开
   C. 立即给予产妇抗过敏药物和抗感染药物
   D. 迅速建立静脉通道,补充血容量
   E. 解痉的首选药是氨茶碱

6. 羊水栓塞时首要的护理问题是(   )。
   A. 气体交换受损　　　B. 组织灌注不足　　　C. 恐惧
   D. 潜在并发症:DIC　　E. 知识缺乏

A2 型题

7. 某孕妇,妊娠 32 周,因"胎膜早破"14 小时入院,检查发现胎心正常,无腹痛。错误的处理措施是(   )。
   A. 给予抗生素　　　B. 严密观察孕妇生命体征　　　C. 监测白细胞计数
   D. 监测胎儿宫内安危　　E. 无须使用抗生素

8. 林女士,25 岁,宫内妊娠 38 周,G₁P₀(孕 1 产 0),宫缩强,胎儿在宫缩期迅速娩出,婴儿体重为 4100g,总产程为 2 小时 40 分钟。产后有较多的持续性阴道流血,色鲜红,能凝固,出血原因最可能是(   )。
   A. 胎盘剥离不全　　　B. 胎盘植入　　　C. 产后宫缩乏力
   D. 凝血功能障碍　　　E. 软产道损伤

A3/A4 型题

(9~11 题共用题干)

张女士,31 岁,经产妇,孕 38 周,阴道流液 8 小时入院。查体:未触及羊膜囊,上推胎头有少量羊水流出,宫口开大 2cm,先露 -2,每 4~5 分钟子宫收缩 30 秒,胎心率 136 次/分。3 小时后自然分娩一健康女婴。胎盘娩出后,阴道有大量流血,检查胎盘胎膜,胎盘小叶有缺损,考虑胎盘残留引起的出血。

9. 该产妇首要采取的止血措施是(   )。
   A. 按摩子宫　　　B. 缝合止血　　　C. 刮匙刮取残留组织
   D. 麻醉松弛狭窄环　　E. 宫腔纱条填塞

10. 产后出血的处理,错误是(   )。
    A. 病情观察,不急于处理　　B. 软产道损伤给予缝合止血　　C. 胎盘残留用刮匙刮取残留组织
    D. 宫缩乏力按摩子宫　　　　E. 病情危急时宫腔纱条填塞

11. 宫腔纱条填塞后取出的时间是(   )。
    A. 8 小时　　　B. 12 小时　　　C. 24 小时
    D. 48 小时　　 E. 36 小时

参考答案

第十章 异常胎儿及新生儿的护理

课件

学习目标

素质目标:具备高度的责任心和职业道德,有同情心和耐心,关注患儿的身心需求,为患儿提供人性化服务。
知识目标:掌握胎儿窘迫及新生儿窒息的概念、护理评估及护理措施;熟悉胎儿窘迫及新生儿窒息的病因及常见护理问题;了解胎儿窘迫及新生儿窒息的护理目标及评价。
能力目标:能运用所学知识正确评估患儿,并具备对患儿进行紧急情况的急救能力。

第一节 胎儿窘迫

案例导学

患者,女,28岁,孕36周,初产妇。主诉:胎动减少伴气急、胸闷1天。既往无高血压、心脏病等病史。孕期平顺,定期产检无异常。查体:体温36.8℃,心率90次/分,呼吸频率20次/分,血压120/80mmHg。宫高36cm,腹围100cm,胎心率108次/分,可扪及不规则宫缩。辅助检查:B超显示单胎头位,脐带绕颈两周,羊水偏少。胎心监护显示胎心基线108次/分,晚期减速。

请问:
1. 根据病例描述,胎儿宫内窘迫的临床表现有哪些?
2. 该产妇的主要护理问题是什么?
3. 胎儿宫内窘迫的预防措施有哪些?

胎儿窘迫是指胎儿在子宫内因急性或慢性缺氧危及其健康和生命,根据临床表现分为急性胎儿窘迫和慢性胎儿窘迫。急性胎儿窘迫多发生在分娩期;慢性胎儿窘迫常发生在妊娠晚期,临床上急性胎儿窘迫多见。

【病因】

1. **母体血氧含量不足** 常见于母体患有严重贫血、失血性疾病、心脏病、心力衰竭等。
2. **子宫胎盘血供不良** 如子宫收缩异常、子宫过度膨胀(双胎、羊水过多、巨大儿)、长时间仰卧位等。
3. **胎盘功能低下** 如重度妊娠期高血压疾病、慢性肾炎、糖尿病时血管病变;前置胎盘、胎盘早剥等影响胎盘气体交换功能;过期妊娠并发胎盘老化。
4. **脐带循环障碍** 如脐带脱垂、受压、打结、过短、绕颈等。
5. **胎儿因素** 胎儿先天性心血管疾病,产程延长使胎头受压过久引起颅内出血,胎儿畸形、母儿血型不合、胎儿宫内感染等均可导致胎儿缺氧。

【病理生理】

胎儿窘迫基本的病理生理变化是缺血缺氧导致的一系列变化。胎儿轻度缺氧时,使交感神经兴奋,肾上腺儿茶酚胺及肾上腺素分泌增多,代偿性血压升高及心率加快。重度缺氧时,转为迷走神经兴奋,心功能失代偿,心率由快变慢。无氧糖酵解增加,胎儿血 pH 值下降,出现酸中毒。缺氧使细胞膜通透性增加,钾离子从细胞内逸出,出现高血钾症;钙离子通道开放,钙离子进入细胞内,形成低钙血症。缺氧使胎儿肠蠕动亢进,肛门括约肌松弛,胎粪排出污染羊水,呼吸运动加深,羊水吸入,出生后可出现新生儿吸入性肺炎。若在妊娠期慢性缺氧,可出现胎儿发育及营养异常,临产后易进一步缺氧而发生缺血性脑病、脑瘫等。

【护理评估】

(一)健康史

询问孕妇的年龄、生育史,是否患有高血压、心脏病、严重贫血等;了解本次妊娠经过,如妊娠期高血压疾病、胎膜早破、子宫过度膨胀(如羊水过多和多胎妊娠),以及分娩经过,如产程延长(特别是第二产程延长)、缩宫素使用不当;了解有无胎儿畸形、胎盘功能异常等情况。

(二)身体评估

1. **急性胎儿窘迫** 常发生在分娩期,临床表现包括以下方面。

(1)胎心率异常:胎心率的异常变化是急性胎儿窘迫的重要征象。正常胎心基线为 110~160 次/分。缺氧早期,胎心率无宫缩时加快,>160 次/分;严重缺氧时胎心率<110 次/分。胎心率<100 次/分为胎儿严重缺氧的危险征象。胎心电子监护可出现晚期减速、重度变异减速。

(2)胎动异常:缺氧初期为胎动频繁,若缺氧未纠正或加重则胎动减弱且次数减少,进而消失,胎动消失 24 小时后胎心消失。

(3)羊水胎粪污染:胎儿缺氧时,迷走神经兴奋,使肠蠕动亢进,肛门括约肌松弛,胎粪排出污染羊水。羊水污染分为 3 度:Ⅰ度浅绿色,提示胎儿慢性缺氧;Ⅱ度深绿色或黄绿色,提示胎儿急性缺氧;Ⅲ度棕黄色、稠厚,提示胎儿缺氧严重。根据羊水颜色、性状,评估羊水胎粪污染程度。

(4)酸中毒:胎儿缺氧与酸中毒关系密切,采集胎儿头皮血进行血气分析,若 pH<7.20(正常值 7.25~7.35),可诊断为胎儿酸中毒。

2. **慢性胎儿窘迫** 多发生在妊娠晚期,常延续至临产并加重。主要表现为胎动减少或消失、NST 无反应型、胎儿生长受限、胎盘功能减退、羊水胎粪污染等。临床上常见胎动消失 24 小时后胎心消失应予以警惕。胎动异常是慢性胎儿宫内窘迫最早的信号。

> **考点提示:** 羊水污染分为 3 度:Ⅰ度为浅绿色;Ⅱ度为深绿色或黄绿色,Ⅲ度为棕黄色、稠厚。

(三)辅助检查

1. **胎儿电子监护** 胎动时心率加速不明显,基线变异率<3 次/分,出现晚期减速,变异减速等。

2. **胎盘功能检查** 24 小时尿雌三醇(E_3)值急骤减少 30%~40%,或于妊娠末期连续多次测定 E_3 值在每 24 小时 10mg 以下,提示胎盘功能不良。

3. **羊膜镜检查** 观察羊水性状,了解胎儿宫内情况。

4. **胎儿头皮血血气分析** pH<7.20。

(四)心理社会评估

胎儿不幸死亡,孕产妇会产生焦虑情绪,情感上受到强烈创伤,通常会经历否认、愤怒、抑郁的过程。评估孕产妇是否有焦虑及其程度,评估胎儿死亡的孕产妇情感上的创伤过程。

(五)治疗要点

1. 急性胎儿窘迫 立即给产妇吸氧,提高胎儿血氧供给,同时让孕妇取左侧卧位,增加子宫胎盘血流灌注,注意胎心音速率强弱的变化,根据产程进展情况尽快终止妊娠,做好新生儿抢救复苏和抗感染治疗的准备工作,注意保暖。

2. 慢性胎儿窘迫 应针对病因,根据孕周、胎儿成熟度及胎儿缺氧程度决定处理原则。

【护理诊断/问题】

1. **气体交换受损(胎儿)** 与胎儿缺氧有关。
2. **焦虑** 与担心胎儿安危有关。
3. **预期性悲哀** 与胎儿可能死亡有关。

【护理目标】

(1)胎儿缺氧情况改善,胎心率在110~160次/分。
(2)孕产妇情绪稳定,积极配合治疗和护理。
(3)产妇和家属能够接受胎儿死亡的现实。

【护理措施】

(一)一般护理

1. 急性胎儿窘迫 孕妇取左侧卧位,吸氧,停用催产素,纠正酸中毒、低血压及电解质紊乱。

2. 慢性胎儿窘迫 孕妇取左侧卧位,定时吸氧,每日2次或3次,每次30分钟。积极治疗妊娠合并症及并发症。

(二)症状护理

1. 急性胎儿窘迫 阴道检查除外脐带脱垂并评估产程进展,对于可疑胎儿窘迫者行连续胎心监护或胎儿头皮血pH测定。

2. 慢性胎儿窘迫 主诉胎动减少者,应进行全面检查以评估母儿状况,包括NST和胎儿生物物理评分。加强胎儿监护,注意胎动变化。

(三)病情观察

1. 急性胎儿窘迫 观察胎动变化及羊水性状,每10分钟听胎心1次并记录。必要时进行持续胎儿电子监护。

2. 慢性胎儿窘迫 加强孕期监护,教会孕妇胎动计数方法,12小时少于10次或逐日下降50%且不能恢复者,均为胎儿缺氧征象,应及时就诊。临床上常见胎动消失24小时后胎心消失。

(四)治疗护理

1. 急性胎儿窘迫 若为不协调性子宫收缩过强,或因缩宫素使用不当引起宫缩过频过强,应立即停用缩宫素。若为羊水过少,有脐带受压征象,协助终止妊娠。如无法即刻阴道分娩,且有进行性胎儿缺氧和酸中毒的征象,均应尽快行剖宫产终止妊娠。宫口未开全或预计短期内无法阴道分娩者,应立即行剖宫产,指征包括:①胎心基线变异消失伴胎心基线<110次/分,或伴频繁晚期减速,或伴频繁重度变异减速;②正弦波;③胎儿头皮血pH<7.20。宫口开全,胎头双顶径已达坐骨棘平面以下者,应尽快经阴道助产。

无论阴道分娩或剖宫产均需做好新生儿窒息抢救准备,有稠厚胎粪污染者需在胎头娩出后立即清理上呼吸道,如胎儿活力差则要立即行气管插管,洗净气道后再行正压通气。

2. 慢性胎儿窘迫 孕周小,估计胎儿娩出后存活可能性小,尽量保守治疗延长胎龄,同时促进胎肺成熟,争取胎儿成熟后终止妊娠。终止妊娠的指征包括:妊娠近足月或胎儿已成熟,胎动减少,胎盘功能进行性减退,胎心监护发现胎心率基线异常伴基线波动异常,OCT出现频繁晚期减速或重度变异减速,胎儿生物物理评分<4分。

(五)心理护理

(1)向孕产妇夫妇提供相关信息,包括医疗措施的目的、操作过程、预期结果及孕产妇需做的配合。将真实情况告知孕产妇,有助于减轻焦虑,也可帮助她们面对现实,必要时陪伴她们,对她们的疑虑给予适当解释。

(2)对于胎儿不幸死亡的产妇及家属,护理人员可将其安排在一个远离其他婴儿和产妇的单人房间,陪伴她们或安排家人陪伴她们,勿让她们独处,鼓励她们诉说悲伤,接纳其哭泣及抑郁的情绪,提供支持及关怀。

【护理评价】

(1)胎儿情况改善,胎心率在110~160次/分。
(2)孕妇能运用有效的应对机制来控制焦虑,心理和生理上的舒适感有所增加。
(3)产妇能够接受胎儿死亡的现实,经历了理智和情感的行为反应过程。

【健康教育】

(1)告知孕妇孕期应积极治疗导致胎儿宫内窘迫的疾病。
(2)加强产前检查,指导孕妇在孕30周后,每日定时监测胎动并记录,告知其12小时胎动数少于10次,应立即就诊。
(3)指导孕妇休息时宜取左侧卧位。

第二节 新生儿窒息

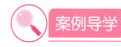

> 患者,女,28岁,孕37周,G_3P_1(孕3产1)。因"胎动减少伴气急、胸闷1天"入院。有妊娠合并心脏病,心功能Ⅲ级,入院评估后立即剖宫产娩出一男婴。新生儿娩出后1分钟内:四肢青紫,用吸痰器清理呼吸道时患儿有恶心表现,四肢稍弯曲,心率90次/分,呼吸浅、慢、不规则,诊断为新生儿窒息,立即进行窒息复苏。
>
> 请问:
> 1. 案例中的新生儿出现窒息的可能原因是什么?
> 2. 新生儿窒息的复苏流程有哪些?
> 3. 新生儿抢救不成功,产妇及家属非常悲痛,我们如何进行人文关怀?

新生儿窒息是指胎儿娩出后1分钟,仅有心跳而无呼吸或未建立规律呼吸的缺氧状态。其为新生儿死亡及伤残的主要原因之一,也是出生后常见的一种紧急情况,必须积极抢救、精心护理,以降低新生儿死亡率,预防远期后遗症。

【病因】

1. 胎儿窘迫的延续 各种原因造成胎儿缺氧,在出生前尚未得到纠正,出生后即表现为新生儿窒息。

2. 呼吸中枢受到抑制或损害 缺氧、滞产等胎儿颅内出血及脑部长时间缺氧致呼吸中枢受到损害。产妇在分娩过程中胎儿娩出时使用麻醉剂、镇静剂,抑制了呼吸中枢。

3. **呼吸道阻塞** 胎儿通过产道时吸入羊水、胎粪、黏液致呼吸道阻塞,造成气体交换受阻。

4. **胎儿发育异常** 早产、肺发育不良、呼吸道畸形等,导致新生儿不能进行正常气体交换。

【护理评估】

(一)健康史

了解有无胎儿窘迫的病因存在,如呼吸中枢是否受损或抑制及新生儿呼吸道有无阻塞的因素。

(二)身心状况

胎儿出生后1分钟、5分钟分别进行Apgar(阿普加)评分,观察心率、呼吸、皮肤颜色、肌张力、对刺激的反应等情况。根据出生后1分钟Apgar评分,窒息分轻度(青紫)窒息和重度(苍白)窒息。

1. **轻度(青紫)窒息** 胎儿出生后1分钟Apgar评分为4~7分。新生儿面部与全身皮肤呈青紫色;呼吸表浅或不规律;心跳规则且有力,心率减慢(80~100次/分);对外界刺激有反应;喉反射存在;肌张力好;四肢稍屈。如抢救不及时,可转为重度窒息。

2. **重度(苍白)窒息** 胎儿出生后1分钟Apgar评分为0~3分。新生儿皮肤苍白;仅口唇青紫;无呼吸或仅有喘息样微弱呼吸;心跳不规则;心率<80次/分且弱;对外界刺激无反应;喉反射消失;肌张力松弛。如果不及时抢救可致死亡。

出生后5分钟的Apgar评分对评估预后有重要意义。评分越低,酸中毒和低氧血症越严重,如5分钟的评分数<3分,则新生儿死亡率及日后发生脑部后遗症的概率明显增加。

> **考点提示:** 新生儿Apgar评分体征包括心率、呼吸、皮肤颜色、肌张力、对刺激的反应等,8~10分为正常,4~7分为轻度窒息(青紫),0~3分为重度窒息(苍白)。

(三)心理社会评估

产妇可产生焦虑、悲伤心理,害怕新生儿出现意外,表现为不顾自身分娩疼痛、切口疼痛而急切询问新生儿情况。

(四)辅助检查

通过新生儿血氧分压、二氧化碳分压、头皮血pH检查等,可了解缺氧及酸中毒程度。

(五)治疗要点

立即进行新生儿窒息复苏,原则是分秒必争,按新生儿窒息复苏流程图实施ABCDE方案,即:A(airway),清理呼吸道;B(breathing),建立呼吸;C(circulation),维持正常循环;D(drug),药物治疗;E(evaluation),评价与监护。

> **考点提示:** 新生儿窒息复苏流程ABCDE。

【护理诊断/问题】

1. **气体交换受阻** 与呼吸道内存在羊水、黏液有关。
2. **有新生儿受伤的危险** 与抢救操作、缺氧损害有关。
3. **有感染的危险** 与抢救操作、受凉、全身抵抗力下降有关。
4. **产妇预感性悲哀** 与新生儿病情危重、担心预后不良有关。

【护理目标】

(1)新生儿呼吸道通畅。

(2)新生儿被抢救成功,无损害发生。

(3)新生儿无感染发生或发生后能及时控制。

(4)产妇情绪稳定。

【护理措施】

(一)配合医师按 ABCDE 程序进行复苏

1. 清理呼吸道(A)　胎头娩出后用挤压法清除口鼻部黏液及羊水,胎儿娩出断脐后,继续用吸痰管或导尿管吸出咽部黏液和羊水,如羊水黏稠或混有胎粪用气管插管吸引,动作轻柔,避免负压过大而损伤气道黏膜。

2. 建立呼吸(B)

(1)刺激呼吸:确认呼吸道通畅后仍无呼吸,可轻拍或轻弹足底或按摩背部(图 10-1),刺激建立呼吸。

(2)人工呼吸:不能自主呼吸者,进行正压给氧、人工呼吸。人工呼吸方法如下。①托背法:新生儿平卧,用一手托稳新生儿背部,徐徐抬起,使胸部向上挺,脊柱极度伸展,然后慢慢放平,每 5~10 秒重复 1 次。②口对口人工呼吸:将一块纱布折成 4 层,置于新生儿口鼻上,一手托起新生儿颈部,另一手轻压上腹部以防气体进入胃内,然后对准新生儿口鼻部轻轻吹气,吹气时见到胸部微微隆起时将口移开,放在腹部的手轻压腹部,协助排气,如此一吹一压,30 次/分,直至呼吸恢复为止。③人工呼吸器:给予持续正压呼吸或间歇正压呼吸为宜。

3. 维持正常循环(C)　正压人工呼吸 30 秒后,心率 <60 次/分或心率在 60~80 次/分不再增加,立即进行胸外心脏按压(图 10-2)。按压方法有拇指法(图 10-3)和双指法(图 10-4)。

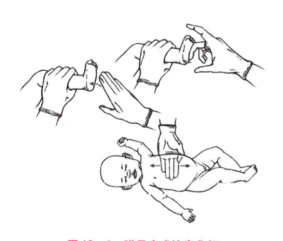

图 10-1　弹足底或按摩背部

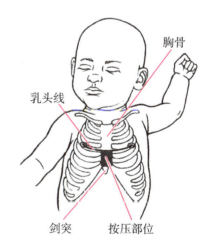

图 10-2　新生儿胸外心脏按压部位

(1)拇指法:双手拇指的指端按压胸骨,根据新生儿体型不同,双拇指重叠或并列,双手环抱胸廓,支撑背部。

(2)双指法:右手示指和中指指尖放在胸骨上进行按压,左手支撑背部。首选拇指法,无论拇指法还是双指法,按压部位为胸骨中下 1/3 处,避开剑突,按压频率 120 次/分,按压深度为胸廓下陷 1.5~2cm,每次按压后随即放松。按压与通气比为 3∶1。按压时间与放松时间大致相等。按压有效者可摸到颈动脉和股动脉搏动。

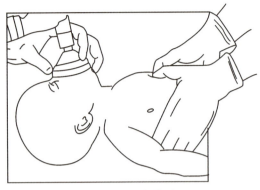
图10-3 拇指法

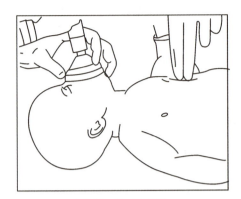
图10-4 双指法

4.药物治疗(D) 建立有效静脉通道,保证药物应用(如肾上腺素、碳酸氢钠等扩容药物的使用)。用药指征:正压通气加心脏按压60秒后,心率仍<60次/分。药物及给药途径:1:10000肾上腺素0.1～0.3mL/kg经脐静脉注射或0.5～1mL/kg经气管插管内滴入。及时纠正酸中毒:常用5%碳酸氢钠3～5mL/kg溶于25%葡萄糖20mL,5分钟内自脐静脉缓慢注入。如麻醉药引起呼吸抑制,遵医嘱使用纳洛酮0.1mg/kg经脐静脉注射,扩容可选用生理盐水。

5.评价(E) 复苏过程中要随时评价患儿的情况,以决定再次抢救的方法。

(二)保暖

在整个抢救过程中必须注意保暖,应在30～32℃的保暖辐射台上进行抢救,维持肛温36.5～37℃。胎儿出生后立即擦干体表的羊水及血迹(图10-5),减少散热,因为在适宜的温度中新生儿的新陈代谢及耗氧量低,有利于新生儿复苏。

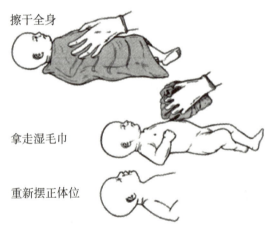

图10-5 擦干身体

(三)氧气吸入

在人工呼吸的同时给予氧气吸入。

1.鼻内插管给氧 流量每分钟小于2L,每秒5～10个气泡,避免发生气胸。

2.气管插管加压给氧 一般维持呼吸30次/分,加压的压力不可过大,以防肺泡破裂,开始瞬间压力15～22mmHg,逐渐减到11～15mmHg。待新生儿皮肤逐渐转红,建立自主呼吸后拔出气管内插管,给予一般吸氧。

(四)复苏后护理

复苏后还需加强新生儿护理,保证呼吸道通畅,密切观察面色、呼吸、心率、体温,预防感染,做好抢救记录。窒息的新生儿应延迟哺乳,以静脉补液维持营养。

(五)心理护理

向产妇及家属介绍新生儿窒息的相关知识,将可能出现的后遗症告知产妇及家属,取得理解和配合。及时告知新生儿情况,抢救时避免大声喧哗,以免加重思想负担。

【护理评价】

(1)新生儿出生后5分钟的Apgar评分达到7分或以上。

(2)新生儿没有受伤及感染的发生。

(3)产妇能理解新生儿的抢救措施,接受事实。

【健康教育】

(1)正确观察患儿生命体征变化。

(2)合理喂养,养成良好的卫生习惯。

(3)疑有后遗症者,早期给予患儿动作训练和感知刺激的干预措施,促进脑功能的恢复。

(4)坚持定期随诊。

(王 琳)

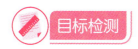

A1型题

1. 下列不是急性胎儿窘迫的临床表现的是( )。
   A. 早期胎心率加快　　B. 早期胎动加快　　C. 羊水粪染
   D. 碱中毒　　　　　　E. 酸中毒

2. 以下检查提示胎儿窘迫的是( )。
   A. NST有反应　　　　B. 胎心率110~160次/分　　C. OCT试验阴性
   D. OCT试验阳性　　　E. 尿雌三醇测定24小时15mg

3. 新生儿窒息的原因不包括( )。
   A. 产程中过多用麻醉药　　B. 新生儿呼吸道阻塞　　C. 手术助产
   D. 先天性心脏病　　　　　E. 产妇屏气用力

4. 新生儿窒息的复苏首先的处理是( )。
   A. 建立呼吸　　B. 清理呼吸道　　C. 维持循环
   D. 药物治疗　　E. 评价效果

5. 下列不属于Apgar评分的体征是( )。
   A. 体温　　B. 呼吸　　C. 心率
   D. 喉反射　　E. 肌张力

6. 胎儿娩出后1分钟仅有心跳而无呼吸。Apgar评分0~3分为( )。
   A. 急性胎儿窘迫者　　B. 轻度新生儿窒息　　C. 慢性胎儿窘迫
   D. 重度新生儿窒息　　E. 新生儿产伤

7. 新生儿抢救过程中要注意保暖,肛温应维持在( )。
   A. 30~32℃　　B. 32~34℃　　C. 36~37℃
   D. 36.5~37℃　　E. 36.5~37.5℃

A2型题

8. 某产妇,因胎儿宫内缺氧急诊剖宫产诞下一男婴,诊断为新生儿窒息,其依据是( )。

A.胎儿娩出后1分钟仅有心跳而无呼吸或未建立规律呼吸的缺氧状态
B.胎儿娩出后5分钟仅有心跳而无呼吸或未建立规律呼吸的缺氧状态
C.根据出生后5分钟和10分钟Apgar评分,新生儿窒息分为轻度窒息和重度窒息
D.轻度窒息,心跳不规则
E.重度窒息,喉反射存在

A3/A4型题

(9~11题共用题干)

足月新生儿,娩出后1分钟,四肢青紫,用吸痰器清理呼吸道时患儿有恶心表现,四肢稍弯曲,心率90次/分,呼吸浅、慢、不规则。

9.该新生儿评分为(　　)。
  A.0分　　　　　　　　B.2分　　　　　　　　C.4分
  D.5分　　　　　　　　E.8分

10.应首先采取的措施是(　　)。
  A.保暖　　　　　　　　B.吸氧　　　　　　　　C.清理呼吸道
  D.气管插管　　　　　　E.胸外心脏按压

11.下列关于胸外心脏按压的描述错误的是(　　)。
  A.按压部位为胸骨中下1/3处,避开剑突
  B.按压频率120次/分
  C.按压深度为胸廓下陷1.5~2cm
  D.按压与通气比为3∶1
  E.按压时间大于放松时间

参考答案

第十一章　产褥期疾病妇女的护理

课件

素质目标：具有较强的责任心和整体护理观念，为产褥期疾病妇女提供护理时具备爱心、细心和耐心。
知识目标：掌握产褥感染与产褥病率的定义，产褥感染的护理评估及护理措施；熟悉产褥感染的病因、护理诊断及健康教育；了解晚期产后出血及产后抑郁症的定义、病因、护理评估、护理措施。
能力目标：能够运用所学知识对产褥期疾病妇女进行护理及健康教育指导。

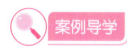

冯女士，28岁，自然分娩，产程延长，会阴无切口损伤，乳房无硬结。产后第4天自觉体温升高，下腹部疼痛，经检查发现：体温38.5℃，脉率85次/分，宫底平脐，下腹部有压痛，恶露血性，量多、浑浊且有臭味。该产妇烦躁、情绪低落。
请问：
1. 该产妇最可能的临床诊断是什么？
2. 该产妇可能存在的护理诊断/问题有哪些？
3. 为守护产妇健康，我们可以提供哪些护理？

第一节　产褥感染

产褥感染是指分娩及产褥期生殖道受病原体侵袭，引起局部或全身的炎症变化，其发病率为6%，为产褥期最常见的并发症，是导致孕产妇死亡的四大原因之一。产褥病率是指分娩24小时后至10天内，每日测量体温4次，间隔4小时，有2次体温≥38℃（口表）。产褥病率的主要原因是产褥感染，但也包括生殖道以外的感染，如急性乳腺炎、上呼吸道感染、泌尿系统感染、血栓静脉炎等。

【病因】

（一）全身因素

产妇体质虚弱、贫血、营养不良、肥胖、免疫反应低下及慢性疾病等。

（二）与分娩有关的因素

产程延长、胎膜早破、羊膜腔感染、宫内胎儿监测、分娩过程中频繁的阴道检查、产后出血、产后留置尿管等。

（三）手术因素

剖宫产、急诊手术、人工剥离胎盘、产钳或胎头吸引术助产、会阴切口、会阴裂伤等。

(四)病原体

产褥感染可为单一的病原体感染,也可为多种病原体的混合感染,以混合感染多见。

致病性病原体有外源性和内源性之分。

(1)外源性:以性传播疾病的病原体为主,如支原体、衣原体、淋病奈瑟菌等。

(2)内源性:孕期及产褥期生殖道内寄生大量需氧菌、厌氧菌、假丝酵母菌及支原体等,以厌氧菌为主。许多非致病菌在特定的环境下可以致病,称为条件致病菌。常见的病原体有以下几种。

1)需氧链球菌:是外源性产褥感染的主要致病菌,其中以 β - 溶血性链球菌致病性最强,感染迅速扩散,可引起败血症。

2)厌氧革兰氏阳性球菌:正常情况下阴道中寄生着消化球菌和消化链球菌,当产道损伤、胎盘残留、局部组织坏死缺氧时,细菌迅速繁殖,若与大肠杆菌混合感染,分泌物会产生恶臭气味。

3)葡萄球菌:金黄色葡萄球菌和表皮葡萄球菌为主要致病菌。前者多为外源性感染,容易引起伤口严重感染。后者存在于阴道菌群中,引起的感染较轻。

4)大肠埃希菌属:大肠埃希菌与其他相关的革兰氏阴性杆菌、变形杆菌常寄生于阴道、会阴、尿道口周围,能产生内毒素,是菌血症和感染性休克最常见的病原菌。

5)厌氧芽孢梭菌:主要是产气荚膜梭菌,产生外毒素,毒素可溶解蛋白质而能产气及溶血。产气荚膜梭菌引起感染,轻者为子宫内膜炎、腹膜炎、败血症,严重者可引起溶血、黄疸、血红蛋白尿、急性肾衰竭、循环衰竭、气性坏疽而死亡。

6)类杆菌属:为厌氧革兰氏阴性杆菌,可加速血液凝固,引起感染邻近部位发生血栓性静脉炎。

7)支原体:可在女性生殖道内寄生,引起生殖道感染,其感染多无明显症状,临床表现轻微。

此外,沙眼衣原体、淋病奈瑟菌均可导致产褥感染。

(五)感染途径

1. 内源性感染 正常孕产妇生殖道寄生有大量病原体,但正常情况下保持平衡并不致病,当出现体质虚弱、营养不良、女性生殖道防御能力和自净作用降低或破坏、细菌数量及毒力增加等感染诱因时,可由非致病菌转为致病菌而引起感染,以厌氧菌多见。近年研究表明,内源性感染不但可导致产褥感染,而且还能在妊娠期通过胎盘、胎膜、羊水间接感染胎儿,导致流产、早产、胎儿生长受限、胎膜早破、死胎等。

2. 外源性感染 指外界病原体进入产道而导致的感染,可通过医务人员、消毒不严或被污染衣物、用具、各种手术器械及产妇临产前性生活等途径侵入机体造成感染,以溶血性链球菌为主。

【护理评估】

(一)健康史

(1)评估产褥感染的诱发因素,询问产妇的健康史,是否有贫血、营养不良或生殖道、泌尿道感染的病史。

(2)了解本次妊娠有无妊娠合并症与并发症,分娩时是否有胎膜早破、产程延长、软产道损伤、产前出血、产后出血史,以及产妇不良的卫生习惯。

(二)身体评估

1. 症状 产褥感染的三大主要症状是发热、疼痛与异常恶露。如在 2~3 日低热后突然出现高热,应考虑感染的可能,由于感染的发生部位、程度、扩散范围不同,其临床表现也不同。

(1)外阴伤口感染:会阴裂伤或会阴后一侧切开伤口感染,表现为会阴局部疼痛、压痛、切口边缘硬结、红肿且脓性分泌物增多,甚至发生伤口裂开,坐位困难,可伴有低热,若深部脓肿可伴有高热。

(2)急性阴道炎、宫颈炎:阴道裂伤及挫伤的感染表现为黏膜充血、水肿、溃疡、分泌物增多且呈脓性,可伴有轻度发热、畏寒、脉速等。阴道炎、宫颈炎可向深部蔓延引起盆腔结缔组织炎。

(3)急性子宫内膜炎、子宫肌炎:病原体经胎盘剥离面侵入,扩散至子宫蜕膜层,称子宫内膜炎,侵入到子宫肌层称子宫肌炎。两者常伴发。轻型者表现为恶露增多、混浊有臭味、下腹疼痛伴低热。重型者表现为高热、头痛、寒战、心率增快、下腹疼痛、恶露增多呈脓性。

考点提示:子宫内膜炎常表现为恶露多,下腹疼痛等。

(4)急性盆腔结缔组织炎、急性输卵管炎:病原体沿宫旁淋巴和血行达子宫周围组织,如直肠、膀胱及子宫骶骨韧带周围,引起急性炎症反应而形成炎症包块,同时波及输卵管,形成急性输卵管炎。临床表现为持续高热伴寒战、全身不适、脉速、头痛、单侧或双侧下腹部疼痛伴肛门坠胀等。

(5)急性盆腔腹膜炎及弥漫性腹膜炎:炎症继续发展,扩散至子宫浆膜层,形成盆腔腹膜炎。继而发展成弥漫性腹膜炎,表现为高热、恶心、呕吐、腹胀、腹痛,腹膜面分泌大量渗出液,纤维蛋白覆盖引起肠粘连,也可在直肠子宫陷凹形成局限性脓肿,若脓肿波及肠管与膀胱可导致腹泻、里急后重和排尿困难。急性期治疗不彻底可发展成慢性盆腔炎而导致不孕。

(6)血栓性静脉炎:盆腔内血栓静脉炎常侵及子宫静脉、卵巢静脉、髂内静脉、髂总静脉及阴道静脉。病变以单侧居多,产后1~2周多见,表现为寒战、高热,持续数周或反复发作。下肢血栓性静脉炎病变多在股静脉、腘静脉及大隐静脉,多继发于盆腔静脉炎,表现为弛张热,下肢持续性疼痛,血液回流受阻,引起下肢水肿,皮肤发白,称为"股白肿"。

(7)脓毒血症及败血症:感染血栓脱落进入血液循环可引起脓毒血症,继而可并发感染性休克和脓肿(肺脓肿、左肾脓肿)。若病原体大量进入血液循环并繁殖形成败血症,表现为持续高热、寒战,全身明显中毒症状,可危及生命。

2.**体征** 仔细检查腹部、盆腔及会阴伤口,确定感染部位和严重程度。

(1)局部感染:会阴切口或腹部伤口触痛。

(2)子宫内膜炎、子宫肌炎:子宫复旧差,有轻触痛。

(3)子宫周围结缔组织炎、盆腔腹膜炎和弥漫性腹膜炎:下腹部一侧或两侧有明显压痛、反跳痛、肌肉紧张,肠鸣音减弱或消失,子宫旁一侧或两侧结缔组织增厚、压痛或触及炎症包块,严重者侵及整个盆腔形成"冰冻骨盆"。

(4)血栓性静脉炎:下肢局部静脉可有压痛或触及硬索状物。

考点提示:产褥感染的三大主要症状是发热、疼痛与异常恶露。

(三)辅助检查

1.**血常规检查** 白细胞计数增高,中性粒细胞升高明显,血沉加快。

2.**药物敏感实验** 会阴伤口分泌物、宫腔分泌物培养、血液细菌培养和药物敏感试验,寻找病原体,为选择抗生素提供依据。

3.**B超检查** 检查子宫及盆腔组织,可发现炎症包块、脓肿的位置及性质。

4.**C反应蛋白** 检测血清C反应蛋白>8mg/L,有助于早期感染的诊断。

(四)心理社会评估

产褥感染的产妇因发热、腹痛等身体不适,而降低母乳喂养和对新生儿的照顾能力,感染严重时,治疗需要可能停止母乳喂养甚至造成母儿分离,产妇常表现为疲劳、烦躁、睡眠不佳、焦虑等。

(五)治疗要点

1.**支持疗法** 加强营养,增强全身抵抗力,纠正水、电解质失衡。对于病情严重者可多次、少量输入新鲜血液及血浆。

2.**切开引流** 会阴伤口或腹部切口感染,及时行切开引流术,疑盆腔脓肿可经腹或后穹隆切开引流。

3. **胎盘胎膜残留处理** 经有效抗感染同时,清除宫腔内残留物。

4. **应用抗生素** 未能确定病原体时,应根据临床表现及临床经验,选用广谱高效抗生素,然后依据细菌培养和药敏试验结果,调整抗生素种类和剂量,保持有效血药浓度。中毒症状严重时可短期应用肾上腺皮质激素。

5. **肝素治疗** 血栓性静脉炎在应用大量抗生素的同时,可加用肝素钠。用药期间监测凝血功能。

6. **手术治疗** 子宫严重感染,经积极治疗无效,炎症继续扩展,出现不能控制的出血、败血症或脓毒血症时,应及时行子宫切除术,清除感染源,抢救患者的生命。

【护理诊断/问题】

1. **体温过高** 与产褥感染所致的炎性反应有关。
2. **舒适感改变** 与疼痛、恶露改变、高热有关。
3. **营养失调(低于机体需要量)** 与发热消耗增多、摄入量降低有关。
4. **焦虑** 与担心身体状况及婴儿喂养有关。
5. **潜在并发症**:中毒性休克。

【护理目标】

(1)产妇生命体征正常。
(2)产妇舒适度增加。
(3)产妇营养保持平衡。
(4)产妇心理状态良好,能积极配合医护活动。
(5)产妇无并发症发生。

【护理措施】

(一)一般护理

1. **卧床休息** 应取半卧位,有利于炎症局限和恶露排出,有会阴伤口者取健侧卧位,血栓性静脉炎患者应绝对卧床2周,以利于度过栓子脱落危险期。

2. **营养摄取** 给予高热量、高蛋白质、高维生素及富含水分的饮食,必要时可少量多次输入新鲜血液,或静脉补充营养。

> **考点提示**:产褥感染一般护理中常取半卧位,有利于炎症局限和恶露排出。

(二)症状护理

(1)监测患者体温、脉搏及其他生命体征,观察患者全身状况,准确记录出入量。
(2)评估会阴、腹部伤口情况,观察恶露的颜色、量、性质及气味,每日定时监测子宫复旧情况。
(3)观察患者有无下肢持续性疼痛、局部静脉压痛或触及索状物,下肢是否水肿及皮肤颜色。

(三)病情观察

严密观察体温、恶露、疼痛及子宫复旧情况,做好记录。

(四)治疗护理

(1)遵医嘱给予抗生素治疗,保持有效血药浓度,定期采血检查,了解白细胞计数及分类。
(2)患者外阴伤口,每天大小便后应用1∶5000的高锰酸钾溶液擦洗,可用红外线照射会阴15~20分/次,每日2次。
(3)配合进行手术护理:如会阴伤口感染,应提前拆线引流,局部清洁护理。如盆腔脓肿需手术,则做好手术前和手术后的护理。

(五)心理护理

了解产妇和家属的心理状态,对于产妇及家属的疑问、焦虑与恐惧,应给予充分的解释,消除其焦虑与恐惧,减轻产妇因母婴分离而导致的焦虑情绪。鼓励产妇与新生儿进行交流、接触,增加产妇的自信心。

【护理评价】

(1)产妇的感染症状得到及时控制,体温恢复正常。
(2)产妇舒适度增加,营养平衡。
(3)产妇疼痛缓解,心理状态趋于稳定,能够进行产后自我护理。

【健康教育】

(1)指导产妇产后注意休息,增加营养并适当运动。
(1)指导产妇自我观察产褥感染复发征象,如恶露异常、腹痛、发热等,如有异常及时就诊。
(3)会阴部要保持清洁干净,用物要消毒。
(4)指导产妇正确护理乳房,正确母乳喂养。

第二节 晚期产后出血

晚期产后出血是指分娩24小时后的产褥期内发生的子宫大量出血。以产后1~2周发病最常见,最迟可至产后6周。阴道流血少量或中等量,持续或间断;亦可表现为急骤大量流血,同时有血凝块排出。产妇多伴有寒战、低热,且常因失血过多导致贫血或失血性休克。

【病因】

(一)胎盘、胎膜残留

胎盘、胎膜残留为阴道分娩最常见的原因,多发生于产后10日左右,黏附在宫腔内的残留胎盘组织发生变性、坏死、机化,形成胎盘息肉,当坏死组织脱落时,暴露基底部血管,可引起大量出血。

(二)蜕膜残留

正常蜕膜多在产后一周内脱落并随恶露排出。若蜕膜剥离不全而长时间残留,影响子宫复旧,继发子宫内膜炎症,可引起晚期产后出血。

(三)子宫胎盘附着面复旧不全

胎盘娩出后,子宫胎盘附着部位有血栓形成,继而血栓机化,出现玻璃样变,血管上皮增厚,管腔变窄、堵塞。胎盘附着部边缘有内膜向内生长,底蜕膜深层残留腺体和内膜重新生长,子宫内膜修复,此过程需6~8周。若胎盘附着面复旧不全可引起血栓脱落,血窦重新开放,导致子宫出血,多发生在产后2周左右。

(四)剖宫产术后子宫切口裂开

剖宫产术后子宫切口裂开多见于子宫下段剖宫产横切口两侧端,引起切口愈合不良造成出血的主要原因有以下几种。

1.切口局部因素 子宫下段横切口两端切断子宫动脉向下斜行分支,造成局部供血不足。术中止血不良,形成局部血肿或局部感染组织坏死,致使切口不愈合。

2.横切口选择过低或过高
(1)横切口过低,宫颈侧以结缔组织为主,血供较差,组织愈合能力差,且切口位置靠近阴道,增加感染机会。
(2)横切口过高,切口上缘子宫体肌组织与切口下缘子宫下段肌组织厚薄相差大,缝合时不宜对齐,易导致切口愈合不良。

3.缝合技术不当　组织对位不佳;手术操作粗暴;出血血管缝扎不紧;切口两侧角部未将回缩血管缝扎形成血肿;缝扎组织过多过密,切口血供不良等,均可致切口愈合不良。

4.切口感染　因子宫下端横切口与阴道靠近术,前有胎膜早破、产程延长、多次阴道检查、前置胎盘、术中出血多或贫血,易发生切口感染。

上述因素均可因肠线溶解脱落,血窦重新开放,出现大量阴道流血,甚至引起休克,常发生在术后2～3周。

5.感染　常见子宫内膜炎,炎症可引起胎盘附着面复旧不良和子宫收缩欠佳,导致子宫大量出血。

6.其他　产后子宫滋养细胞肿瘤、子宫黏膜下肌瘤等均可引起晚期产后出血。

考点提示: 晚期产后出血最常见的原因为胎盘、胎膜残留,多发生于产后10日左右。

【护理评估】

(一)健康史

(1)了解产妇病史,主要询问有无多次刮宫史。

(2)了解产妇分娩史,若为阴道分娩,应注意产程进展及产后恶露变化,有无反复或突然阴道流血病史。若为剖宫产,应了解手术指征、术式及术后恢复情况。

(二)身体评估

1.症状　根据出血原因的不同而有所差异。

(1)产妇产后发生胎盘、胎膜残留时,多表现为恶露时间延长,反复出血或突然大量出血。

(2)由蜕膜残留引起的出血,临床表现与胎盘残留不易鉴别。

(3)由胎盘附着面感染、复旧不全引起的出血,多发生在产后2周左右,可发生反复多次阴道流血,也可突然大量阴道流血。

(4)由感染引起的出血,可有腹痛和发热,伴有恶露增加、恶臭。

(5)由剖宫产术后子宫伤口裂开引起的晚期产后出血多在肠线溶解脱落后,即术后2～3周出现大量阴道流血,可导致失血性休克。

2.体征　子宫增大、变软,宫口松弛,内有血块或组织,伴有感染者子宫压痛明显。

(三)辅助检查

1.血常规　了解贫血和感染情况。

2.B超检查　了解宫腔有无残留物及子宫切口愈合情况。

3.血β-HCG测定　有助于排除胎盘残留、绒毛膜癌。

4.其他　宫腔分泌物培养或涂片检查、病理检查。

(四)心理社会评估

晚期产后出血多发生在产妇及家属预料之外,产妇常因出血表现为焦虑、恐惧、无助等,部分产妇可能由于出血过多、精神紧张,很快进入休克昏迷状态。

(五)治疗要点

检查出血原因,止血,预防感染,纠正失血。

【护理诊断/问题】

1.组织灌注量改变　与阴道失血过多有关。

2.有感染的危险　与失血后贫血、侵入性临床操作有关。

3.恐惧　与担心自身生命安危有关。

【护理目标】

(1)尽快恢复产妇的血容量,使血压、脉搏、尿量恢复正常。
(2)产妇没有感染症状,白细胞总数和中性粒细胞分类均正常。
(3)产妇及家属情绪稳定,能够积极配合治疗和护理。

【护理措施】

(一)一般护理

保持环境安静,保证患者获得充分休息和睡眠。给予高热量、高蛋白质、高维生素饮食,以增强抵抗力,促进伤口愈合。

(二)病情观察

观察生命体征,注意监测体温变化,观察恶露有无异常、子宫腔和伤口有无感染迹象、产后出血量、子宫复旧情况、腹部体征、会阴伤口情况等。

(三)治疗护理

(1)正确有效使用抗生素,抗生素要现用现配,注意抗生素使用的间隔时间,维持有效血药浓度,给予宫缩剂以促进子宫收缩,可以用缩宫素 10~20U 加入 5% 葡萄糖注射液中静脉滴注;或给予缩宫素 10U 肌内注射,每 6 小时 1 次,连续应用 24 小时。
(2)保持会阴清洁,用无菌苯扎溴铵溶液进行会阴擦洗,每日 2 次。
(3)配合手术治疗,做好术前准备,术中观察病情及用药,术后观察阴道流血情况、生命体征,预防感染,并且将清宫组织物送病理检查。

(四)心理护理

给予产妇及其家属精神安慰,主动为产妇提供生活护理,避免产妇劳累和精神紧张,讲解产后有关护理知识,教会产妇自我监护方法,促进母婴感情交流。

【护理评价】

(1)生命体征恢复正常。
(2)产妇无发热、白细胞增加等感染征象。
(3)产妇心理、生理的舒适感加强。

【健康教育】

加强对阴道分娩方式的宣传,减少社会因素的影响,鼓励产妇进食营养丰富且易消化的饮食,多吃富含铁的食物,如瘦肉、动物内脏等,少量多餐,增强机体抵抗力;教会产妇自我保健的技巧,继续观察子宫复旧及恶露情况,及时发现问题,以免导致严重后果。

第三节 产后抑郁症

产后抑郁症是指产妇在分娩后出现抑郁症状,是产褥期精神综合征中最常见的一种类型。流行病学资料显示:西方发达国家产后抑郁症的患病率为 7%~40%。亚洲国家产后抑郁症患病率为 3.5%~63.3%。我国报道的产后抑郁症患病率为 1.1%~52.1%,平均为 14.7%,与目前国际上比较公认的 10%~15% 基本一致。

【病因】

产后抑郁症病因不明,可能与下列因素有关。

1. **产科因素** 非计划妊娠、流产、妊娠并发症、难产、滞产、剖宫产等增加了产后抑郁症发生的风险。

2. **心理因素** 具有敏感(神经质)、以自我为中心、情绪不稳定、社交能力不良、好强、固执、内向性格等个性特点的产妇容易发生产后心理障碍。

3. **神经内分泌因素** 各种神经递质及神经功能活动异常可能是产后抑郁症的发病原因之一。

4. **社会因素** 孕期发生不良生活事件,如失业、夫妻分离、亲人病丧、家庭不和睦、家庭经济条件差、缺少家庭和社会的支持与帮助(特别是丈夫与长辈的支持与帮助)等,是影响产后抑郁症发生和恢复的重要因素。

5. **遗传因素** 有精神病家族史,特别是有产后抑郁症家族史的产妇,患该病的概率比正常人群高。

【护理评估】

(一)健康史

(1)询问产妇有无抑郁症、精神病的个人史和家族史,有无重大精神创伤史。

(2)了解本次妊娠过程及分娩情况是否顺利,有无难产、滞产、剖宫产以及产时产后的并发症,婴儿健康状况,婚姻家庭关系,以及社会支持系统等因素,并识别诱因。

(二)身体评估

1. **产后沮丧** 常从产后3~4日开始,5~14日达到高峰,主要表现为失眠、疲乏、易哭、情绪不稳定、焦虑、感觉孤独等。

2. **产后抑郁** 指分娩后首次逐渐发病,以抑郁、悲伤、沮丧、哭泣、易激惹、烦躁,甚至有自杀倾向或杀婴倾向等一系列症状为特征的心理障碍。

3. **产后精神病** 是与产褥期有关的重度精神和行为障碍,其临床特征为精神错乱、有急性幻觉和妄想、抑郁或狂躁交叉的多形性病程及症状易变性。产后精神病可分为6种类型:①抑郁状态;②谵妄状态;③躁狂状态;④幻觉妄想状态;⑤反应性精神病;⑥感染性精神病。

(三)辅助检查

目前国内外尚无专用的辅助诊断产后心理障碍的心理量表,但是在产科工作中常用的量表有以下几种。

1. **爱丁堡产后抑郁量表** 目前多采用的筛选工具。它包括10项内容,分4级评分,最佳筛查时间在产后2~6周。当产妇总分≥13分时需要进一步确诊(表11-1)。

表11-1 爱丁堡产后抑郁量表

序号	测评项目 (在过去的7日)	评分标准			
1	我能够笑并看到事物有趣的方面	我总能做到那样多=0分	现在不是那样多=1分	现在肯定不多=2分	根本不=3分
2	我期待着享受事态	我能做到那样多=0分	较我原来做得少=1分	肯定较原来做得少=2分	难得有=3分
3	当事情做错,我多会责备自己	是,大多数时间如此=3分	是,有时如此=2分	并不经常=1分	不,永远不=0分
4	没有充分的原因我会焦虑或苦恼	不,总不=0分	极难得=1分	是,有时=2分	是,非常多=3分

续表

序号	测评项目（在过去的7日）	评分标准			
5	没有充分理由我感到惊吓或恐慌	是,相当多=3分	是,有时=2分	不,不多=1分	不,总不=0分
6	事情对我来说总是发展到顶点	是,大多情况下我全然不能应对=3分	是,有时我不能像平时那样应对=2分	不,大多数时间我应付得相当好=1分	我应对得与过去一样好=0分
7	我难以入睡,很不愉快	是,大多数时间如此=3分	是,有时=2分	并不经常=1分	不,全然不=0分
8	我感到悲伤或痛苦	是,大多数时间如此=3分	是,有时=2分	并不经常=1分	不,根本不=0分
9	我很不愉快,我哭泣	是,大多数时间如此=3分	是,相当常见=2分	偶然有=1分	不,根本不=0分
10	出现自伤想法	是,相当经常=3分	有时=2分	极难得=1分	永不=0分

2. <u>产后抑郁筛查量表</u>　包括睡眠/饮食失调、焦虑/担心、情绪不稳定、精神错乱、丢失自我、内疚/羞耻及自杀想法7个因素,共35个条目,分5级评分,一般以总分≥60分作为筛查产后抑郁症的临界值。

(四)心理社会评估

评估产妇的人际交往能力、情感表达方式、社会支持系统、近期有无重大生活事件发生,以及婚姻关系是否稳定等。

(五)治疗要点

治疗包括心理治疗和药物治疗。

1. <u>心理治疗</u>　通过心理咨询,解除致病的心理因素,对产妇多加关心和照顾,尽量调整好家庭关系,指导其养成良好睡眠习惯,可减轻抑郁症状。

2. <u>药物治疗</u>　应用抗抑郁药,主要选择5-羟色胺再吸收抑制剂、三环类抗抑郁药等。

【护理诊断/问题】

1. <u>个人/家庭应对无效</u>　与产妇抑郁造成角色冲突有关。
2. <u>有自伤的危险</u>　与产后严重的悲观情绪、自责、自卑感有关。
3. <u>睡眠型态紊乱</u>　与焦虑、恐惧等情绪有关。

【护理目标】

(1)产妇的生理、心理舒适感增加。
(2)产妇和婴儿健康安全,产妇能照顾自己和婴儿。
(3)产妇的睡眠良好,能配合医护人员和家属采取有效的应对措施。

【护理措施】

(一)一般护理

(1)提供温暖、舒适的环境,合理安排饮食,保证产妇的营养摄入,使产妇有良好的哺乳能力。让产妇多休息,保证产妇足够的睡眠。护理人员应鼓励或陪伴产妇在白天从事多次短暂的活动,入睡前喝热牛奶、洗热水澡等协助产妇入睡。

(2)协助并促进产妇适应母亲角色,帮助产妇适应角色的转换,指导产妇与婴儿进行交流、接触,并鼓励多参与照顾婴儿,培养产妇的自信心。

(3)防止暴力行为发生,注意安全保护,谨慎地安排产妇的生活和居住环境,患产后抑郁症的产妇的睡眠障碍主要表现为早醒,而自杀、自伤等意外事件也常发生在这个时候。

(二)症状护理

可指导焦虑、失眠患者掌握一些放松技术,以促进休息和睡眠。消除各种刺激因素,如术后切口痛、子宫收缩痛、睡眠差、乳汁淤积、乳汁不足、照顾婴儿无经验、便秘、尿潴留等。

(三)病情观察

观察产妇情绪的变化,注意产妇对婴儿的喜恶程度,观察母婴之间交流及与其他人交流的情况,是否有孤独感,是否有伤害行为。

(四)治疗护理

遵医嘱指导产妇正确应用抗抑郁药,并注意观察药物的疗效及不良反应。重症患者需要请心理医师或精神科医师给予治疗。

(五)心理护理

心理护理对产后抑郁症非常重要,可使产妇感到被支持、尊重、理解,信心增强,加强自我控制,与他人建立良好交流的能力,激发内在动力去应对自身问题。护理人员要具备温和、接受的态度,鼓励产妇宣泄、抒发自身的感受,耐心倾听产妇诉说的心理问题,做好心理疏通工作。同时,让家属给予更多的关心和爱护,减少或避免不良的精神刺激和压力。

【护理评价】

(1)住院期间产妇的情绪稳定,能配合诊疗方案。
(2)产妇和婴儿健康安全。
(3)产妇能示范正确护理新生儿的技巧。

【健康教育】

(1)在产前、产时及产后向孕产妇提供心理支持和必要的生理、心理知识。
(2)产褥期是产后抑郁的高发时期,产后访视应注意观察产妇的心理变化,及时为产妇提供心理指导。
(3)向产妇亲属宣教妊娠、分娩、产后等时期的精神保健知识,使其关心、理解产妇的情绪转变。

(张珍珍)

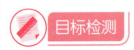

A1 型题

1.引起产褥病率的主要因素是( )。
 A.产褥感染   B.泌尿道感染   C.呼吸道感染
 D.消化道感染   E.乳腺感染

2. 产褥感染首要的治疗措施是(　　)。
   A. 应用抗生素　　　　　　B. 手术　　　　　　C. 物理治疗
   D. 观察病情　　　　　　　E. 支持治疗

3. 下列产后轻型子宫内膜炎常见的临床表现中,表述错误的是(　　)。
   A. 子宫轻压痛　　　　　　B. 下腹隐痛　　　　C. 高热 39.5℃
   D. 子宫复旧不良　　　　　E. 恶露量多、浑浊有臭味

4. 晚期产后出血常见于产后(　　)。
   A. 产后 2 小时　　　　　　B. 产后 24 小时　　　C. 产后 48 小时
   D. 产后 1～2 周　　　　　E. 产后 3～4 周

5. 晚期产后出血最常见的原因是(　　)。
   A. 子宫胎盘附着部位复旧不全　　B. 软产道裂伤　　C. 剖宫产术后子宫伤口裂开
   D. 感染　　　　　　　　　　　　E. 胎盘、胎膜残留

6. 产后抑郁症多在产后(　　)发病。
   A. 5 周　　　　　　　　　B. 4 周　　　　　　　C. 3 周
   D. 2 周　　　　　　　　　E. 1 周

7. 产后抑郁情绪一般发生在(　　)。
   A. 依赖期　　　　　　　　B. 依赖-独立期　　　C. 独立期
   D. 产后 42 天　　　　　　E. 产后 2 小时

A2 型题

8. 王女士,足月自然分娩后 5 天,出现下腹部疼痛,体温正常,恶露增多、有臭味,子宫底在脐上 1 指,子宫体软,应考虑为(　　)。
   A. 子宫肌炎　　　　　　　B. 盆腔结缔组织炎　　C. 子宫内膜炎
   D. 急性输卵管炎　　　　　E. 腹膜炎

9. 产妇王某发生产褥感染,休息应采用的体位是(　　)。
   A. 平卧位　　　　　　　　B. 半卧位　　　　　　C. 膝胸卧位
   D. 左侧卧位　　　　　　　E. 右侧卧位

参考答案

第十二章 妇科患者护理计划的制订

课件

学习目标

素质目标：尊重护理对象，注意保护护理对象隐私，具备严谨、细致的职业素养。
知识目标：掌握病史采集的内容和方法、盆腔检查的内容和方法；熟悉妇科疾病护理计划的制订；了解妇科常用的特殊检查及护理配合。
能力目标：能够准确地为妇产科护理对象进行护理评估并制订护理计划。

案例导学

王女士，30岁，因不规则阴道流血7天就诊。护士进行护理评估，该女士初潮年龄为14岁，经期4～6天，周期26～28天，孕10月，顺产一女孩，自然流产一次，人工流产一次。
请问：
1. 该女士的病史采集内容包括哪些方面？
2. 与该女士交谈时有哪些注意事项？
3. 请用妇科病历书写方式记录该患者的孕产史。

第一节 妇科患者的护理评估方法

【病史采集方法】

护理评估是护理程序的第一步，也是护理程序的基础。病史采集一般在患者入院后即可进行，由于女性生殖系统疾病常常涉及患者的隐私和性生活有关的内容，收集资料时会使患者感到害羞和不适，甚至不愿说出真情，所以在护理评估的过程中，要做到态度和蔼、语言亲切，关心体贴和尊重患者，耐心细致地询问和进行体格检查，给患者以责任感、安全感，并给予保守秘密的承诺，在可能的情况下要避免第三者在场。通过观察、会谈、询问、阅读、身体检查、相应的实验室检查、心理测试等方法获得护理对象的生理、心理、社会、精神及文化等资料。这样才能收集到患者真实的生理、心理、社会资料。

【病史采集内容】

病史包括一般项目、主诉、现病史、月经史、婚育史、既往史、个人史和家族史8个方面。

1. <u>一般项目</u> 询问患者的姓名、年龄、婚姻、籍贯、职业、民族、教育程度、宗教信仰、家庭住址等，记录入院日期，观察患者的入院方式。患者的年龄、婚姻、信仰、职业等不同，会影响患者发病后的反应，如年龄大于35岁的孕妇在妊娠期容易产生并发症。

2. <u>主诉</u> 了解患者入院的主要问题、主要症状、出现的时间和患者的应对方式。妇科常见的症状有阴道流血、白带异常、下腹痛、下腹包块、外阴瘙痒、闭经及不孕等。也有本人无任何不适，通过妇科普查而发现问题的患者。

3. 现病史 围绕主诉了解发病的时间、原因及可能的诱因、发展经过、就医经过、采取的护理措施及效果。可按照时间顺序进行询问。还需了解患者有无伴随症状及其出现的时间、特点和演变过程，特别是与主要症状的关系。此外详细询问患者相应的心理反应，询问食欲、大小便、体重变化、活动能力、睡眠、自我感觉、角色关系、应激能力的变化。若为孕产妇，了解从停经开始的本次妊娠过程，包括妊娠过程中早孕出现的时间、早孕表现、胎动情况、胎心情况及其他产检情况等。如疑似异位妊娠的，应注意询问阴道流血的颜色、量，腹痛的部位、性质，病情演变过程及其伴随症状，有无出现头晕、出冷汗、肛门坠胀感等症状。

4. 既往史 询问既往健康状况，曾患过何种疾病，特别是妇科疾病及与妇科疾病相关的病史（如生殖系统炎症、肿瘤、损伤、畸形等），是否肥胖，有无肺结核、肠结核、结核性腹膜炎、肝炎、心血管疾病及腹部手术史等。为防止遗漏，可按全身各系统依次询问。同时应询问食物过敏史、药物过敏史，并说明对何种药物过敏。

5. 月经史 月经史是妇科病例非常重要的内容，不可或缺，包括初潮年龄、月经周期、经期、经量、经色有无异常，有无经期之前或伴随月经出现的乳房胀痛、情绪异常等不适，有无痛经、历年月经的变化。如初潮14岁，经期持续5天，月经周期28~30天，可记录为$14\dfrac{5}{28\sim30}$。此外，需询问记录末次月经日期，月经不规则者还需要记录前次月经日期。对于绝经后患者应询问绝经的年龄，绝经后有无阴道流血、分泌物增多或者其他不适。

6. 婚育史 包括结婚年龄、婚次、男方健康情况、是否近亲结婚（直系血亲及三代旁系）、同居情况、双方性功能、性病史。足月产、早产、流产次数及现存子女数，以4个阿拉伯数字表示，如足月产2次，无早产，人流1次，现存子女2人，可记录为2-0-1-2，或仅用G_3P_2（孕3产2）表示。同时了解分娩方式、有无难产史、产后或流产后有无出血、感染史、末次分娩或流产的时间，以及采用的计划生育措施及效果。

7. 个人史 询问患者的生活和居住情况、出生地和曾住地区、个人特殊嗜好、自理程度、生活方式、睡眠、饮食、营养、卫生习惯等。了解与他人、家人的关系，对待职业、工作、退休的满意度，有无烟酒嗜好。

8. 家族史 了解患者的家庭成员（包括父母、兄弟、姊妹及子女）的健康状况，询问家族成员有无遗传性疾病（如血友病、白化病等）、可能与遗传有关的疾病（如糖尿病、高血压、癌肿等），以及传染病（如结核等）。

考点提示：月经史、孕产史的记录格式。

【身体评估】

身体评估是系统运用视、触、叩、听、嗅等手段对患者各个系统进行检查，包括全身检查、腹部检查、盆腔检查（盆腔检查为妇科检查所特有，也称为妇科检查）及女性生殖系统特殊检查。

(一)全身检查

通过全身检查可以了解患者的全身状况、评估病情及其严重程度。常规检查包括体温、脉搏、呼吸、血压、身高、体重等，比如检查孕妇身材矮小对进一步评估骨盆是否狭窄、是否可以经阴道分娩具有意义。其他检查项目包括意识状态、精神面貌；面容包括发绀、黄疸、苍白等；体态如肥胖、消瘦；毛发分布，毛发多少及分布对于评估妇科内分泌疾病具有辅助意义；全身发育等。检查头、颈、心、肺等情况，头颈及胸部某些阳性体征对于评估妇产科某些疾病病情及其严重程度具有意义。如妊娠疑似合并甲状腺疾病，注意检查是否出现突眼伸舌震颤、甲状腺肿大；对于疑似早期妊娠的妇女，应注意观察乳晕是否加深、有无蒙氏结节;对于妊娠妇女,注意观察双侧乳房是否对称、发育情况,有无肿块、乳头有无凹陷,评估是否影响母乳喂养;检查全身淋巴结有无肿大,尤其是乳房周围淋巴结,锁骨上和腹股沟淋巴结。

(二)腹部检查

腹部检查应在盆腔检查前进行,需在排空小便后进行,注意保护隐私。

1.视诊 腹部外形是否对称,有无全腹膨隆或凹陷;有无蛙腹、气腹、舟状腹等;有无局部的隆起或凹陷。观察腹壁是否有妊娠纹、手术瘢痕及腹外疝。观察腹壁有无静脉曲张及其血流分布,腹壁皮肤色素沉着。注意呼吸时腹壁活动变化,尤其是腹式呼吸减弱甚至消失时通常提示疾病存在。

2.触诊 触诊是腹部检查的主要内容,包括腹壁的紧张度、腹壁压痛和反跳痛及其牵涉范围;肝脏和脾脏的大小、质地。触诊若发现腹部包块,应详细描述其部位、大小、质地、形态、有无压痛、移动度等情况。孕妇还需进行孕期的相关测量,包括胎位、胎儿大小等。

3.叩诊 有无移动性浊音等。

4.听诊 一般在触诊前进行,可探知肠鸣音有无减弱或亢进等。

(三)盆腔检查

盆腔检查又称妇科检查,包括检查外阴、阴道、宫颈、宫体及双侧附件。

1.护理配合

(1)妇科检查设备准备:诊查床、妇科检查台、立灯、污物桶、器具浸泡桶(内盛消毒液)、洗手设备等。

(2)用物准备:阴道窥器、消毒手套、润滑剂、镊子、棉球、棉签、试管。

(3)操作者准备:护士修剪指甲,穿清洁工作服,戴无菌帽子、口罩、消毒手套。

(4)患者准备:协助患者做好准备工作,告知检查的目的和方法,缓解患者的紧张和恐惧;嘱患者先排尿、排便,必要时导尿或通便,以免影响检查结果。

(5)环境准备:调节好适宜的室温和光源;用屏风遮挡,注意保护患者的隐私。

(6)协查准备:在检查床上铺臀垫,协助患者脱去一侧裤腿,取膀胱截石位。患者仰卧于检查床上,头略抬高,两手平放于身旁,腹壁放松。患者若腹壁紧张,可与其交谈,分散其注意力,嘱患者进行深呼吸以放松腹部。

2.注意事项

(1)检查时应爱护患者,态度严肃,语言亲切,动作轻柔,认真仔细;对于年老体弱患者,协助其上下床,以免摔伤。

(2)除尿瘘患者有时需取膝胸位外,一般妇科检查均取膀胱截石位,危重患者不能上检查台者可在病床上检查。

(3)防止交叉感染,注意用具消毒,臀垫、手套、阴道窥器等检查器械均应每人次更换。

(4)月经期、阴道流血者、阴道术后短期内,一般不做阴道检查,必要检查时,应在无菌操作下进行,以防感染。

(5)未婚女子仅做外阴视诊和肛腹诊,禁用阴道窥器检查和双合诊;确有必要时,应征得本人和家属的同意。

(6)危重患者检查时要密切观察其脉搏、呼吸、血压的变化及全身反应,应配合医生积极抢救,以免贻误诊治。

(7)检查时采集的标本,如阴道分泌物、宫颈刮片等,应及时送检。

(8)男医务人员检查时,应有女医务人员在场。

考点提示:妇科检查的注意事项。

3. 检查方法

(1) 外阴部检查:观察外阴的发育,阴毛多少及其分布,有无畸形、炎症、溃疡、赘生物,皮肤色泽,尿道口有无红肿,前庭大腺是否肿大,阴道口及处女膜的情况等。必要时,嘱患者屏气,增加腹压,以了解有无阴道前后壁膨出或子宫脱垂等。

(2) 阴道窥器检查:将阴道窥器蘸润滑剂,沿阴道后壁插入观察阴道(图12-1),注意阴道壁黏膜色泽,有无充血、溃疡、赘生物,观察分泌物量、色及性状,有无气味。观察子宫颈,注意大小、色泽、外口形状,有无糜烂、裂伤、息肉、肿物和接触性出血。必要时进行宫颈刮片或取分泌物作涂片检查。冬天气温较低时,可将阴道窥器前端置于40~45℃肥皂液中预先加温,防止因阴道窥器的温度影响对患者的检查效果。如拟做宫颈刮片或阴道上1/3段涂片细胞学检查,则不宜用润滑剂,以免影响检查结果,可改用生理盐水润滑。取出阴道窥器时应将两叶合拢后退出,以免小阴唇和阴道壁黏膜被夹入两叶侧壁间而引起患者剧痛或不适。

(3) 双合诊:指阴道和腹壁的联合检查,可以检查阴道、宫颈、子宫、输卵管、卵巢及宫旁结缔组织、韧带以及盆腔内壁情况。检查者一手戴手套,用示、中两指蘸润滑剂后轻轻伸入阴道,先了解阴道深度,有无畸形、瘢痕、肿块和穹隆部情况;然后将一手两手指置于宫颈下方,并向上推顶,另一手掌心向下,手指平放于下腹部,两手配合触摸检查(图12-2),触诊宫颈的大小、形状、硬度及宫颈外口情况,有无接触性出血和宫颈举痛;随后检查子宫体,将两指放在宫颈后方,另一手掌心朝下手指平放在患者下腹部,当宫颈后方手指向上向前方抬举宫颈时,腹部手指往下往后按压腹壁,并逐渐向耻骨联合部位移动,通过内、外手指同时抬举和按压,相互协调,扪诊子宫体的位置、大小、形状、软硬度、活动度以及有无压痛。正常子宫位置一般是前倾略前屈。"倾"指宫体纵轴与身体纵轴的关系。若宫体朝向耻骨,称为前倾;当宫体朝向骶骨,称为后倾。"屈"指宫体与宫颈间的关系。若两者间的纵轴形成的角度朝向前方,称为前屈;若形成的角度朝向后方,称为后屈。扪清子宫后,再行双侧附件检查,将阴道内两指由宫颈后方移至一侧穹隆部,尽可能往上向盆腔深部扪触;同时,另一手从同侧下腹壁髂嵴水平开始,由上往下按压腹壁,与阴道内手指相对,以触摸该侧子宫附件区有无压痛肿块或增厚。若扪及肿块,应查清其位置、大小、形状、软硬度、活动度、与子宫的关系以及有无压痛等。正常卵巢偶可触及,触后稍有酸胀感。正常输卵管不能触及。

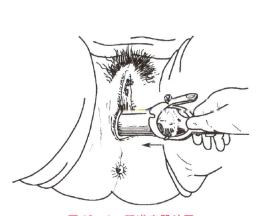

图12-1 阴道窥器放置

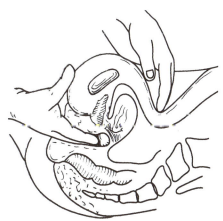

图12-2 双合诊检查

(4) 三合诊:指经阴道、直肠与腹部的联合检查。检查时将一手的示指放入阴道,将中指插入直肠,另一手按下腹部配合检查(图12-3)。三合诊是对双合诊检查不足的重要补充,一般在双合诊查不清时进行。通过三合诊能扪清后倾或后屈子宫的大小,发现子宫后壁、宫颈旁、直肠子宫陷凹、子宫骶韧带及双侧盆腔后壁的病变,估计盆腔内病变范围及其与子宫或直肠的关系,特别是肿瘤与盆壁间的关系,判断阴道直肠隔、骶骨前方或直肠内有无病变。三合诊在生殖器官肿瘤、结核、子宫内膜异位症、炎症的检查时尤为重要。

（5）直肠-腹部诊：又称肛腹诊，指经直肠和腹壁的联合检查。将一手示指伸入直肠，另一手在腹部配合检查（图12-4）。其适用于无性生活史、阴道闭锁、经期不宜做双合诊检查者或有其他原因不宜行双合诊检查的患者。

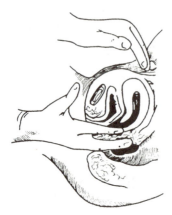

图12-3 三合诊检查

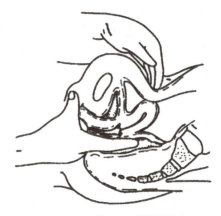

图12-4 直肠-腹部诊检查

行双合诊、三合诊或直肠-腹部诊时，为便于检查顺利进行应注意：①当两手指放入阴道后，患者感觉疼痛不适时，可用示指替代双指进行检查。②三合诊检查时，将中指伸入肛门，同时嘱患者像解大便一样用力向下屏气，使肛门括约肌自动放松，可减轻患者疼痛和不适感。③若患者腹肌紧张，可边检查边与患者交谈，使其张口呼吸而使腹肌放松。④当检查者无法查明盆腔内解剖关系时，不宜强行扪诊，待下次再查。

（6）记录：通过盆腔检查，将检查结果按解剖部位先后顺序记录。

外阴：发育情况及婚产式（如发育正常、未婚、已婚未产或经产式）。

阴道：是否通畅，黏膜情况。分泌物量、色、性状及有无臭味（如滑软、通畅，可见较多黄色白带，无臭味。后穹隆不饱满，无触痛）。

宫颈：大小、软硬度，有无糜烂、裂伤、息肉、腺囊肿，有无接触性出血和举痛（如大小正常，质中，中度单纯性宫颈糜烂，无接触性出血，无宫颈举痛等）。

宫体：位置、大小、软硬度、活动度及有无压痛（如子宫呈前倾前屈位，正常大小，质中，活动度正常，无压痛）。

附件：有无肿块、增厚及压痛。若扪及肿块，记录其位置、大小、形态、软硬度、活动度及与子宫关系。左、右两侧分别记录（如右侧附件可触及鸭蛋大肿块，压痛明显，左侧附件正常）。

☞**考点提示**：盆腔检查的常用检查方法。

（四）辅助检查

辅助检查包括血、尿、便三大常规检查，相关的实验室检查项目，以及特殊检查项目，如超声检查、妇科肿瘤标志物检查、宫腔镜检查及内镜检查等。

（五）心理社会评估

1. 患者对健康问题及医院环境的感知 了解患者对健康问题的感受，对自己所患疾病的认识和态度，对住院、治疗和护理的期望及感受，对患者角色的接受。

2. 患者对疾病的反应 评估患者患病前及患病后的应激方法，面对压力时的解决方式，处理问题过程中遭遇到的困难。尽可能明确导致患者疾病的社会心理原因。

3. 患者的精神心理状态 发病后患者的仪表、举止、情绪、意识、定向力、注意力、沟通交流能力、思维、记忆和判断能力有无改变。患病后患者有无焦虑、恐惧、否认、绝望、自责、沮丧、愤怒、悲哀等情绪变化。

第二节 护理计划的制订及书写

护理计划是系统地制订护理活动及解决护理对象健康问题的决策过程,包含对护理诊断的排序、确定护理目标、确定护理措施,并及时评价护理措施的实施效果。

【护理评估】

(1)采集病史和病史内容。
(2)身体评估。
(3)辅助检查。
(4)心理社会评估。

【护理诊断】

护理诊断是对于个人、家庭或社区对现存或者潜在健康问题以及生命过程中反应的一种临床判断,是护理人员为达到预期结果选择护理措施的基础,这些结果应由护士负责。诊断名称应简明扼要地描述对象的健康状况,主要以"改变""障碍""无效""缺失"几个特定词语描述健康状况。判断的标准可以是一个体征或症状或者是危险因素,也可以是相关因素,可为病理、生理、与治疗有关的。根据马斯洛需要层次理论分为首优问题、中优问题、次优问题等。我国目前使用的是北美护理诊断协会(NANDA)认可的 128 个护理诊断。当妇科护士全面收集了有关患者的资料,并加以综合整理、分析后,应根据患者的问题作出护理诊断。

【护理目标】

通过护理干预对患者和家属提出的能达到、能测量、能观察的患者行为目标。

1. **长期目标** 长期目标指需要 1 周以上甚至数月才能实现的目标,常适于慢性炎症、出院的妇科患者。

2. **短期目标** 短期目标指一般在 1 周内可以达到的目标,适于病情变化快、住院时间较短的妇科患者。

【护理措施】

1. **依赖性的护理措施** 是护士执行医嘱的具体方法,描述了贯彻医疗措施的行为,如测空腹血糖。

2. **协作性的护理措施** 包括了护士与医生、营养师、药剂师、理疗师之间共同协作完成的护理活动。

3. **独立性的护理措施** 是完全由护士根据自己的专业能力,自行或授权其他护理人员实施的护理活动。护士凭借自己的知识、经验、能力,独立思考,判断决定的措施。如为有压疮风险的患者定时翻身,对患者进行健康教育、患者管理等。

【护理评价】

护理评价是系统地、有计划地将患者的健康现状与预期的护理目标进行比较。首先应收集患者身体外观和特殊症状和体征、知识方面、心理情感等方面的资料,收集了有关患者健康状况的资料后,通过调查法、对比法、观察法、统计分析法来衡量目标的达标情况。

1. **停止** 已经解决、目标实现的护理措施可以停止。
2. **修订** 对护理目标未实现或者部分实现的情形进行分析,对护理诊断、护理目标、护理措施进行修正。
3. **排除** 经过分析,去除已经不存在的护理问题。
4. **增加** 将发现的新的护理诊断及目标和措施加入护理计划中。

第三节 妇产科常用的特殊检查及护理配合

随着医学科学技术的发展,新的检查方法不断出现,妇科的特殊检查方法也越来越多。以下仅介绍几种常用的妇科特殊检查方法。

一、生殖道脱落细胞学检查

生殖道脱落细胞包括来自阴道、宫颈管、子宫及输卵管的上皮细胞,以阴道上段、宫颈阴道部的上皮细胞为主。由于阴道上皮细胞受卵巢激素的影响呈周期性变化,因此阴道脱落细胞检查既可以反映体内激素水平,又可以作为内生殖道恶性肿瘤的初筛,是一种经济、简便、实用的辅助检查方法。

(一) 适应证

(1) 无排卵性异常子宫出血和黄体功能不足性异常子宫出血。
(2) 流产。
(3) 不明原因闭经。
(4) 生殖道感染性疾病。
(5) 妇科肿瘤的筛查。

(二) 禁忌证

(1) 月经期。
(2) 生殖器官急性炎症期。

(三) 用物准备

阴道窥器1个,木质刮板2个,宫颈吸管1根,宫颈钳1把,子宫探针1根,宫颈取样刷1个,装有固定液的小瓶1个,玻片2张,特制细胞保存液,生理盐水,碘伏,无菌长棉签数根,无菌干棉球数个等。

(四) 操作方法

1. **体位** 协助受检者取膀胱截石位。
2. **涂片种类及采集方法**

(1) 阴道侧壁刮片法:对已婚女性,用阴道窥器扩开阴道(阴道窥器上不涂润滑剂),用刮板在阴道侧壁上1/3处轻轻刮取细胞涂片,然后放入装有固定液的小瓶内。对未婚女性,可将卷紧的消毒棉签蘸生理盐水浸湿,然后伸入阴道,在其侧壁上1/3段轻卷后取出棉签,在玻片上涂片。

(2) 宫颈刮片法:宫颈刮片是筛查早期宫颈癌的重要方法,具有简便、易行、结果可靠的优点。在宫颈外口鳞-柱上皮交界处,以宫颈外口为中心,用木质刮板轻轻刮取一周,避免损伤组织引起出血而影响检查结果,然后均匀地涂于玻片上。该法获取的细胞数目不全面,制片也较粗劣,目前应用已减少。

(3) 宫颈薄层液基细胞学检查:为了更准确地发现早期宫颈癌,目前最好采用薄层液基细胞学检查。利用特制的"宫颈取样刷"在宫颈管内旋转360°刷取宫颈管上皮后取出,立即将宫颈取样刷放置在特制细胞保存液内,通过离心或滤膜,分离血液与黏液,使上皮细胞均匀分布在玻片上,提高了识别宫颈鳞状上皮病变的灵敏度,并且还可行高危型 HPV DNA(人乳头瘤病毒脱氧核糖核酸)检测。

(4)宫腔吸片:疑宫腔内有恶性病变时,可采用此法。严格消毒后,用探针探查宫腔,将吸管放入宫腔达宫底部,上、下、左、右转动吸取分泌物。取出吸管,将吸出的标本均匀涂于玻片上,然后放入装有固定液的小瓶中。停止抽吸再取出吸管,以免将宫颈管内容物吸入。

(五)结果评价

1. 内分泌检查方面的应用 阴道上皮细胞的成熟程度与体内雌激素水平成正比。雌激素水平越高,阴道上皮细胞越成熟。临床上常用4种指数代表体内雌激素水平。

(1)成熟指数(MI):是阴道细胞学卵巢功能检查中最常用的一种。计算阴道上皮三层细胞百分率。按底层/中层/表层顺序表述。如底层是6%、中层是60%、表层是34%,则 MI 应写成 6/60/34。通常在低倍显微镜下观察 300 个鳞状上皮细胞,求得各层细胞的百分率。若底层细胞百分率高称左移,提示不成熟细胞增多,即雌激素水平下降。若表层细胞百分率高则称右移,提示雌激素水平升高。一般有雌激素影响的涂片见不到底层细胞,全部为表层细胞。若表层细胞 <20% 为雌激素轻度影响,表层细胞 >60% 以上为雌激素高度影响。

(2)致密核细胞指数(KI):是计算鳞状上皮细胞中表层致密核细胞的百分率。从视野中数 100 个表层细胞,如其中有 45 个致密核细胞,则 KI 为 45%。指数越高,表示上皮越成熟。

(3)嗜伊红细胞指数(EI):是计算鳞状上皮细胞中表层红染细胞的百分率。通常在雄激素影响下出现红染表层细胞,可表示雌激素水平。指数越高,提示上皮细胞越成熟。

(4)角化指数(CI):指鳞状上皮细胞中表层(最成熟细胞层)嗜伊红性致密核细胞的百分率,指数越高,提示雌激素水平越高,上皮细胞越成熟。

2. 妇科肿瘤诊断方面的意义

(1)阴道细胞巴氏分类法:主要观察细胞核的变化。巴氏分类法的各级之间并无严格标准,主观因素较多,目前已逐步被 TBS 分类法所取代。

巴氏Ⅰ级:正常。其为正常阴道细胞涂片,细胞形态及细胞质比例正常。

巴氏Ⅱ级:炎症。细胞核普遍增大,淡染或有双核。

巴氏Ⅲ级:可疑癌。其主要是核异质,细胞核大而深染,核型不规则或双核。

巴氏Ⅳ级:高度可疑癌。细胞具有恶性特征,但在涂片中恶性细胞较少。

巴氏Ⅴ级:癌。其为具有典型的多量癌细胞。

(2)TBS 分类法及其描述性诊断:为使细胞学的诊断与组织病理学术语一致并与临床处理密切结合,1988 年美国制定了阴道细胞 TBS 命名系统。国际癌症协会于 1991 年对宫颈/阴道细胞学检查的诊断报告正式采用了 TBS 分类法,2001 年再次修订。

TBS 分类法包括对标本满意度的评估和对细胞形态特征的描述性诊断。对细胞形态特征的描述性诊断内容包括以下几点。①良性细胞学改变:包括感染及反应性细胞学改变。②鳞状上皮细胞异常:包括无明确诊断意义的不典型鳞状上皮细胞、不能排除高级别鳞状上皮内病变、不典型鳞状细胞、鳞状上皮细胞内病变(分低度、高度)和鳞状细胞癌。③腺上皮细胞异常:不典型腺上皮细胞、腺原位癌和腺癌。④其他恶性肿瘤细胞。

3. PAPNET 电脑抹片系统 即计算机辅助细胞检测系统,近年在宫颈癌早期筛查中广泛应用。其原理是 PAPNET 系统将电脑及神经网络软件结合,可以识别特定图案,识别方法与人脑近似,即通过经验来鉴别正常与不正常的巴氏涂片。由计算机检出异常可疑细胞后再由细胞学专职人员作出最后诊断,省时省力,大大提高了诊断效率和准确性。

4. HPV(人乳头瘤病毒)检测 依据 HPV 型别与癌发生的危险性高低将 HPV 分为高危型和低危

型两类。高危型(如 HPV16、HPV18、HPV31、HPV33、HPV35、HPV39、HPV45、HPV51、HPV52、HPV56、HPV58、HPV59、HPV66、HPV68等)与癌及癌前病变相关,其中以 HPV16、HPV18与宫颈癌关系最为密切;低危型(如 HPV6、11、42、43、44 等)主要与轻度鳞状上皮内病变和泌尿生殖系统疣相关。

(六)护理配合

(1)向患者讲解检查的意义及步骤,取得患者的配合。告知患者采集标本前2天内禁止性生活、阴道检查、阴道灌洗及用药。

(2)将检查用物准备齐全,并协助患者摆好体位。

(3)刮板、阴道窥器必须消毒、干燥,未吸附任何化学药品或润滑剂,必要时可用生理盐水润湿阴道窥器。另外,所用的载玻片应行脱脂处理。

(4)取标本时,动作应轻、稳、准,以免损伤组织,引起出血。如阴道分泌物较多,可先用无菌干棉球轻轻拭去,再行标本刮取。

(5)涂片应均匀,不可来回涂抹,以免破坏细胞。

(6)载玻片应做好标记,避免混淆患者姓名和取材部位,标本用固定液固定并及时送检。

(7)嘱患者及时将病理报告反馈给医生,以免延误治疗。

二、基础体温测定

基础体温(basal body temperature,BBT)是指机体经过较长时间(6~8小时)睡眠,醒后未进行任何活动所测得的口腔体温。它反映机体在静息状态下的基础能量代谢。临床可通过基础体温测定判断甲状腺及卵巢等器官的功能状态,在妇科临床中常用于测定有无排卵,确定排卵日期、黄体功能,以及诊断早孕。

(一)操作方法

每日于清晨醒后,未进行任何活动,立即取体温计置于舌下,测口腔温度5分钟。每日测量的时间最好固定,一般在早晨5~7点时,夜班工作者应在休息6~8小时后测量。将每日测得的体温记录于基础体温单上,最后描成曲线,并将可能影响体温的情况(如月经期、性生活、失眠、感冒等)随时标记在体温单上,以便诊疗参考。

(二)结果评价

正常育龄妇女的基础体温受卵巢性激素的影响而呈周期性变化。月经前半周期(卵泡期)体温较低,排卵时最低,排卵后(黄体期)由于孕激素的作用,体温上升0.3~0.5℃,故排卵后基础体温升高,持续12~14日,于下次月经来潮前1~2日下降。因此正常月经周期,将每日测得的基础体温描成曲线呈前半周期低、后半周期高的双相型。而无排卵周期中的基础体温始终处于较低水平,呈单相型。基础体温可呈双相型、单相型或出现高温相异常,高温出现及持续时间反映有无排卵、排卵时间、黄体形成、黄体的发育和退化是否正常。基础体温临床上主要用于指导安全期避孕与受孕(推算排卵日期)、协助妊娠及月经失调的诊断。基础体温呈双相型,提示有排卵。即在排卵前体温略低,排卵后体温上升0.3~0.5℃,如未受孕,则于月经前体温下降。基础体温上升持续18日可协助诊断早孕,若超过20日,早孕诊断准确率达到100%。基础体温呈单相型,提示无排卵。但体温受许多因素影响,如夜班工作、感冒或其他疾病、性交或服用药物等,生活不规律或睡眠欠佳者不宜使用本法。

考点提示:基础体温呈单相型,提示无排卵;基础体温呈双相型,提示有排卵。

(三)护理配合

(1)向受检者说明检查的目的、方法和要求,一般需连续测量3个月经周期以上。

(2)指导受检者将每日的测量结果及时标记在体温单上,如遇发热、用药、身体不适、性生活等情况亦应如实记录,以便分析时参考。

三、宫颈黏液检查

在月经周期中,子宫颈黏液的质和量都受卵巢性激素的影响,呈周期性变化,通过宫颈黏液检查,可以了解卵巢功能。月经前半周期,在雌激素作用下宫颈黏液量增多,质稀薄而透明,延展性增加;接近排卵时则极透明,使子宫外口呈瞳孔状,取黏液涂片,干燥后镜检,可见典型羊齿植物叶状结晶,结晶越明显、越粗大、分支增多,提示雌激素水平越高;排卵后在孕激素作用下,黏液量减少、质稠、混浊、延展性下降,结晶呈排列成行的椭圆体。黏液结晶的形态如图(图12-5)。根据子宫颈黏液的量、透明度、延展性和结晶的类型,可以了解卵巢的功能、预测排卵期、指导受孕、协助诊断早孕、进行月经失调激素治疗的动态观察等。

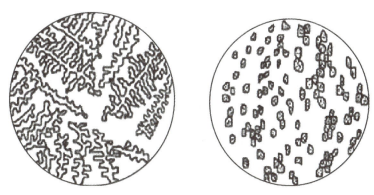

图12-5 羊齿植物叶状结晶和椭圆体结晶

(一)操作方法

患者取膀胱截石位,用阴道窥器扩开阴道,暴露宫颈,将宫颈表面的黏液擦净,用合拢的长镊子伸入宫颈管内约1cm处夹取黏液,取出后缓慢分开镊子,观察黏液的长度以确定其延展性,然后置于玻片上顺着一个方向轻轻涂抹,待干燥后置于低倍镜下观察,以确定结晶的类型。

(二)结果评价

Ⅰ型:为典型结晶(+++),涂片中布满主干粗大直长、分支繁多的羊齿植物叶状结晶,见于排卵前或接受雌激素治疗时。

Ⅱ型:为较典型结晶(++),结晶粗而弯曲、稀疏,分支短小不全或似树枝着雪后的形态,出现于月经周期第8~12日。如出现于临近排卵时,则表明体内雌激素水平较低。

Ⅲ型:为不典型结晶(+),结晶小,残缺不全,呈金鱼草状,出现于月经周期第7~8日和排卵后3~4日内。如出现在排卵前,则表明体内雌激素水平明显不足;出现在早孕时,表明孕激素不足,有先兆流产的可能。

Ⅳ型:无结晶(-),主要为排列成列的椭圆形或梭形,比白细胞大2~3倍,透明、折光,出现于月经周期第22~26日或妊娠期。

Ⅴ型:涂片中无结晶,仅有少量上皮细胞和白细胞,表明卵巢功能显著低下。

(三)护理配合

(1)向患者介绍检查的目的、过程,取得患者的配合。协助医生准备好相关检查用物。

(2)嘱患者根据月经周期,确定检查日期。严格无菌操作,防止感染。收集标本及时观察和送检。

四、超声检查

妇产科常用的超声检查有B超检查、彩色多普勒超声检查、三维超声检查和超声造影。超声检查无痛、无创伤,对胎儿基本安全,诊断较准确、迅速,可以重复检查,随访观察方便,已经成为妇产科疾病首选的影像学诊断方法。妇科常用于生殖器肿瘤与其他盆腔包块的鉴别、葡萄胎的诊断、探查宫内有无节育器等。妇产科常用的超声检查途径有经腹及经阴道两种。

(一)常用超声检查类型

1. B超检查 是应用二维超声诊断仪,在荧屏上以强弱不等的光点、光团、光带或光环,显示探头所在部位脏器或病灶的断面形态及其与周围器官的关系,并可做实时动态观察和照相。

(1)经腹部B超:检查前适度充盈膀胱,形成良好的"透声窗",便于观察盆腔内脏器和病变。探测时受检者取仰卧位,暴露下腹部,检查区皮肤涂耦合剂。检查者手持探头,以均匀适度压力滑行探测观察。根据需要做纵断、横断或斜断等多断层面扫描。

(2)经阴道B超:检查前探头需常规消毒,套上一次性使用的橡胶套(常用避孕套),套内外涂耦合剂。检查前患者排空膀胱,取膀胱截石位,将探头轻柔地放入受检者的阴道内,旋转探头,调节角度以获得满意切面。经阴道超声检查分辨率高,尤其适合肥胖者或盆腔深部器官的观察。但对超出盆腔的肿物,无法获得完整图形。无性生活者不宜使用。

2. 彩色多普勒超声 一般指用相关技术获得的血流多普勒信号经彩色编码后实时地叠加在二维图像上,形成的彩色多普勒超声血流图像。因此,彩色多普勒超声既具有二维超声的结构图像,又同时提供了血流动力学信息。现今的彩色多普勒还具有频谱多普勒功能,提供用于评估血流状态的参数,其中在妇产科领域常用的3个参数为阻力指数(RI)、搏动指数(PI)和收缩期舒张期(S/D)。彩色多普勒超声也包括腹部和阴道探头,受检前的准备以及体位与B超相同。

3. 三维超声检查 是将二维超声及彩色多普勒超声采集的二维图像通过计算机软件重建,形成立体的三维图像。三维超声检查在用于胎儿畸形和妇科疾病尤其是妇科肿瘤的诊断方面具有独特优势。

4. 超声造影 是利用造影剂增强"后散射"回声,提高图像分辨率的一种超声诊断技术。微气泡(直径小于$10\mu m$)对一定频率的声波产生数倍于发射频率的回波,人体组织无此特性。将含有惰性气体或空气的微气泡造影剂注入血管,通过血液循环达到靶器官或靶组织,或注入空腔器官腔内,使微泡造影剂对谐波背向散射强度远高于人体组织,形成超声造影剂灌注部位与周围组织声阻抗差,有效地增强实质性器官或空腹器官的超声影像和血流多普勒信号,提高图像的对比分辨率。

(二)护理配合

(1)向受检者说明检查的意义,消除其紧张心理。

(2)经腹部B超检查通常需要在憋尿情况下进行。在检查前30分钟至1小时需要饮水1000mL左右,并且要憋尿到最大限度。

(3)经阴道超声检查不需要憋尿,但不适合未婚和阴道有出血者(如月经期、阴道不规则出血)及生殖道传染性疾病患者(如阴道炎、性病)。对其他一些宫颈、阴道、外阴疾病者也需慎重选用,以防感染、出血。

(4)检查完毕膀胱充盈者嘱其尽快排尽尿液。

五、诊断性刮宫

诊断性刮宫简称诊刮,是诊断宫腔疾病最常用的方法。其目的是刮取子宫内膜和内膜病灶行病理检查以明确诊断并指导治疗。对疑有子宫颈管病变者,需对宫颈管及宫腔分别进行诊断性刮宫,简称分段诊刮。

(一)适应证

(1)子宫异常出血或阴道排液,需证实或排除子宫内膜癌、宫颈管癌或其他病变如流产、子宫内膜炎等。

(2) 月经失调,如功能失调性子宫出血、闭经,需了解子宫内膜的变化及其对性激素的反应。

(3) 不孕症者需了解有无排卵,或疑有子宫内膜结核。

(4) 宫腔内有组织残留或功能失调性子宫出血长期多量出血时,彻底刮宫有助于诊断,并有迅速止血的效果。

(二) 禁忌证

(1) 急性或亚急性盆腔炎。

(2) 滴虫、假丝酵母菌感染或细菌感染所致的急性阴道炎或宫颈炎。

(3) 严重的心、脑、肾等主要器官疾病、血液病等,不能耐受手术的情况。

(三) 用物准备

无菌人工流产包1个,内有阴道窥器2个,长持物钳1把,宫颈钳1把,子宫探针1根,宫颈扩张器1套,有齿卵圆钳1把,子宫刮匙2个,弯盘1个,孔巾1块,纱布块1块,棉球数个,装有固定液的标本瓶1个或2个。

(四) 操作方法

(1) 嘱患者排尿后取膀胱截石位,常规消毒后铺巾,双合诊查清子宫的位置、大小及附件情况。

(2) 暴露宫颈后,拭去阴道分泌物,并消毒宫颈及颈管,然后用宫颈钳钳夹宫颈。

(3) 探测宫腔后,用宫颈扩张器逐号扩张宫颈管至8号扩张器能放入,可送入中型刮匙。

(4) 于阴道后穹隆处置盐水布一块,以收集刮出的内膜组织。用小刮匙自子宫前壁、侧壁、后壁、子宫底部刮取内膜组织,尤其注意宫底和两侧角部。

(5) 将刮出组织放入标本瓶内,标明患者姓名和取材部位送病理检查。

分段诊刮时,先不要探查宫腔,以免将宫颈管组织带入宫腔混淆诊断。用小号刮匙自宫颈内口至外口按顺序刮宫颈管一周,将所刮取组织置纱布上,然后用刮匙进入宫腔刮取子宫内膜。刮出组织分别装瓶、固定,送病理检查。若刮出物肉眼观察高度怀疑为癌组织(为豆渣样),不应继续刮宫,以防出血及癌组织扩散。

(五) 护理配合

1. 术前准备

(1) 热情接待患者,向患者讲解诊断性刮宫的目的、手术过程,解除患者的恐惧心理,使患者主动配合手术。准备好刮宫所需物品。术前不要用任何激素类药物。

(2) 指导选择合适的检查时间,术前禁用激素类药物。对不孕或功能失调性子宫出血内膜增生者,应选择月经前1~2日或月经来潮6小时内进行;疑为子宫内膜不规则脱落者,则于月经第5~7天取材;疑为子宫内膜癌者随时可取。

2. 术中配合

(1) 陪伴在患者身边,指导患者放松技巧,注意观察患者血压、脉搏、呼吸及腹痛情况。

(2) 提供给医生术中所需物品,将刮出的组织放入已做好标记并装有固定液的小瓶内,立即送病理检查,并做好记录。

3. 术后护理

(1) 术后留观患者1小时,注意腹痛及阴道流血征象,确认无异常后方可离院。

(2) 保持外阴部清洁,禁止性生活和盆浴2周,遵医嘱给予抗生素预防感染。1周后到门诊复查恢复情况及了解病理检查结果。

六、输卵管通畅检查

输卵管通畅检查的主要目的是检查输卵管是否通畅,了解子宫腔和输卵管的形态及输卵管的阻塞部位。常用方法有输卵管通液术、子宫输卵管造影术。近年来随着内镜的临床应用,已普遍采用腹腔镜直视下输卵管通液检查、宫腔镜下经输卵管口插管通液检查和腹腔镜联合检查等方法。

(一)输卵管通液术

输卵管通液术是检查输卵管是否通畅的一种方法,且具有一定的治疗功效。检查者通过导管向宫腔内注入液体,根据注液阻力大小、有无回流及注入液体量和患者感觉等判断输卵管是否通畅。其由于操作简便,不需要特殊设备,广泛应用于临床。

1. 适应证

(1)不孕症,男方精液正常,疑有输卵管阻塞的情况。

(2)检验和评价输卵管绝育术、输卵管再通术或输卵管成形术的效果。

(3)对输卵管黏膜轻度粘连有疏通作用。

2. 禁忌证

(1)内、外生殖器急性炎症或慢性炎症急性或亚急性发作。

(2)月经期或有异常阴道出血。

(3)严重的全身性疾病,如心、肺功能异常等,不能耐受手术。

(4)可疑妊娠。

(5)体温高于37.5℃。

3. 用物准备 子宫导管1根,阴道窥器1个,弯盘1个,卵圆针1把,宫颈钳1把,子宫探针1根,长镊子1把,宫颈扩张棒2~4号各1根,孔巾1块,纱布6块,棉签、棉球数个,20mL注射器1支,生理盐水20mL,庆大霉素8万U,地塞米松5mg,透明质酸酶1500U,氧气,抢救用品等。

4. 操作方法

(1)患者排尿后取膀胱截石位,外阴、阴道常规消毒后铺无菌孔巾,双合诊了解子宫位置及大小。

(2)放置阴道窥器充分暴露宫颈,再次消毒阴道及宫颈,用宫颈钳钳夹宫颈前唇,沿宫腔方向置入宫颈导管,并使其橡皮塞与宫颈外口紧密相贴或置入带气囊的双腔宫颈导管,给气囊适当充气或充液,使其紧贴宫颈内口。

(3)用Y形管将宫颈导管与压力表、注射器相连,压力表应高于Y形管水平,以免液体进入压力表。排出空气后,向宫腔内缓慢注入生理盐水或抗生素溶液(生理盐水20mL、庆大霉素8万U、地塞米松5mg、透明质酸酶1500U),压力不超过160mmHg。

(4)观察推注时有无阻力及有无液体反流,患者有无下腹痛等。

(5)术毕取出宫颈导管,再次消毒宫颈、阴道,取出阴道窥器。

5. 结果评价

(1)输卵管通畅:顺利推注20mL生理盐水无阻力,压力维持在60~80mmHg以下,或稍有阻力,随后阻力消失,无液体回流,患者也无不适感,提示输卵管通畅。

(2)输卵管阻塞:勉强注入5mL生理盐水即感有阻力,压力表见压力持续上升而无下降,患者感到下腹胀痛,停止推注后液体又回流至注射器内,表明输卵管阻塞。

(3)输卵管通而不畅:注射液体有阻力,再经加压注入又能推进,说明有轻度粘连已被分离,患者感到轻微腹痛。

6. 护理配合

(1)术前准备:耐心向患者讲解检查的目的、步骤,以取得患者的配合。指导患者选择在月经干净后3～7日进行检查。检查用物是否完备,各种管道是否通畅。

(2)术中配合:①为手术医生提供手术所需物品。注入液体过程中随时了解患者的感受,观察患者下腹部疼痛的性质、程度,如有不适应立即配合医生处理。②所有无菌生理盐水温度以接近体温为宜,以免过冷刺激造成输卵管痉挛。③注入液体时必须使宫颈导管紧贴宫颈外口,防止液体外漏。

(3)术后护理:安置患者1小时无异常可让患者离开医院。注意外阴阴道清洁,术后2周禁盆浴及性生活,酌情给予抗生素预防感染。

(二)子宫输卵管造影

子宫输卵管造影是通过导管向宫腔及输卵管注入造影剂,行X线透视及摄片,根据造影剂在输卵管及盆腔内的显影情况了解输卵管是否通畅、阻塞部位及宫腔形态。该检查损伤小,能对输卵管阻塞作出较正确诊断,准确率可达80%,且具有一定的治疗功效。

1. 适应证

(1)了解输卵管是否通畅及其形态、阻塞部位。

(2)了解宫腔形态,确定有无子宫畸形及类型,有无宫腔粘连、子宫黏膜下肌瘤、子宫内膜息肉及异物等。

(3)内生殖器结核非活动期。

(4)不明原因的习惯性流产,了解宫颈内口是否松弛,宫颈及子宫有无畸形。

2. 禁忌证

(1)内、外生殖器急性或亚急性炎症。

(2)严重的全身性疾病,不能耐受手术。

(3)妊娠期、月经期、产后、流产、刮宫术后6周内。

(4)碘过敏者。

3. 用物准备 X线放射诊断仪,子宫导管1根,阴道窥器1个,宫颈钳1把,子宫探针1根,长弯钳1把,宫颈扩张棒2～4号各1根,孔巾1块,纱布6块,棉签、棉球数个,20mL注射器1支,40%碘化油或76%泛影葡胺20～40mL,氧气,抢救用品等。

4. 操作方法

(1)患者取膀胱截石位,常规消毒外阴、阴道,铺无菌孔巾,双合诊了解子宫位置及大小。

(2)放置阴道窥器,充分暴露宫颈,再次消毒阴道及宫颈,用宫颈钳钳夹宫颈前唇,探查宫腔。

(3)将造影剂充满宫腔导管,排出空气,沿宫腔方向将其置入宫颈管内,缓慢注入碘化油,在X线透视下观察碘化油流经输卵管及宫腔情况并摄片。24小时后再摄盆腔平片,以观察腹腔内有无游离碘化油。如用泛影葡胺造影,应在注射后立即摄片、10～20分钟后第二次摄片,观察泛影葡胺流入盆腔情况。

(4)注入造影剂后若子宫角圆钝且输卵管不显影,应考虑是否为输卵管痉挛,可保持原位,肌注阿托品0.5mg,20分钟后再进行透视、摄片;也可暂停操作,下次摄片前先使用解痉药物。

5. 结果评价

(1)正常子宫、输卵管:宫腔呈倒三角形,双侧输卵管显影形态柔软,24小时后摄片,盆腔内见散在造影剂。

(2)宫腔异常:若为子宫内膜结核时子宫失去原有的倒三角形,内膜呈锯齿状不平;若为子宫黏膜下肌瘤时可见宫腔充盈缺损;子宫畸形时也有相应显示。

(3)输卵管异常:输卵管结核显示输卵管形态不规则、僵直或呈串珠状,有时可见钙化点;输卵管积水见输卵管远端呈气囊状扩张;24小时后盆腔X线摄片,未见盆腔内散在造影剂说明输卵管不通;输卵管发育异常,可见过长或过短的输卵管、异常扩张的输卵管、输卵管憩室等。

6. 护理配合

(1)术前准备:耐心向患者讲解检查的目的、步骤,以取得患者配合。指导患者选择在月经干净后3~7日进行检查。术前询问患者有无过敏史,并进行碘过敏试验。在造影过程中注意密切观察患者有无过敏症状。

(2)术中配合:①碘化油充盈宫颈导管时必须排尽空气,以免空气进入宫腔后造成充盈缺损,引起误诊。②宫颈导管与宫颈外口必须紧贴,以防碘化油流入阴道内。推注碘化油时用力不宜过大,推注不宜过快,防止损伤输卵管。③透视下发现造影剂进入异常通道,同时患者出现咳嗽,应警惕发生油栓,应立即停止操作,取头低足高位,严密观察。

(3)术后护理:术后安置患者卧床休息,观察1小时无异常方可让患者离院。注意外阴阴道清洁,遵医嘱用抗生素预防感染,2周内禁止性生活和盆浴。

七、常用腔镜技术

详见第二十一章相关内容。

(张珍珍)

目标检测

A1 型题

1. 妇科盆腔检查常采用的体位是( )。
   A. 半卧位　　　　B. 膀胱截石位　　　C. 膝胸卧位
   D. 蹲位　　　　　E. 自由体位

2. 对未婚妇女进行妇科检查所用的检查方法是( )。
   A. 双合诊　　　　B. 三合诊　　　　　C. 直肠-腹部诊
   D. 阴道窥阴检查　E. 以上均错误

3. 为了解子宫后壁、宫颈旁、宫底韧带和直肠子宫陷凹病变,可采取的检查是( )。
   A. 直肠腹部诊　　B. 双合诊　　　　　C. 三合诊
   D. 阴道窥器检查　E. 以上均错误

4. 妇科检查床的台垫更换应( )。
   A. 按人　　　　　B. 每天　　　　　　C. 隔天
   D. 每周　　　　　E. 出现污渍

A2 型题

5. 王女士,足月产2次,无早产,流产1次,现存子女2人,下列缩写正确的是( )。
   A. 2-1-0-2　　B. 2-0-1-2　　C. 1-2-2-0
   D. 2-0-2-1　　E. 2-1-1-2

6. 患者,女,28岁,停经2个月,阴道流血2天,下腹痛1天。妇科检查:子宫增大如鹅蛋,宫口闭,为确诊采取的下列检查中最有意义的是( )。
   A. 阴道镜检查　　B. 阴道后穹隆穿刺　C. 诊断性刮宫
   D. 基础体温测定　E. B超

第十三章　女性生殖系统炎症患者的护理

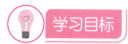

素质目标：具有良好的护患沟通能力和为患者及家属进行健康教育的能力；能够尊重患者的隐私。
知识目标：掌握外阴部炎症、各种阴道炎、子宫颈炎、盆腔炎性疾病的病因、临床表现、治疗要点和护理措施；熟悉女性生殖系统的自然防御功能，生殖系统炎症的病原体、传染途径、发展与转归；了解性传播疾病的病原体、传染方式、对胎儿、新生儿的影响及健康教育内容。
能力目标：能运用所学知识对女性生殖系统炎症患者实施整体护理。

课件

案例导学

患者，女，41岁，主诉"外阴肿胀、疼痛3天"到妇科门诊就诊，既往月经规则，周期30天，经期5天。已婚，G_1P_0（孕1产0）。近1个月自觉外阴瘙痒，偶有灼热感，自行买外用洗液处理，近3天发现外阴一侧肿胀、疼痛，逐渐加剧，行走困难，伴发热，体温38.5℃，头痛。妇科检查见外阴红肿，右侧大阴唇下段肿胀如鸡蛋，潮红，热感，触痛（+），波动感明显。

请问：
1. 引起该疾病的病因是什么？
2. 此时应配合医生采取哪些护理措施？
3. 如何指导患者预防本病的发生？

第一节　女性生殖系统炎症概述

正常情况下，健康女性阴道内有多种微生物存在，但这些微生物与宿主阴道相互依赖、相互制约，达到动态的平衡，并不致病。一旦这种平衡被破坏，就会引起妇科炎症。世界卫生组织对中国妇女的调查显示：我国约41%的育龄女性患有不同程度的妇科炎症，而已婚女性发病率高达70%。该疾病发病率高，种类繁多，如外阴炎、阴道炎、宫颈炎、附件炎、盆腔炎等，这些炎症有的经久不愈，造成夫妻生活质量下降，有的导致不孕不育，甚至诱发肿瘤等。由此可见积极防治妇科炎症，保障女性生殖健康并给予正确的预防指导，对女性的生命健康是非常重要的。

【女性生殖系统的自然防御功能】

女性生殖系统的解剖、生理、生化及免疫学特点具有比较完善的自然防御功能，以抵抗感染的发生。如果防御功能减弱或遭到破坏，阴道内源性菌群会发生变化或外源性致病菌侵入，即可发生生殖系统炎症。

1. 外阴　外阴皮肤为鳞状上皮，两侧大阴唇自然合拢，遮盖阴道口及尿道口，防止外界微生物污染。

2. **阴道**　由于盆底肌肉的作用,自然状态下,阴道口闭合,阴道前后壁紧贴。阴道上皮在雌激素作用下,增生变厚,同时上皮细胞含有丰富的糖原,在乳杆菌和酶分解作用下,产生乳酸,维持阴道内正常的酸性环境(正常 pH 值为 3.8～4.4),可使嗜碱性病原体受抑制,称为阴道自净作用。雌激素、局部 pH、乳杆菌和阴道黏膜免疫系统使阴道微生态平衡,不引起炎症。

3. **子宫颈**　宫颈内口紧闭,宫颈黏膜分泌碱性黏液形成"黏液栓"堵塞宫颈管,阻止病原体侵入。并且,宫颈管黏液栓内含乳铁蛋白、溶菌酶等,可抑制病原体侵入子宫内膜。子宫颈阴道部表面覆盖以复层鳞状上皮,具有较强的抗感染能力。

4. **子宫内膜**　育龄期妇女子宫内膜周期性剥脱,有利于预防宫腔内感染。子宫内膜也含有乳铁蛋白、溶菌酶,也可清除少量进入宫腔的病原体。

5. **输卵管**　输卵管黏膜上皮细胞的纤毛向宫腔方向摆动以及输卵管的蠕动,均有利于阻止病原体侵入。输卵管分泌液也含有乳铁蛋白、溶菌酶,可清除偶尔进入输卵管的病原体。

6. **生殖道的免疫系统**　生殖道黏膜聚集有不同数量的淋巴组织及散在的淋巴细胞,包括 T 细胞、B 细胞。此外,中性粒细胞、巨噬细胞、补体以及一些细胞因子,均在局部有重要的免疫功能,发挥抗感染作用。

虽然女性生殖系统具有较强的生理防御机制,但因为女性外阴与尿道及肛门邻近,易受污染;外阴与阴道又是性交、分娩及各种宫腔操作的通道,容易受到损伤并易被外界病原体感染;妇女在特殊生理时期如月经期、妊娠期、分娩期和产褥期,防御能力受到破坏,机体免疫功能下降,所以病原体容易侵入生殖道造成炎症。

【常见病原体】

1. **细菌**　大多为化脓菌,如链球菌、葡萄球菌、大肠埃希菌、厌氧菌、变形杆菌、淋病奈瑟菌、结核分枝杆菌等。外阴、阴道炎症以需氧菌感染为主,子宫、输卵管炎症以厌氧菌感染为主,多为混合感染。

2. **原虫**　以阴道毛滴虫多见,可导致滴虫阴道炎,其次是阿米巴原虫。

3. **真菌**　以白色假丝母菌多见,可导致外阴阴道假丝酵母菌病。

4. **病毒**　以疱疹病毒、人乳头瘤病毒多见。

5. **螺旋体**　以苍白密螺旋体多见,可导致梅毒。

6. **衣原体**　以沙眼衣原体多见,可导致输卵管黏膜结构及功能损害,引起盆腔广泛粘连,导致不孕、异位妊娠。

【感染途径】

1. **沿生殖道黏膜上行蔓延**　病原体侵入外阴、阴道后,或阴道内的病原体沿宫颈黏膜、子宫内膜、输卵管黏膜,蔓延至卵巢及腹腔,是非妊娠期、非产褥期盆腔炎性疾病的主要感染途径。淋病奈瑟菌、沙眼衣原体及葡萄球菌等,常沿此途径扩散。

2. **经血液循环播散**　病原体先侵入人体的其他系统,再经过血液循环感染生殖器,为结核杆菌感染的主要途径。

3. **经淋巴系统蔓延**　病原体经外阴、阴道、宫颈及宫体创伤处的淋巴管侵入盆腔结缔组织及内生殖器其他部分,是产褥感染、流产后感染及放置宫内节育器后感染的主要传播途径。链球菌、大肠埃希菌、厌氧菌多沿此途径蔓延。

4. **直接蔓延**　腹腔其他脏器感染后直接蔓延到内生殖器,如阑尾炎可引起右侧输卵管炎。

【炎症的发展及转归】

1. 痊愈　患者抵抗力强、病原体致病力弱或治疗及时、抗生素使用恰当,病原体完全被消灭,炎症很快被控制,炎性渗出物完全被吸收,为痊愈。一般情况下,痊愈后组织结构、功能都可以恢复正常,不留痕迹。但如果坏死组织、炎性渗出物机化形成瘢痕或粘连,则组织结构和功能不能完全恢复,只是炎症的消失。

2. 转为慢性　炎症治疗不彻底、不及时或病原体对抗生素不敏感,身体防御功能和病原体的作用处于相持状态,使得炎症长期持续存在。机体抵抗力强时,炎症可以被控制并逐渐好转。一旦机体抵抗力降低,慢性炎症可急性发作。

3. 扩散与蔓延　当患者机体防御功能下降、病原体的致病力很强又没有得到及时有效的治疗时,炎症很快经淋巴和血液扩散或蔓延到邻近器官,严重时形成腹膜炎、败血症、脓毒血症危及生命,但此种情况目前已不多见。

第二节　外阴部炎症

一、外阴炎

非特异性外阴炎是由物理、化学因素而非病原体所致的外阴皮肤或黏膜的炎症,常表现为外阴皮肤黏膜瘙痒、疼痛,于活动、性交及排尿、排便时加重。急性炎症者,妇科检查可见外阴局部充血、肿胀、糜烂,常有抓痕;严重者形成溃疡或湿疹。慢性炎症者,外阴局部皮肤增厚、粗糙、皲裂,甚至有苔藓样变。腹股沟淋巴结肿大、有压痛。

二、前庭大腺炎

前庭大腺位于两侧大阴唇后1/3深部,腺管开口于处女膜与小阴唇之间的沟内。前庭大腺炎是病原体侵入导致腺管口堵塞,分泌液潴留而引起炎症。前庭大腺炎包括急性前庭大腺炎、前庭大腺脓肿和前庭大腺囊肿。起初由于腺管充血、水肿,炎性渗出物堵塞管口,脓液集聚不能外流,形成前庭大腺脓肿。其多为混合细菌感染,随着性传播疾病发病率的升高,淋病奈瑟菌及沙眼衣原体也成为常见病原体。急性炎症消退后,腺管口粘连堵塞,脓液转清、分泌物排出不畅,形成前庭大腺囊肿。前庭大腺囊肿可继发感染,形成脓肿,并反复发作。

【病因】

外阴暴露于外,若不注意皮肤清洁,经血、产后恶露、阴道分泌物、尿液、粪便等刺激均可引起外阴不同程度的炎症,尤其是糖尿病患者的糖尿刺激、粪瘘患者的粪便刺激、尿瘘患者尿液长期浸渍等。此外,穿紧身化纤内裤、卫生巾通透性差、外阴局部潮湿等均可引起外阴部炎症。

【护理评估】

(一) 健康史

评估有无反复外阴感染史、不洁性生活史;有无长时间使用卫生护垫、穿紧身内衣;是否有白带异常、糖尿病和生殖道瘘等病史。查阅分娩记录,对于年轻患者,注意有无蛲虫感染。

(二) 身体评估

1. 症状　评估外阴部位不适症状如瘙痒、疼痛或烧灼感;前庭大腺炎急性期患者可出现患侧肿胀、疼痛,行走不便。一旦脓肿形成,患者感到疼痛加重,并伴有发热等全身不适。慢性囊肿患者外阴部有坠胀感或有性交不适。

2.体征

(1)外阴炎:外阴充血、肿痛,有时形成溃疡或湿疹。慢性期表现为局部皮肤增厚、皲裂。

(2)前庭大腺炎:外阴皮肤红、肿、热、痛,脓肿形成时皮肤变薄,触之有波动感,脓肿直径可达5~6cm,疼痛加剧。脓肿可自行破溃流出脓液,随之疼痛减轻。脓肿消退后,被黏液分泌物所代替而形成前庭大腺囊肿,并随腺液积聚增多而逐渐增大,导致局部不适,妨碍正常活动。

(三)辅助检查

取局部分泌物检查,必要时局部取材活检,化验血尿常规,白细胞总数及中性粒细胞计数可增高。

(四)心理社会评估

一些未婚患者因害羞不愿来妇科就诊而使病情加重,也会因外阴局部不适而影响工作、睡眠和性生活而产生焦虑、烦躁心理。部分患者会误认为性病、肿瘤而害怕。

(五)治疗要点

非特异性外阴炎患者的局部治疗可用0.1%聚维酮碘液或1:5000高锰酸钾溶液坐浴,每日2次,每次15~30分钟,5~10次为一个疗程。护士应教会患者坐浴的方法,注意提醒患者溶液浓度不宜过浓,以防灼伤皮肤。坐浴时要使会阴部浸没于溶液中,经期停止坐浴。坐浴后,局部涂抹抗生素软膏或紫草油。也可用中药水煎熏洗外阴部,每日1次或2次。急性期患者可选用微波或红外线进行局部物理治疗。前庭大腺炎患者急性期应卧床休息,局部热敷或坐浴,根据病原体选用抗生素;脓肿形成或囊肿较大时可切开引流或行造口术。

☞考点提示:非特异性外阴炎坐浴的常用溶液。

【护理诊断/问题】

1.舒适的改变　与外阴瘙痒、疼痛、囊肿增大有关。

2.焦虑　与疾病影响正常性生活及治疗效果不佳有关。

3.皮肤完整性受损　与分泌物刺激、搔抓或用药不当有关。

4.知识缺乏:缺乏性卫生知识和疾病有关知识。

【护理目标】

(1)阴道分泌物减少,瘙痒及疼痛减轻或消失。

(2)患者能正确认识疾病,积极配合治疗。

(3)破损的皮肤黏膜逐渐修复。

(4)患者能够说出感染的途径及防治措施。

【护理措施】

(一)一般护理

保持外阴清洁,用1:1000苯扎溴铵溶液清洗外阴,每日2次。急性期患者应卧床休息,避免性生活,避免进食辛辣等刺激性食物,不可用刺激性强的药物及肥皂水擦洗,不可搔抓以免外阴皮肤破溃。

(二)病情观察

(1)急性炎症期嘱患者卧床休息,室内注意通风,注意体温变化。

(2)观察局部皮肤的颜色,肿胀、疼痛程度,分泌物的量及性状的变化,协助医生取分泌物检查,以明确病原体,指导治疗。

(三)对症护理

(1)遵医嘱给予抗生素及止痛剂。

(2)外阴局部清洁护理:选用清热解毒中药蒲公英、金银花、紫花地丁、连翘等局部热敷或坐浴。

(3)指导患者掌握坐浴方法及注意事项:局部使用1∶5000高锰酸钾溶液或0.1%聚维酮碘溶液坐浴,保持水温40℃,每次20分钟,每日2次。若有溃疡可用抗生素软膏涂抹。坐浴时应将会阴部浸没于浸泡液中。月经期禁止坐浴。

(4)配合医生行脓肿或囊肿切开造口术:做好术前、术中及术后护理。术后每日更换引流条,用1∶5000氯己定或1∶40络合碘棉球擦洗外阴,每日2次。伤口愈合后改为1∶5000高锰酸钾溶液坐浴,每日2次。

(四)心理护理

因炎症部位处于患者隐私部,患者往往因害羞不愿及时去医院诊治,护士应耐心听其诉说,主动向患者解释各种治疗的方法、目的、作用、副反应及注意事项;与患者讨论、治疗、护理方案,减轻患者的恐惧和焦虑,并取得家属的理解和支持;必要时提供直接帮助。

【护理评价】

通过治疗与护理,患者是否:

(1)瘙痒及疼痛减轻或消失。

(2)正确认识疾病,积极配合治疗。

【健康教育】

(1)加强卫生知识宣教,积极治疗原发病,消除诱因。

(2)防止经期、孕期、分娩期、产褥期、流产后的生殖道感染。

(3)不穿紧身化纤内裤,穿纯棉内裤,使用柔软无菌会阴垫,减少摩擦及混合感染的机会。

(4)外阴部严禁搔抓,勿用刺激性药物或肥皂擦洗。外阴部破溃者要预防继发感染,使用柔软无菌会阴垫,减少摩擦和感染的机会。外阴瘙痒时避免到游泳池、浴池等公共场所,防止交叉感染。

(5)患病后及早就医,以免病情加重或迁延不愈、反复发生。

第三节 阴道炎症

【常见类型】

1. 滴虫性阴道炎 是由阴道毛滴虫引起的常见阴道炎。阴道毛滴虫。适宜在温度25~40℃、pH为5.2~6.6的潮湿环境中生长。由于阴道pH在月经前后发生变化,接近中性,故滴虫常于此时得以繁殖,引起炎症发作。滴虫不仅寄生于阴道,还常侵入尿道或尿道旁腺,甚至膀胱、肾盂以及男性的包皮皱褶、尿道或前列腺中。滴虫性阴道炎主要经性行为直接传播,由于男性感染滴虫后常无症状,易成为感染源;也可经公共浴池、浴盆、浴巾、游泳池、坐便器、衣物、污染的器械及敷料等间接传播。

2. 外阴阴道假丝酵母菌阴道炎(VVC) 也称念珠菌性阴道炎,是由假丝酵母菌引起的常见外阴阴道炎症。发病率仅次于滴虫性阴道炎。80%~90%的病原体为白假丝酵母菌,其为条件致病菌,除寄生于阴道外,也可寄生于人的口腔、肠道,一旦条件适宜可引起感染。当全身及阴道局部细胞免疫能力下降、假丝酵母菌可大量繁殖出现症状。因此,长期应用抗生素、妊娠及糖尿病、大量应用免疫抑制剂(如糖皮质激素)或免疫缺陷综合征、应用大剂量雌激素、穿紧身化纤内裤及肥胖,均可导致假丝酵母菌大量繁殖引起感染。其主要为内源性感染;少部分患者可通过性交直接传染;极少通过接触污染的衣物间接传染。

3. **萎缩性阴道炎** 常见于自然绝经及卵巢去势后妇女。因卵巢功能衰退,雌激素水平降低,阴道壁萎缩,黏膜变薄,上皮细胞内糖原减少,阴道内 pH 升高,局部抵抗力降低,致病菌过度繁殖或容易入侵引起炎症。

4. **细菌性阴道病** 指阴道内菌群失调(正常菌群减少,厌氧菌群数量增加)所致的一种混合感染。发病时,阴道内乳酸杆菌减少,厌氧菌增多,产生胺类物质致使阴道分泌物增多并有臭味。细菌性阴道病除导致阴道炎症外,还可以导致其他不良后果,如妊娠期可导致绒毛膜羊膜炎、胎膜早破、早产;非孕妇女可导致子宫内膜炎、盆腔炎、子宫切除术后阴道残端感染。

【护理评估】

(一)健康史

询问患者既往阴道炎病史、治疗经过,了解个人卫生习惯,分析感染途径。了解患者有无糖尿病、是否使用抗生素与激素类药物及用药时间。询问患者月经史,有无卵巢手术史或盆腔放射治疗史或药物性闭经史。

(二)身体状况

评估患者有无外阴瘙痒、疼痛或灼热感以及程度。通过妇科检查观察阴道分泌物的量、性质。

1. **症状** 主要症状均为外阴瘙痒、灼烧感、疼痛及阴道分泌物增多。瘙痒部位主要为阴道口及外阴。

(1)滴虫性阴道炎:典型分泌物为稀薄泡沫状,有臭味。若合并尿道感染,可有尿频、尿痛,有时可见血尿。阴道毛滴虫能吞噬精子,并能阻碍乳酸生成,影响精子在阴道内存活,可致不孕。

(2)外阴阴道假丝酵母菌病:外阴奇痒,分泌物特征为白色稠厚呈凝乳或豆腐渣样。

(3)萎缩性阴道炎:阴道分泌物稀薄,呈淡黄色,感染严重者呈脓血性白带。

(4)细菌性阴道病:阴道分泌物增多,有鱼腥臭味。

> **考点提示**:滴虫阴道炎、外阴阴道假丝酵母菌病、细菌性阴道病的分泌物典型特征。

2. **体征** 滴虫性阴道炎检查见阴道黏膜甚至宫颈充血,严重者有散在出血点,白带量多呈灰黄色、稀薄、泡沫状。外阴阴道假丝酵母菌病可见外阴及阴道黏膜红肿,伴有抓痕,还可见到糜烂及浅表溃疡。萎缩性阴道炎检查可见阴道呈萎缩性改变,上皮皱襞消失、萎缩、菲薄。阴道黏膜充血,有散在小出血点或点状出血斑,有时见浅表溃疡。细菌性阴道病妇科检查见阴道黏膜无充血的炎症表现,呈灰白色。

(三)辅助检查

1. **白带悬滴检查** 取少许阴道分泌物混于0.9%氯化钠溶液或10%氢氧化钾溶液中,在低倍光镜下寻找滴虫或假丝酵母菌芽孢及假菌丝。此方法的敏感度在70%左右,较常用。

2. **病原体培养** 对可疑者,若多次悬滴法未能确诊时,可进行病原体培养,准确性较高。

3. **活体组织检查** 对于老年绝经患者,如有血性白带,应警惕生殖道恶性肿瘤的发生,应行进一步行活体组织检查以明确诊断。

(四)心理社会评估

评估患者是否有治疗效果不佳致反复发作造成的烦恼情绪以及接受盆腔检查的顾虑。性伴侣是否愿意同时治疗。

(五)治疗要点

1. **滴虫阴道炎** 全身用药,主要治疗药物是硝基咪唑类药物,如甲硝唑和替硝唑。初次治疗可选择甲硝唑2g,单次口服;或甲硝唑400mg,每日2次,连服7天。口服药的治愈率达90%~95%。

考点提示: 滴虫阴道炎的常用治疗药物。

2. 外阴阴道假丝酵母菌病 消除诱因,包括积极治疗糖尿病,及时停用广谱抗生素、雌激素及类固醇皮质激素。根据患者具体情况选择局部或全身应用抗真菌药物。单纯性VVC主要以局部短疗程抗真菌药物为主,常用唑类抗真菌药。复杂性VVC患者可采用强化治疗及巩固治疗。严重VVC患者,外阴局部可应用低浓度糖皮质激素软膏或唑类霜剂。

3. 萎缩性阴道炎 使患者理解用药目的及方法,主动配合治疗。

(1) 抑制细菌生长:通常在阴道冲洗后进行阴道局部用药,可每晚先用1%乳酸或0.5%醋酸溶液冲洗阴道,每天1次,可增加阴道酸度,抑制细菌生长;阴道局部应用抗生素,如诺氟沙星100mg,放入阴道深部,每日1次,7~10天为1个疗程。

(2) 增加阴道抵抗力:补充雌激素是萎缩性阴道炎的主要治疗方法。可局部给药,也可全身给药。可用雌三醇软膏涂抹,每日1次或2次,14天为1个疗程。全身用药,口服替勃龙2.5mg,每天1次。也可选用其他雌孕激素制剂连续联合用药。

4. 细菌性阴道病 有症状者均需治疗,无症状者除有早产高风险孕妇外,一般不需要治疗。治疗选用抗厌氧菌药物,主要药物有甲硝唑、替硝唑、克林霉素。

【护理诊断/问题】

1. **舒适的改变** 与外阴瘙痒、烧灼痛、分泌物刺激有关。
2. **知识缺乏:** 缺乏对阴道炎感染途径的认识和预防知识。
3. **焦虑** 与治疗效果不佳、反复发作有关。

【护理目标】

(1) 阴道分泌物减少,瘙痒减轻,烧灼痛消失。
(2) 患者能说出阴道炎的感染方式和预防措施。
(3) 患者情绪稳定,配合医护治疗和接受指导。

【护理措施】

(一) 一般护理

指导患者配合检查,取分泌物前24~48小时避免性交、阴道灌洗或局部用药。内衣裤、坐浴及洗涤用物应煮沸消毒5~10分钟以避免交叉感染。

(二) 对症护理

指导患者注意个人卫生,避免搔抓外阴部致皮肤破损,减轻不适感。

(三) 病情观察

1. **观察用药反应** 患者口服甲硝唑后偶见胃肠道反应,如食欲减退、恶心、呕吐。此外,偶见头痛、皮疹、白细胞减少等,一旦发现应报告医师并停药。由于甲硝唑抑制酒精在体内氧化而产生有毒的中间代谢产物,故用药期间应禁酒。甲硝唑可透过胎盘到达胎儿体内,亦可从乳汁中排泄,故孕20周前或哺乳期妇女禁用。

2. **其他** 观察患者外阴瘙痒的程度、白带的性状和量的变化及治疗后的效果。

(四) 治疗护理

(1) 指导患者正确用药,并传授全身及局部用药方法,对于自己用药有困难者指导其家属协助用药或由医务人员帮助使用。在月经期间暂停坐浴、阴道冲洗及阴道用药。雌激素治疗应尽量以小剂量局部用药为主,乳腺癌或子宫内膜癌患者慎用雌激素制剂。

(2)滴虫性阴道炎主要由性行为传播,性伴侣应同时治疗。外阴阴道假丝酵母菌病也可经性行为传播,对有症状的男性应同时进行检查和治疗。治疗期间均应禁止性生活。督促患者坚持按疗程治疗,不随意中断疗程,经治疗后应每月复查白带,若经3次检查均阴性,方可称为治愈。

(3)向外阴阴道假丝酵母菌病患者说明用药目的及方法,取得配合,按医嘱完成正规疗程。需要阴道用药的患者应先洗手后戴手套,用示指将药物沿阴道后壁推进阴道深部,为保证药物作用时间,宜在晚上睡前放置。为提高用药效果,可用2%～4%碳酸氢钠溶液坐浴或行阴道冲洗后用药。对于复杂VVC患者,治疗期间应定期复查监测疗效及药物副作用,一旦发现副作用立即停药。妊娠合并感染者以局部治疗为主,以小剂量长疗程为佳,禁止口服唑类抗真菌药物。

1)单纯性VVC:主要以局部短疗程抗真菌药物为主,可选择下列药物之一放置于阴道深部:①克霉唑栓剂,1粒(500mg),单次用药;或每晚1粒(150mg),连用7天;②咪康唑栓剂,每晚1粒(200mg),连用7天;或每晚1粒(400mg),连用3天;或1粒(1200mg),单次用药;③制霉菌素制剂,每晚1粒(10万U),连用10～14天。单纯性VVC患者若不能耐受局部用药、未婚妇女及不宜采用局部用药者,可选用口服药物。常用药物是氟康唑150mg,顿服。重度VVC患者在单纯VVC治疗的基础上延长一个疗程的治疗时间。

2)复杂性VVC:治疗分为强化治疗和巩固治疗。强化治疗即在单纯VVC治疗的基础上延长1～2个疗程。在强化治疗达到真菌学治愈后,给予巩固治疗半年。巩固治疗可口服氟康唑150mg,每周1次,连续6个月;也可每个月给予一个疗程局部用药,连续6个月。

考点提示:外阴阴道假丝酵母菌病(VVC)的主要治疗药物。

(五)心理治疗

向患者解释炎症发生的原因、诱因及防治办法,增强预防意识,使其消除焦虑情绪;指导患者注意个人卫生,减少和杜绝炎症复发;帮助患者取得家人的理解,说服配偶配合治疗。

【护理评价】

(1)患者自诉瘙痒疼痛症状减轻,受损的外阴皮肤经治疗愈合,悬滴试验结果连续3个月阴性。
(2)患者能叙述该病的预防及治疗有关知识并积极治疗,其性伴侣也能同时治疗。
(3)患者睡眠良好,生活形态正常。

【健康教育】

(1)加强自我护理,保持外阴清洁、干燥,避免搔抓,勤换内裤,用药前后要洗手。
(2)治疗期间禁止性生活。治愈前禁止到浴池、游泳池等公共场所,避免交叉感染。
(3)因甲硝唑抑制酒精代谢,所以用药期间应忌酒。
(4)妊娠期合并外阴阴道假丝酵母菌病,宜坚持局部治疗至妊娠32周以避免新生儿感染。
(5)向患者解释随访观察的重要性,滴虫性阴道炎治愈标准为于每次月经后复查白带连续3次结果为阴性。

第四节 子宫颈炎

子宫颈炎是妇科常见的疾病之一,包括子宫颈阴道部炎症及宫颈管黏膜炎症。临床多见的是急性子宫颈管黏膜炎。子宫颈炎有急性子宫颈炎和慢性子宫颈炎两种,多发于育龄期女性,若急性子宫颈炎得不到及时治疗或病原体持续存在,可导致慢性子宫颈炎。

【病因】

急性子宫颈炎可由多种病原体、物理因素、化学因素刺激和机械性损伤引起。常见的病原体包括性传播疾病病原体和内源性病原体。性传播疾病病原体,如沙眼衣原体、淋病奈瑟菌,主要见于性传播疾病的高危人群。沙眼衣原体及淋病奈瑟菌可感染子宫颈管柱状上皮,沿黏膜表面扩散引起浅层感染,病变以子宫颈管部明显。多见宫颈局部的损伤如分娩、清宫术后、人流术后及宫颈手术时扩张宫颈时损伤穿孔,使病原体侵入损伤的部位而发生感染。此外不恰当地使用高浓度的酸性或碱性药液冲洗阴道均可引起子宫颈炎。内源性病原体主要包括需氧菌和厌氧菌,部分子宫颈炎发病与细菌性阴道病病原体、生殖支原体感染有关,也有部分人的病原体不明。

慢性子宫颈炎多见于分娩、流产或手术损伤宫颈后,病原体侵入而引起感染,或急性子宫颈炎症迁延而来。其病原体与急性子宫颈炎的病原体相似。

【病理】

子宫颈炎根据病理组织形态结合临床可有以下几种类型。

(一)宫颈肥大

由于慢性炎症的长期刺激,宫颈组织充血、水肿,腺体和间质增生,使宫颈呈不同程度的肥大,但表面多光滑。最后由于纤维结缔组织增生,使宫颈硬度增加。

(二)宫颈息肉

慢性炎症长期刺激使宫颈管局部腺体和间质的局限性增生,并向宫颈外口突出而形成息肉,息肉可为一个或多个不等,色红、呈舌形、质软而脆,易出血,蒂细长。由于炎症持续存在,息肉去除后仍可复发。

(三)宫颈黏膜炎或称宫颈管炎

病变局限于宫颈管黏膜及黏膜下组织,宫颈管黏膜皱襞增多,柱状上皮抵抗力弱,感染后容易形成持续性子宫颈黏膜炎,表现为子宫颈管黏液及脓性分泌物增多,反复发作。

(四)两种特殊情形

1. 宫颈腺囊肿　在宫颈糜烂愈合过程中,新生的鳞状上皮覆盖宫颈腺管口或伸入腺管,将腺管口阻塞;腺管周围的结缔组织增生或瘢痕形成压迫腺管,使腺管变窄甚至阻塞,腺体分泌物引流受阻,形成腺囊肿。检查时见宫颈表面突出多个半透明小囊泡,内含无色黏液。若囊肿感染,则外观呈白色或淡黄色小囊泡。

2. 宫颈糜烂　子宫颈糜烂样改变是一个临床征象,可由生理原因引起,即子宫颈的生理性柱状上皮异位,多见于青春期、生育年龄妇女雌激素分泌旺盛者、口服避孕药或妊娠期。由于雌激素的作用,鳞柱交界部外移,子宫颈局部呈糜烂样改变,也可为病理性改变,除慢性子宫颈炎外,子宫颈鳞状上皮内病变甚至早期子宫颈癌也可呈现子宫颈糜烂样改变。因此,对于子宫颈糜烂样改变者需进行子宫颈细胞学检查和/或HPV检测,必要时行阴道镜及活组织检查,以除外子宫颈鳞状上皮内病变或子宫颈癌。

【护理评估】

(一)健康史

询问患者有无阴道分娩史、流产及手术损伤宫颈史,有无不洁性生活史,性伴侣有无性传播疾病史。

(二)身体状况

1. 急性子宫颈炎

(1)症状:大部分患者无症状。有症状者表现为阴道分泌物增多,呈黏液脓性;阴道分泌物刺激可引起外阴瘙痒及灼热感;自述可有经间期出血、性交后出血等;合并尿路感染可引起尿急、尿痛、尿频。

(2)体征:子宫颈充血、水肿、黏膜外翻。子宫颈管黏膜质脆,易诱发出血。子宫颈表面有黏液脓性分泌物附着,甚至可见黏液脓性分泌物从宫颈管流出。

考点提示:急性子宫颈炎的主要症状。

2. 慢性子宫颈炎

(1)症状:多数患者无症状,少数患者可有阴道分泌物增多,呈淡黄色或脓性,性交后出血,月经间期出血,偶有外阴瘙痒或不适。

(2)体征:子宫颈呈糜烂样改变,充血、水肿或有接触性出血,黄色分泌物覆盖子宫颈口或从子宫颈口流出;也可表现为子宫颈息肉或子宫颈肥大。

(三)辅助检查

常规做宫颈刮片细胞学检查,必要时做阴道镜检查及活体组织检查以明确诊断。

(四)心理社会评估

阴道分泌物增多且有异味的患者既担心影响性生活,又害怕受到别人的歧视。接触性出血的患者,因担心癌变而焦虑。

(五)治疗要点

针对不同病变采取不同的治疗方法。对子宫颈糜烂样改变者,若为无症状的生理性柱状上皮异位,则无须处理。对子宫颈糜烂样改变、有接触性出血者且反复药物治疗无效者,可给予局部物理治疗,包括激光、冷冻、微波等方法,也可给予中药保妇康栓治疗或将其作为物理治疗前后的辅助治疗。子宫颈息肉可行息肉摘除术。子宫颈肥大一般无须治疗。

【护理诊断/问题】

1. **组织完整性受损** 与子宫颈糜烂样改变及炎性分泌物刺激有关。
2. **舒适度减弱** 与阴道分泌物增多、局部瘙痒不适有关。
3. **焦虑** 与接触性出血、病程长、担心癌变有关。

【护理目标】

(1)患者症状消失、舒适感增加。
(2)患者焦虑解除、积极面对生活。

【护理措施】

(一)一般护理

加强会阴部护理,保持外阴清洁、干燥,减少局部摩擦。

(二)治疗配合

1. 急性子宫颈炎 指导患者按医嘱规范使用抗生素。

(1)经验性抗生素治疗:对有性传播疾病高危因素的患者(如年龄<25岁,有多个性伴侣或有新的性伴侣,并且为无保护性性交或性伴侣患有性传播疾病),未获得病原体检测结果前,可采用经验性抗生素治疗,方案为:阿奇霉素1g单次顿服;或多西环素100mg,每天2次,连服7天。

(2)针对病原体的抗生素治疗:对于获得性病原体者,选择针对病原体的抗生素。①单纯急性淋病奈瑟菌性子宫颈炎:大剂量、单次给药,常用头孢菌素类药物,如头孢曲松钠250mg,单次肌内注射;头孢克肟400mg,单次口服;头孢噻肟钠500mg,肌内注射;也可用氨基糖苷类抗生素中的大观霉素4g,单次肌内注射。②沙眼衣原体感染所致子宫颈炎:治疗药物主要有四环素类(多西环素100mg,每天2次,连服7天)、大环内酯类(阿奇霉素1g,单次顿服)、氟喹诺酮类(氧氟沙星300mg,每天2次,连服7天)。淋病奈瑟菌感染常伴有衣原体感染,治疗时同时应用抗衣原体感染药物。

2.慢性子宫颈炎　向患者说明物理治疗的注意事项。

(1)治疗前常规行子宫颈癌筛查。

(2)急性生殖道炎症为禁忌证。

(3)治疗时间应选择在月经干净后3~7天内。

(4)物理治疗后保持外阴清洁,在创面未完全愈合期间(4~8周)禁止阴道灌洗、盆浴和性生活。

(5)术后阴道分泌物较多,呈黄水样,术后1~2周脱痂时可有少量出血,若出血量较多则为异常,应立即来院就诊。

(6)物理治疗有引起术后出血、子宫颈狭窄、不孕、感染的可能,治疗后应定期复查,观察创面愈合的情况直到痊愈,同时注意观察有无子宫颈管狭窄。

考点提示:慢性子宫颈炎物理治疗的注意事项。

(三)心理护理

耐心向患者及家属说明病情、治疗方法及护理措施,增加其治疗信心。鼓励患者说出担忧的问题和心理感受,给予安慰和解释,缓解患者的焦虑情绪。

【护理评价】

(1)患者焦虑感消失,积极面对生活。

(2)患者积极配合治疗,症状消失,舒适感增加。

【健康教育】

注意经期及性生活卫生,避免不洁性交。及时治愈急性子宫颈炎,避免迁延成慢性子宫颈炎。指导妇女采取有效的避孕措施,减少人工流产对子宫颈的损伤。已婚妇女定期做妇科检查,发现炎症和癌前病变应及时治疗。

第五节　盆腔炎性疾病

盆腔炎性疾病是指女性上生殖道的一组感染性疾病,好发于性活跃期、有月经的妇女。初潮前、绝经后或无性生活者很少发生盆腔炎性疾病,若发生盆腔炎性疾病则往往由邻近器官炎症扩散所致。盆腔炎性疾病主要包括子宫内膜炎、输卵管炎、输卵管卵巢炎、输卵管卵巢脓肿、盆腔腹膜炎。炎症可局限于一个部位,也可同时累及几个部位,常见的是输卵管炎和输卵管卵巢炎。单纯的子宫内膜炎或卵巢炎较少见。盆腔炎性疾病若未能得到及时、彻底治愈,可导致不孕、输卵管妊娠、慢性盆腔痛,炎症反复发作,严重影响妇女的生殖健康,且增加家庭与社会经济负担。

【高危因素】

高危因素包括:年轻妇女(高发年龄15~25岁);不良性行为;下生殖道感染;宫腔内手术操作;邻近器官炎症;经期不良卫生习惯;盆腔炎性疾病再次急性发作。

【病原体】

盆腔炎性疾病的病原体有外源性病原体及内源性病原体两种,两种病原体可单独存在,但通常为混合感染,可能是外源性衣原体或淋病奈瑟菌的感染,造成输卵管损伤后,容易继发内源性的需氧菌及厌氧菌感染。

1. 外源性病原体 主要为性传播疾病的病原体,如沙眼衣原体、淋病奈瑟菌。其他有支原体,包括人型支原体、生殖支原体以及解脲支原体。在我国,淋病奈瑟菌、沙眼衣原体引起的盆腔炎性疾病明显增加,已引起人们重视。

2. 内源性病原体 来自原寄居于阴道内的微生物群,包括需氧菌及厌氧菌,可以仅为需氧菌或仅为厌氧菌感染,但以需氧菌及厌氧菌混合感染多见。主要的需氧菌及兼性厌氧菌有金黄色葡萄球菌、溶血性链球菌、大肠埃希菌;厌氧菌有脆弱类杆菌、消化球菌、消化链球菌。厌氧菌感染的特点是容易形成盆腔脓肿、感染性血栓静脉炎,脓液有臭味并有气泡,70%~80%盆腔脓肿可培养出厌氧菌。

【病理】

1. 急性盆腔炎 主要表现为急性子宫内膜炎及急性子宫肌炎、急性输卵管炎、输卵管积脓、输卵管卵巢脓肿、急性盆腔结缔组织炎、急性盆腔腹膜炎、败血症及脓毒血症。

2. 慢性盆腔炎 主要病理改变为结缔组织增生、粘连及瘢痕形成,表现为慢性子宫内膜炎、慢性输卵管炎与输卵管积水、输卵管卵巢炎及输卵管卵巢囊肿、慢性盆腔结缔组织炎。

【护理评估】

(一)健康史

了解患者月经史、婚育史、手术史。询问有无分娩、流产及宫腔内手术后感染史,有无性生活紊乱及经期性生活史,有无阑尾炎、腹膜炎蔓延至盆腔或慢性盆腔急性发作病史。

(二)身体状况

评估患者有无发热。评估下腹痛、腰痛与月经及性交的关系。评估睡眠营养状况。通过妇科检查了解子宫的位置、活动度,输卵管卵巢有无增粗、积水、积液、囊肿,有无盆腔脓肿或炎性包块。

1. 症状 可因炎症轻重及范围大小而有不同的表现。轻者无症状或症状轻微。常见症状为下腹痛、阴道分泌物增多。腹痛为持续性,活动或性交后加重。病情严重时可出现发热甚至高热、寒战、头痛及食欲缺乏。月经期发病可出现经量增多、经期延长。腹膜炎时,可出现恶心、呕吐、腹泻等消化系统症状。伴泌尿系统感染时可有尿频、尿急、尿痛症状。若有脓肿形成,可有下腹包块及局部压迫刺激症状。包块位于子宫前方可出现膀胱刺激症状,如排尿困难、尿频;包块位于子宫后方可出现直肠刺激症状,如排便困难、里急后重感。

> **考点提示**:盆腔炎性疾病的主要症状。

2. 体征 轻者可无明显异常。严重者呈急性病容,体温升高,心率加快,下腹部有压痛、反跳痛及肌紧张,肠鸣音减弱或消失。盆腔检查:阴道可见脓性臭味分泌物;宫颈充血水肿、举痛明显,将宫颈表面分泌物拭净,可见脓性分泌物从宫颈口流出;后穹隆触痛明显;宫体稍大,有压痛,活动受限;子宫两侧压痛明显,若为单纯输卵管炎,可触及增粗、压痛明显的输卵管,若为输卵管积脓或输卵管卵巢脓肿,则可触及包块且压痛明显;宫旁结缔组织炎时,可扪及宫旁一侧或两侧有片状增厚,或两侧宫骶韧带增粗,压痛明显;若脓肿位置较低时,可扪及穹隆部有肿块且有波动感,可进行三合诊检查,进一步了解盆腔情况。

(三)心理社会评估

患者发病急,病情重,烦躁不安,因担心治疗效果不佳或发生后遗症而焦虑。

（四）辅助检查

血常规检查见白细胞计数升高,脓液或血液细菌培养显示致病菌,超声和腹腔镜检查有助于诊断。

（五）治疗要点

治疗原则主要为抗生素治疗,必要时行手术治疗。

1. 抗生素治疗 根据细菌培养和药敏试验选择细菌敏感抗生素,在实验室结果出来前根据经验选择抗生素。抗生素治疗原则：经验性、广谱、及时和个体化。选择广谱抗生素或联合用药,根据病情和患者一般情况选用口服、肌内注射或静脉滴注途径用药。

2. 手术治疗 对于药物治疗无效的输卵管卵巢脓肿或盆腔脓肿可行手术治疗。

【护理诊断/问题】

1. 疼痛 与盆腔炎性改变、脓肿形成有关。

2. 体温过高 与局部和全身炎症反应有关

3. 焦虑 与担心治疗效果不佳,可能会影响生育有关。

4. 知识缺乏 缺乏有关盆腔炎的防治知识。

【护理目标】

（1）下腹疼痛消失。

（2）患者体温恢复正常,无发热。

（3）患者焦虑解除、积极配合治疗。

（4）患者能说出盆腔炎的病因、预防知识。

【护理措施】

（一）治疗配合

（1）遵医嘱给予足量有效的抗生素,注意观察有无用药反应,并在72小时内随诊,以确定疗效。

（2）指导患者取半卧位休息,有利于炎症局限；给予高热量、高蛋白、高维生素流食或半流食。

（3）监测生命体征,每4小时测量体温、脉搏和呼吸；体温突然升高或骤降时,要随时测量并记录。严密观察患者下腹痛的部位、持续时间和阴道分泌物的性状。

（4）对高热患者给予物理降温,若有腹胀可行胃肠减压。

（5）做好床边隔离,保持外阴清洁干燥。盆腔炎性疾病急性期禁止热敷、按摩腹部及阴道灌洗,避免不必要的盆腔检查以免引起炎症扩散。

（6）对药物治疗无效、脓肿持续存在或脓肿破裂需手术切除病灶者,做好术前准备及术后护理。

（二）心理护理

关心患者,鼓励患者诉说内心感受,缓解其焦虑情绪。告知患者恰当、及时的抗生素治疗能彻底治愈,使其树立信心,积极配合治疗。

考点提示： 盆腔炎性疾病的护理措施。

【护理评价】

（1）患者感染得到控制,体温降至正常范围。

（2）患者自感症状好转,精神愉快,疼痛消失。

（3）患者能积极配合治疗、参与护理措施的实施、正确处理与家人的关系。

【健康教育】

做好经期、孕期及产褥期的卫生宣教。注意性生活卫生,减少性传播疾病。经期禁止性交。严格掌握产科手术指征,做好术前准备;术中严格无菌操作,包括人工流产、放置宫内节育器、诊断性刮宫术等常用手术;做好术后护理,预防感染。

第六节 性传播疾病

性传播疾病是指主要通过性接触、类似性行为及间接接触传播的一组传染病。常见的妊娠期性传播疾病包括淋病、梅毒、尖锐湿疣、生殖器疱疹、沙眼衣原体感染、支原体感染和艾滋病等。

传播方式包括以下6种。①性行为传播:性交是性传播疾病主要传播方式,占95%以上。②间接接触传播:接触污染的衣物、共用浴具,可感染滴虫、假丝酵母菌,导致股癣、疥疮等;③医源性传播:使用污染的医疗器械,可使性传播疾病交叉感染,如梅毒、艾滋病、乙肝等可通过输血或血液制品、器官移植、人工授精等方式传播;④职业性传播:由于防护措施不严,医务人员或防疫人员工作时可被污染的器械误伤而感染;⑤母婴传播:感染性传播疾病的孕妇若未能及时诊治,妊娠时可通过垂直传播(母婴传播)使胎儿感染,导致流产、早产、死胎、死产或分娩期经产道传播。乙肝、HIV还可通过母乳传播,感染新生儿;⑥其他:不注意饮食卫生、食用污染的食物、环境卫生不良、昆虫叮咬等也可导致性传播疾病的传播。

【病因】

1. 淋病奈瑟菌 淋病奈瑟菌感染引起的以泌尿生殖系统化脓性感染为主要表现的性传播疾病。其发病率居我国性传播疾病之首,以宫颈管感染最为常见。

2. 人乳头瘤病毒(HPV) 感染引起鳞状上皮疣状增生病变的性传播疾病。其常与多种性传播疾病同时存在。发病率仅次于淋病,居第二位。

3. 苍白密螺旋体 感染后引起的慢性全身性的性传播疾病。苍白密螺旋体可累及全身多系统脏器引起损害。

4. 人类免疫缺陷病毒(HIV) 是获得性免疫缺陷综合征(AIDS)又称艾滋病的病原体。AIDS是以人体免疫功能严重损害为临床特征的一种性传播疾病,死亡率高。

【护理评估】

(一)健康史

询问性接触史及性伴侣情况,有无污染物接触的可能,是否吸毒、输血、使用血制品等,了解发病的时间、病程经过、治疗方法及效果等。

(二)身体状况

1. 症状

(1)淋病:潜伏期1~10天,分为急性淋病和慢性淋病两类。急性淋病主要症状是尿频、尿急、尿痛、排尿困难,白带增多呈黄色脓性,外阴部烧灼感。患者可有高热寒战、恶心呕吐、下腹疼痛等。慢性淋病患者自觉症状较轻,多有腹部坠胀、腰痛或白带增多等。

(2)尖锐湿疣:潜伏期2周至8个月,平均为3个月。病变多发生在性交时易受损部位,如阴唇后联合、小阴唇内侧、阴道前庭、尿道口、肛门周围等部位。临床症状多不明显,可有外阴瘙痒、烧灼痛或性交后疼痛。

(3)梅毒:潜伏期2~4周,早期主要表现为皮肤黏膜损害,晚期可侵犯心血管、神经系统等重要脏器,导致劳动力丧失甚至死亡。

(4)获得性免疫缺陷综合征:潜伏期可有数月至数年不等。患者早期常无明显症状或有原因不明的发热、头痛、关节痛和淋巴结肿大。发病后表现为全身性、进行性病变至衰竭死亡,主要为机会性感染以及恶性肿瘤。

2. 体征

(1)淋病:急性期尿道口及外阴充血,阴道分泌物增多呈脓性,宫颈明显充血、水肿、糜烂,脓性分泌物自宫颈口流出。若发生上行感染时可致急性盆腔炎,甚至中毒性休克。慢性淋病表现为慢性尿道炎、尿道旁腺炎、慢性宫颈炎、慢性输卵管炎等。

(2)尖锐湿疣:典型体征初起为微小散在的粉色或白色小乳头状疣,柔软,有细小的指样突起。病灶增大后互相融合,呈鸡冠状或菜花状。其顶端可有溃烂感染。

(3)梅毒:早期可见皮肤黏膜丘疹、斑丘疹、梅毒皮疹、脓疱疹等,晚期出现永久性皮肤黏膜损害,并可侵犯多组织器官危及生命。

(4)获得性免疫缺陷综合征(简称艾滋病):持续低热,体重下降,可见颈部、腋下及枕部或全身淋巴结肿大,多发性神经炎,机会性感染或恶性肿瘤出现。

(三)辅助检查

1. 病原学检查 取宫颈管分泌物涂片行革兰氏染色见淋病奈瑟菌,可作为淋病筛查手段。早期梅毒取皮损渗出液进行镜下观察或行荧光抗体实验,查到梅毒螺旋体即可以确诊。

2. 分泌物淋病奈瑟菌培养 是诊断淋病的金标准。

3. 病理组织学检查 见挖空细胞可确诊为尖锐湿疣。

4. 梅毒血清学检查 ①非梅毒螺旋体抗原血清试验是常规筛查梅毒的方法;②梅毒螺旋体抗原血清试验,测定血清特异性抗体。

5. 脑脊液检查 怀疑神经梅毒者应行脑脊液检查。

6. HIV 抗体或病毒检测 阳性可协助诊断艾滋病。

(四)心理社会评估

由于缺乏性传播疾病相关知识,患者思想压力大,加上家属的不理解,患者往往产生恐惧心理,无法以正常的心态面对疾病。

(五)治疗要点

1. 淋病 治疗应尽早、彻底。遵循及时、足量、规范用药原则。急性淋病者目前首选头孢曲松钠加用红霉素、阿奇霉素或多西环素。慢性淋病者需要综合治疗,包括药物治疗、支持疗法、对症处理、物理疗法、封闭疗法及手术治疗等。妊娠期禁用喹诺酮类及四环素类药物,性伴侣应同时治疗。

2. 尖锐湿疣 治疗以去除疣体、改善症状、提高机体抵抗力为原则。以局部药物治疗为主,常用药物为苯甲酸酊、50%三氯醋酸或5%氟尿嘧啶等,对病灶局部涂擦。也可行物理治疗,如激光、微波、冷冻、电灼等。对于巨大尖锐湿疣可直接手术切除。妊娠期不必切除病灶,治疗主要目的是缓解症状。

3. 梅毒 应早期明确诊断,及时治疗。首选青霉素,用药足量,疗程规范。对于妊娠合并梅毒者,一是要治疗孕妇梅毒,二是要预防和治疗胎传梅毒。性伴侣应同时进行检查及治疗。

4. 获得性免疫缺陷综合征 目前主要采取抗病毒及对症治疗。常用药物有抗病毒药物、干扰素、免疫调节药、对感染有特异性的治疗药物。

【护理诊断/问题】

1. 恐惧、焦虑 与性病折磨、缺乏特效治疗及预后不良有关;与实施强制性管理及易被他人歧视有关。

2. **知识缺乏** 缺乏性病及其传播方式的知识。

3. **营养失调** 与长期发热、腹泻、食欲减退、进食减少等有关。

4. **皮肤黏膜受损** 与肿瘤、生殖器疱疹、真菌及细菌感染有关。

5. **有感染的危险** 与医护人员及家属密切接触病原体有关。

【护理目标】

(1)患者能客观地面对现实,自卑情绪减轻,增强社会应对能力,恐惧感消失。

(2)患者对性病及其传播方式的知识有所了解。

(3)患者能摄入足够营养,未发生电解质紊乱,体重不再下降或逐渐恢复正常。

(4)患者皮肤黏膜完整、无损伤。

(5)患者及家属能够描述性病的主要传播方式,学会预防的方法。

【护理措施】

(一)一般护理

(1)急性期患者要卧床休息,减少体力消耗。

(2)患者应在清新、舒适的隔离病室,采取严格的血液、体液隔离及衣物、浴具清洗消毒。

(3)指导患者进食高热量、高蛋白、清淡易消化食物,注意食物的色、香、味,创造良好的饮食环境。

(二)病情观察

(1)临床症状(如腹痛、分泌物、腹泻等症状)有无好转或消失,定期复查,观察疗效。

(2)注意观察药物不良反应,出现发热、头痛、寒战、贫血、中性粒细胞减少($<0.5\times10^9$/L)等情况应报告医生配合处理。

(三)对症护理

1. **淋病** 急性淋病患者应卧床休息,做好严密的床边隔离。遵医嘱使用有效的抗生素治疗,指导患者及时、足量、规范用药。一般治疗后7日复查分泌物,以后每月查1次,连续3次结果为阴性,方能确定治愈,随访同时监测阴道滴虫、梅毒血清反应,因淋病患者有同时感染滴虫和梅毒的可能。教会患者自行消毒隔离的方法:患者的内裤、浴盆、毛巾每天煮沸消毒5~10分钟,患者所接触的物品及器具用1%石炭酸溶液浸泡。孕妇应于产前常规筛查淋菌,最好在妊娠早、中、晚期各做1次宫颈分泌物涂片镜检淋菌,以便及早确诊并得到彻底治疗。妊娠期淋病不是剖宫产指征,应减轻孕产妇及家属的焦虑。

2. **梅毒** 治疗后进行随访。第1年每3个月复查1次,以后每半年复查1次,连续2~3年,如发现血清复发或症状复发,应加倍剂量治疗。

3. **尖锐湿疣** 严格执行医嘱,小病灶选用0.5%足叶草毒素酊、5%咪喹莫特乳膏、50%三氯醋酸等药物进行局部治疗,也可进行激光、微波、电灼、冷冻等物理治疗;大病灶或多次复发者宜采用手术方法切除湿疣主体,待痊愈后再采用药物局部治疗;妊娠近足月或足月时如病灶局限于外阴者,可行冷冻或手术切除病灶,临产后经阴道分娩;若病灶易引起大出血或巨大病灶堵塞软产道,应选择剖宫产。

4. **获得性免疫缺陷综合征** 针对患者出现的各种症状,如发热、咳嗽、呼吸困难、呕吐、腹泻等进行对症护理,密切观察上述症状的表现及变化。

(1)预防感染:长期卧床患者应定时翻身,预防压疮。注意口腔、眼、鼻、肛周、会阴部的护理,医护人员操作前后要洗手,在换药和做管道护理时注意无菌操作,做好保护性隔离。

(2)用药护理:本病的主要治疗药物是核苷类逆转录酶抑制剂齐夫多定,该药有严重的不良反应,主要是骨髓抑制,患者可出现贫血、中性粒细胞和血小板减少,亦可出现恶心、呕吐、头痛等症状。应密切观察药物副作用,定期检查血常规。也可选用免疫调节剂如干扰素、白细胞介素2等。

(3)对症护理:发热者,多饮水,必要时物理降温;腹泻患者,按医嘱给予止泻剂,及时纠正水电解质紊乱;呼吸困难和发绀者,改变体位以利呼吸,给氧和使用抗生素预防感染;恶性肿瘤者,给予相应的化疗或放疗护理。

(四)心理护理

一旦感染性传播疾病,患者心理负担加重,并且社会上人们对性传播疾病也怀有恐惧心理,患者易出现焦虑、抑郁、孤独无助或恐惧等心理障碍,甚至出现报复、自杀等行为。因此,护士应与患者进行有效沟通,了解及分析患者真实想法,针对患者心理障碍进行疏导,满足其合理需求,解除患者孤独、恐惧感,不应采取歧视和惩罚性态度,或表现出害怕被传染的恐惧心理。还应做好家属及周围人的工作,不要对患者采取鄙弃态度,应尊重患者人格,予以关怀、温暖和同情,使其得到家庭及社会的支持,面对现实,树立战胜疾病的信心和决心。

【护理评价】

(1)患者症状改善,舒适度增加。

(2)焦虑感缓解或消失,以积极心态面对现实,积极配合治疗。

(3)患者能了解疾病相关知识。

【健康教育】

(1)做好个人卫生,不吸烟饮酒,患者的内裤、用具等生活用品要煮沸消毒5~10分钟,防止交叉感染。

(2)治疗期间禁止性生活,忌辛辣刺激食物,性伴侣应同时检查及治疗。

(3)坚持定期复查。保持外阴清洁干燥,避免混乱的性生活。

(4)注意在妊娠20~40周、分娩过程中、母乳喂养3个阶段易发生垂直传播。

(5)患病应到正规医院诊断、治疗,以免延误治疗时机。

(6)医护人员应做好自我防护,勤洗手。避免直接接触患者的血液和体液;阴道分娩或剖宫产时需戴手套、戴眼镜、穿防水隔离衣以防血液或羊水溅入眼睛;戴手套接触新生儿及处理胎盘,并注明感染的病原体。

(王燕娟)

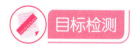

A1 型题

1.维持阴道自净作用的主要激素是(　　)。

　　A.雌激素　　　　　　　B.孕激素　　　　　　　C.雄激素

　　D.卵泡刺激素　　　　　E.黄体生成素

2.适宜阴道毛滴虫生长、繁殖的阴道 pH 值为(　　)。

　　A.3.8~4.4　　　　　　B.4.4~5.5　　　　　　C.5.2~6.6

　　D.6.6~7.0　　　　　　E.7.0~8.0

3.萎缩性阴道炎发病的主要原因是(　　)。

A. 雄激素水平降低   B. 孕激素水平降低   C. 雌激素水平降低
D. 肾上腺素水平降低   E. 甲状腺素水平降低

4. 细菌性阴道病患者阴道分泌物出现的气味为( )。
   A. 氨臭   B. 鱼腥臭   C. 恶臭
   D. 血腥味   E. 烂苹果味

5. 对于无症状的子宫颈糜烂样改变,常用的治疗方法为( )。
   A. 物理疗法   B. 口服抗生素   C. 手术治疗
   D. 局部用药   E. 不需要治疗

6. 不属于盆腔炎性疾病后遗症临床表现的是( )。
   A. 不孕   B. 前庭大腺炎   C. 异位妊娠
   D. 慢性盆腔痛   E. 盆腔炎性疾病反复发作

7. 治疗急性淋病应首选( )。
   A. 头孢曲松钠   B. 庆大霉素   C. 链霉素
   D. 氯霉素   E. 红霉素

A2 型题

8. 张女士,20岁,诊断为非特异性外阴阴道炎。错误的处理方法是( )。
   A. 保持外阴清洁干燥
   B. 破溃者局部涂抗生素软膏
   C. 积极治疗原发病
   D. 局部用1:50000高锰酸钾溶液坐浴
   E. 穿全棉内裤

9. 张阿姨,50岁,卵巢癌术后2个月,脓血性阴道分泌物增多1周,伴外阴瘙痒。最可能的诊断是( )。
   A. 滴虫阴道炎   B. 外阴阴道假丝酵母菌病   C. 细菌性阴道病
   D. 萎缩性阴道炎   E. 卵巢癌复发

10. 王女士,已婚,主诉白带增多,有鱼腥臭味。妇科检查:阴道黏膜无充血,白色稀薄分泌物黏附于阴道壁,易拭去。辅助检查:线索细胞阳性,阴道pH 5.0,该患者最可能的诊断是( )。
    A. 滴虫阴道炎   B. 外阴阴道假丝酵母菌病   C. 萎缩性阴道炎
    D. 霉菌性阴道炎   E. 细菌性阴道病

A3/A4 型题

(11~13题共用题干)

张女士,36岁,1周前到公共浴池盆浴后,出现外阴瘙痒。妇科检查:阴道壁充血,宫颈光滑,后穹隆有大量黄色稀薄泡沫状阴道分泌物。

11. 张女士最可能的诊断是( )。
    A. 萎缩性阴道炎   B. 滴虫阴道炎   C. 外阴阴道假丝酵母菌病
    D. 宫颈糜烂   E. 霉菌性阴道炎

12. 为明确诊断,应采取的检查方法是( )。
    A. 双合诊   B. 三合诊   C. 阴道窥器检查
    D. 0.9%氯化钠溶液湿片法   E. 尿常规检查

13. 确诊后,常用的药物为( )。
    A. 克霉唑   B. 青霉素   C. 甲硝唑
    D. 氟康唑   E. 氧氟沙星

参考答案

第十四章 妇科腹部手术患者的护理

课件

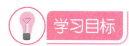

素质目标：具有良好的护患沟通能力、团队合作意识和服务意识，能够关心、理解、尊重女性。
知识目标：掌握妇科腹部手术患者的术前准备、手术日护理和手术后护理，妇科常见肿瘤（宫颈癌、子宫肌瘤、子宫内膜癌及卵巢肿瘤）的整体护理；熟悉妇科常见肿瘤的病因；了解妇科常见肿瘤的病理。
能力目标：能运用所学知识给妇科腹部手术的妇女提供护理及健康教育。

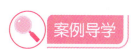

患者，女，34岁，平时月经规律，经量多，伴有重度痛经。结婚10年至今未孕。妇科检查：子宫略增大，后倾固定，血 CA125（糖类抗原125）:60U/mL。入院完善相关检查后，初步诊断为子宫内膜异位症，拟全麻下实施腹腔镜检查术。
请问：
1. 责任护士如何对该患者进行术前准备？
2. 该患者可能存在哪些护理问题？
3. 针对患者可能存在的护理问题，应采取哪些相应的护理措施？

第一节 妇科腹部手术患者的一般护理

在妇产科工作中，手术治疗占有相当重要的地位。手术既是治疗的过程也是创伤的过程，充分的术前准备及精心的术后护理是保证手术顺利进行、患者术后如期恢复的关键。

【妇科腹部手术种类】

妇科腹部手术按手术急缓程度可分为择期手术（如子宫肌瘤、子宫鳞状上皮内病变、子宫内膜异位性疾病）、限期手术（子宫颈癌、子宫内膜癌、卵巢恶性肿瘤）和急诊手术（卵巢肿瘤蒂扭转、肿瘤破裂）；按手术术式或目的可分为剖宫产术、剖腹探查术、全/次子宫切除术、附件切除术、广泛性全子宫切除术及盆腔淋巴结清扫术、肿瘤细胞减灭术等。近年来，腹腔镜手术、宫腔镜手术大量开展，机器人手术也逐渐实施，手术更加微创和精准。护士需了解这些手术的术前、术中、术后护理要点，做好宣教和围手术期护理工作。

【手术适应证】

子宫及附件肿瘤、性质不明的盆腔肿块、急腹症探查以及难以经阴道分娩的难产等。

【护理评估】

(一)健康史

了解患者的一般情况如年龄、职业、体重、婚姻状况、药物过敏史、月经史、生育史、末次月经、疾病史等。老年患者身体各器官老化,常伴慢性病;肥胖患者可能有高血压、糖尿病等,易致术中出血过多或术后伤口愈合缓慢。月经期盆腔充血,易致术中、术后出血过多。

(二)身体评估

评估患者疾病情况、全身状况、生命体征及一般营养状况。如面色苍白有可能贫血、营养不良。营养较差者可通过饮食或静脉高营养及时补充,为手术做准备。如出现体温高于37.5℃,患者可能伴有感染;脉搏、血压异常,可能有心血管病变,应及时查明原因,积极处理后再手术。

(三)辅助检查

血、尿、便常规检查,心、肝、肺、肾等重要器官功能的检查。

(四)心理社会评估

了解患者及其家属对所患疾病、手术过程及预后的了解程度。如有的患者对医院的陌生环境不适应,对手术过程不了解,担心术中疼痛,担心切除子宫、卵巢后影响生育等会出现焦虑、恐惧心理。有的患者对生殖器官的功能认识不足,认为切除子宫后会导致性欲降低、失去第二性征而造成自我形象紊乱。家属在患者术后康复过程中起着重要作用,应评估家属对患者的理解和支持程度。

【护理诊断/问题】

1. **知识缺乏**:缺乏疾病发生、发展及治疗相关知识。
2. **焦虑** 与担心手术是否顺利及术后恢复有关。

【护理目标】

(1)患者了解所患疾病相关知识。
(2)患者焦虑程度减轻。

【护理措施】

(一)手术前准备

1. **心理护理** 护士应该用通俗的语言向患者解释疾病的相关知识、手术过程。耐心解答患者的提问,为其提供术后相关信息,使患者相信在医院的条件下,她将得到最好的照顾和治疗并能顺利度过手术全过程。部分受术者会因为丧失生育功能产生失落感,护士应协助护理对象度过哀伤时期。与康复病友交谈、适当的家属探视也可帮助患者放松心情,顺利度过手术期。

2. **术前指导** 选择患者喜欢的方式和环境进行术前健康指导。术前使患者了解术后可能出现的症状及缓解方式;讲解手术的必要性和重要性,介绍医院的先进设备及医疗技术、术前必要的准备内容及检查。纠正患者的身心状况,使患者的机体处于手术的最佳状态。指导病患者练习预防术后并发症的活动。

(二)手术前一日的护理

手术前一日护士应认真核对医嘱,并取得患者或家属正式同意的手术同意书。当手术通知单已送入手术室安排手术日程,护士应开始准备工作。

1. **皮肤准备** 包括淋浴、剃毛等。术前沐浴有助于降低手术部位感染的发生率。目前尚未有明确证据表明剃除毛发可减少手术部位感染的发生。因此,应避免剃毛,若必须剃毛,应在手术当天实施。剃毛范围上自剑突下,下至两侧大腿上1/3处及外阴部,两侧至腋中线,操作应当轻柔,避免造成皮肤损伤。对于腹腔镜手术的患者,应注意脐部的清洁。

2. 消化道准备 随着康复医学的快速发展,术前禁食禁饮的时间也有所改变。缩短术前禁食禁饮时间,有利于减少手术前患者的饥饿、口渴、烦躁、紧张等不良反应,有助于减少术后胰岛素抵抗,甚至可以缩短术后住院时间。除合并胃排空延迟、胃肠蠕动异常和急诊手术等患者外,建议术前2小时禁饮,之前可口服清饮料,包括清水、糖水、无渣果汁、碳酸类饮料、清茶及黑咖啡,不包括含酒精类饮品;术前6小时禁食,之前可进食淀粉类固体食物,但油炸、脂肪及肉类食物则需要更长的禁食时间。

3. 休息与睡眠 嘱患者在术前要充分休息。完成手术前准备后,可遵医嘱给患者适量镇静剂,如异戊巴比妥(阿米妥)、地西泮(安定)等。手术前一日晚上,要经常巡视患者,注意动作轻巧,说话低声,避免影响患者休息。如有必要,可给第2次镇静剂,但应在手术前4小时以上用药,以减少这些药物的协同作用,防止出现呼吸抑制。

4. 其他 认真核对受术者的生命体征,药物敏感试验结果、交叉配血情况等;必要时应与血库取得联系,保证术中血源供给;确认各项实验室检查报告,发现异常及时与医生联系。

(三)手术日护理

(1)手术日晨,护士检查患者生命体征,了解有无月经来潮,如有异常,及时向医生汇报,以便及时处理。

(2)术前取下患者的饰物、活动义齿交于家属保管,更换清洁衣裤,用布帽将头发罩好。

(3)术前常规留置尿管并保持引流通畅。

(4)遵医嘱于术前30分钟给予基础麻醉药。

(5)送患者去手术室前,病房护士与手术室护士在患者床前要认真核对受术者姓名、年龄、床号、住院号、手术名称等病历资料,核对无误后签字,并协助将患者送手术室。做好术后护理准备。

(6)对于拟行全子宫切除术、广泛性全子宫切除术、卵巢癌肿瘤细胞减灭术的患者,为防止微生物经阴道侵入手术部位,需清洁和消毒阴道和宫颈。可于手术前一日行阴道冲洗,在手术室于手术前再次消毒宫颈、阴道,消毒时注意宫颈穹隆,消毒后用大棉签拭干。

(四)手术后护理

1. 床边交接 术后患者被送回病房时,值班护士应与麻醉师及手术室护士进行详细的床边交接。了解手术的全过程以便观察病情。

2. 体位 按手术及麻醉方式决定术后体位。全麻患者在未清醒前,去枕平卧,头偏向一侧,稍垫高一侧肩胸,以免呕吐物、分泌物呛入气管引起吸入性肺炎或窒息。硬膜外麻醉手术后可垫枕平卧,枕不宜高过肩。腰麻患者术后去枕平卧4~6小时,以防头痛。病情稳定后,术后次日晨可取半卧位。护士应经常巡视病房,维持患者的正确体位,协助活动,预防术后并发症。

3. 观察生命体征 术后15~30分钟测量一次血压、脉搏、呼吸并记录,平稳后改为4小时测量一次,持续24小时后病情稳定者可改为每日4次测量生命体征,直至正常后3天。患者手术后1~2日体温稍有升高,但一般不超过38℃,此为手术正常反应。术后持续高热或体温正常后再次升高则提示可能有感染存在。

4. 缓解疼痛 患者在麻醉作用消失后会感到伤口疼痛,通常手术后24小时内最为明显。护士应在评估患者疼痛的基础上给予止痛。按医嘱术后24小时内可用哌替啶止痛。

5. 活动指导 术后早期下床活动有助于减少呼吸系统并发症、促进胃肠道功能恢复、减少肌肉萎缩、降低静脉血栓栓塞症风险、预防腹胀,以及缩短住院时间。充分的术前宣教、理想的术后镇痛、适时拔除尿管和引流管等均有助于患者术后早期下床活动。鼓励患者在术后24小时内尽早离床活动。护士应帮助患者制订合理的活动计划,记录每日累计活动时间及活动量,在医护人员的指导及家属的

陪伴下,逐渐增加活动量。留置导尿管及引流管者,应妥善固定,必要时为其提供相应的辅助工具,保障患者安全。

(五)术后常见并发症及护理

无论手术大小都有发生术后并发症的危险,并发症可能在术后立即发生,也可能在稍后的时间发生,为预防术后并发症,护士必须熟知常见并发症的临床表现。

1. 腹胀 术后腹胀多因术中肠管受到激惹,使肠蠕动减弱所致。患者呻吟、抽泣、憋气等可咽入大量不易被肠黏膜吸收的气体,加重腹胀。通常术后48小时恢复正常肠蠕动,一经排气,腹胀即可缓解。如果术后48小时肠蠕动仍未恢复正常,应排除麻痹性肠梗阻、机械性肠梗阻的可能。刺激肠蠕动、缓解腹胀的措施很多,如采用生理盐水低位灌肠、"1、2、3"灌肠液灌肠、热敷下腹部等。若肠蠕动已恢复,但仍不能排气,可针刺足三里、采取肛管排气术或遵医嘱皮下或肌内注射新斯的明等。术后早期下床活动可改善胃肠功能,预防或减轻腹胀。若腹胀因炎症所致,需按医嘱给予抗生素治疗,形成脓肿者则应尽早切开引流;若由缺钾引起,则按医嘱补钾。

2. 泌尿系统问题

(1)尿潴留:是盆腔手术后常见的并发症之一,也是发生膀胱感染的重要原因之一。多数患者因不习惯于卧位排尿而致尿潴留,术后留置尿管的机械性刺激或因麻醉性止痛剂的使用减少了膀胱膨胀感等也是尿潴留的主要原因。为了预防尿潴留的发生,术后可鼓励患者定期坐起来排尿,以及采用增加液体入量、听流水声等方法,帮助患者建立排尿反射。若上述措施无效,则应导尿。一次导尿量不要超过1000mL,以免患者因腹压骤然下降引起虚脱;宜暂时留置尿管,每3~4小时开放一次,逐渐恢复膀胱功能。若手术范围较大,膀胱功能恢复需更长时间,则要长期保留尿管。

(2)尿路感染:术后留置尿管者、老年患者、长期卧床者及过去有尿路感染史的患者都容易发生泌尿系统感染。护士需嘱患者多饮水,并保持会阴部清洁。术后出现尿频、尿痛并有高热等症状者,应按医嘱做尿培养,确定是否有泌尿道感染。

3. 切口血肿、感染、裂开 妇科手术切口多数是清洁封闭创口,能迅速愈合,甚少形成瘢痕。如果切口没有渗出,直到拆线都无须更换敷料。切口出血多,或压痛明显、肿胀、检查有波动感,应考虑为切口血肿。血肿极易感染,常为伤口感染的重要原因。遇到异常情况,护士应及时报告医师,协助处理。少数患者,尤其是年老体弱或过度肥胖者,可出现切口裂开的严重并发症,此时患者自觉切口部位轻度疼痛,有渗液从切口流出,更有甚者腹部敷料下可见大网膜、肠管脱出。护士在通知医师的同时应立即用无菌纱布覆盖包扎,并送手术室处理。

4. 下肢深静脉血栓 妇科术后较为严重的并发症之一。静脉血流缓慢、血液呈高凝状态、血管内膜损伤是下肢深静脉血栓形成的三大重要因素。其中,高龄、肥胖、高血压或糖尿病及其他心脑血管疾病、既往有血栓史、盆腔恶性肿瘤手术时间长、口服避孕药及雌激素、应用止血药等是术后深静脉血栓形成的高危因素。血栓脱落,随血流运行,引起栓塞,最危险的是肺栓塞,可危及生命。因此,护士需通过评估筛查出高危者,做好术前宣教,让患者了解深静脉血栓形成的相关因素、常见症状、危险性及预防措施。对于术前长期禁食、清洁灌肠、年老体弱排泄多者,应及时补充水分及电解质,防止体液丢失过多,血液浓缩。患者术后注意保暖,防止冷刺激引起静脉痉挛造成血液淤积。腹带应松紧适宜,避免过紧,增加下肢静脉回流阻力。术后尽早活动双下肢,患者感觉未恢复前,以被动运动为主;患者感觉恢复后,鼓励早期下床活动。对于高危患者,术后住院期间应继续穿着弹力袜,至术后1~2个月,或使用间歇性充气压缩泵,联合使用低分子肝素会增强抗凝效果。用药期间做好患者用药健康指导,密切观察患者注射部位皮肤状况以及有无出血倾向和寒战、发热、荨麻疹等过敏反应,同时,遵医嘱定期监测凝血、肝肾功能等。妇科恶性肿瘤腹部手术后预防静脉血栓栓塞症(VTE)应延长至28天,密切观察患者下肢皮肤情况,并观察患者有无呼吸急促、呼吸困难、胸痛、咯血、血压不稳定、血氧饱和度下降等症状,若有异常,及时报告医生,遵医嘱治疗。

(六)急诊手术患者的护理措施

妇科常见的急诊手术有异位妊娠破裂出血、卵巢囊肿蒂扭转、破裂等。其发病急,病情重,患者及家属心情紧张,遇到急诊手术,护士应反应迅速、动作敏捷,协助医生做好抢救及手术准备。

1. **提供安全环境** 在患者对病情一无所知的情况下,护士通过实施娴熟技术使患者确信自己正在被救治中。耐心解说病情,解答提问,告知注意事项。在条件许可情况下允许家属陪伴,避免患者有初到新环境的陌生感。

2. **迅速完成术前准备** 急诊患者通常病情危重,护士需要立即观察病情,记录生命体征等。配合医生询问病史,简明扼要。尽快做好备皮、输液、配血、导尿、家属签订手术协议书等术前准备工作。

3. **术后护理** 按一般腹部手术后患者护理。

【护理评价】

(1)患者能配合手术过程。
(2)患者能找到应对焦虑的措施。

【健康教育】

出院前详细向患者介绍出院计划,给予必要的健康教育。健康教育内容包括自我照顾技巧,家庭护理技巧,生活形态改变后的适应,环境调整,出院后的饮食、用药、运动,性生活恢复的时间,随访时间,可能的并发症及疾病转归等,护士应针对患者进行个体化指导。

第二节 子宫颈肿瘤

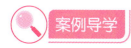

> 患者,女,42岁,阴道不规则出血三个月。妇科检查:宫颈上唇有菜花样肿物,触之易出血,子宫正常大小,活动良好,宫旁无明显增厚、无结节。
> 请问:
> 1. 你认为该患者患了什么疾病?
> 2. 确诊还需要做哪些检查?
> 3. 患者可能会发生什么心理变化?

子宫颈肿瘤包括良性肿瘤与恶性肿瘤。子宫颈良性肿瘤以肌瘤为主,恶性肿瘤最常见的是宫颈癌,起源于宫颈上皮内瘤变。

一、子宫颈鳞状上皮内病变

子宫颈鳞状上皮内病变(cervical squamous intraepithelial lesion,SIL)是与子宫颈浸润癌密切相关的一组子宫颈病变。SIL既往称子宫颈上皮内瘤变(cervical intraepithelial neoplasia,CIN)。大部分低级别鳞状上皮内病变(low-grade squamous intraepithelial lesion,LSIL)可自然消退,但高级别鳞状上皮内病变(high-grade squamous intraepithelial lesion,HSIL)具有癌变潜能。通过筛查发现宫颈病变,及时治疗高级别病变,是预防宫颈癌的有效措施。

【病因】

一种或多种高危型人乳头瘤病毒(human papilloma virus,HPV)的持续感染是SIL和宫颈鳞癌的主要致病因素。HPV 是最常见的性传播病毒,分型很多,但大部分和宫颈癌及其癌前病变无关,属低危型,常见的高危型为 HPV16 和 HPV18,流行病学调查显示 70% 的宫颈癌和这两种亚型有关。HPV 感染大部分是暂时的,一般两年内均可自然消失。少数妇女会有持续性的高危型 HPV 感染。多个性伴侣、初次性生活年龄小于 16 岁、分娩时年龄过小、有多次分娩史、与高危男子(阴茎癌、前列腺癌患者或其性伴侣曾患子宫颈癌)性接触的妇女患子宫颈癌的风险增加。

【子宫颈上皮组织学特点】

子宫颈上皮由子宫颈阴道部鳞状上皮和子宫颈管柱状上皮组成。

1. 子宫颈阴道部鳞状上皮　由深至浅依次为基底带、中间带及浅表带。基底带由基底细胞和旁基底细胞组成。基底细胞为储备细胞,无明显细胞增殖表现,在某些因素刺激下可以增生为不典型鳞状细胞或分化为成熟鳞状细胞。旁基底细胞为增生活跃的细胞,偶见核分裂象。中间带与浅表带为完全不增生的分化细胞。

2. 子宫颈管柱状上皮　柱状上皮为分化良好细胞,而柱状上皮下细胞为储备细胞,具有分化或增殖能力。

3. 转化区　也称移行带,位于子宫颈鳞状上皮与柱状上皮交界部,又称为鳞-柱状交界部或鳞-柱交界。鳞-柱状交界部又分为原始鳞-柱状交界部和生理鳞-柱状交界部。转化区成熟的化生鳞状上皮对致癌物的刺激相对不敏感,但未成熟的化生鳞状上皮却代谢活跃,在 HPV 等作用下,发生细胞异常增生、分化不良、排列紊乱、细胞核异常、有丝分裂加快,最后形成 SIL。

【病理诊断及分级】

WHO 女性生殖器肿瘤分类(2014 版)建议采用与细胞学分类相同的二级分类法(即 LSIL 和 HSIL),反映了 HPV 相关病变的生物学过程。

LSIL:鳞状上皮基底及副基底样细胞增生,局限于上皮下 1/3 层细胞核极性轻度紊乱,核分裂象少,轻度异型性,相当于 CIN1。

HSIL:异型细胞扩展到上皮下 2/3 层甚至全层,细胞核极性紊乱,核浆比例增大,核分裂象增多,包括 CIN3 和大部分 CIN2。

二、子宫颈癌

子宫颈癌是最常见的妇科恶性肿瘤,高发年龄为 50~55 岁,严重威胁妇女的生命。自 20 世纪 50 年代以来,由于国内外普遍采用子宫颈细胞学筛查方法,在早期诊断的基础上配合手术治疗等,有效地控制了子宫颈癌的发生和发展,使子宫颈癌发病率和死亡率明显下降。但是,近年来宫颈癌的发生有年轻化的趋势。

> 考点提示:子宫颈癌是最常见的妇科恶性肿瘤。

【病因】

流行病学调查发现子宫颈内上皮内瘤变和子宫颈癌与人乳头瘤病毒感染、性行为、分娩、吸烟、性传播疾病、经济状况低下和免疫抑制等因素相关。

1. HPV 感染　是宫颈癌的主要危险因素。检测发现 90% 以上宫颈癌患者伴有 HPV 感染,其中以 HPV16 及 HPV18 型最常见。此外,单纯疱疹病毒Ⅱ型及人巨细胞病毒也可能与宫颈癌发生有关。

2. 性行为不洁　多个性伴侣、性生活过早(初次性生活<16 岁)与子宫颈癌发生有关。青春期宫颈发育尚未成熟,对致癌物比较敏感。凡有阴茎癌、前列腺癌或前妻曾患宫颈癌者均为高危男子,与高危男子有性接触的妇女易患宫颈癌。

3. 分娩创伤 分娩次数多,宫颈创伤概率也增加,妊娠及分娩期的内分泌及营养变化使患宫颈癌的危险性增加。

4. 其他 吸烟可抑制机体的免疫功能,增加 HPV 感染效应。宫颈癌的发病率还与性传播疾病、经济状况、种族和地理因素等有关。

【病理】

1. 浸润性鳞状细胞癌 占宫颈癌的 75%~80%,以具有鳞状上皮分化(即角化)、细胞间桥,而无腺体分化或黏液分泌为病理要点。

(1)巨检:微小浸润癌经肉眼观察无明显异常,或类似宫颈柱状上皮异位。随着病程的发展,表现为以下 4 种类型(图 14-1)。①外生型:又称菜花型,最常见。癌组织向外生长,最初呈息肉样或乳头状隆起,继而发展为向阴道内突出的菜花样赘生物,质脆易出血。癌瘤体积大,常累及阴道,较少浸润宫颈深部组织及宫旁组织。②内生型:又称浸润型。癌组织向宫颈深部组织浸润,宫颈肥大、质硬,表面光滑或仅有表浅溃疡,整个宫颈段膨大如桶状,常累及宫旁组织。③溃疡型:不论外生型或内生型病变进一步发展,癌组织坏死脱落,可形成溃疡或空洞,形如火山口。④颈管型:癌灶发生在子宫颈管内,常侵入宫颈管及子宫峡部的供血层,并转移到盆腔淋巴结。

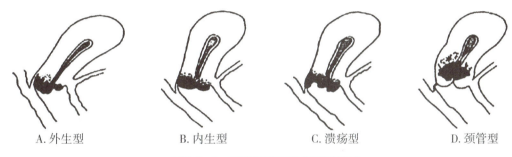

A. 外生型　　B. 内生型　　C. 溃疡型　　D. 颈管型

图 14-1　子宫颈癌巨检类型示意图

(2)显微镜检:①镜下早期浸润癌,也称为微小浸润癌,是指在原位癌的基础上镜检发现小滴状、锯齿状癌细胞团突破基底膜浸润间质。②宫颈浸润癌,癌灶浸润间质的范围已超过镜下早期浸润癌,多呈网状或团块浸润间质。目前,常见的两个亚型是角化型和非角化型,有助于肿瘤治疗和预后的判定。

2. 腺癌 近年来腺癌的发病率有上升趋势,占宫颈癌的 20%~25%。

(1)巨检:来自宫颈管内,浸润管壁或自颈管内向颈管外口突出生长,常可侵犯宫旁组织。病灶向宫颈管内生长时宫颈外观可正常,但因宫颈管膨大而形如桶状。

(2)显微镜检:主要有两种组织学类型。①普通型宫颈腺癌:最常见,约 90% 的宫颈腺癌是普通型,来源于宫颈管柱状黏液细胞,镜下见腺体结构,腺上皮细胞增生呈多层,异型性明显,可见核分裂象,癌细胞呈乳突状突入腺腔。②黏液性腺癌:分为胃型、肠型等多种亚型,其中高分化的胃型腺癌又称微偏腺癌,虽然属于高分化腺癌,但是宫颈腺癌中预后最差的一种亚型。腺上皮细胞无明显异型性,细胞内有黏液,癌性腺体多,大小不一、形态多变,常伴有淋巴结转移。

3. 腺鳞癌 少见,占宫颈癌的 3%~5%,是由储备细胞同时向腺细胞和鳞状细胞分化发展而形成,癌组织中含有腺癌和鳞癌两种成分。

4. 其他 非常少见,如神经内分泌癌、未分化癌、混合性上皮/间叶肿瘤等。

【转移途径】

其转移途径以直接蔓延和淋巴转移为主,血行转移极少见。

1. **直接蔓延** 最常见,癌组织直接侵犯邻近组织和器官。常向下波及阴道;极少向上由子宫颈管累及宫腔;癌灶向两侧可扩散至子主韧带及子宫颈旁、阴道旁组织,甚至延伸至骨盆壁,向前、后蔓延,可侵犯膀胱或直肠。

2. **淋巴转移** 癌组织侵入淋巴管后,形成瘤栓,随淋巴液向子宫旁、宫颈旁、腹股沟、腹主动脉旁淋巴结转移。晚期可出现锁骨旁淋巴结转移。

3. **血行转移** 极少见,晚期可转移到肺、肝或骨骼等。

【临床分期】

根据国际妇产科联盟(FIGO)2018年的分期标准(图14-2、表14-1),临床分期应在治疗前进行,治疗后不再更改。

表14-1 宫颈癌的临床分期(FIGO,2018)

期别	肿瘤范围
Ⅰ期	癌灶局限于在宫颈(是否扩散至宫体不予考虑)
ⅠA	仅在显微镜下可见浸润癌,最大浸润深度<5mm
ⅠA1	间质浸润深度<3mm
ⅠA2	间质浸润深度≥3mm,<5mm
ⅠB	浸润癌浸润深度≥5mm(超过ⅠA期),癌灶仍局限在子宫颈
ⅠB1	间质浸润深度≥5mm,病灶最大径线<2cm
ⅠB2	癌灶最大径线≥2cm,<4cm
ⅠB3	癌灶最大径线≥4cm
Ⅱ期	癌灶超越子宫,但未达阴道下1/3或未达骨盆壁
ⅡA	侵犯上2/3阴道,无宫旁浸润
ⅡA1	癌灶最大径线<4cm
ⅡA2	癌灶最大径线≥4cm
ⅡB	有宫旁浸润,未达盆壁
Ⅲ期	癌灶累及阴道下1/3和/或扩展到骨盆壁和/或引起肾盂积水或肾无功能和/或累及盆腔和/或主动脉旁淋巴结
ⅢA	癌灶累计阴道下1/3,没有扩展到骨盆壁
ⅢB	癌灶扩展到骨盆壁和/或引起肾盂积水或肾无功能
ⅢC	不论肿瘤大小和扩散程度,累及盆腔和/或主动脉旁淋巴结
ⅢC1	仅累及盆腔淋巴结
ⅢC2	主动脉旁淋巴结转移
Ⅳ期	肿瘤侵犯膀胱黏膜和/或直肠黏膜和/或超出真骨盆
ⅣA	转移至邻近器官
ⅣB	转移到远处器官

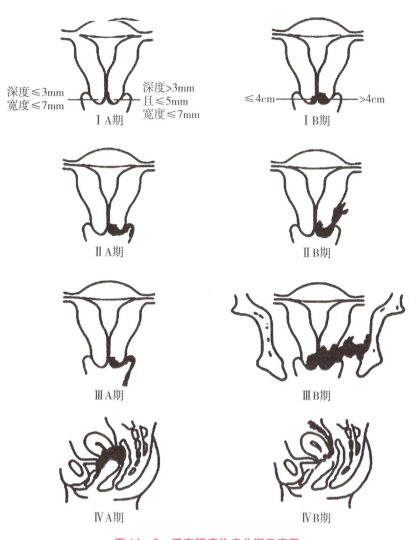

图 14-2 子宫颈癌临床分期示意图

【护理评估】

(一)健康史

在询问病史中,应仔细了解患者的婚育史、性生活史、高危男子性接触史、慢性宫颈炎病史等,是否有生殖道病毒感染及诊治经过,了解吸烟、遗传等相关因素。重点关注年轻患者有无接触性出血及月经情况,对老年患者注意询问绝经后阴道不规则流血情况。

(二)身体评估

1. **症状** 早期患者常无明显症状,随病变发展可出现以下表现。

(1)阴道流血:当癌肿侵及间质内血管时出现流血。早期表现为性交后或妇科检查后有少量出血,称为接触性出血。以后可有月经间期或绝经后少量断续不规则出血,晚期出血量较多,一旦侵及较大血管可能引起致命性大出血。年轻患者也可表现为经期延长、周期缩短、经量增多等;老年患者常诉绝经后有不规则阴道流血。

(2)阴道排液:多数患者有白色或血性、稀薄如水样或米泔样、有腥臭味的液体经阴道排出。晚期患者因癌组织坏死伴感染,可有大量米泔样或脓性恶臭白带。

(3)晚期症状:根据癌灶累及范围,患者可出现不同的继发症状。邻近组织器官及神经受累时,可出现尿频、尿急、便秘、下肢肿胀、疼痛等症状;癌肿压迫或累及输尿管时可引起输尿管梗阻、肾积水及尿毒症;晚期患者可有贫血、恶病质等全身衰竭症状。

> 考点提示:子宫颈癌早期表现为接触性出血。

2.体征 早期局部可无明显变化,宫颈光滑或呈宫颈炎表现。随着宫颈浸润癌的生长发展可出现不同体征。外生型者宫颈可见息肉状、菜花状赘生物,常伴感染,质脆,触之易出血;内生型则表现为宫颈肥大、质硬、宫颈管膨大如桶状;晚期癌组织坏死脱落形成溃疡或空洞伴恶臭。癌灶浸润阴道壁时,局部可见赘生物;宫旁组织受累时,双合诊、三合诊检查可扪及宫旁组织增厚、结节状、质硬或形成冰冻骨盆。

(三)辅助检查

1.子宫颈细胞学检查 是子宫颈癌筛查的主要方法。可采用巴氏涂片法或液基细胞涂片法。子宫颈细胞学检查的报告形式有巴氏分类法和 TBS 分类系统。巴氏分类法简单,但其各级之间的区别无严格客观标准,也不能很好地反映组织学病变程度。推荐使用 TBS 分类系统,该系统较好地结合了细胞学、组织学与临床处理方案。

2.HPV DNA 检测 相对于细胞学检查,其敏感性较高,特异性较低;可与细胞学检查联合应用于子宫颈癌筛查,也可用于细胞学检查异常的分流。

3.阴道镜检查 宫颈刮片细胞学检查巴氏Ⅲ级以上、TBS 报告上皮细胞异常,均应在阴道镜下观察宫颈表面病变状况,选择可疑病变区行宫颈活组织检查,提高诊断准确率。

4.子宫颈活组织检查 是确诊 CIN 和宫颈癌的最可靠方法。选择宫颈移行带区3点、6点、9点、12点4处取材,或在阴道镜指引下在碘试验不着色区取材,提高确诊率。若需了解子宫颈管的病变情况,应行子宫颈管内膜刮取术。

> 考点提示:子宫颈细胞学检查是宫颈癌筛查的主要方法,子宫颈活组织检查是确诊宫颈癌的最可靠方法。

(四)心理社会评估

早期宫颈癌患者在普查中发现宫颈细胞学报告异常时,会感到震惊,常表现为发呆或出现一些令人费解的自发性行为。几乎所有的患者会产生恐惧感,害怕疼痛、被遗弃和死亡等。当确定诊断后,与其他恶性肿瘤患者一样会经历否认、愤怒、妥协、忧郁、接受期等心理反应阶段。

(五)治疗要点

处理方案应根据临床分期、患者年龄、生育要求和全身情况,综合分析后确定。一般采用手术和放射治疗为主、化学药物治疗为辅的综合治疗方案。

1.LSIL 的处理 若细胞学检查为 LSIL 及以下病变,可仅观察随访。随访过程中病变持续存在2年以上或有进展宜进行治疗。目前治疗采用物理治疗或子宫颈锥切术。

2.HSIL 可发展为浸润癌,需要治疗。阴道镜检查充分者可用宫颈锥切术或消融治疗;不充分者宜采取宫颈锥切术。宫颈锥切确诊、年龄较大、无生育要求合并有其他妇科疾病者行全子宫切除术。

3.子宫颈癌的处理 选择根治性子宫切除术及盆腔淋巴结清扫术等。手术治疗的优点是使年轻的患者可以保留卵巢和阴道的功能。

4.放射治疗 简称放疗,适用于各期患者。目前对早期病例主张以腔内照射为主,体外照射为辅。晚期病例,特别是局部瘤体巨大、出血活跃或伴有感染者,则先行体外照射,辅以腔内照射。放疗的优点是疗效高,危险小;缺点是个别患者对放疗不敏感,并能引起放射性直肠炎、膀胱炎等并发症。

5.手术及放射综合疗法 适用于宫颈病灶较大者,术前放疗,待癌灶缩小后再行手术。手术后证实淋巴结或宫旁组织有转移者,可术后放疗消灭残存癌灶以减少复发。

6. 化学药物治疗　简称化疗,适用于晚期或复发转移的宫颈癌患者。近年也有采用化疗作为手术或放疗的辅助治疗,用以缩小病灶,也可用于放疗增敏。常采用以铂类为基础的联合化疗方案,通过静脉或动脉灌注的用药途径进行化疗。

【护理诊断/问题】

1. **恐惧**　与宫颈癌的确诊及可能的不良预后有关。
2. **排尿障碍**　与宫颈癌根治术后影响膀胱正常张力有关。

【护理目标】

(1)患者接受诊断,配合各种检查、治疗。

(2)患者排尿功能恢复良好。

(3)患者适应术后生活方式。

【护理措施】

(一)一般护理

保证患者充足的休息;鼓励患者摄入足够的营养,多吃高蛋白、高维生素、高铁、易消化的食物,保持体重稳定;注意个人卫生,勤换会阴垫。教会患者术后呼吸、排尿、排便习惯锻炼,指导患者进行肛门、阴道舒缩练习,提高盆底肌肉收缩力。

(二)症状护理

阴道流血、阴道流液患者,每日会阴擦洗2次,勤换床单、保持卧具清洁,预防感染。有大量米汤样或恶臭脓性阴道排液者,可用1:5000高锰酸钾溶液擦洗阴道,擦洗时动作应轻柔。宫颈癌并发大出血者,应及时报告医生,备齐急救药物和药品,配合抢救,并以明胶海绵和纱布条填塞阴道,压迫止血。疼痛患者,遵医嘱适当选用止痛剂。有贫血、感染、消瘦、发热、恶病质表现者,应加强护理,预防肺炎、口腔感染、压疮等并发症,按医嘱行支持疗法和抗生素治疗。

(三)病情观察

观察患者生命体征及阴道流血量,对于术后患者要注意阴道残端有无流血。观察阴道排液、引流管排液的量和性状及有无臭味,及时发现感染征象。

(四)治疗护理

1. 手术患者的护理

(1)术前准备:按腹部、会阴部手术护理内容,认真执行术前护理活动。尤其注意于手术前3天选用消毒剂或氯己定(洗必泰)等消毒宫颈及阴道。菜花型癌患者有活动性出血可能,需用消毒纱条填塞止血,并认真交班嘱按时取出或更换。手术前认真做好清洁灌肠,保证肠道呈清洁、空虚状态。发现异常及时与医师联系。

(2)协助术后康复:宫颈癌根治术涉及范围广,患者术后反应也较一般腹部手术者大。为此,要求每15~30分钟观察并记录1次生命体征及液体出入量,平稳后再改为每4小时1次。注意保持导尿管、腹腔各种引流管及阴道引流通畅,认真观察引流液性状及量。通常按医嘱于术后48~72小时取出引流管,术后7~14天拔除尿管。拔除尿管前3天开始夹管,每2小时放一次,定时间断放尿以训练膀胱功能,促使患者恢复正常排尿功能。患者于拔管后1~2小时自行排尿1次,如不能自解应及时处理,必要时重新留置尿管。拔管后4~6小时测残余尿量1次,如超过100mL则需继续留置尿管;少于100mL者每天测1次。若2次均在100mL以内者,说明膀胱功能已恢复。指导卧床患者进行床上肢体活动,以预防长期卧床并发症的发生。

2. 放疗患者的护理 使接受放射治疗的患者理解放疗的目的与意义,取得患者配合。放疗期间,保持皮肤红色定位线清晰可见,并保持放疗区皮肤清洁干燥,皮肤瘙痒时忌抓挠。接受盆腔内放疗者,事先灌肠并留置导尿管,以保持直肠膀胱空虚状态,避免放射性损伤。腔内置入放射源期间,保证患者绝对卧床,但应进行床上肢体运动,以免出现因长期卧床而出现的并发症。取出放射源后,鼓励患者渐进性下床活动并承担生活自理项目。

(五)心理护理

利用挂图、实物、宣传资料等向患者介绍有关宫颈癌的医学常识。认真倾听患者的感受和对疾病的了解情况。向患者讲解宫颈癌的现有治疗水平和治疗效果,提高患者战胜疾病的信心和勇气,解除患者恐惧心理,使其能积极配合医护人员的各项治疗和护理。

(六)做好出院指导

护士要鼓励患者及家属积极参与出院计划的制订过程,以保证计划的可行性。向出院患者说明按时随访的重要性,于宫颈癌患者出院后1个月行首次随访,治疗后2年内每3个月复查1次;3~5年内每半年复查1次;第6年开始,每年复查1次。随访内容包括盆腔检查、阴道涂片细胞学检查、胸片、血常规及子宫颈鳞状细胞癌抗原检查等。护士注意协助患者重新评价自我能力,根据患者具体情况提供有关术后生活方式的指导,包括根据机体康复情况,逐渐增加活动量和强度,适当参加社会交往活动或恢复日常工作。性生活的恢复需依术后复查结果而定,护士应认真听取患者对性生活的看法和疑虑,提供针对性帮助。

【护理评价】

(1)患者能以积极的态度配合诊治全过程。
(2)患者拔管后能恢复正常排尿功能。
(3)患者能介绍出院后个人康复计划的内容。

第三节 子宫肌瘤

案例导学

王女士,30岁,银行职员,已婚,G_0P_0(孕0产0),单位体检时发现子宫有多个小肌瘤,非常紧张,心想"我要做手术吗?我的子宫要切掉吗?我的生育能力受影响吗?"

请问:

作为一名护士,你该如何帮助王女士?

子宫肌瘤是女性生殖器官中最常见的良性肿瘤,多见于30~50岁妇女。子宫肌瘤确切的病因尚未明了,一般认为其发生和生长与雌激素长期刺激有关。此外,研究发现孕激素有促进肌瘤生长的作用。

> **考点提示**:子宫肌瘤是女性生殖系统常见良性肿瘤。

【病因】

子宫肌瘤确切的发病因素尚不清楚,一般认为其发生和生长可能与女性性激素长期刺激有关。雌激素能使子宫肌细胞增生肥大、肌层变厚,子宫增大;雌激素还通过子宫肌细胞内的雌激素受体起作用。有研究发现,孕激素也可以刺激子宫肌瘤细胞核分裂,促进肌瘤生长。细胞遗传学研究显示25%~50%子宫肌瘤存在细胞遗传学的异常,包括12号和14号染色体易位、7号染色体部分缺失等。

分子生物学研究结果提示,子宫肌瘤是由单克隆平滑肌细胞增殖而成,多发性子宫肌瘤是由不同克隆平滑肌细胞形成。此外,由于卵巢功能、激素代谢均受高级神经中枢的调节控制,故有人认为神经中枢活动对肌瘤的发病也可能起作用。

【病理】

1. 巨检　子宫肌瘤多为球形实质性包块,表面光滑,质地较子宫肌层硬;呈单个或多个,大小不一。肌瘤外表有被压缩的肌纤维束和结缔组织构成的假包膜覆盖。肌瘤切面呈灰白色,可见漩涡状或编织状结构。肌瘤的颜色和硬度则与所含纤维组织的多少有关。

2. 镜检　可见肌瘤主要由梭形平滑肌细胞和不等量的纤维结缔组织相互交织而成,细胞大小均匀,排列成漩涡状或栅状,核为杆状。极少情况下有特殊的组织学类型,如富细胞性、奇异型、核分裂活跃、上皮样平滑肌瘤,以及静脉内和播散性腹膜平滑肌瘤。

【分类】

按肌瘤生长部位子宫肌瘤可分为子宫体部肌瘤和子宫颈部肌瘤。前者尤为常见,约占90%。根据肌瘤与子宫肌层关系不同,子宫肌瘤可分为以下3类(图14-3)。

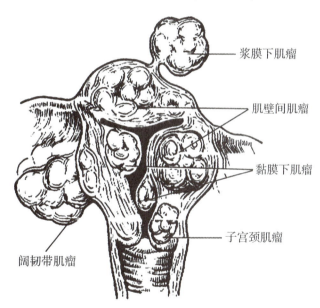

图14-3　子宫肌瘤分类示意图

1. 肌壁间肌瘤　肌瘤位于子宫肌层内,周围均为肌层包绕,为最常见的类型,占总数的60%~70%。

2. 浆膜下肌瘤　肌瘤突出于子宫表面,由浆膜层覆盖,约占总数的20%。浆膜下肌瘤继续向浆膜面生长,基底部形成细蒂与子宫相连时为带蒂的浆膜下肌瘤;若向阔韧带两叶腹膜间伸展,则形成阔韧带内肌瘤。

3. 黏膜下肌瘤　肌瘤向宫腔方向突出,表面由子宫黏膜层覆盖,称为黏膜下肌瘤,占总数的10%~15%。黏膜下肌瘤易形成蒂,在宫腔内生长犹如异物,引起子宫收缩,肌瘤可被挤出宫颈外口突入阴道。

子宫肌瘤常为多个,各种类型的肌瘤可发生在同一子宫,称为多发性子宫肌瘤。

考点提示:按肌瘤与子宫肌层的位置关系子宫肌瘤分为浆膜下肌瘤、肌壁间肌瘤、黏膜下肌瘤。常见症状为月经增多。

【护理评估】

(一)健康史

应注意患者既往月经史、生育史,是否有(因子宫肌瘤所致的)不孕或自然流产史;评估并记录患者是否存在长期使用雌激素的诱发因素;发病后月经变化情况;曾接受的治疗经过、疗效及用药后机体反应。同时,注意收集因子宫肌瘤压迫所伴随其他症状的主诉,并排除因妊娠、内分泌失调及癌症所致的子宫出血。

(二)身体评估

1. 症状 多数患者无明显症状,仅在体检时偶尔发现。症状与肌瘤的部位、有无变性相关,而与肌瘤的大小、数目关系不大。常见症状如下。

(1)月经改变:是子宫肌瘤最常见的症状,多见于大的肌壁间肌瘤及黏膜下肌瘤。大的肌壁间肌瘤可致宫腔增大,子宫内膜内膜面积增大,影响子宫收缩,从而引起月经周期缩短、经期延长、经量增多、不规则阴道流血等。黏膜下肌瘤常表现为月经量过多,随肌瘤逐渐增大,经期延长。肌瘤一旦发生坏死、溃疡、感染时,则有持续性或不规则阴道流血或脓血性排液等。患者因长期月经量过多可出现不同程度的贫血。浆膜下肌瘤、肌壁间小肌瘤常无明显月经改变。

(2)下腹部包块:当肌瘤逐渐增大使子宫超过妊娠3个月大时,可于下腹正中扪及块状物,尤其膀胱充盈将子宫推向上方时更容易触及。巨大的黏膜下肌瘤脱出阴道外时,患者会因外阴脱出物就医。

(3)白带增多:肌壁间肌瘤使宫腔内膜面积增大,内膜腺体分泌增加,并伴盆腔充血致白带增多;脱出于阴道内的黏膜下肌瘤表面极易感染、坏死,产生大量脓血性排液或有腐肉样组织排出,伴臭味。

(4)压迫症状:肿瘤增大时可压迫邻近器官,出现相应器官受压的各种症状,如尿频、尿急、便秘等。

(5)其他:包括下腹坠胀、腰酸背痛,经期加重。当浆膜下肌瘤发生蒂扭转时,出现急性腹痛;肌瘤红色变时有急性下腹痛,伴发热、恶心。黏膜下肌瘤由宫腔向外排出时也可引起腹痛;黏膜下肌瘤和引起宫腔变形的肌壁间肌瘤可引起不孕或流产。

2. 体征 与肌瘤大小、数目、位置及有无变性有关。大肌瘤可在下腹部扪及实质性不规则肿块。盆腔检查扪及子宫增大,表面有不规则单个或多个结节状突起。黏膜下肌瘤突出宫颈口或阴道内,呈红色,表面光滑,伴有感染时表面则有渗出液覆盖,或形成溃疡。

(三)辅助检查

B超是常用的辅助检查,能区分子宫肌瘤与其他盆腔肿块。如有需要,还可选择MRI(磁共振成像)、宫腔镜、腹腔镜、子宫输卵管造影等协助诊断。

(四)心理社会评估

当患者得知患有子宫肌瘤时,首先害怕患恶性肿瘤,随之会为如何选择处理方案而显得无助,或因接受手术治疗而恐惧、不安,迫切需要咨询指导。

(五)治疗要点

根据患者症状、年龄和生育要求,以及肌瘤类型、大小、数目,全面考虑。

1. 随访观察 肌瘤小,症状不明显,或已近绝经期的妇女,可每3~6个月随访一次,若出现症状可考虑进一步治疗。

2. 药物治疗 适用于症状轻、近绝经期或全身情况不宜手术者。常用雄激素(如丙酸睾酮注射液)对抗雌激素,促使子宫内膜萎缩;直接作用于平滑肌,使其收缩而减少出血。也可用促性腺激素释放激素类似物(GnRH-α),通过抑制垂体、卵巢功能,降低体内雌激素水平,缓解症状并抑制肌瘤生长使其萎缩。米非司酮可作为术前用药或提前绝经使用。

3. 手术治疗 手术是目前子宫肌瘤的主要治疗方法。适应证包括：月经过多致继发贫血，药物治疗无效；严重腹痛、性交痛或慢性腹痛、有蒂肌瘤扭转引起的急性腹痛；有膀胱、直肠压迫症状；能确定肌瘤是不孕或反复流产的唯一原因；肌瘤生长较快，怀疑有恶变。手术途径可经腹、经阴道或采用宫腔镜及腹腔镜进行。手术方式如下。①肌瘤切除术：年轻又希望保留生育功能的患者，术前排除子宫及宫颈的癌前病变后可考虑经腹或腹腔镜下切除肌瘤，保留子宫。②子宫切除术：无须保留生育功能或疑有恶变的患者可行全子宫切除术或次全子宫切除术。术前应行常规检查排除宫颈恶性病变，发生于围绝经期的子宫肌瘤需注意排除合并子宫内膜癌。

4. 其他 随着医学科学的发展，目前出现了许多新的微创治疗手段，如冷冻疗法、射频消融技术、高强度聚焦超声、子宫动脉栓塞术等，各有优缺点，疗效还不确定。

【护理诊断/问题】

1. **知识缺乏**：缺乏子宫肌瘤的相关知识。
2. **焦虑** 与担心肌瘤恶变，害怕手术有关。
3. **潜在并发症**：贫血等。

【护理目标】

(1)患者获得有关子宫肌瘤及其健康保健的知识。
(2)患者能正确看待疾病及手术等相关治疗，积极配合治疗。
(3)患者住院期间不出现贫血，或有效纠正贫血的症状。

【护理措施】

（一）一般护理

保证患者充足休息，注意补充高蛋白、高热量、高维生素、富含铁的饮食，以纠正贫血、增强抵抗力。

（二）症状护理

(1)阴道出血多者，应严密观察并记录生命体征情况，按医嘱给予止血药和子宫收缩剂，必要时输血、补液、抗感染或行刮宫术止血，维持正常血压并纠正贫血状态。
(2)肌瘤脱出阴道内，应保持局部清洁，防止感染。
(3)巨大肌瘤患者出现局部压迫致尿、便不畅时应予导尿，或用缓泻剂软化粪便，或用番泻叶2～4g冲饮，以缓解尿潴留、便秘的症状。

（三）病情观察

(1)观察阴道出血，注意收集会阴垫，评估出血量。
(2)黏膜下肌瘤脱出者，应注意观察阴道分泌物的量、性质、颜色。
(3)浆膜下肌瘤者应注意观察患者有无腹痛，腹痛部位、程度及性质。

（四）治疗护理

(1)帮助接受保守治疗的患者明确随访时间、目的及联系方式，主动配合按时接受随访指导。
(2)向接受药物治疗的患者讲明药物名称、用药目的、剂量、方法、可能出现的不良反应及应对措施。例如，选用雄激素治疗者，丙酸睾酮注射液25mg肌内注射，每5日1次，每月总量不超过300mg，以免男性化。GnRH-α一般应用长效制剂，每月皮下注射1次，用药6个月以上可产生绝经综合征、骨质疏松等副作用，长期用药受到限制。米非司酮每日12.5mg口服，因其拮抗孕激素，子宫内膜长期受雌激素刺激，增加子宫内膜增生的风险，不宜长期使用。

(3)需接受手术治疗者,按相应手术常规进行护理。

(五)心理护理

(1)详细评估患者所具备的子宫肌瘤相关知识及错误概念,通过连续性护理活动与患者建立良好的护患关系,讲解有关疾病知识,纠正其错误认识。

(2)为患者提供表达内心顾虑、惊恐、感受和期望的机会与环境,帮助患者正确认识疾病,减轻无助感。

(3)使患者确信子宫肌瘤属于良性肿瘤,并非恶性肿瘤的先兆,消除其不必要的顾虑,增强其康复信心。

(六)提供随访及出院指导

(1)护士要使接受保守治疗的患者明确随访的时间、目的及联系方式,主动配合,按时接受随访。向接受药物治疗的患者讲明药物名称、用药目的、剂量、方法、可能出现的不良反应及应对措施。例如:选用促性腺激素释放激素类似物(亮丙瑞林或戈舍瑞林),一般应用长效制剂,每月皮下注射1次,用药6个月以上可产生绝经综合征、骨质疏松等副作用,故限制长期用药。使受术者了解术后1个月返院检查的内容、具体时间、地点及联系人等,患者的性生活、日常活动恢复均需通过术后复查、评估后确定。患者出现不适或异常症状需及时就诊。

(2)子宫肌瘤合并妊娠者的护理:子宫肌瘤合并妊娠占肌瘤患者的0.5%~1%,占妊娠妇女的0.3%~0.5%,肌瘤小且无症状者常被忽略,因此,实际发生率高于报道。黏膜下肌瘤可影响受精卵着床,较大的肌壁间肌瘤因宫腔变形或内膜供血不足等可引起流产;较大肌瘤也可影响胎先露下降,导致产程异常和难产,应按医嘱做好剖宫产术前准备及术后护理。子宫肌瘤合并妊娠者应及时就诊,主动接受并配合医疗指导。子宫肌瘤合并中晚期妊娠者需要定期接受孕期检查,多能自然分娩,不需急于干预;但要警惕妊娠期及产褥期肌瘤容易发生红色变性,同时应积极预防产后出血。

【护理评价】

(1)患者在诊疗全过程表现出积极行为。

(2)患者能正确认识子宫肌瘤。

第四节 子宫内膜癌

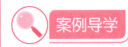

> 李女士,56岁,绝经5年,不规则阴道出血伴脓性阴道排液1月余。妇科检查:阴道内无异常,宫颈光滑,子宫大小正常,质地中等,双侧附件区未触及明显异常。
> 请问:
> 1.该患者是什么疾病?
> 2.确诊还需要做哪些检查?
> 3.患者可能存在哪些护理诊断?应采取哪些护理措施?

子宫内膜癌是发生于子宫内膜的一组上皮性恶性肿瘤,是女性生殖道三大恶性肿瘤之一,平均发病年龄为60岁,其中75%发生于50岁以上妇女。其以腺癌为主。腺癌是一种生长缓慢,发生转移也较晚的恶性肿瘤,但一旦蔓延至子宫颈,侵犯子宫肌层或子宫外,其预后极差。近年来,该病的发病率在世界范围内有上升趋势。

【病因】

子宫内膜癌的确切病因仍不清楚。目前认为子宫内膜癌有以下两种发病类型。

1. **雌激素依赖型（Ⅰ型）** 其发生可能是在无孕激素拮抗的雌激素长期作用下，发生子宫内膜增生症，甚至癌变。这种类型占子宫内膜癌的大多数，均为子宫内膜样腺癌，肿瘤分化较好，雌激素与孕激素受体呈阳性率高，预后好。患者较年轻，常伴有肥胖、高血压、糖尿病、不孕或不育及绝经延迟。大约20%的子宫内膜癌有家族史。

2. **非激素依赖型（Ⅱ型）** 发病与雌激素无明确关系。这类子宫内膜癌的病理形态属少见类型，如子宫内膜浆液性乳头状癌、透明细胞癌、腺鳞癌、黏液腺癌等。此型多见于老年体瘦妇女，在癌灶周围可以是萎缩的子宫内膜，肿瘤恶性度高，分化差，雌激素与孕激素受体多呈阴性，预后不良。

【病理】

（一）巨检

不同组织类型的子宫内膜癌肉眼表现无明显区别，大体分为以下两种。

1. **弥漫型** 子宫内膜大部或全部为癌组织侵犯，并突向宫腔，常伴有出血、坏死，但较少浸润肌层。晚期癌灶可侵犯深肌层或宫颈，堵塞宫颈导致宫腔积脓。

2. **局灶型** 病灶局限于宫腔的一小部分，多见于子宫底或宫角部，早期病灶小，呈息肉或菜花状，易浸润肌层。

（二）镜检及病理类型

1. **内膜样腺癌** 占80%～90%，内膜腺体高度异常增生，上皮复层并形成筛孔状结构。癌细胞异型明显，核大、不规则、深染，核分裂活跃。分化差的腺癌腺体少，腺结构消失，成实性癌块。其按腺癌分化程度分为Ⅰ级（高分化G1）、Ⅱ级（中分化G2）、Ⅲ级（低分化G3）。分级愈高，恶性程度愈高。

2. **癌肉瘤** 较少见，是一种由恶性上皮和恶性间叶成分混合组成的子宫恶性肿瘤，也称恶性米勒管混合瘤。镜下见恶性上皮成分通常为米勒管型上皮，间叶成分分为同源性和异源性，后者常见恶性软骨、横纹肌成分，恶性程度高。

3. **浆液性腺癌** 又称子宫乳头状浆液性腺癌，占1%～9%。癌细胞异型性明显，多为不规则复层排列，呈乳头状或簇状生长。其恶性程度高，易有深肌层浸润和腹腔、淋巴结及远处转移，预后极差。无明显肌层浸润时也可能发生腹腔播散。

4. **黏液性癌** 约占5%，肿瘤半数以上由胞质内充满黏液的细胞组成，大多腺体结构分化良好，病理行为与内膜样腺癌相似，预后较好。

5. **透明细胞癌** 占不足5%，癌细胞呈实性片状、腺管样或乳头状排列，癌细胞胞质丰富、透亮，核呈异型性或鞋钉状，恶性程度高，易早期转移。

【转移途径】

多数子宫内膜癌生长缓慢，局限于内膜或宫腔时间较长，部分特殊病理类型（浆液性乳头状腺癌、鳞腺癌）和低分化癌可发展较快，短期内出现转移，其主要转移途径为直接蔓延、淋巴转移，晚期可有血行转移。

【临床分期】

采用国际妇产科联盟（FIGO）2014制定的手术-病理分期（表14-2）。

表 14-2　子宫内膜癌手术-病理分期(FIGO,2014)

分期	肿瘤范围
Ⅰ期	癌局限于宫体
ⅠA期	肿瘤浸润的深度<1/2肌层
ⅠB期	肿瘤浸润的深度≥1/2肌层
Ⅱ期	肿瘤侵犯宫颈间质,但没有宫体外蔓延
Ⅲ期	肿瘤局部和(或)区域扩散
ⅢA期	累及子宫浆膜和(或)附件
ⅢB期	累及阴道和(或)子宫旁组织
ⅢC期	转移到盆腔淋巴结和(或)腹主动脉旁淋巴结
ⅢC1	盆腔淋巴结转移
ⅢC2	腹主动脉旁淋巴结转移(或不伴)盆腔淋巴结转移
Ⅳ期	肿瘤累及膀胱和/或直肠黏膜,或远处转移
ⅣA期	肿瘤侵犯膀胱和/或直肠黏膜
ⅣB期	肿瘤远处转移,包括腹腔内转移和或腹股沟淋巴结转移

【护理评估】

(一)健康史

收集病史时应高度重视患者的高危因素,如老年、肥胖、绝经期推迟、少育、不育以及停经后接受雌激素补充治疗等病史;询问近亲家属中是否有乳腺癌、子宫内膜癌等肿瘤病史;重点评估育龄妇女月经情况,特别是曾有激素治疗效果不佳的月经失调史。对确诊为子宫内膜癌者,需详细询问并记录发病经过、有关检查治疗及出现症状后的机体反应等情况。

(二)身体评估

1. 症状　极早期无明显症状,随着病情发展出现以下症状。

(1)阴道流血:主要表现为绝经后阴道流血,是子宫内膜癌最典型的症状,量一般不多。尚未绝经者表现为月经增多,经期延长或月经紊乱。

(2)阴道排液:多为血性液体或浆液性分泌物,合并感染则有脓血性排液、恶臭。

(3)下腹疼痛及其他:若癌肿累及宫颈内口,可引起宫腔积脓,出现下腹胀痛及痉挛样疼痛。晚期癌肿浸润周围组织或压迫神经时可引起下腹及腰骶部疼痛。晚期患者可出现贫血、消瘦及恶病质等相应症状。

> 考点提示:子宫内膜癌以绝经后出现阴道出血为典型症状。

2. 体征　早期子宫内膜癌经妇科检查可无异常发现。晚期可有子宫明显增大,合并宫腔积脓时可有明显触痛,宫颈管内偶见癌组织脱出,触之易出血。病灶浸润周围组织时,子宫固定或在宫旁触及不规则结节样物。

(三)辅助检查

1. B超　经阴道B超检查可了解子宫大小、宫腔形状、宫腔内有无赘生物、子宫内膜厚度、肌层有无浸润及深度,可对异常阴道流血的原因作出初步判断并为进一步检查的选择提供参考。

2. 分段诊断性刮宫　是最常用且最有价值的诊断方法。通常要求先环刮宫颈管,后探宫腔,再行宫腔搔刮内膜,标本分瓶做好标记,送病理检查。分段诊刮的优点是能获得子宫内膜的组织标本进行病理诊断,同时还能鉴别子宫内膜癌和宫颈管腺癌;也可明确子宫内膜癌是否累及宫颈管,为制订治疗方案提供依据。

3. **宫腔镜检查** 可直接观察宫腔及宫颈管内有无癌灶存在、大小及部位,直视下取活检,对局灶性子宫内膜癌的诊断更为准确。

4. **细胞学检查** 行子宫颈刮片、阴道后穹隆涂片及子宫颈管吸片取材做细胞学检查,辅助诊断子宫内膜癌的阳性率不高,分别为50%、65%、75%。

5. **其他** MRI、CT(计算机体层成像)等检查及血清CA125测定可协助判断病变范围,有子宫外肿瘤播散者其血清CA125值明显升高。

> **考点提示**:分段诊断性刮宫是诊断子宫内膜癌最常用、最有价值的诊断方法。

(四)心理社会评估

当患者出现症状并需要接受各种检查时,面对不熟悉的检查过程充满恐惧和焦虑,担心检查结果以及检查过程带来的不适。当得知患子宫内膜癌时,与宫颈癌患者一样,不同个案及其家庭会出现不同的心理反应。

(五)治疗要点

根据病情及患者具体情况选择手术、放射治疗或药物治疗,可单用或综合应用。

1. **手术治疗** 为首选方案,尤其是早期病例。根据病情选择手术方案,如全子宫切除术及双侧附件切除术;或行广泛子宫切除术及双侧附件切除术,同时行盆腔及腹主动脉旁淋巴结清扫术;或行肿瘤细胞减灭手术等。

2. **放射治疗** 是治疗子宫内膜癌的有效方法之一,适用于已有转移或可疑淋巴结转移及复发的子宫内膜癌患者。根据病情需要于术前或术后加用放射治疗提高疗效。

3. **药物治疗**

(1)孕激素:适用于晚期或癌症复发者,不能手术切除或年轻、早期、要求保留生育功能者,选用大剂量孕激素也可获得一定效果。

(2)抗雌激素制剂:他莫昔芬是一类非甾体类抗雌激素药物,适应证与孕激素治疗相同;可与孕激素配合使用或可增加疗效。

4. **化学药物** 适用于晚期不能手术或治疗后复发者。常用的化疗药物有顺铂、阿霉素、紫杉醇等,可单独或联合应用,还可与孕激素合并应用。

> **考点提示**:子宫内膜癌首选治疗方式为手术。

【护理诊断/问题】

1. **焦虑** 与住院、需接受的诊治手段有关。
2. **知识缺乏** 缺乏子宫内膜癌的相关知识。

【护理目标】

(1)住院期间,患者能主动参与诊断性检查过程。
(2)患者能正确认识疾病及当前的状态,合理表达自己的需求。

【护理措施】

(一)一般护理

合理饮食,加强营养。鼓励患者进食营养全面和丰富的食物,增强机体抵抗力。为患者提供安静、舒适的睡眠环境,保持外阴清洁,预防感染。

(二)治疗护理

1. 手术治疗患者的护理　严格执行腹部及阴道手术护理活动。术后6~7日阴道残端肠线吸收或感染可致残端出血,需严密观察并记录出血情况。此期间患者应减少活动。

2. 放射治疗患者的护理　接受盆腔内放疗者,先灌肠并留置导尿管,以保持直肠、膀胱空虚状态,避免放射性损伤。腔内置入放射源期间,保证患者绝对卧床,但应学会床上肢体运动方法,以免出现长期卧床的并发症。取出放射源后,鼓励患者渐进性下床活动及进行生活自理项目。

3. 药物治疗患者的护理　注意观察药物的副作用。孕激素治疗通常用药剂量大,至少应用12周以上方可评定疗效,患者需要具备配合治疗的耐心。孕激素的不良反应为水钠潴留、药物性肝炎等,但停药后即好转。TMX的不良反应有潮热、急躁等类似围绝经期综合征的表现,轻度的白细胞、血小板计数下降等骨髓抑制表现,还可有头晕、恶心、呕吐、不规则少量阴道出血、闭经等。

4. 化疗患者的护理　按化疗有关内容提供相应护理。

(三)心理护理

评估患者对疾病及有关诊治过程的认知程度,鼓励患者及其家属讨论有关疾病及治疗的疑虑,耐心解答。向护理对象介绍住院环境、诊断性检查、治疗过程、可能出现的不适以求得主动配合。努力使患者确信子宫内膜癌的病程进展缓慢,是女性生殖器官恶性肿瘤中预后较好的一种,增强其治病信心。

(四)出院指导

患者完成治疗后应定期随访,及时发现异常情况,确定处理方案;同时建议恢复性生活的时间及体力活动的程度。随访时间为:术后2~3年内每3个月1次,3年后每6个月1次,5年后每年1次。随访内容包括详细病史、盆腔检查、阴道细胞学检查、胸部X线摄片、血清CA125检测等,必要时可做CT及MRI检查。子宫根治术后、服药或放射治疗后,患者可能出现阴道分泌物减少、性交痛等症状,需要为患者提供咨询指导服务,如指导患者局部使用水溶性润滑剂等以增进性生活舒适度。

【护理评价】

(1)住院期间,患者主动参与治疗过程并表现出积极配合行为。
(2)出院时,患者如期恢复体能并能够生活自理。

第五节　卵巢肿瘤

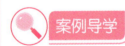

> 李女士,27岁,左下腹隐痛2天,在家健身后,突然自觉左下腹痛加剧,并伴有呕吐,3小时不能缓解遂急诊入院。入院后急查血:白细胞20×10^9/L,中性粒细胞79%,血HCG阴性。B超提示:左下腹可见5.5cm×7.0cm包块。
>
> 请问:
> 1. 该患者的主要护理诊断是什么?
> 2. 首先应该为该患者采取什么护理措施?

卵巢肿瘤是妇科常见的肿瘤,可发生于任何年龄,但肿瘤的组织学类型有所不同。卵巢恶性肿瘤是女性生殖器官常见的三大恶性肿瘤之一。卵巢位于盆腔深部,早期病变不易被发现,一旦出现症状多属晚期,晚期疗效不佳,故死亡率高居妇科恶性肿瘤之首。

> **考点提示**：卵巢癌死亡率居妇科恶性肿瘤首位。

【常见的卵巢肿瘤及病理特点】

（一）卵巢上皮性肿瘤

卵巢上皮性肿瘤占原发性卵巢肿瘤的50%～70%，其恶性类型占卵巢恶性肿瘤的85%～90%，是最常见的卵巢肿瘤。肿瘤来源于卵巢表面的生发上皮，有良性、恶性和交界性之分。交界性肿瘤是指上皮细胞增生活跃及核异型，是一种低度潜在恶性肿瘤，生长缓慢、转移率低、复发迟。卵巢上皮性癌发展迅速，不易早期诊断，治疗困难，死亡率高。临床观察发现：其多见于中老年妇女，少发于青春期前和婴幼儿；未产、不孕、初潮早、绝经迟等是卵巢上皮性癌的高危因素；多次妊娠、哺乳和口服避孕药是其保护因素，5%～10%卵巢上皮癌有家族史或遗传史。

1. 浆液性肿瘤

（1）浆液性囊腺瘤：较为常见，约占卵巢良性肿瘤的25%；多为单侧，呈圆球形，大小不等，表面光滑，囊内充满淡黄色清澈浆液。切面为单房或多房。在镜下可见囊壁为纤维结缔组织，内衬单层立方形或柱状上皮。

（2）交界性浆液性囊腺瘤：中等大小，多为双侧，较少在囊内，呈乳头状生长。在镜下可见乳头分支纤细而密，上皮复层不超过3层，细胞轻度异型，无间质浸润，预后好。

（3）浆液性囊腺癌：最常见的卵巢恶性肿瘤，占卵巢上皮性癌75%；多为双侧，体积较大，囊实性；呈结节状或分叶状，灰白色，或有乳头状增生，切面为多房，腔内充满乳头，质脆，易出血、坏死。在镜下可见囊壁上皮明显增生，呈复层排列。肿瘤生长速度快，预后差。

2. 黏液性肿瘤

（1）黏液性囊腺瘤：约占卵巢良性肿瘤的20%；多为单侧，呈圆形或卵圆形，体积较大，表面光滑，呈灰白色。切面常为多房，囊壁内充满胶冻样黏液，含黏蛋白和糖蛋白，囊内很少有乳头生长。在镜下可见囊壁为纤维结缔组织，内衬单层高柱状上皮。偶可自行破裂，瘤细胞种植在腹膜上继续生长，并分泌黏液，形成腹膜黏液瘤。

（2）交界性黏液性囊腺瘤：一般较大，单侧较多，表面光滑，常为多房。切面见囊壁增厚，有实质区和乳头状形成，乳头细小、质软。在镜下可见细胞轻度异型，细胞核大、深染，有少量核分裂，增生上皮向腔内突出形成短粗乳头，上皮细胞不超过3层，无间质浸润。

（3）黏液性囊腺癌：占卵巢恶性肿瘤的3%～4%；多为单侧。瘤体较大，囊壁可见乳头或实质区，切面为囊实性，囊液混浊或为血性。在镜下可见腺体密集，间质较少，腺上皮超过3层，细胞明显异型，并有间质浸润。

3. 卵巢子宫内膜样肿瘤 良性肿瘤较少见，多为单房，表面光滑，囊壁为单层柱状上皮，似正常子宫内膜，间质内可有含铁血黄素的吞噬细胞。交界性肿瘤也很少见。卵巢子宫内膜样癌占卵巢上皮性癌的2%，多为单侧，中等大，为囊性或实性，有乳头生长，囊液多为血性。镜下特点与子宫内膜癌极相似，多为高分化腺癌或腺棘皮癌，常与子宫内膜癌并存，不易鉴别何者为原发。

（二）卵巢生殖细胞肿瘤

卵巢生殖细胞肿瘤为来源于原始生殖细胞的一组肿瘤，占卵巢肿瘤的20%～40%，多发于青少年及儿童，青春期前患者占60%～90%，绝经后患者仅占4%。

1. 畸胎瘤 由多胚层组织构成，偶见含一个胚层成分。肿瘤组织多数成熟，少数不成熟；多数为囊性，少数为实性。肿瘤的良、恶性及恶性程度取决于组织分化程度。

（1）成熟畸胎瘤：又称皮样囊肿，属良性肿瘤。其占卵巢肿瘤的10%～20%，生殖肿瘤的85%～97%，畸胎瘤的95%以上。其可发生于任何年龄，以20～40岁居多。其多为单侧，双侧占10%～

17%。其为中等大小,呈圆形或卵圆形,壁光滑、质韧。畸胎瘤多为单房,腔内充满油脂和毛发,有时可见牙齿或骨质。成熟囊性畸胎瘤恶变率为2%~4%,多发生于绝经后妇女。

(2)未成熟畸胎瘤:属恶性肿瘤,占卵巢畸胎瘤的1%~3%,多见于年轻患者,平均年龄11~19岁。肿瘤多为实性,可有囊性区域。其含2或3个胚层,由分化程度不同的未成熟胚胎组织构成,主要为原始神经组织。该肿瘤的复发及转移率高,但复发后再次手术可见未成熟肿瘤组织向成熟转化的特点,即恶性程度的逆转现象。

2. 无性细胞瘤 占卵巢恶性肿瘤的5%,属中等恶性的实性肿瘤,好发于青春期及生育期妇女,多为单侧,右侧多于左侧,中等大小,呈实性,触之如橡皮样。其对放疗特别敏感,患者5年存活率可达90%。混合型(含绒毛膜癌、内胚窦成分)预后差。

3. 卵黄囊瘤 又名内胚窦瘤,占卵巢恶性肿瘤的1%,常见于儿童及青少年。多数为单侧,肿瘤较大,呈圆形或卵圆形。在镜下可见疏松网状和内胚窦样结构。瘤细胞扁平,呈柱状或多角形,产生甲胎蛋白(AFP),故患者血清中AFP浓度升高,是诊断及治疗监测时的重要标志物。内胚窦瘤恶性程度高,生长迅速,易早期转移,患者预后差,但该肿瘤对化疗十分敏感,现经手术及联合化疗,患者生存期明显延长。

(三)卵巢性索间质肿瘤

1. 颗粒细胞-间质细胞瘤 由性索的颗粒细胞及间质的衍生成分(如成纤维细胞及卵泡膜细胞)组成。

(1)颗粒细胞瘤:是最常见的功能性肿瘤,成人型颗粒细胞瘤占颗粒细胞瘤的95%,可发生在任何年龄,45~55岁为发病高峰,属于低度恶性肿瘤。肿瘤能分泌雌激素,青春期前的患者可出现性早熟;育龄期患者出现月经紊乱;绝经后患者则有不规则阴道流血,常合并子宫内膜增生过长,甚至发生癌变。肿瘤表面光滑,呈圆形或椭圆形,多为单侧,大小不一。在镜下可见瘤细胞呈小多边形,细胞膜界限不清,细胞核圆,核膜清楚。患者一般预后较好,5年生存率达80%以上,但仍有远期复发倾向。

(2)卵泡膜细胞瘤:属良性肿瘤,多为单侧,大小不一,质硬,表面光滑,常与颗粒细胞瘤合并存在。在镜下可见瘤细胞呈短梭形,细胞质富含脂质,细胞交错排列呈漩涡状。其常合并子宫内膜增生,甚至子宫内膜癌。恶性者较少见。

(3)纤维瘤:为较常见的卵巢良性肿瘤,占卵巢肿瘤的2%~5%,多见于中年妇女。肿瘤多为单侧,为中等大小,表面光滑或呈结节状,切面呈灰白色,实性、坚硬。在镜下可见梭形瘤细胞排列呈编织状。偶见纤维瘤患者伴有腹水或胸腔积液,称为梅格斯综合征,手术切除肿瘤后胸腔积液及腹水自行消失。

2. 支持细胞-间质细胞瘤 也称睾丸母细胞瘤,罕见,多发生于40岁以下妇女。单侧居多,通常较小,实性,可局限在卵巢门区或皮质区,表面光滑或润滑,有时呈分叶状。肿瘤具有男性化作用;少数患者无内分泌功能或呈现女性化。其中10%~30%呈恶性,患者5年存活率为70%~90%。

(四)卵巢转移性肿瘤

体内任何部位(如乳腺、肠、胃、生殖道、泌尿道等)的原发性癌均可能转移到卵巢。库肯勃瘤即印戒细胞癌,是一种特殊的卵巢转移性腺癌,原发部位是胃肠道。肿瘤为双侧性,中等大,多保持卵巢原状或呈肾形。切面无粘连,切面为实性,呈胶质样。在镜下可见典型的印戒细胞,能产生黏液,周围是结缔组织或黏液瘤性间质。大部分卵巢转移性肿瘤治疗效果不好,预后很差。

【卵巢恶性肿瘤的转移途径】

卵巢恶性肿瘤主要通过直接蔓延及腹腔种植方式转移。癌细胞可直接侵犯包膜,累及邻近器官,并广泛种植于腹膜、大网膜、横膈、肝表面,经淋巴结也是重要的转移途径,血行转移者少见。

【护理评估】

（一）健康史

早期患者无特殊症状，通常于妇科检查中发现盆腔肿块而就医。注意收集与发病有关的高危因素，根据患者年龄、病程长短及局部体征初步判断是否为卵巢肿瘤、有无并发症，并对良恶性作出初步判断。

（二）身体评估

1. 症状　卵巢良性肿瘤发展缓慢。初期肿瘤较小，患者多无症状，多在妇科检查时偶尔发现。当肿瘤增长至中等大小时，常感腹胀，或扪及肿块。较大的肿瘤占满盆腔时可出现压迫症状，如尿频、便秘、气急、心悸等。

恶性卵巢肿瘤早期多无自觉症状，出现症状时往往病情已属晚期。由于肿瘤生长迅速，短期内可有腹胀，腹部出现肿块及腹水。症状轻重取决于肿瘤大小、位置、侵犯邻近器官的程度、有无并发症及组织学类型。若肿瘤向周围组织浸润或压迫神经则可引起腹痛、腰痛或下腹疼痛；压迫盆腔静脉，可出现浮肿；患功能性肿瘤可出现不规则阴道流血或绝经后阴道流血症状。晚期患者呈明显消瘦、贫血等恶病质现象。

2. 体征　早期肿瘤小，不易被发现。当肿瘤长到中等大小时或出现明显症状时，盆腔检查发现子宫旁一侧或双侧囊性或实性包块；表面光滑或高低不平；活动或固定不动。

3. 并发症

（1）蒂扭转：为常见的妇科急腹症；约10%的卵巢肿瘤发生蒂扭转，好发于瘤蒂长、中等大、活动度良好、重心偏于一侧的肿瘤（如成熟畸胎瘤）。患者体位突然改变，或妊娠期、产褥期由于子宫大小、位置改变时易发生蒂扭转（图14-4）。卵巢肿瘤的蒂由骨盆漏斗韧带、卵巢固有韧带和输卵管组成。急性蒂扭转的典型症状是突然发生一侧下腹剧痛，常伴有恶心、呕吐甚至休克。妇科检查扪及肿物张力大，有压痛，以瘤蒂处最明显。有时不全扭转可自然复位，腹痛也随之缓解。蒂扭转一经确诊，应尽快行剖腹手术。

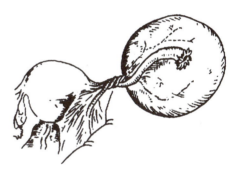

图14-4　卵巢肿瘤蒂扭转

（2）破裂：约3%的卵巢肿瘤发生破裂，卵巢肿瘤破裂有外伤性破裂和自发性破裂两种。外伤性破裂可由重击、分娩、性交、穿刺、盆腔检查等所致；自发性破裂则由肿瘤过速生长所致，多数为恶性肿瘤浸润性生长穿破囊壁引起。症状轻重取决于囊肿的性质及流入腹腔的囊液量。轻者仅感轻度腹痛，重者剧烈腹痛、恶心、呕吐以致腹膜炎及休克。妇科检查可发现腹部压痛、腹肌紧张，可有腹水征，摸不到原有的肿块或扪及缩小的低张肿块。疑有肿瘤破裂应立即剖腹探查。

（3）感染：较少见，多继发于蒂扭转或破裂，也可来自邻近器官感染如阑尾脓肿扩散。临床表现为发热、腹痛、腹部压痛及反跳痛、肌紧张、腹部肿块及白细胞计数升高等。治疗应先应用抗生素抗感染，后行手术切除肿瘤。若短期内感染不能控制，宜即刻手术。

（4）恶变：卵巢良性肿瘤可发生恶变。恶变早期无症状，不易被发现。若发现肿瘤生长迅速，尤其是双侧，应疑恶变，诊断后应尽早手术。

考点提示：卵巢肿瘤并发症包括蒂扭转、破裂、感染、恶变。

（三）辅助检查

1. 影像学检查　B超检查肿瘤的部位、大小、形态，提示肿瘤性状，囊性或实性，囊内有无乳头以及卵巢肿瘤、腹水和结核性包裹性积液。临床诊断符合率高于90%，但直径小于1cm的实性肿瘤不易被测出。腹部 X 线片检查,若为卵巢畸胎瘤,可显示牙齿及骨骼,囊壁为密度增高的钙化层,囊腔呈放射透明阴影。CT 检查可清晰显示肿块,良性肿瘤多呈均匀性吸收,囊壁薄,光滑;恶性肿瘤轮廓不规则,向周围浸润或伴腹水。CT 还可显示有无肝、肺结节及腹膜外淋巴结转移。

2. **肿瘤标志物** 目前尚无任何一种肿瘤标志物为某一独特肿瘤专有,各类型卵巢肿瘤可具有相对较特殊的标志物,可用于辅助诊断及病情监测。80%卵巢上皮癌患者 CA125 值高于正常,90%以上患者 CA125 值的高低与病情缓解程度和恶化程度相一致,可用于病情监测。AFP 对卵黄囊瘤有特异性诊断价值。HCG 对于原发性卵巢绒毛膜癌有特异性。性激素:颗粒细胞瘤、卵泡膜细胞瘤产生较高水平雌激素,浆液性、黏液性囊腺瘤等有时也可分泌一定量雌激素。人附睾蛋白 4(HE4)与 CA125 联合应用可诊断卵巢癌。

3. **腹腔镜** 可直视肿块的大体情况,必要时在可疑部位进行多点活检。

4. **细胞学检查** 腹水或腹腔冲洗液存在下寻找癌细胞,有助于进一步确定Ⅰ期患者的临床分期及选择治疗方案。

(四)心理社会评估

患者及其家属在等待确定卵巢肿瘤性质期间,是一个艰难而又恐惧的时段,患者迫切需要相关信息支持,并渴望尽早得到确切的诊断结果。当患者得知自己患有可能致死的疾病,该病的治疗有可能改变自己的生育状态及既往生活方式时,会产生极大压力,需要护士协助应对这些压力。

(五)治疗要点

卵巢肿瘤一经确诊首选手术治疗。

1. **良性肿瘤** 年轻单侧良性肿瘤患者应行患侧卵巢肿瘤剥出术或卵巢切除术,保留患侧正常卵巢组织和对侧正常卵巢;双侧良性肿瘤者应行肿瘤剥出术。绝经后期妇女宜行子宫及双侧卵巢切除术,术中需判断卵巢肿瘤良恶性,必要时做冰冻切片组织学检查,明确肿瘤性质以确定手术范围。

2. **交界性肿瘤** 主要采用手术治疗。年轻希望保留生育功能的Ⅰ期患者,可以保留正常的子宫和对侧卵巢。

3. **恶性肿瘤** 以手术为主,辅以化疗、放疗等综合治疗方案。晚期卵巢癌患者行肿瘤细胞减灭术,其目的是切除所有原发灶,尽可能切除所有转移灶,使残余肿瘤的直径越小越好。术后根据组织学类型、细胞分化程度、手术病理分期和残余灶大小选择是否接受辅助性化疗,化疗是主要的辅助治疗。

【护理诊断/问题】

1. **营养失调:低于机体需要量** 与癌症、化疗药物的治疗反应等有关。
2. **预感性悲哀** 与切除子宫、卵巢有关。
3. **焦虑** 与发现盆腔包块有关。

【护理目标】

(1)患者能说出影响营养摄取的原因,并列举应对措施。
(2)患者能表达对丧失子宫及附件的看法,并积极接受治疗过程。
(3)患者能找到应对焦虑的方法。

【护理措施】

(一)一般护理

鼓励患者进食品种多样、高蛋白、高维生素、易消化的食物,为患者提供舒适安静的病房环境。肿瘤过大或腹部过度膨隆不能平卧的患者,可指导采取半卧位。

(二)治疗护理

向患者及家属介绍将经历的手术经过、可能施行的各种检查,取得其主动配合。协助医师完成各种诊断性检查。如需放腹水者,备好腹腔穿刺用物,协助医师完成操作过程。在放腹水过程中,严密观察、记录患者的生命体征变化、腹水性质及出现的不良反应;一次放腹水3000mL左右,不宜过多,以免腹压骤降,发生虚脱;放腹水速度宜缓慢,后用腹带包扎腹部,发现不良反应及时报告医师。使患者理解手术是卵巢肿瘤最主要的治疗方法,解除患者对手术的种种顾虑,按腹部手术护理内容认真做好术前准备和术后护理,包括与病理科联系快速进行切片组织学检查事项,以助术中识别肿瘤的性质,确定手术范围;术前准备还应包括应对必要时扩大手术范围的需要。巨大肿瘤患者,需准备沙袋加压腹部,以防腹压骤然下降出现休克。需化疗、放疗者,为其提供相应的护理活动。

(三)心理护理

为患者提供表达情感的机会和环境。评估患者焦虑的程度以及应对压力的技巧;耐心向患者讲解病情,解答患者的提问。安排访问已康复的病友,分享感受,增强患者治愈信心。鼓励患者尽可能参与护理活动,以维持其独立性和生活自理能力。增进家庭成员间互动作用。

(四)健康指导

1. 大力宣传预防保健知识 宣传卵巢癌的高危因素,提倡高蛋白、富含维生素A的饮食,避免高胆固醇饮食,高危妇女宜预防性口服避孕药。30岁以上妇女,每年进行一次妇科检查,高危人群不论年龄大小最好每半年接受一次检查,以排除卵巢肿瘤。卵巢实性肿瘤或肿瘤直径大于5cm者,应及时行手术切除。盆腔肿块诊断不清或治疗无效者,宜及早行腹腔镜检查或剖腹探查。凡乳腺癌、子宫内膜癌、胃肠癌等患者,术后随访中应定期接受妇科检查。

2. 做好随访工作 卵巢非赘生性肿瘤直径小于5cm者,应定期(3~6个月)接受复查,并详细记录。手术后患者根据病理报告结果按期复查,良性肿瘤术1个月后常规复查;恶性肿瘤常辅以化疗,但尚无统一化疗方案,多按组织类型制订不同化疗方案,疗程多少因个案情况而异,晚期病例需用药10~12个疗程。护士应督促、协助患者克服实际困难,努力完成治疗计划,以提高疗效。卵巢癌易于复发,需长期进行随访和监测。随访时间:治疗第1年内,每3个月随访1次;第2年后,每4~6个月1次;第5年后每年1次。随访内容包括临床症状与体征、全身及盆腔检查、B超检查等,必要时做CT或MRI检查;根据病情需要测定血清CA125、AFP、HCG等肿瘤标志物。

【护理评价】

(1)患者能克服药物治疗反应,维持机体营养均衡。

(2)患者能与病友交流并积极配合各种诊疗过程。

(3)患者能积极面对现实健康问题。

(黄小梅)

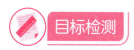 目标检测

A1型题

1.女性生殖器官恶性肿瘤发生率最高的是(　　)。
 A. 外阴癌　　　　　　　　B. 阴道癌　　　　　　　　C. 子宫颈癌
 D. 子宫内膜癌　　　　　　E. 卵巢癌

2. 关于宫颈癌的叙述,正确的是( )。
   A. 多为鳞癌和腺癌,以腺癌为主
   B. 转移途径以直接蔓延和淋巴转移为主,血行转移极少见
   C. 病变多发生在子宫颈外口处
   D. 宫颈原位癌不属于宫颈上皮内癌样变
   E. 可表现为菜花型、浸润型、溃疡型三种类型

A2 型题

3. 患者,女,50 岁。不规则阴道流血、流液半年。妇科检查:宫颈为菜花样组织,子宫体大小正常,活动差,考虑为宫颈癌。宫颈癌最常见的早期症状是( )。
   A. 接触性出血　　　　　B. 阴道大出血　　　　　C. 绝经后出血
   D. 血性白带　　　　　　E. 阴道水样排液

4. 患者,女,50 岁。患多发子宫肌瘤 5 年余,定期随诊。近半年肌瘤明显增大,经量增大,伴有贫血症状,医生建议手术,正确的手术备皮范围是( )。
   A. 肚脐周围 10cm　　　B. 剑突下至大腿内 1/3 处　　C. 脐下至阴阜
   D. 剑突下至阴阜　　　　E. 阴阜周围 10cm

5. 患者,女,42 岁,因卵巢癌住院,常常哭泣,且焦虑不安,对该患者首选的护理措施是( )。
   A. 倾听其倾诉并给予安慰　B. 通知主管医生　　　　C. 让家属探视
   D. 同意家属陪伴　　　　　E. 给予镇静药

6. 患者,女,60 岁,绝经 5 年,反复阴道流血 3 次,量中等,平时白带少。首先考虑的诊断是( )。
   A. 输卵管癌　　　　　　B. 子宫内膜癌　　　　　C. 子宫颈癌
   D. 子宫内膜炎　　　　　E. 老年性阴道炎

A3/A4 型题

(7、8 题共用题干)
患者,女,52 岁,绝经 4 年后出现阴道流血近 1 个月。妇科检查:宫颈光滑,子宫略饱满,两侧附件(-)。

7. 该患者可能患( )。
   A. 宫颈炎　　　　　　　B. 子宫肌瘤　　　　　　C. 宫颈癌
   D. 子宫内膜癌　　　　　E. 子宫内膜异位症

8. 为明确诊断可选择的检查是( )。
   A. 宫腔镜检查　　　　　B. B 超　　　　　　　　C. 分段诊断性刮宫
   D. 阴道涂片细胞学检查　E. 宫颈刮片细胞学检查

参考答案

第十五章 外阴、阴道手术患者的护理

课件

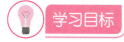

素质目标：具有较强的同理心和良好的护患沟通能力，对于涉及患者隐私的问题能予以保护，鼓励其充分表达心理感受及顾虑。

知识目标：掌握外阴、阴道手术患者术前和术后的护理措施；熟悉外阴、阴道创伤，外阴癌及子宫脱垂的护理措施；了解外阴、阴道创伤，外阴癌及子宫脱垂的病因、临床表现和处理原则。

能力目标：能运用所学的知识为外阴、阴道手术患者讲解术前及术后的护理措施，制订相应的护理计划。

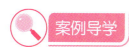

王女士，88岁，G_6P_4（孕6产4），患慢性支气管炎20年，经常咳嗽。近8年来感觉下身有块状物脱出，开始时卧床休息后可消失，近2年来块状物逐渐增大，平卧后也不消失，并伴尿频、尿失禁。妇科检查：阴道前后壁重度膨出，宫颈及全部宫体脱出于阴道口外并伴有异常分泌物。

请问：
1. 导致王女士下身有块状物脱出的主要原因是什么？
2. 王女士现存的护理问题有哪些？
3. 从保护王女士隐私的角度出发，我们应如何为其进行手术前后的护理？

第一节 外阴、阴道手术患者的一般护理

外阴、阴道手术是指女性外生殖器部位的手术，该手术区域血管神经丰富、组织松软，前方有尿道，后方近肛门，故患者容易出现疼痛、出血、感染等相关护理问题；因手术部位涉及身体隐私处，患者常出现自我形象紊乱、自尊低下等护理问题。

外阴、阴道手术种类较多，按手术范围区分有外阴癌根治术、外阴切除术、局部病灶切除术、前庭大腺切开引流术、处女膜切开术、阴道前后壁修补术、尿瘘修补术、子宫黏膜下肌瘤摘除术、阴式子宫切除术等。

一、手术前准备

1. 心理准备 外阴、阴道手术的患者常担心手术会损伤身体的完整性、手术的切口瘢痕可能导致将来性生活的不协调。护士应理解患者，以亲切和蔼的语言耐心解答患者的疑问，让患者充分表达自己的感受，减轻患者的紧张情绪，针对具体情况给予指导，帮助患者选择积极的应对措施，使其能够主动配合手术。由于手术涉及隐私部位会加重患者的心理负担，进行术前准备、检查时注意保护患者隐私，尽量减少暴露部位，避免多余人员，减轻患者的羞怯感。同时做好家属的工作，让其理解患者的感

受,为患者提供心理及生活方面的支持,使患者能很好地配合治疗及护理。

2. 全身情况准备 详细了解全身重要脏器的功能,正确评估患者对手术的耐受力。若有贫血、高血压、心脏病、糖尿病等内科合并症应配合医生诊疗给予纠正。观察患者的生命体征,注意有无月经来潮,若有异常或月经来潮及时通知医生。术前做药物过敏试验、配血备用等。

3. 健康教育 根据患者的具体情况向其介绍相关手术的名称及过程;解释术前准备的内容、目的、方法及主动配合的技巧等;讲解疾病的相关知识、术后保持外阴阴道清洁的重要性、方法及拆线时间等。外阴、阴道手术患者术后卧床时间较长,护士应认真进行预防术后并发症的指导及训练,包括深呼吸、咳嗽、翻身、床上使用便器等。应让患者术前进行练习,直至确认患者完全掌握。同时对家属进行宣教,以便协助、督促患者执行。向患者讲解外阴、阴道手术常用的体位及术后维持相应体位的重要性,教会患者床上肢体锻炼的方法,以预防术后并发症。

4. 皮肤准备 外阴、阴道手术应把皮肤准备的重点放在皮肤清洁上。术前要每日清洗外阴。若外阴皮肤有炎症、溃疡,需治愈后再手术。毛发稀少的部位无须常规剃毛,如需备皮,最好以剪毛代替剃毛。患者备皮时间离手术时间愈近愈好。

5. 肠道准备 由于会阴部手术部位与肛门解剖位置很近,术后排便易污染手术视野,因此,手术前应做好肠道准备。可能涉及肠道的手术患者术前3天进少渣饮食,每日用肥皂水洗肠一次或以20%甘露醇250mL加等量水口服,术前1天禁食,给予静脉补液,术前日晚及术日晨行清洁灌肠。若手术不涉及肠道,仅于术前1天下午给予洗肠液洗肠。

6. 阴道准备 阴道正常情况下不是无菌环境,为防止术后感染,应在术前3天开始阴道准备,一般常用0.2%的碘伏行阴道冲洗或擦拭,每日2次。术日晨行阴道消毒,消毒时应特别注意阴道穹隆。

7. 膀胱准备 嘱患者进手术室前排空膀胱,根据手术需要,术中或术后留置尿管。

8. 特殊用物准备 根据不同手术的需要做好各种用物的准备,包括软垫、支托、阴道模型、丁字带、绷带等。其他术前准备同妇科腹部手术前准备。

二、手术后护理

术后护理与腹部手术患者相似,要特别加强外阴部护理。

1. 体位与活动 根据不同手术患者采取相应的体位。处女膜闭锁及有子宫的先天性无阴道患者,术后采取半卧位,有利于经血的流出;外阴癌行外阴根治术后的患者应采取平卧位,双腿外展屈膝,腘窝垫软垫,以减少腹股沟及外阴部的张力,有利于伤口愈合;行阴道前后壁修补或盆底修补术后的患者应采取平卧位,禁止半卧位,以降低外阴阴道张力。术后为防止下肢静脉血栓的形成,应鼓励患者尽早进行床上四肢肌肉收缩和放松的活动,有条件者可以为患者进行物理治疗预防血栓。

2. 切口的护理 外阴、阴道肌肉组织少、张力大,切口不易愈合,护士要注意观察会阴切口的情况,包括局部皮肤的颜色、温度、湿度,有无皮肤或皮下组织坏死;注意有无渗血、红肿热痛等炎性反应;注意阴道分泌物的量、性质、颜色及有无异味。嘱患者保持外阴清洁、干燥,勤换内裤;每日行外阴擦洗2次,排便后用同法清洁外阴。有些外阴部手术需加压包扎或在阴道内留置纱条压迫止血,一般在术后12~24小时内取出,取出时注意核对纱条或包扎物数目。若切口有炎症表现,可局部行烤灯治疗,保持伤口干燥,促进血液循环,以利于伤口的愈合。若切口有渗液,应进行引流,若发现切口有感染,应通知医生进行清创及局部、全身应用抗炎药治疗。护理有引流的患者时,要保持引流通畅,严密观察并记录引流物的量及性质。

> **考点提示**:阴道内留置纱条压迫止血,一般在术后12~24小时内取出。

3. 尿管的护理 外阴、阴道手术后保留尿管时间较长,根据手术范围及病情尿管分别留置2~14天。尿道口护理每日2次,注意保持尿管的通畅,观察尿色、尿量,若发现尿管不通,需及时查找原因并予以处理。拔除尿管后,应嘱患者尽早排尿,若有排尿困难,给予诱导、热敷等措施帮助排尿,必要时重新留置尿管。

4. 肠道护理 为防止大便对伤口的污染及排便时对伤口的牵拉,应控制首次排便的时间。涉及肠道的手术应在患者排气后抑制肠蠕动,按医嘱给予药物,常用药物为鸦片酊 5mL,加水至 100mL 口服,每日 3 次,每次 100mL 于术后第 5 天给予缓泻剂,使大便软化,避免排便困难。

5. 避免增加腹压 向患者讲解腹部压力增加会影响伤口的愈合,应避免增加腹压的动作,如长期下蹲、用力大便、咳嗽等。

6. 减轻疼痛 会阴部神经末梢丰富,对疼痛特别敏感。护士应针对患者的个体差异,采取不同的方法缓解疼痛,如更换体位减轻伤口的张力、分散患者的注意力、勿过多打扰患者、遵医嘱及时给予足量止痛药物、应用自控镇痛泵等,同时注意观察和评估用药后的止痛效果。

7. 出院指导 外阴、阴道手术患者伤口局部愈合较慢,应嘱患者回家后应保持外阴部的清洁;一般应休息 3 个月;禁止性生活及盆浴;避免重体力劳动及增加腹压,逐渐增加活动量。出院 1 个月后到门诊检查术后恢复情况,于术后 3 个月再次到门诊复查,经医生检查确定伤口完全愈合后方可恢复性生活。若有病情变化,应及时就诊。

第二节 外阴、阴道创伤

【病因】

外阴、阴道创伤的主要原因是分娩,也可因外伤所致。创伤可伤及外阴、阴道或穿过阴道损伤尿道、膀胱或直肠。幼女受到强暴可致软组织受伤;初次性交时处女膜破裂,绝大多数可自行愈合,偶见裂口延至小阴唇、阴道或伤及穹隆,引起大量阴道流血,导致失血性贫血或休克。

【护理评估】

(一)健康史

了解导致创伤的原因,判断是由外伤、遭强暴所致,还是分娩创伤未及时缝合所致。

(二)身体评估

由于创伤的部位、深浅、范围和就诊时间不同,临床表现亦有区别,主要表现为以下几种。

1. 疼痛 为主要症状,可从轻微疼痛至剧痛,甚至出现疼痛性休克。

2. 局部肿胀 水肿或血肿是常见的表现。由于外阴部皮肤、黏膜下组织疏松,血管丰富,局部受伤后可导致血管破裂,组织液渗出,血液、组织液在疏松结缔组织中迅速蔓延,形成外阴或阴道血肿。若处理不及时可向上扩展,形成巨大盆腔血肿。

3. 外出血 血管破裂可导致少量或大量的鲜血自阴道流出。

4. 其他 根据出血量多少、急缓,患者可有头晕、乏力、心慌、出汗等贫血或失血性休克的症状;合并感染时,可有体温升高和局部红、肿、热、痛等表现。由于局部肿胀、疼痛,患者常有坐卧不安、行走困难等表现。

(三)辅助检查

对于外阴、阴道创伤患者,通过询问健康史、身体评估即可作出诊断。出血量及是否存在感染亦可参考实验室检查结果,出血多者红细胞计数及血红蛋白值下降;有感染者,可见白细胞计数增高。

(四)心理社会状况

患者及家属常由于突然发生的意外事件而表现出惊慌、焦虑。护士需要评估患者及家属对损伤的反应,并识别其异常的心理反应。

(五)治疗要点

止血、止痛、防治感染和抗休克。

【护理诊断/问题】

1. **恐惧**　与突发创伤事件有关。
2. **疼痛**　与外阴、阴道创伤有关。
3. **潜在并发症**:失血性休克。

【护理目标】

(1)患者恐惧程度减轻。
(2)住院期间,患者疼痛逐渐减轻。
(3)患者在治疗期间未发生失血性休克。

【护理措施】

(一)术前准备

外阴、阴道创伤较重的患者有急诊手术的可能,应做好配血、皮肤准备,嘱患者暂时禁食,充分消毒外阴及伤口,向患者及家属讲解手术的必要性、手术的过程及注意事项,取得配合。

(二)术后护理

外阴、阴道创伤手术后阴道内常填塞纱条、外阴加压包扎,患者疼痛明显,应积极止痛;阴道纱条取出或外阴包扎松解后应密切观察阴道及外阴伤口有无出血,患者有无进行性疼痛加剧或阴道、肛门坠胀等再次血肿形成的症状;保持外阴部清洁、干燥;按医嘱给予抗生素防治感染。

(三)严密观察生命体征,预防和纠正休克

患者出血量多或有较大血肿伴面色苍白,应立即平卧、吸氧,开通静脉通路,做好血常规检查及配血、输血准备;给予心电监护,密切观察患者血压、脉搏、呼吸、尿量及神志的变化。有活动性出血者,应按解剖关系迅速缝合止血。

(四)保守治疗患者的护理

对于血肿小、采取保守治疗者,嘱患者采取正确的体位,保持外阴部的清洁、干燥,每日外阴冲洗3次,大便后及时清洁外阴;按医嘱及时给予止血、止痛药物;注意观察血肿的变化,24小时内冷敷,降低局部血流速度及局部神经的敏感性,减轻患者的疼痛及不舒适感;也可用棉垫、丁字带加压包扎,防止血肿扩大;24小时后可以热敷或行外阴部烤灯,以促进水肿或血肿的吸收。

(五)心理护理

突然的创伤常导致患者和家属恐惧、担忧,护士应在抢救休克、准备手术的过程中用亲切温和的语言安慰和鼓励患者,使其积极配合治疗,同时,做好家属的心理护理,使其能够为患者提供支持,更好地配合诊疗和护理。

【护理评价】

通过治疗和护理,患者是否:
(1)无恐惧感。
(2)在住院期间无明显疼痛。
(3)在治疗24小时内,生命体征正常。

第三节 外阴癌

外阴癌是最常见的外阴恶性肿瘤,以鳞状细胞癌多见,占外阴恶性肿瘤的80%~90%。其主要发生于绝经后妇女,发病率随年龄增长而升高,年轻女性发病率有升高趋势。

【病因】

外阴癌与以下因素相关:①人乳头瘤病毒(HPV感染,40%~60%的外阴癌与HPV感染相关)。②非HPV感染相关病变,如外阴鳞状上皮增生和硬化性苔藓。③外阴的慢性长期刺激,如外阴尖锐湿疣、外阴瘙痒、慢性前庭大腺炎、慢性溃疡等也可能发展成外阴癌。

【病理】

病灶为浅表溃疡或硬结节,可伴感染、坏死、出血,周围皮肤可增厚及有色素改变。在镜下可见多数外阴鳞癌分化好,有角珠和细胞间桥。前庭和阴蒂的病灶倾向于分化差或未分化,常有淋巴管和神经的侵犯,必要时可行活组织检查,做电镜或免疫组化染色确定组织学来源。

【转移途径】

直接浸润、淋巴转移较常见,晚期可经血行播散。

1. **直接浸润** 癌组织可沿皮肤黏膜直接浸润尿道、阴道、肛门,晚期时可累及膀胱和直肠等。
2. **淋巴转移** 癌灶多向同侧淋巴结转移,最初转移到腹股沟浅淋巴结,再至腹股沟深淋巴结,并经此进入盆腔淋巴结,最后转移至腹主动脉旁淋巴结和左锁骨下淋巴结。
3. **血行播散** 晚期经血行播散至肺、骨等。

【临床分期】

外阴癌目前采用国际妇产科联盟的手术病理分期(FIGD,2009年),见表15-1。

表15-1 国际妇产科联盟的手术病理分期(FIGO,2009年)

分期	肿瘤累及范围
Ⅰ期	肿瘤局限于外阴和/或会阴,淋巴结无转移
ⅠA期	肿瘤最大直径≤2cm且间质浸润≤1mm*
ⅠB期	肿瘤最大直径≥2cm且间质浸润>1mm*
Ⅱ期	肿瘤侵犯下列任何部位:下1/3尿道、下1/3阴道、肛门,无淋巴结转移
Ⅲ期	肿瘤有或无侵犯下列任何部位:下1/3尿道、下1/3阴道、肛门,有腹股沟-股淋巴结转移
ⅢA期	1个淋巴结转移(≥5mm)或1~2个淋巴结转移(<5mm)
ⅢB期	≥2个淋巴结转移(≥5mm)或≥3个淋巴结转移(<5mm)
ⅢC期	阳性淋巴结伴淋巴结囊外扩散
Ⅳ期	肿瘤侵犯其他区域(上2/3尿道,上2/3阴道),或远处转移
ⅣA期	肿瘤侵犯下列任何部位:上尿道和/或阴道黏膜、膀胱黏膜、直肠黏膜,或固定于骨盆壁;或腹股沟-股淋巴结出现固定或形成溃疡
ⅣB期	包括盆腔淋巴结的任何部位远处转移

注:*浸润深度指从肿瘤邻近最表浅真皮乳头的表皮-间质连接处至浸润最深点之间的距离。

【护理评估】

(一)健康史

外阴癌多发生于绝经后妇女,该年龄组人群常伴有高血压、冠心病、糖尿病等,应仔细评估患者各系统的健康状况。了解患者有无不明原因的外阴瘙痒史、外阴赘生物史等。

(二)身体状况

早期患者外阴部有瘙痒、烧灼感等局部刺激症状。癌灶可生长在外阴任何部位,以大阴唇最多见。早期外阴局部见丘疹、硬结、溃疡,晚期见不规则肿块。晚期患者主要症状是疼痛,其程度与病变的范围、深浅及发生部位有关。若癌灶已转移至腹股沟淋巴结,可扪及一侧或双侧腹股沟淋巴结增大、质硬且固定。

考点提示:癌灶生长在大阴唇最为多见。

(三)辅助检查

外阴癌患者早期可表现为外阴结节或小溃疡,晚期可累及全外阴,伴破溃、出血、感染。通过外阴活体组织病理检查可以明确诊断。

(四)心理社会状况

外阴局部的症状、分泌物的增加,常使患者烦躁,工作及参与活动的能力下降。外阴癌为恶性肿瘤,患者常感到悲哀、恐惧、绝望。外阴部手术致使身体完整性受到影响等原因常使患者出现自尊低下、自我形象紊乱等心理问题。

(五)治疗要点

早期肿瘤,以手术治疗为主;晚期肿瘤,采取手术治疗辅以放疗、化疗;转移病灶,采取姑息、对症及支持治疗。

【护理诊断/问题】

1. **疼痛**　与晚期癌肿侵犯神经、血管和淋巴系统有关。
2. **自我形象紊乱**　与外阴切除有关。
3. **有感染的危险**　与患者年龄大、抵抗力低下、手术创面大及邻近肛门等有关。

【护理目标】

(1)住院期间,患者疼痛程度逐渐减轻。
(2)手术后患者有正确的自我认识。
(3)住院治疗期间,患者体温正常,手术切口恢复良好。

【护理措施】

(一)术前准备

除按一般会阴部手术患者准备以外,应协助患者做好相关检查,积极纠正内科合并症;指导患者练习深呼吸、咳嗽、床上翻身等;给患者讲解预防术后便秘的方法;外阴需植皮者,应在充分了解手术方式的基础上对植皮部位进行剃毛、消毒后用无菌治疗巾包裹;将患者术后用的棉垫、绷带、各种引流管(瓶)进行消毒备用。

(二)术后护理

除按一般会阴部手术患者护理以外,应给予患者积极止痛;术后取平卧位,双腿外展屈膝,并在腘窝垫软垫;应严密观察切口有无渗血,皮肤有无红、肿、热、痛等感染征象以及皮肤湿度、温度、颜色等移植皮瓣的愈合情况;保持引流通畅,注意观察引流物的量、色、性状等;按医嘱给予抗生素;每日行会阴擦洗,保持局部清洁、干燥;术后2天起,会阴部、腹股沟部可用红外线照射,每日2次,每次20分钟,以促进切口愈合;指导患者合理进食,鼓励患者进行上半身及上肢活动,预防压疮。

(三)放疗患者的皮肤护理

放射线治疗者常在照射后8~10天出现皮肤的反应。护士应在患者放疗期间及以后的一段时间内注意观察照射皮肤的颜色及完整性,根据损伤的程度进行护理。轻度损伤表现为皮肤红斑,然后转化为干性脱屑,此时在保护皮肤的基础上可继续照射;中度损伤表现为水疱、疱破裂后形成糜烂面,此时应停止放疗,待其痊愈,注意保持皮肤清洁、干燥,避免感染,小水疱予以保留,大水疱表面消毒后,在低位剪小口引流或用注射器将疱液吸出,再用泡沫敷料进行保护,可用无菌凡士林纱布换药;重度损伤表现为局部红肿剧烈,组织坏死,形成顽固性溃疡,伴有剧痛,此时应停止照射,镇痛,预防和控制感染,促进创面愈合,可用生肌散或抗生素软膏换药。

(四)心理护理

向患者讲解外阴癌的相关知识,鼓励患者表达自己的不适,针对具体问题给予耐心的解释、帮助和支持;做好患者的术前指导,向患者讲解手术的方式、手术将重建切除的会阴等,使患者对手术充满信心,积极配合治疗。向家属讲解疾病的相关知识,得到家属的理解和支持,让患者体会到家庭的温暖。

(五)出院指导

告知患者应于外阴癌根治术后3个月返回医院复诊,以全面评估其术后恢复情况,医护人员与患者一起商讨治疗及随访计划,指导患者定期随访。具体随访时间为:第1年每1~2个月1次;第2年每3个月1次;第3~4年每半年1次;第5年及以后每年1次。随访内容包括放疗的效果、副反应及有无肿瘤复发的征象等。

【护理评价】

通过治疗和护理,患者是否:
(1)住院期间诉说疼痛可以忍受。
(2)用语言或行为表达接受外阴结构的改变。
(3)治疗期间无感染发生。

第四节 子宫脱垂

子宫脱垂即子宫从正常位置沿阴道下降,宫颈外口达坐骨棘水平以下,甚至子宫全部脱出阴道口外,常伴有阴道前后壁膨出。

【病因】

1. 分娩损伤 为盆腔器官脱垂最主要的原因。在分娩过程中,特别是阴道助产或第二产程延长者,盆底肌、筋膜以及子宫韧带均过度延伸而削弱其支撑力量。若产后过早参加重体力劳动,将影响盆底组织张力的恢复,导致盆腔器官脱垂。

2. 长期腹压增加 长期慢性咳嗽、便秘、经常举重物,以及盆腹腔的巨大肿瘤、腹水、腹型肥胖等,均可使腹压增加,导致脱垂。

3. 盆底组织发育不良或退行性变 先天性盆底组织发育不良或营养不良、绝经后出现盆底支持结构的萎缩退化也可导致盆腔器官脱垂。

> 考点提示：分娩损伤是盆腔器官脱垂最主要的原因。

【临床分度】

临床分度以患者平卧最大用力向下屏气时程度为准，传统分度将子宫脱垂分为以下3度(图15-1)。

Ⅰ度：轻型为宫颈外口距离处女膜4cm，但未达处女膜缘；重型为宫颈外口已达处女膜缘，在阴道口可见到宫颈。

Ⅱ度：轻型为宫颈已脱出阴道口外，宫体仍在阴道内；重型为宫颈及部分宫体已脱出阴道口外。

Ⅲ度：宫颈及宫体全部脱出至阴道口外。

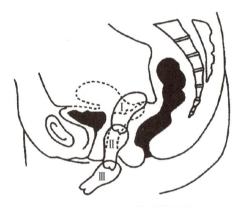

图15-1　子宫脱垂的分度

> 考点提示：子宫脱垂的临床分度。

【护理评估】

(一)健康史

了解患者有无产程过长、阴道助产及盆底组织撕伤等病史。评估患者有无长期腹压增高情况，如慢性咳嗽、盆腹腔肿瘤、便秘等。

(二)身体评估

轻症患者多无自觉症状；重度脱垂时韧带筋膜有牵拉，盆腔充血，患者主要有如下表现。

1. **腰骶部酸痛及下坠感**　站立过久或劳累后症状明显，卧床休息以后症状减轻。

2. **肿物自阴道脱出**　常在腹压增加时，阴道口有一肿物脱出。开始时肿物在平卧休息时可变小或消失，严重者休息后亦不能回缩，需用手还纳至阴道内。若脱出物黏膜水肿，用手还纳也有困难。暴露在外的宫颈和阴道黏膜长期与衣裤摩擦可出现宫颈溃疡，甚至出血，若继发感染则有脓性分泌物。

3. **排便异常**　膀胱、尿道膨出的患者易出现尿频、排尿困难、尿潴留或压力性尿失禁等症状，易并发尿路感染。直肠膨出的患者可有便秘、排便困难。

(三)诊断要点

根据健康史及肿物自阴道脱出的表现即可确诊。

(四)心理社会状况

长期的盆腔器官脱出使患者行动不便，不能从事体力劳动，大小便异常，性生活受到影响，患者常出现焦虑、情绪低落，不愿与他人交往。

(五)治疗要点

无症状的患者不需要治疗。有症状者可采用保守或手术治疗,治疗以安全简单和有效为原则。

1. **非手术治疗**　包括支持疗法、盆底肌肉锻炼、中药和针灸、放置子宫托等。子宫托是一种支持子宫和阴道壁并使其维持在阴道内而不脱出的工具,尤其适用于患者全身状况不适宜手术者。手术前放置可促进膨出面溃疡的愈合。常用的子宫托有支撑型和填充型(图15-2)。重度子宫脱垂伴盆底肌肉明显萎缩及宫颈、阴道壁有炎症、溃疡者不宜使用。

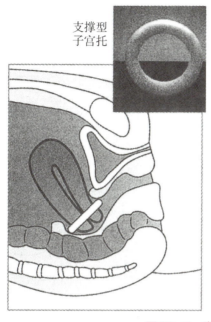
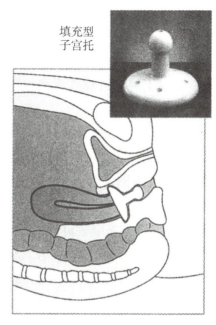

图15-2　常用的子宫托类型

2. **手术治疗**　对于脱垂超出处女膜且有症状的患者,可考虑手术治疗。根据患者的年龄、全身状况及生育要求等采取个体化治疗。手术目的是缓解症状、恢复脏器正常的解剖位置和功能、有满意的性功能。常选择以下手术方法:阴道前后壁修补术加主韧带缩短及宫颈部分切除术——曼氏手术(Manchester手术)、经阴道全子宫切除术及阴道前后壁修补术、阴道封闭术及盆底重建手术等。

【护理诊断/问题】

1. **焦虑**　与长期的子宫脱出影响正常生活有关。
2. **疼痛**　与脱垂器官牵拉韧带、宫颈,阴道壁溃疡有关。

【护理目标】

(1)患者能表达焦虑的原因,并能有效地应对,焦虑程度减轻。

(2)患者能应用减轻疼痛的方法,出院以后疼痛消失。

【护理措施】

(一)改善患者一般情况

加强营养,合理安排休息和工作,避免重体力劳动;积极治疗便秘、慢性咳嗽及腹腔巨大肿瘤等增加腹压的疾病。教会患者进行盆底肌肉锻炼的方法,如凯格尔运动,指导患者行收缩肛门运动,用力使盆底肌肉收缩3秒以上后放松,每次10~15分钟,每日2次或3次。

(二)术前准备

术前5天开始进行阴道准备,Ⅰ度子宫脱垂患者应每日坐浴2次,一般采取1∶5000的高锰酸钾溶液;对Ⅱ、Ⅲ度子宫脱垂的患者,特别是有溃疡者,行阴道冲洗后局部涂含抗生素的软膏,并勤换内裤。注意冲洗液的温度一般以41~43℃为宜,冲洗后戴无菌手套将脱垂的子宫还纳于阴道内,让患者平卧于床上半小时;用清洁的卫生带或丁字带支托下移的子宫,避免子宫与内裤摩擦;积极治疗局部炎症,按医嘱使用抗生素及局部涂含雌激素的软膏。

(三)术后护理

术后应卧床休息7~10天;留置尿管10~14天;避免增加腹压的动作;术后用缓泻剂预防便秘;每日行外阴擦洗,注意观察阴道分泌物的特点;应用抗生素预防感染。其他护理同一般会阴部手术的患者。

(四)教会患者子宫托的放取方法

患者应选择大小适宜的子宫托,在使用子宫托前进行试戴。各类型的子宫托放置前患者应排尽大小便,洗净双手。使用环形带支撑型子宫托时,患者仰卧于床上,双腿屈膝分开,先将脱出物轻轻回纳,再将子宫托对折,置入阴道后使其自行打开,用一根手指沿阴道方向向后推子宫托,至推不动时,患者向下用力屏气,子宫托不脱出,说明放置妥当。使用填充型子宫托时,患者取站位或蹲位,用手指抓住子宫托的柄部,将圆盘沿一侧斜面置入阴道,当圆盘全部进入阴道后,将圆盘推至阴道顶端,圆盘吸附于阴道顶端,轻拉子宫托的柄部,子宫托不被拉出,说明放置妥当。要将环形带支撑型子宫托取出时,用中指伸入阴道,触及凹口处,轻轻拉出即可。填充型子宫托取出时,用2至3根手指,捏住子宫托的柄部,上下左右轻轻晃动,解除圆盘的吸力后取出。在使用子宫托时应注意:①放置前阴道应有一定水平的雌激素作用。绝经后妇女可选用阴道雌激素霜剂,一般在用子宫托前4~6周开始应用,并在放托的过程中长期使用。②子宫托应每日早上放入阴道,睡前取出消毒后备用,避免放置过久压迫生殖道而致糜烂、溃疡,甚至坏死造成生殖道瘘。③保持阴道清洁,月经期和妊娠期停止使用。④上托以后,分别于第1个月、3个月、6个月时到医院检查1次,以后每3~6个月到医院检查1次。

考点提示:子宫托使用的注意事项。

(五)心理护理

盆腔器官脱垂患者由于长期受疾病折磨,往往有烦躁情绪,护士应为其讲解疾病知识和预后;做好家属的工作,让家属理解患者,协助患者早日康复。

(六)出院指导

术后一般休息3个月,禁止盆浴及性生活,半年内避免重体力劳动。术后2个月到医院复查伤口愈合情况;3个月后再到门诊复查,医生确认完全恢复以后方可有性生活。

【护理评价】

通过治疗和护理,患者是否:
(1)能说出减轻焦虑的措施,并能积极应用。
(2)自述疼痛减轻或消失。

(罗珠嘉)

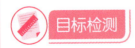

A1 型题

1.子宫脱垂的首位致病因素是( )。
　　A.盆底组织松弛　　　　　　B.长期重体力劳动　　　　　　C.长期便秘

D. 慢性咳嗽　　　　　　　　　　E. 分娩损伤
2. 外阴癌病变初期多为(　　)。
　　A. 圆形硬结　　　　　　　　B. 乳头状赘生物　　　　　　C. 菜花样赘生物
　　D. 火山口状质硬的溃疡　　　 E. 菜花样肿块
3. 子宫脱垂是指子宫颈外口达(　　)。
　　A. 坐骨结节水平以上　　　　B. 坐骨结节水平以下　　　　C. 坐骨棘水平以上
　　D. 坐骨棘水平以下　　　　　E. 骶尾骨以下
4. 外阴癌常发生的部位是(　　)。
　　A. 阴道　　　　　　　　　　B. 会阴　　　　　　　　　　C. 阴蒂
　　D. 大阴唇　　　　　　　　　E. 小阴唇
5. 预防子宫脱垂的主要措施是(　　)。
　　A. 提倡晚婚晚育　　　　　　B. 治疗慢性支气管炎　　　　C. 积极治疗便秘
　　D. 推行科学接生和产前保健　 E. 加强营养,增强体质

A2 型题

6. 患者,女,68岁。诊断为外阴鳞状细胞癌0期,正确的处理是(　　)。
　　A. 放疗　　　　　　　　　　B. 药物、激光或冷冻等局部治疗　　C. 外阴切除及患侧淋巴清扫术
　　D. 单侧外阴切除术　　　　　E. 外阴广泛切除术

7. 王女士,40岁。自觉阴道口有脱出肿物1年。妇科检查:宫颈及部分宫体脱出阴道口外,宫颈肥大,应诊断为(　　)。
　　A. 子宫Ⅲ度脱垂　　　　　　B. 子宫Ⅱ度脱垂(轻型)　　　C. 子宫Ⅱ度脱垂(重型)
　　D. 子宫Ⅰ度脱垂(轻型)　　　E. 子宫Ⅰ度脱垂(重型)

8. 患者,女,60岁。子宫脱垂Ⅰ度轻型,下列治疗原则正确的是(　　)。
　　A. 加强运动　　　　　　　　B. 手术治疗　　　　　　　　C. 放射治疗
　　D. 使用子宫托　　　　　　　E. 增强腹压

A3/A4 型题

(9、10题共用题干)

患者,女,70岁,G_3P_2(孕3产2),绝经7年。患慢性支气管炎20年,经常咳嗽。近10年来感觉下身有块状物脱出,开始时,卧床休息时块状物可消失,但近5年来块状物逐渐增大,平卧后也不消失,并伴尿频、尿失禁。妇科检查:阴道前后壁重度膨出,宫颈及全部宫体脱出在阴道口外,两侧附件呈阴性。

9. 该病例的诊断应为(　　)。
　　A. 子宫脱垂Ⅰ度,伴阴道前后壁膨出
　　B. 子宫脱垂Ⅱ度轻
　　C. 子宫脱垂Ⅱ度重,伴阴道前后壁膨出
　　D. 子宫脱垂Ⅲ度
　　E. 子宫脱垂Ⅲ度,伴阴道前后壁膨出

10. 该病例发生子宫脱垂的主要原因是(　　)。
　　A. 慢性咳嗽　　　　　　　　B. 多产　　　　　　　　　　C. 产后过早参加体力劳动
　　D. 慢性咳嗽及多产　　　　　E. 年老体弱

参考答案

第十六章　妊娠滋养细胞疾病妇女的护理

课件

素质目标：具有较强的责任心，善于与患者沟通交流，可为患者进行有效心理疏导；对待患者耐心细致，在工作中能够做到患者防护和自我防护。

知识目标：掌握妊娠滋养细胞疾病的相关概念；熟悉葡萄胎、侵蚀性葡萄胎及绒毛膜癌的病理及临床表现；了解妇产科常用化疗药物及毒副反应。

能力目标：能运用所学知识为妊娠滋养细胞疾病患者制订护理计划、提供护理措施并进行有效的健康宣教。

周女士，28岁，G_1P_0（孕1产0），葡萄胎清宫术后7个月，现停经3个月，阴道不规则流血15日，出现咳嗽、咳痰、痰中有血丝1周，经抗感染治疗不见好转。现行B超检查子宫增大如孕10周、变软，子宫腔内未见胚囊，肺部X线检查有棉球状阴影，尿HCG阳性。

请问：
1. 周女士最可能的诊断是什么？
2. 周女士目前的主要治疗原则是什么？
3. 针对周女士可能出现的心理问题，我们应如何为其进行疏导和帮助？

妊娠滋养细胞疾病是一组来源于胎盘滋养细胞的疾病，根据组织学特征可分为以下类型。①妊娠滋养细胞肿瘤：包括绒毛膜癌（简称绒癌）、胎盘部位滋养细胞肿瘤及上皮样滋养细胞肿瘤。②葡萄胎妊娠：包括完全性葡萄胎、部分性葡萄胎和侵蚀性葡萄胎。③非肿瘤病变：包括超常胎盘部位反应和胎盘部位结节。④异常（非葡萄胎）绒毛病变。虽然侵蚀性葡萄胎在组织学分类中属于交界性或不确定性肿瘤，但其临床表现、诊断及处理原则与绒癌有相似性，临床上仍将其与绒癌一起合称为妊娠滋养细胞肿瘤。

第一节　葡萄胎

葡萄胎是妊娠后胎盘绒毛滋养细胞增生、间质水肿变性，形成大小不一的水泡，水泡间借蒂相连成串，形如葡萄而得名，也称水泡状胎块，是一种滋养细胞的良性病变，可分为完全性葡萄胎和部分性葡萄胎两类。

【病因】

发生完全性葡萄胎的相关因素包括地域差异、年龄、营养状况、社会经济因素等，还包括既往葡萄胎史、流产史和不孕史等。目前对部分性葡萄胎发病高危因素的了解还比较少，可能相关的因素有口服避孕药和不规则月经等,但与饮食因素及母亲年龄无关。

【病理】

(一)完全性葡萄胎

大体检查水泡状物形如串串葡萄,直径自数毫米至数厘米不等,其间由纤细的纤维素相连,常混有血块及蜕膜碎片。水泡状物占满整个宫腔,无胎儿及其附属物或胎儿痕迹。在镜下可见弥漫性滋养细胞增生,绒毛间质水肿呈水泡样,间质血管消失或极稀少。

(二)部分性葡萄胎

仅部分绒毛变为水泡,常合并胚胎或胎儿组织,胎儿多已死亡,合并足月儿极少,且常伴发育迟缓或多发性畸形。在镜下可见部分绒毛水肿,绒毛大小及水肿程度明显不一,绒毛呈显著的扇贝样轮廓,间质内可见滋养细胞包涵体。

【护理评估】

(一)健康史

询问患者的月经史、生育史;本次妊娠早孕反应发生的时间及程度;有无阴道流血等。若有阴道流血,应询问阴道流血的量、性质、时间,患者是否伴有腹痛,并询问是否有水泡状物质排出。询问患者及其家族的既往疾病史,包括滋养细胞疾病史。

(二)身体评估

1. 完全性葡萄胎 主要临床表现包括以下几点。①停经后阴道流血:为最常见的症状。一般在停经8~12周开始出现不规则阴道流血,时出时停,量多少不定。②子宫异常增大、变软:约半数以上患者的子宫大于停经月份对应的子宫,质地极软,并伴血清HCG水平异常升高,其原因为葡萄胎迅速增长及宫腔内积血。③妊娠呕吐:多发生于子宫异常增大和HCG水平异常升高者,出现时间较正常妊娠早,症状严重且持续时间长。④子痫前期征象:多发生于子宫异常增大者,可在妊娠24周前出现高血压、蛋白尿和水肿,而且症状严重,但子痫罕见。⑤卵巢黄素化囊肿:大量HCG刺激卵巢卵泡内膜细胞发生黄素化而形成囊肿,常为双侧性,也可单侧,大小不等,囊壁薄,表面光滑。黄素化囊肿一般无症状,偶可发生扭转,引起腹痛。黄素化囊肿常在葡萄胎清宫后2~4个月自行消退。⑥腹痛:由葡萄胎增长迅速和子宫过度快速扩张所致,表现为阵发性下腹痛,常发生在阴道流血前,一般不剧烈,可忍受。如黄素化囊肿扭转或破裂时则会出现急腹痛。⑦甲状腺功能亢进征象:表现为心动过速、皮肤潮湿和震颤,但突眼少见。

2. 部分性葡萄胎 也常表现为停经后阴道流血,有时与不全流产或过期流产过程相似,其他症状较少,程度也比完全性葡萄胎轻。

> **考点提示**:完全性葡萄胎最常见的症状为停经后阴道流血。

(三)辅助检查

凡有停经后不规则阴道流血要考虑葡萄胎的可能,若阴道排出葡萄样水泡组织则支持诊断。常见的辅助检查如下。

1. 超声检查 是常用的辅助检查,采用经阴道彩色多普勒超声效果更好。完全性葡萄胎的典型超声图像表现为子宫大于相应孕周,无妊娠囊或胎心搏动,宫腔内充满不均质密集状或短条状回声,呈"落雪状",若水泡较大形成大小不等的回声区,则呈"蜂窝状"。部分性葡萄胎宫腔内见水泡状胎块引起的超声图像改变,有时可见胎儿或羊膜腔,胎儿常合并畸形。

> **考点提示**:完全性葡萄胎患者典型超声图像为"落雪状""蜂窝状"。

2. 人绒毛膜促性腺素(HCG)测定 血清 HCG 测定是诊断葡萄胎的另一项重要辅助检查。患者的血清 HCG 明显高于正常孕周相应值且持续不降或超出正常妊娠水平。

3. 其他检查 DNA 倍体分析、母源表达印迹基因检测、X 线胸片等。

(四)心理社会状况

一旦确诊,患者及家属可能会担心其安全、是否需进一步治疗、此次妊娠对今后生育的影响,并表现出对清宫手术的恐惧。对妊娠滋养细胞疾病知识的缺乏及预后的不确定性会增加患者的焦虑情绪。

(五)治疗要点

葡萄胎一经诊断应尽快予以清除,一般选用吸刮术。通常一次刮宫即可刮干净葡萄胎组织,若有持续子宫出血或超声提示有妊娠物残留,需要第二次刮宫。卵巢黄素化囊肿在葡萄胎清宫后会自行消退,一般不需要处理。不常规推荐预防性化疗,其仅适用于有高危因素和随访困难的完全性葡萄胎患者。单纯子宫切除术不能预防葡萄胎发生子宫外转移,所以极少应用,除非患者合并其他需要切除子宫的指征,绝经前妇女应保留两侧卵巢,手术后仍需随访。

> 👁 **考点提示**:葡萄胎患者的治疗原则是立即清宫。

【护理诊断/问题】

1. **有感染的危险** 与阴道流血有关。
2. **焦虑** 与担心清宫手术及预后有关。
3. **知识缺乏**:缺乏疾病治疗及随访的相关知识。

【护理目标】

(1)患者住院期间未发生感染。
(2)患者能掌握减轻焦虑的技能,积极配合清宫手术。
(3)患者能陈述清宫及随访的重要性和具体方法。

【护理措施】

(一)心理护理

详细评估患者对疾病的心理承受能力,鼓励患者表达不能得到良好妊娠结局的悲伤,对疾病、治疗手段的认识,确定其主要的心理问题。向患者及家属讲解有关葡萄胎的疾病知识,说明尽快清宫手术的必要性,让患者以较平静的心理接受手术。

(二)严密观察病情

观察和评估腹痛及阴道流血情况,流血过多时,密切观察血压、脉搏、呼吸等。

(三)生命体征观察

在每次的阴道排出物中,一旦发现有水泡状组织要送病理检查,并保留会阴垫,以评估出血量及流出物的性质。

(四)做好术前准备及术中护理

清宫前首先完成全身检查,注意观察患者有无休克、子痫前期、甲状腺功能亢进及贫血表现,遵医嘱对症处理,稳定病情。做好细菌培养,以便一旦发生感染可以选择有效抗生素。术前嘱患者排空膀胱,配血,建立有效的静脉通路,准备好缩宫素、抢救药品及物品,以防大出血造成的休克。术中严密观察血压、脉搏、呼吸,有无休克征象,注意观察有无羊水栓塞的表现如呼吸困难、咳嗽等。术后注意观察阴道出血及腹痛情况;由于组织学诊断是葡萄胎的最重要和最终的诊断方法,因此每次刮宫的刮出物必须送组织学检查;对合并子痫前期者做好相应的治疗配合及护理。

(五)随访指导

葡萄胎患者清宫后必须定期随访,可早期发现妊娠滋养细胞肿瘤并及时处理。随访内容包括以下几点。①血清HCG定量测定:葡萄胎清宫后,每周随访一次,直至连续3次结果阴性,以后每个月一次共6个月,然后再每2个月一次共6个月,自第一次阴性后共计1年。②询问病史:应注意月经是否规则,有无阴道异常流血,有无咳嗽、咯血及其他转移灶症状。③妇科检查:必要时行盆腔B超、胸部X线片或CT检查等。

☞ **考点提示**:葡萄胎术后随访要点。

(六)避孕指导

葡萄胎患者随访期间应可靠避孕。由于葡萄胎后滋养细胞肿瘤极少发生在HCG自然下降至正常以后,故葡萄胎后6个月若HCG已降至阴性可以妊娠。避孕方法可选用避孕套或口服避孕药,一般不选用宫内节育器,以免发生子宫穿孔或混淆子宫出血的原因。若再次妊娠,应在早孕期间做B超和HCG测定,以明确是否正常妊娠,产后也需随访HCG至正常。

☞ **考点提示**:葡萄胎患者随访期间推荐的避孕方法为避孕套或口服避孕药。

【护理评价】

通过治疗与护理,患者是否:
(1)住院期间未发生感染。
(2)情绪稳定,焦虑减轻,治愈疾病的信心增加。
(3)理解清宫手术及随访的重要性,配合治疗,并正确地参与随访全过程。

【健康教育】

让患者和家属了解坚持正规的治疗和随访是根治葡萄胎的基础,懂得监测HCG的意义。饮食中缺乏维生素A及其前体胡萝卜素和动物脂肪者发生完全性葡萄胎的概率明显增高,因此,指导患者摄取富含维生素A、易消化的食物;适当活动,保证睡眠时间和质量,以改善机体的免疫功能;保持外阴清洁和室内空气清新,每次刮宫手术后禁止性生活及盆浴1个月以防感染。

第二节 妊娠滋养细胞肿瘤

【病因】

妊娠滋养细胞肿瘤60%继发于葡萄胎,30%继发于流产,10%继发于足月妊娠或异位妊娠。其中,侵蚀性葡萄胎全部继发于葡萄胎妊娠,绒癌可继发于葡萄胎妊娠,也可继发于流产、足月妊娠、异位妊娠。侵蚀性葡萄胎恶性程度低于绒癌,预后较好。绒癌恶性程度极高,早期就可通过血运转移至全身,破坏组织或器官,在化疗药物问世以前死亡率高达90%。如今随着诊断技术的进展及化学治疗的发展,绒癌患者的预后已经得到极大的改善。

【病理】

(一)侵蚀性葡萄胎

大体检查可见子宫肌壁内有大小不等、深浅不一的水泡状组织。当侵蚀病灶接近子宫浆膜层时,子宫表面可见紫蓝色结节,侵蚀较深时可穿透子宫浆膜层或阔韧带。在镜下可见侵入子宫肌层的水泡状组织的形态与葡萄胎相似,可见绒毛结构及滋养细胞增生和分化不良,绒毛结构也可退化仅见绒毛阴影。

(二)绒毛膜癌

肿瘤常位于子宫肌层内,也可突入宫腔或穿破浆膜,为单个或多个,无固定形态,与周围组织分界清,质地软而脆,剖视可见癌组织呈暗红色,常伴出血、坏死及感染。在镜下表现为滋养细胞不形成绒毛或水泡状结构,极度不规则增生,排列紊乱,广泛侵入子宫肌层及血管,周围大片出血、坏死。肿瘤不含间质和自身血管,瘤细胞靠侵蚀母体血管获取营养。

> **考点提示**:侵蚀性葡萄胎和绒毛膜癌的鉴别要点。

【护理评估】

(一)健康史

采集既往史和家族史,包括滋养细胞疾病史、药物使用史及药物过敏史;若既往曾患葡萄胎,应详细了解第一次清宫的时间、水泡大小、吸出组织物的量等;以后清宫次数及清宫后阴道流血的量、质、时间,子宫复旧情况;收集血 HCG 随访的资料、肺部 X 线检查结果。采集阴道不规则流血的病史,有无生殖道、肺部、脑等转移的相应症状,是否化疗过和化疗的时间、药物、剂量、疗效,以及用药后机体的反应情况。

(二)身体状况

1. 无转移滋养细胞肿瘤 多数继发于葡萄胎妊娠后。

(1)阴道流血:葡萄胎清除后、流产或足月产后出现持续不规则阴道流血,量多少不定,也可表现为一段时间的正常月经后再停经,然后又出现阴道流血。

(2)子宫复旧不全或不均匀增大:葡萄胎排空后 4~6 周子宫未恢复正常大小,质软,也可因子宫肌层内病灶部位和大小的影响而表现为子宫不均匀性增大。

(3)卵巢黄素化囊肿:由于 HCG 持续作用,在葡萄胎排空、流产或足月产后,卵巢黄素化囊肿可持续存在。

(4)腹痛:患者一般无腹痛,若肿瘤组织穿破子宫,可引起急性腹痛和腹腔内出血症状。黄素化囊肿发生扭转或破裂时也可出现急性腹痛。

(5)假孕症状:由于肿瘤分泌 HCG 及雌激素、孕激素的作用,患者表现为乳房增大,乳头、乳晕着色,甚至有初乳样分泌,外阴、阴道、宫颈着色,生殖道质地变软。

2. 转移性妊娠滋养细胞肿瘤 更多见于非葡萄胎妊娠后,或为经组织学证实的绒毛膜癌。其主要经血行播散,转移发生较早而且广泛。最常见的转移部位是肺(80%),其次是阴道(30%)、盆腔(20%)、肝(10%)、脑(10%)等。由于滋养细胞的生长特点之一是破坏血管,因此各转移部位症状的共同特点是局部出血。转移性滋养细胞肿瘤可以同时出现原发灶和继发灶症状,但也有不少患者原发灶消失而转移灶发展,仅表现为转移灶症状,容易造成误诊。

(1)肺转移:常见症状为咳嗽、血痰或反复咯血、胸痛及呼吸困难。常急性发作,少数情况下,可因肺动脉滋养细胞瘤栓形成而发生急性肺梗死,出现肺动脉高压、急性肺功能衰竭及右心衰竭。若转移灶较小,患者也可无任何症状。

(2)阴道转移:转移灶常位于阴道前壁及穹隆。局部表现紫蓝色结节,破溃后引起不规则阴道流血,甚至大出血。

(3)肝转移:预后不良,多同时伴有肺转移,表现为右上腹部或肝区疼痛、黄疸,若病灶穿破肝包膜可出现腹腔内出血,导致死亡。

(4)脑转移:预后凶险,为主要死亡原因。其按病情进展可分为以下三期。①瘤栓期:表现为一过性脑缺血症状,如暂时性失语、失明、突然跌倒等。②脑瘤期:瘤组织增生侵入脑组织形成脑瘤,表现为头痛、喷射性呕吐、偏瘫、抽搐直至昏迷。③脑疝期:瘤组织增大及周围组织出血、水肿,表现为颅内压升高,脑疝形成压迫生命中枢而死亡。

(5)其他转移:包括脾、肾、膀胱、消化道、骨等症状,视转移部位而异。

◎考点提示:妊娠滋养细胞肿瘤最常见的转移部位为肺转移。

3.临床分期　目前采用 FIGO 妇科肿瘤委员会于 2000 年审定并通过的解剖学分期及预后评分系统(表 16-1、表 16-2)。预后评分客观地反映了 GTN 患者的实际情况,在疾病诊断的同时更加简明地指出了患者除分期之外的病情轻重及预后危险因素,规定 ≤6 分为低危,≥7 分为高危。

表 16-1　滋养细胞肿瘤解剖学分期(FIGO,2000 年)

分期	病变范围
Ⅰ期	病变局限于子宫
Ⅱ期	病变扩散,但局限于生殖器官(附件、阴道、阔韧带)
Ⅲ期	病变转移至肺,有或无生殖系统病变
Ⅳ期	所有其他转移

表 16-2　改良 FIGO 预后评分系统(FIGO,2000 年)

项目	评分			
	0 分	1 分	2 分	4 分
年龄	<40 岁	≥2~40 岁	—	—
前次妊娠	葡萄胎	流产	足月产	—
跟前次妊娠时间	<4 个月	≥4~7 个月	≥7~12 个月	≥12 个月
治疗前血 HCG	≤10^3 U/L	>10^3~10^4 U/L	>10^4~10^5 U/L	>10^5 U/L
最大肿瘤大小(包括子宫)	—	3~<5cm	≥5cm	
转移部位	肺	脾、肾	胃肠道	肝、脑
转移病灶数目	—	1~4	5~8	>8
先前失败化疗	—	—	单药	两种或两种以上药物联合

(三)辅助检查

1.血清 HCG 测定　血清 HCG 水平异常升高是妊娠滋养细胞肿瘤的主要诊断依据。对于葡萄胎后滋养细胞肿瘤,凡符合下列标准中的任何一项且排除妊娠物残留或再次妊娠即可诊断:血清 HCG 测定 4 次呈平台状态(±10%),并持续 3 周或更长时间;血 HCG 水平连续上升达(>10%)3 次,并至少持续 2 周或更长时间;血清 HCG 水平持续异常达 6 个月或更长。非葡萄胎妊娠后滋养细胞肿瘤的诊断标准:足月产、流产和异位妊娠后 HCG 多在 4 周左右转为阴性,若超过 4 周血清 HCG 仍持续高水平,或一度下降后又上升,在除外妊娠物残留或再次妊娠后可作出诊断。

2.影像学检查　B 超是诊断子宫原发病灶最常用的方法。胸部 X 线摄片是诊断肺转移的重要检查方法。肺转移的最初 X 线征象为肺纹理增粗,以后发展为片状或小结节阴影,典型表现为棉球状或团块状阴影。CT 主要用于发现肺部较小病灶和肝、脑部位转移灶。核磁共振主要用于脑和盆腔病灶的诊断。

3.组织学诊断　组织学检查对于滋养细胞肿瘤的诊断不是必需的,但有组织学证据时应根据组织学作出诊断。在子宫肌层内或子宫外转移灶组织中若见到绒毛或退化的绒毛阴影则诊断为侵蚀性葡萄胎；若仅见成片滋养细胞浸润及坏死出血，未见绒毛结构则诊断为绒癌。若原发灶和转移灶不一致，只要在任一组织切片中见到有绒毛结构，均可诊断为侵蚀性葡萄胎。

考点提示：侵蚀性葡萄胎和绒毛膜癌的诊断依据。

（四）心理社会状况

由于不规则阴道流血，患者会有不适感、恐惧感，若出现转移症状，患者和家属会担心疾病的预后，害怕化疗药物的副作用，对治疗和生活失去信心。有些患者会感到悲哀、情绪低落，不能接受现实，或因需要多次化疗而发生经济困难，表现出焦虑不安。若需要手术，生育过的患者可因为要切除子宫而担心女性特征的改变；未生育过的患者则因为生育无望而绝望，迫切希望得到丈夫及家人的理解、帮助。

（五）治疗要点

处理原则是以化疗为主、手术和放疗为辅的综合治疗。治疗方案的选择根据FIGO分期及预后评分、年龄、对生育的要求和经济情况综合考虑，实施分层或个体化治疗。

1. **化疗** 常用一线化疗药物有氨甲蝶呤（MTX）、氟尿嘧啶（5-Fu）、放线菌素D（Act-D）、环磷酰胺（CTX）、长春新碱（VCR）、依托泊苷（VP-16）等。化疗方案的选择原则为低危患者可选择单药化疗，高危患者选择药物联合化疗。

2. **手术** 对控制大出血等各种并发症、切除耐药病灶、减少肿瘤负荷和缩短化疗疗程方面有一定的作用。

3. **放射治疗** 应用较少，主要用于肝、脑转移和肺部耐药病灶的治疗。

【护理诊断/问题】

1. **自我认同角色紊乱** 与较长时间住院和接受化疗有关。
2. **潜在并发症**：肺转移、阴道转移、脑转移。

【护理目标】

（1）患者能适应角色改变。
（2）患者住院期未发生转移或及时被发现有转移征象。

【护理措施】

（一）心理护理

评估患者及家属对疾病的心理反应，让患者宣泄痛苦心理及失落感；对住院者做好环境、病友及医护人员的介绍，减轻患者的陌生感；向患者提供有关化学药物治疗及其护理的信息，以减少恐惧及无助感；帮助患者分析可利用的支持系统，纠正消极的应对方式；详细解释患者所担心的各种疑虑，减轻患者的心理压力，帮助患者和家属树立战胜疾病的信心。

（二）严密观察病情

严密观察患者腹痛及阴道流血情况，准确记录出血量，出血多时密切观察患者的血压、脉搏、呼吸外，配合医师做好抢救工作，及时做好手术准备。动态观察并记录血HCG的变化情况，识别转移灶症状，发现异常立即通知医师并配合处理。

（三）做好治疗配合

接受化疗者按妇产科化疗患者的护理（见本章第三节）实施护理，手术治疗者按妇科手术患者的护理实施护理。

(四)有转移灶者,提供对症护理

1. 阴道转移患者的护理　禁止做不必要的阴道检查和阴道窥器检查,嘱其尽量卧床休息,密切观察阴道转移灶有无破溃出血。若发生破溃大出血,应立即通知医师并配合抢救,用无菌纱条填塞阴道压迫止血。保持外阴清洁,严密观察阴道出血情况及生命体征,同时观察有无感染及休克。填塞的纱条必须于24~48小时内如数取出,取出时必须做好输液、输血及抢救的准备。

2. 肺转移患者的护理　嘱其卧床休息。有呼吸困难者,给予半卧位并吸氧。按医嘱给予镇静剂及化疗药物。患者大量咯血时有窒息、休克甚至死亡的危险,应立即让患者取患侧卧位并保持呼吸道的通畅,轻击背部,排出积血。同时迅速通知医师,配合医师进行止血抗休克治疗。

3. 脑转移患者的护理　让患者尽量卧床休息,起床时应有人陪伴,以防瘤栓期的一过性症状发生时造成意外损伤。观察颅内压升高的症状,记录出入量,观察有无电解质紊乱的症状,一旦发现异常情况立即通知医师并配合处理。

【护理评价】

通过治疗与护理,患者能否:
(1)理解并信任所采取的治疗方案和护理措施,诊治过程中表现出积极的行为。
(2)及时被发现有肺转移、阴道转移或脑转移征象并进行相应的诊治与护理。

【健康教育】

鼓励患者进食,向其推荐高蛋白、高维生素、易消化的饮食,以增强机体的抵抗力。患者应注意休息,不过分劳累,有转移灶症状出现时应卧床休息,待病情缓解后再适当活动。注意保持外阴清洁,防止感染,节制性生活,做好避孕指导。出院后应严密随访,警惕复发。第一次随访在出院后3个月,然后每6个月1次至第3年,此后每年1次至第5年。随访内容同葡萄胎患者的随访内容。随访期间需严格避孕,化疗停止12个月方可妊娠。

第三节　化疗患者的护理

化学药物治疗(简称化疗)对于恶性肿瘤已取得了肯定的功效,目前化疗已成为恶性肿瘤的主要治疗方法之一。滋养细胞肿瘤是所有肿瘤中对化疗最为敏感的一种,随着化疗的方法学和药物学的快速进展,绒毛膜癌患者的死亡率已大幅度下降。

思政小课堂

协和史话:宋鸿钊与绒毛膜癌化疗根治研究

绒毛膜癌(简称绒癌)是一种高度恶性而罕见的妇科恶性肿瘤,曾有"凡是绒癌者不能存活,凡是能活者不是绒癌"之说。以宋鸿钊为首的研究者们经过数十年的共同努力,使绒癌从死亡率90%到根治率90%,甚至有了"如果人一生中必须得一次癌,那最好是得绒癌,因为它能治愈"的说法。这是在20世纪80年代以前,我国得到国际公认的能够达到甚至领先世界水平的医疗成就之一。宋鸿钊创立的一系列化疗解决方案,从药物选择、配伍到给药途径、顺序、速度,以及对疗效和副作用的总结,得到了国际滋养细胞肿瘤研究界的认可,这是中国人对于肿瘤研究作出的世界级贡献。

【化疗药物的主要作用机制】

化疗药物的主要作用机制为:①影响去氧核糖核酸(DNA)的合成;②直接干扰核糖核酸(RNA)

的复制;③干扰转录、抑制信使核糖核酸 mRNA 的合成;④阻止纺锤丝的形成;⑤阻止蛋白质的合成。

【常用化疗药物的种类】

1. **烷化剂** 是细胞周期非特异性药物,临床上常用邻脂苯芥(抗瘤新芥)和硝卡芥(消瘤芥),一般以静脉给药为主,副作用有骨髓抑制、白细胞下降。

2. **抗代谢药物** 能干扰核酸代谢,导致肿瘤死亡,属细胞周期特异性药物,常用的有氨甲蝶呤及氟尿嘧啶。

3. **抗肿瘤抗生素** 是由微生物产生的具有抗肿瘤活性的化学物质,属细胞周期非特异药物,常用的有放线菌素 D。

4. **抗肿瘤植物药** 此类药物有长春碱及长春新碱。长春碱类属细胞周期特异性药物,一般经静脉给药。

5. **铂类化合物** 属细胞周期非特异性药物,妇科肿瘤化疗中常用的有顺铂和卡铂。顺铂的主要副作用有恶心、呕吐等胃肠道反应和肾毒性,还可导致神经毒性包括周围神经炎和高频区听力缺损;卡铂的主要副作用为骨髓抑制,为剂量限制性毒性。

【化疗药物的常见毒副反应】

1. **骨髓抑制** 主要表现为外周血白细胞和血小板计数减少,多数化疗药物骨髓抑制作用最强的时间为化疗后 7~14 天,恢复时间多为之后的 5~10 天,但存在个体差异性。服药期间血细胞计数虽有下降,在停药后多可自然恢复。

2. **消化系统损害** 最常见的表现为恶心、呕吐,多数从用药后 2~3 天开始,5~6 天后达高峰,停药后逐步好转,一般不影响继续治疗。若呕吐过多可造成电解质紊乱,出现低钠、低钾或低钙症状,患者可有腹胀、乏力、精神淡漠及痉挛等。部分患者会有腹泻或便秘,甚至发生消化道溃疡,以口腔溃疡多见,多数是在用药后 7~8 天出现,一般于停药后自然消失。氟尿嘧啶明显的胃肠道反应包括恶心、呕吐、腹泻和口腔溃疡,严重时可发生假膜性肠炎。

3. **神经系统损害** 长春新碱对神经系统有毒性作用,表现为指、趾端麻木,复视等。氟尿嘧啶大剂量用药可使患者产生小脑共济失调。

4. **药物中毒性肝炎** 主要表现为用药后血转氨酶值升高,偶见黄疸。一般在停药后一定时期恢复正常,但未恢复时不能继续化疗。

5. **泌尿系统损伤** 环磷酰胺对膀胱有损害,某些药(如顺铂、氨甲蝶呤)对肾脏有一定的毒性,肾功能正常者才能应用。

6. **皮疹和脱发皮疹** 最常见于应用氨甲蝶呤后,严重者可出现剥脱性皮炎。脱发最常见于应用放线菌素 D 者,1 个疗程头发即可全脱但停药后均可生长。

> **考点提示**:化疗患者最严重的毒副反应。

【护理评估】

(一)健康史

采集患者既往用药史,尤其是化疗史及药物过敏史。记录既往接受化疗过程中出现的药物不良反应及应对情况。询问有关造血系统、肝脏、消化系统及肾脏疾病史,了解疾病的治疗经过及病程。采集患者的肿瘤疾病史、发病时间、治疗方法及效果,了解总体和本次治疗的化疗方案,目前的病情状况。

(二)身体评估

测量体温、脉搏、呼吸、血压、体重,了解患者一般情况(意识状态、发育、营养、面容与表情);了解患者的日常生活规律(饮食形态、嗜好、睡眠型态、排泄状态及自理程度),观察皮肤、黏膜、淋巴结有无异常;了解原发肿瘤的症状和体征,了解每日进食情况;重点评估患者本次化疗可能出现的毒副反应及临床表现,如恶心呕吐、骨髓抑制等表现,以便为护理活动提供依据。

(三)辅助检查

测血常规、尿常规、肝肾功能等,若化疗前有异常,则暂缓治疗。密切观察血常规的变化趋势,每日或隔日检查,为用药提供依据。如果在用药前白细胞低于 $4.0\times10^9/L$,血小板低于 $50\times10^9/L$,不能用药;患者在用药过程中若白细胞低于 $3.0\times10^9/L$,需考虑停药;用药后一周继续监测各项化验指标,若有异常及时处理。

(四)心理社会评估

患者往往对化疗的不良反应有恐惧,尤其是具有化疗经历的患者更明显。应了解患者对化疗的感受。患者通常会对疾病的预后及化疗效果产生焦虑、悲观情绪,也可因长期的治疗产生经济困难而闷闷不乐或烦躁。对化疗有充分思想准备的患者,一般能承受化疗的不适,因而增强了战胜疾病的信心;没有思想准备的患者,往往表现出畏惧、退缩的言行,丧失了与病魔斗争的决心。

【护理诊断/问题】

1. **营养失调:低于机体需要量**　与化疗所致的消化道反应有关。
2. **体像紊乱**　与化疗所致头发脱落有关。
3. **有感染的危险**　与化疗引起的白细胞减少有关。

【护理目标】

(1)患者能满足机体的营养需要。
(2)患者能接受自己形象的改变。
(3)患者未发生严重感染。

【护理措施】

(一)心理护理

让患者和家属与同病种的、治疗效果满意的患者相互交流,认真倾听患者诉说恐惧、不适及疼痛,关心患者以取得信任。提供国内外及本科室治疗滋养细胞疾病的治愈率及相关信息,增强患者战胜疾病的信心。鼓励患者克服化疗不良反应,帮助患者度过脱发等造成的心理危险期。

(二)健康教育

1. **讲解化疗护理的常识**　包括化疗药物的类别,不同药物对给药时间、剂量浓度、滴速、用法的不同要求;部分药物需要避光保存及使用;化疗药物可能发生的副作用的症状;出现口腔溃疡或恶心、呕吐等消化道不适时仍需坚持进食的重要性;化疗造成的脱发并不影响各器官功能,化疗结束后会逐步恢复。

2. **教会患者化疗时的自我护理**　进食前后用生理盐水漱口,用软毛牙刷刷牙,若有牙龈出血,改用手指缠绕纱布清洁牙齿;化疗时和化疗后 2 周内是化疗反应较重的阶段,不宜进食易损伤口腔黏膜的坚果和油炸类食品;为减少恶心呕吐,避免进食油腻、过甜的食品,鼓励患者少量多餐,每次进食以不呕吐为度,间隔时间以下次进食不呕吐为准;与家属商量根据患者的口味提供高蛋白、高维生素、易消化饮食,保证所需营养的摄取及液体的摄入。对于化疗期间出现腹泻的患者,应进食低纤维素、高蛋白食物,避免进食对胃肠道有刺激的食物,同时补充足够的液体,维持水电解质平衡,必要时使用洛哌丁胺等止泻药。由于白细胞下降会引起免疫力下降,特别容易感染,指导患者应经常擦身更衣,保持皮肤干燥和清洁,在自觉乏力、头晕时以卧床休息为主,尽量避免去人多的公共场所,如非去不可应戴口罩,加强保暖。若白细胞低于 $1.0\times10^9/L$,则需进行保护性隔离,告知患者和家属保护性隔离的重要性,使其理解并能配合治疗。

(三) 用药护理

1. 准确测量并记录体重　化疗时应根据体重来正确计算和调整药量,一般在每个疗程的用药前及用药中各测一次体重,应在早上、空腹、排空大小便后进行测量,酌情减去衣服重量。若体重不准确,用药剂量过大,可发生中毒反应,过小则影响疗效。

2. 正确使用药物　根据医嘱严格"三查七对",正确溶解和稀释药物,并做到现配现用,一般常温下不超过1小时。如果联合用药应根据药物的性质排出先后顺序。放线菌素D(更生霉素)、顺铂等需要避光的药物,使用时要用避光罩或黑布包好;环磷酰胺等药物需快速进入体内,应选择静脉推注;氟尿嘧啶、阿霉素等药物需慢速进入体内,最好使用静脉注射泵或输液泵给药;顺铂对肾脏损害严重,需在给药前后给予水化,同时鼓励患者多饮水并监测尿量。腹腔内化疗时应注意变动体位以增强治疗效果。

3. 合理使用静脉血管并注意保护　遵循长期补液保护血管的原则,有计划地穿刺,用药前先注入少量生理盐水,确认针头在静脉中后再注入化疗药物。一旦怀疑或发现药物外渗应重新穿刺,遇到局部刺激较强的药物,如氮芥、长春新碱、放线菌素D(更生霉素)等外渗,需立即停止滴入并给予局部冷敷,同时用生理盐水或普鲁卡因局部封闭,以后用金黄散外敷,防止局部组织坏死、减轻疼痛和肿胀。化疗结束前用生理盐水冲管,以降低穿刺部位拔针后的残留浓度,起到保护血管的作用。对经济条件允许的患者建议使用PICC及输液港等给药,以保护静脉,减少反复穿刺的痛苦。

(四) 病情观察

经常巡视患者,观察其体温以判断是否感染;观察有无牙龈出血、鼻出血、皮下淤血或阴道活动性出血等倾向;观察有无上腹疼痛、恶心、腹泻等肝脏损害的症状和体征;如有腹痛、腹泻,要严密观察次数及性状,并正确收集大便标本;观察有无尿频、尿急、血尿等膀胱炎症状;观察有无皮疹等皮肤反应;观察有无如肢体麻木、肌肉软弱、偏瘫等神经系统的副作用。若有上述发现,应即刻报告医师。

(五) 药物毒副反应护理

1. 口腔护理　应保持口腔清洁,预防口腔炎症。若发现口腔黏膜充血疼痛,可局部喷射西瓜霜等粉剂;若有黏膜溃疡,则做溃疡面分泌物培养,根据药敏试验结果选用抗生素和维生素 B_{12} 溶液混合涂于溃疡面促进愈合;使用软毛牙刷刷牙或用清洁水漱口,进食前后用消毒溶液漱口;给予温凉的流食或软食,避免刺激性食物;如因口腔溃疡疼痛难以进食时,可在进食前15分钟给予丁卡因(地卡因)溶液涂敷溃疡面;进食后漱口并用甲紫(龙胆紫)、锡类散或冰硼散等局部涂抹。鼓励患者进食促进咽部活动,减少咽部溃疡引起的充血、水肿、结痂。

2. 止吐护理　在化疗前后给予镇吐剂,合理安排用药时间以减少化疗所致的恶心、呕吐;选择适合患者口味的食物,鼓励进食清淡、易消化、高热量、高蛋白、富含维生素的食物,少吃甜食和油腻食物,少量多餐,同时避免在化疗前后2小时内进食,创造良好的进餐环境等;对不能自行进餐者主动提供帮助,按患者的进食习惯喂食,患者呕吐严重时应补充液体,以防电解质紊乱。护士还可采用指压按摩、音乐疗法、渐进性肌肉放松训练、催眠疗法等心理行为干预技术帮助患者缓解恶心、呕吐症状。

3. 骨髓抑制的护理　按医嘱定期测定白细胞计数,若低于 $3.0\times10^9/L$,应与医师联系考虑停药。白细胞或中性粒细胞计数处于Ⅰ度骨髓抑制一般不予处理,复测血常规;Ⅱ度和Ⅲ度骨髓抑制需进行治疗,遵医嘱皮下注射粒细胞集落刺激因子;Ⅳ度骨髓抑制除给予升白细胞治疗,还需使用抗生素预防感染,同时给予保护性隔离,尽量谢绝探视。血小板计数 $<50\times10^9/L$,可引起皮肤或黏膜出血,应减少活动,增加卧床休息时间,可遵医嘱输入血小板浓缩液。

4. 动脉化疗并发症的护理　动脉灌注化疗后有些患者可出现穿刺局部血肿甚至大出血,主要是由穿刺损伤动脉壁或患者凝血机制异常所造成。术后应密切观察穿刺点有无渗血及皮下淤血或大出血。用沙袋压迫穿刺部位 6 小时,穿刺肢体制动 8 小时,卧床休息 24 小时。若有渗出应及时更换敷料,出现血肿或大出血者立即对症处理。

【护理评价】

通过治疗与护理,患者是否:
(1)坚持进食,保证摄入量,未发生水电解质紊乱。
(2)以平和的心态接受自己形象的改变。
(3)住院期间未出现严重感染,病情好转或治愈。

（罗珠嘉）

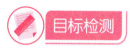

A1 型题

1. 下列不符合葡萄胎患者的临床表现的是(　　)。
　　A. 停经后出现不规则阴道流血　　B. 子宫软而大　　C. 无胎动胎心
　　D. 早孕反应较轻　　E. 血压增高

2. 绒毛膜癌转移部位最常见的是(　　)。
　　A. 宫颈　　B. 脑　　C. 阴道
　　D. 胃肠　　E. 肺

3. 确诊侵蚀性葡萄胎最重要的辅助检查是(　　)。
　　A. 血/尿 HCG 测定　　B. B 超检查　　C. 多普勒胎心听诊检查
　　D. 组织学检查　　E. 腹部 CT 检查

4. 侵蚀性葡萄胎确诊后首选的治疗措施是(　　)。
　　A. 放疗　　B. 化疗　　C. 随访观察
　　D. 手术切除子宫　　E. 清除宫腔内容物

5. 葡萄胎清宫术后应避孕的时间最少是(　　)。
　　A. 1 年　　B. 2 年　　C. 3 年
　　D. 4 年　　E. 5 年

6. 下列实验室检查中与葡萄胎随访有关的是(　　)。
　　A. E_2　　B. LH　　C. FSH
　　D. HCG　　E. HBsAg

A2 型题

7. 某患者在手术切除的标本做病理检查中,发现子宫肌层及输卵管中有滋养细胞并显著增生成团块状,细胞大小、形态均不一致,有出血及坏死,但绒毛结构完整,应考虑为(　　)。
　　A. 子宫颈癌　　B. 卵巢癌症　　C. 子宫肌瘤
　　D. 侵蚀性葡萄胎　　E. 绒毛膜癌

8. 患者,女,27 岁。停经 3 个月,阴道流血 15 天,宫底平脐,听不到胎心,确诊葡萄胎,应立即采取的措施是(　　)。
　　A. 备血,立即行清宫术　　B. 输血输液　　C. 静脉滴注缩宫素
　　D. 子宫切除后化疗　　E. 立即化疗

A3/A4 型题

(9、10题共用题干)

患者,女,26岁。因停经2个月出现阴道流血就诊。妇科检查:宫颈口闭,子宫相当于4个月妊娠大,质软。尿妊娠试验阳性。考虑为葡萄胎。

9. 为明确诊断,首先选择( )。

　　A. 腹部 X 线检查　　　　　　B. 血 HCG 测定　　　　　　C. B 超检查

　　D. 诊断性刮宫　　　　　　　E. 超声多普勒探测胎心

10. 如确诊为葡萄胎,首先采取的方案是( )。

　　A. 子宫切除术

　　B. 吸宫清除宫腔内容物

　　C. 应用缩宫素促使排净内容物

　　D. 刮宫后应用天花粉或化疗做预防性治疗

　　E. 子宫切除 + 化疗

参考答案

第十七章　女性内分泌疾病患者的护理

课件

学习目标

素质目标：具有较好的沟通能力，能理解排卵障碍性异常子宫出血、闭经、痛经、绝经期综合征的心理状况并给予人文关怀。

知识目标：掌握排卵障碍性异常子宫出血的临床表现、处理原则，闭经的概念、常见病因；熟悉痛经、绝经期综合征的临床表现、处理原则和护理措施；了解排卵障碍性异常子宫出血的病因。

能力目标：能运用所学知识对排卵障碍性异常子宫出血、闭经、痛经、绝经期综合征的患者进行护理及健康教育。

案例导学

张女士，47岁，G_2P_1（孕2产1）。因经期延长、经量增多半年就诊。患者平素月经规律，周期为29~31日，经期为5~6日，月经量中等，无痛经。自3个月前开始，无明显诱因出现月经周期为18~60日，经期延长为8~12日，月经量多，伴全身乏力。体格检查：体温36.6℃，心率76次/分，呼吸频率10次/分，血压100/60mmHg。实验室检查：红细胞3.0×10^{12}/L，血红蛋白95g/L。妇科检查：外阴已婚已产型，阴道中有暗红色血液；子宫颈口为已产型，无举痛；子宫体大小如常，质地中等，活动无压痛；两侧附件未见异常。

请问：

1. 张女士目前主要的护理诊断是什么？
2. 张女士的处理原则和治疗方法是什么？
3. 针对张女士的病情，应如何对张女士进行人文关怀？

思政小课堂

推进妇女全生命周期健康，践行全程服务高质量发展

人民健康是民族昌盛和国家富强的重要标志。党的十九大作出实施健康中国战略的重大决策部署，党中央、国务院先后发布《"健康中国2030"规划纲要》和《健康中国行动（2019—2030）》。妇女健康直接影响家庭和全社会的健康水平，是实现健康中国战略目标的重要组成部分。《中国妇女发展纲要（2021—2030年）》更加关注妇女全生命周期享有高质量卫生健康服务，从延长妇女人均期望寿命、进一步降低孕产妇死亡率、提高妇女生殖健康水平、关注妇女心理健康、提升妇女健康素养水平等方面，提出了10项主要目标和12项策略措施。

第一节 排卵障碍性异常子宫出血

异常子宫出血是妇科常见的症状及体征,指与正常月经周期的频率、规律性、经期长度、经期出血量中的任何1项不符、源自子宫腔的异常出血。根据中华医学会妇产科学分会内分泌学组2014年发布的异常子宫出血诊断与治疗指南,不再使用"功能失调性子宫出血",推荐异常子宫出血相关概念及病因新分类系统。本节内容仅限定于生育期非妊娠妇女,不包括妊娠期、产褥期、青春期前和绝经后的出血。

【病因】

(一)无排卵性异常子宫出血

1. **青春期** 青春期时下丘脑-垂体-卵巢轴激素间的反馈调节尚未成熟,未建立稳定的周期性调节,大脑中枢对雌激素的正反馈作用存在缺陷FSH持续低水平,无促排卵性LH峰形成而无排卵。

2. **绝经过渡期** 因卵巢功能下降,卵巢内剩余卵泡对垂体促性腺激素的反应低下,雌激素分泌量锐减,以致促性腺激素水平升高,FSH常比LH更高,不形成排卵前期LH高峰故不排卵。

3. **生育期** 因内、外环境刺激,如劳累、应激、流产、手术和疾病等引起短暂的无排卵,也可因肥胖、多囊卵巢综合征、高催乳素血症等引起持续无排卵。

(二)排卵性异常子宫出血

1. **黄体功能不足** 可由多种因素造成,如卵泡期FSH缺乏、LH脉冲峰值不高、排卵峰后LH低脉冲缺陷、卵巢本身发育不良等。

2. **子宫内膜不规则脱落** 由于下丘脑-垂体-卵巢轴调节功能紊乱,或溶黄体机制失常,引起黄体萎缩不全,内膜持续受孕激素影响,以致不能如期完整脱落。

3. **子宫内膜局部异常所致异常子宫出血** 由子宫内膜局部凝血纤溶调节机制异常、子宫内膜修复机制异常、子宫内膜血管生成异常等原因引起。

> **考点提示**:无排卵性异常子宫出血和排卵性异常子宫出血病因鉴别。

【病理】

(一)无排卵性异常子宫出血

1. **增殖期子宫内膜** 与正常月经周期的增殖期内膜形态一致,只是在月经周期后半期甚至月经期,仍表现为增殖期形态。

2. **子宫内膜增生**

(1)不伴有不典型的增生:指子宫内膜腺体过度增生,大小和形态不规则,但无明显的细胞不典型,是长期雌激素作用而无孕激素拮抗所致,发生子宫内膜癌的风险极低。

(2)不典型增生/子宫内膜上皮内瘤变:指子宫内膜增生伴有细胞不典型。管状或分支腺体排列拥挤,并伴有细胞不典型,发生子宫内膜癌的风险较高,属于癌前病变。

3. **萎缩性子宫内膜** 子宫内膜萎缩菲薄。

(二)排卵性异常子宫出血

1. **黄体功能不足** 子宫内膜形态一般表现为分泌期内膜,腺体分泌不良,间质水肿不明显或腺体与间质发育不同步,或在内膜各个部位显示分泌反应不均。

2. **子宫内膜不规则脱落** 黄体萎缩不全时,月经周期第5～6天仍能见到呈分泌反应的子宫内膜。其常表现为混合型子宫内膜,即残留的分泌期内膜与出血坏死组织及新增生的内膜混合共存。

【护理评估】

(一)健康史

询问患者年龄、月经史、婚育史,以及性生活情况、避孕措施等,以排除妊娠或产褥相关的出血;是否存在引起异常子宫出血的器质性疾病。了解患者发病前有无精神紧张、情绪打击、过度劳累及环境改变等引起月经紊乱的诱发因素。回顾发病经过如发病时间、目前阴道出血情况、出血前有无停经史及诊治经历,包括所用激素的名称、剂量和效果、诊刮的病理结果。询问有无贫血和感染征象。

(二)身体状况

1. 无排卵性异常子宫出血   多数无排卵性异常子宫出血表现为月经紊乱,即失去正常周期和出血自限性,出血间隔长短不一,短者几日,长者数月;出血量多少不一,出血量少者仅为点滴出血,多者大量出血,不能自止可导致贫血或休克。

2. 排卵性异常子宫出血

(1)黄体功能不足:月经周期缩短,表现为月经频发(周期小于21天)。有时月经周期虽在正常范围内,但卵泡期延长、黄体期缩短(周期小于11天),以致患者不易受孕或在妊娠早期流产。

(2)子宫内膜不规则脱落:表现为月经周期正常,经期延长,可达9~10天,出血量可多可少。

(3)子宫内膜局部异常所致异常子宫出血:月经过多、月经间期出血或经期延长,而周期持续时间正常。

(三)辅助检查

1. 实验室检查

(1)凝血功能检查:排除凝血功能障碍性疾病。可检查凝血酶原时间、活化部分凝血活酶时间、血小板计数等。

(2)全血细胞计数:确定有无贫血及血小板减少。

(3)尿妊娠试验或血HCG检测:有性生活史者,应除外妊娠及妊娠相关疾病。

(4)血清激素测定:可在下次月经前5~9天测定血清孕酮水平,了解黄体功能,确定有无排卵(孕酮浓度小于3ng/mL提示无排卵)。

(5)宫颈黏液结晶检查:经前检查出现宫颈黏液羊齿植物叶状结晶提示无排卵,目前已较少应用。

2. 盆腔超声检查   了解子宫内膜厚度及回声,以明确有无宫腔占位病变及其他生殖道器质性病变。

3. 其他检查

(1)基础体温测定:是测定有无排卵的简易可行方法。无排卵性异常子宫出血者基础体温无上升改变而呈单相型曲线(图17-1),提示无排卵。黄体功能不足者基础体温呈双相型曲线,但高温相小于11天(图17-2)。子宫内膜不规则脱落者基础体温呈双相型,但下降缓慢(图17-3)。

(2)诊断性刮宫:简称诊刮,其目的是止血和明确子宫内膜病理诊断。年龄>35岁、药物治疗无效或存在子宫内膜癌高危因素的异常子宫出血患者,应行分段诊刮,以排除宫颈管病变。不规则阴道流血或大量出血时,可随时刮宫。拟确定卵巢排卵功能或了解子宫内膜增生程度时,宜在月经前1~2天或月经来潮6小时内刮宫。子宫内膜不规则脱落者在月经第5~7天诊刮。无性生活史的患者,若激素治疗失败或疑有器质性病变,应经患者或其家属知情同意后行诊刮。

(3)宫腔镜检查:直接观察子宫内膜情况,表面是否光滑,有无组织突起及充血。

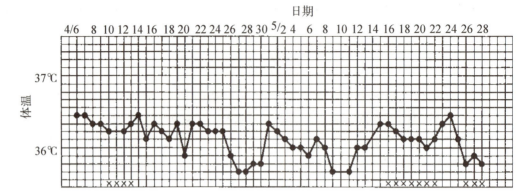

图 17-1 无排卵性异常子宫出血者体温变化

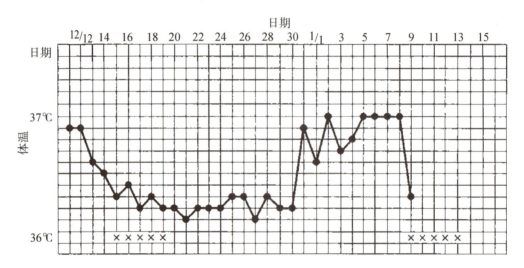

图 17-2 黄体功能不足者体温变化

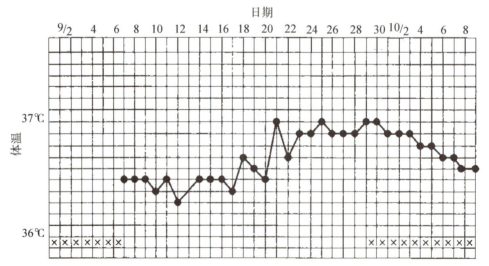

图 17-3 子宫内膜不规则脱落者体温变化

考点提示：无排卵性异常子宫出血和排卵性异常子宫出血基础体温变化、诊断性刮宫时间的不同。

(四)心理社会状况

随着病程延长并发感染或止血效果不佳引起大量出血,患者易产生焦虑和恐惧。绝经过渡期者常常担心疾病严重程度,因疑有肿瘤而不安。黄体功能不足常可引起不孕、妊娠早期流产,患者常感焦虑。

(五)治疗要点

1. 无排卵性异常子宫出血　青春期以止血、调整周期为主;生育期有生育要求需促排卵治疗;绝经过渡期以止血、调整周期、减少经量,防止子宫内膜病变为主。常用性激素药物止血,调整月经周期,必要时可手术治疗。

2. 排卵性异常子宫出血

(1)黄体功能不足:针对发生原因,调整性腺轴功能,促使卵泡发育和排卵,以利于正常黄体的形成。

(2)子宫内膜不规则脱落:促进黄体功能,使黄体及时萎缩,内膜按时完整脱落。

> 考点提示:无排卵性异常子宫出血和排卵性异常子宫出血治疗原则的对比。

【护理诊断/问题】

1. 疲乏　与子宫异常出血导致的贫血有关。

2. 有感染的危险　与子宫不规则出血、出血量多导致贫血,机体抵抗力下降有关。

【护理目标】

(1)患者的异常阴道出血停止,疲乏的感觉减弱或消失。

(2)患者无感染发生。

【护理措施】

(一)补充营养

患者机体抵抗力较低,应加强营养,改善全身情况,可补充铁剂、维生素C和蛋白质。成人体内大约每100mL血中含50mg铁,经量多者应额外补铁。行经期妇女每日从食物中吸收铁0.7~2.0mg,应向患者推荐含铁较多的食物如猪肝、豆角、蛋黄、胡萝卜、葡萄干等。按照患者的饮食习惯,为患者制订适合于个人的饮食计划,保证患者获得足够的营养。

(二)诊疗配合

1. 无排卵性异常子宫出血

(1)止血:可使用以下药物或方法。①孕激素:可使雌激素作用下持续增生的子宫内膜转化为分泌期,停药后子宫内膜脱落较完全,故称"子宫内膜脱落法"或"药物刮宫"。本法适用于体内已有一定水平的雌激素、血红蛋白>80g/L、生命体征稳定的患者。常用药物包括地屈孕酮、17-羟孕酮衍生物(甲羟孕酮、甲地孕酮)等。②雌激素:应用大剂量雌激素可促使子宫内膜迅速生长,短期内修复创面而止血,也称"子宫内膜修复法",适用于血红蛋白<80g/L的青春期患者。常用药物有戊酸雌二醇、结合雌激素(片剂、针剂)、苯甲酸雌二醇(针剂)等。对于大量出血患者,应在雌激素治疗的6小时内见效,24~48小时内出血基本停止。若96小时仍不止血,应考虑有器质性病变存在的可能。③复方短效口服避孕药:适用于长期而严重的无排卵性异常子宫出血。目前使用第3代短效口服避孕药,如孕二烯酮-炔雌醇片或复方醋酸环丙孕酮片。④刮宫术:可迅速止血,并具有诊断价值,适用于大量出血且药物治疗无效需立即止血,或需要子宫内膜组织学检查的患者。对病程长的生育期患者和绝经过渡期患者应首先考虑刮宫术。对无性生活史的青少年,除非需要排除子宫内膜癌,一般

不行刮宫术。⑤辅助治疗：使用氨甲环酸、巴曲酶、酚磺乙胺、维生素K等一般止血药。使用丙酸睾酮等雄激素对抗雌激素的作用，增强子宫平滑肌及子宫血管张力，减少盆腔充血而减少子宫出血量。

（2）调整月经周期：调整周期的方法根据患者的年龄、激素水平、生育要求而有所不同，可使用以下药物或方法。①孕激素法：适用于体内有一定水平内源性雌激素的各年龄段患者。可于撤退性出血第15天起口服地屈孕酮、醋酸甲羟孕酮等孕激素，酌情应用3~6个周期。②口服避孕药：尤其适用于有避孕需求的生育期患者。一般自周期撤退性出血第5天起，每日1片，连服21天，1周为药物撤退性出血间隔，连续3个周期为一个疗程。③雌、孕激素序贯法：常用于青春期患者。从撤退性出血第5天开始，口服戊酸雌二醇或结合雌激素片，每晚1次，连服21天，服雌激素第11~16天起加用孕激素，连用10~14天，连续3个周期为一疗程。若正常月经仍未建立，应重复上述序贯疗法（图17-4）。④左炔诺孕酮宫内缓释系统：放置含左炔诺孕酮缓释系统的宫内节育器，每日释放左炔诺孕酮20μg，能在宫腔内局部抑制子宫内膜生长，可减少经量的80%~90%，患者甚至出现闭经，有效期4~5年，适用于生育期或绝经过渡期、无生育要求的患者。

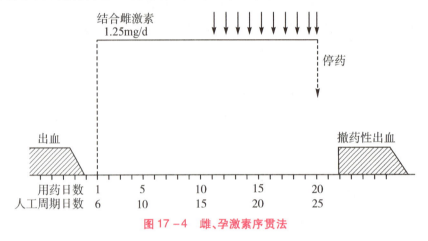

图17-4 雌、孕激素序贯法

（3）促排卵：适用于生育期有生育要求，尤其是不孕症患者。常用药物有氯米芬、人绒毛膜促性腺激素、尿促性素。

（4）手术治疗：对于药物治疗效果不佳或不宜用药、无生育要求的患者，尤其是不易随访的年龄较大患者，应考虑子宫内膜切除术或子宫切除术等手术治疗。

2.黄体功能不足 月经第5天起每日口服妊马雌酮或戊酸雌二醇，连续5~7天，或口服氯米芬，促进卵泡发育和诱发排卵，促使正常黄体形成。也可肌内注射绒毛膜促性素，可促进黄体形成，并提高孕酮的分泌，延长黄体期。

3.子宫内膜不规则脱落 可口服甲羟孕酮、天然微粒化孕酮，或肌内注射黄体酮等孕激素，使黄体及时萎缩，内膜按时完整脱落，也可肌内注射绒毛膜促性素。

4.子宫内膜局部异常所致异常子宫出血 可采用左炔诺孕酮宫内缓释系统、氨甲环酸抗纤溶治疗或非甾体抗炎药治疗、口服短效避孕药、孕激素子宫内膜萎缩治疗等。对于无生育要求者，可考虑子宫内膜切除术。

（三）指导合理用药

指导患者按时、按量正确服用性激素，保持药物在血中的稳定水平，不得随意停服、漏服。药物减量必须按医嘱规定在血止后才能开始，每3天减量一次，每次减量不得超过原剂量的1/3，直至维持量，一般维持至血止后第20天及以上。

（四）维持正常血容量

观察并记录患者的生命体征，嘱患者保留出血期间使用的会阴垫及内裤，以便更准确地估计出血量。出血量较多者,督促其卧床休息,避免过度疲劳和剧烈活动。贫血严重者,遵医嘱做好配血、输血、止血等措施,以维持患者正常血容量。

(五) 预防感染

严密观察与感染有关的征象,如体温、子宫体压痛等,监测白细胞计数和分类,同时做好会阴部护理,保持局部清洁、干燥。如有感染征象,及时与医师联系并遵医嘱进行抗生素治疗。

(六) 加强心理护理

鼓励患者表达内心感受,耐心倾听患者诉说,了解患者的疑虑。向患者解释病情,提供相关信息,为患者澄清问题,解除思想顾虑,摆脱焦虑。可通过看电视、听广播、看书等方式分散患者的注意力。

【护理评价】

通过治疗与护理,患者是否:
(1)异常阴道出血停止,疲乏的感觉减弱或消失。
(2)未发生感染,体温正常、血白细胞正常、血红蛋白正常。

第二节 闭 经

闭经是常见的妇科症状,表现为无月经或月经停止。根据既往有无月经来潮,闭经分为原发性闭经和继发性闭经两类。原发性闭经指年龄超过14岁,第二性征未发育,或年龄超过16岁,第二性征已发育,月经还未来潮。继发性闭经指正常月经建立后,月经停止6个月,或按自身原有月经周期计算停止3个周期以上。青春期前、妊娠期、哺乳期及绝经后的无月经来潮属生理现象,本节不讨论。

【病因】

(一) 原发性闭经

1. **第二性征存在的原发性闭经** 包括雄激素不敏感综合征和对抗性卵巢综合征等。
2. **第二性征缺乏的原发性闭经** 包括低促性腺激素性腺功能减退和高促性腺激素性腺功能减退。

(二) 继发性闭经

1. **下丘脑性闭经** 最常见,指中枢神经系统及下丘脑各种功能和器质性疾病引起的闭经,以功能性原因为主。此类闭经的特点是下丘脑合成和分泌GnRH缺陷或下降导致垂体促性腺激素,即FSH,特别是LH的分泌功能低下,故属低促性腺激素性闭经,治疗及时尚可逆。

(1)精神应激:突然或长期精神压抑、紧张、忧虑、环境改变、过度劳累、情感创伤、寒冷等,均可能引起神经内分泌障碍而导致闭经。

(2)体重下降和神经性厌食:中枢神经对体重急剧下降极敏感,若体重减轻10%~15%,或体脂丢失30%时将出现闭经。

(3)运动性闭经:长期剧烈运动(或芭蕾舞、现代舞等训练)易致闭经,与患者的心理、应激反应程度及体脂下降有关。

(4)药物性闭经:长期应用避孕药,因药物抑制下丘脑GnRH的分泌,引起闭经。药物性闭经通常是可逆的,停药后3~6个月月经多能自然恢复。

(5)颅咽管瘤:瘤体增大可压迫下丘脑和垂体柄引起闭经、生殖器萎缩、肥胖、颅内压增高、视力障碍等症状,也称肥胖生殖无能营养不良症。

2. **垂体性闭经** 主要病变在垂体,腺垂体器质性病变或功能失调,均可影响促性腺激素分泌,继而影响卵巢功能引起闭经。常见的有垂体梗死如希恩综合征,垂体肿瘤如分泌催乳素的腺瘤,以及空蝶鞍综合征。

3. 卵巢性闭经 闭经原因在卵巢,常见于卵巢早衰、卵巢功能性肿瘤(如卵巢支持-间质细胞瘤)、卵巢颗粒-卵泡膜细胞瘤,以及多囊卵巢综合征。

4. 子宫性闭经 闭经原因在子宫,可由感染、创伤导致宫腔粘连引起闭经,也可由手术切除子宫或放疗破坏子宫内膜所致。

5. 其他 内分泌功能异常,如甲状腺、肾上腺、胰腺等功能紊乱也可引起闭经。常见的疾病有甲状腺功能减退或亢进、肾上腺皮质功能亢进、肾上腺皮质肿瘤等。

考点提示:继发性闭经最常见的病因。

【护理评估】

(一)健康史

详细询问患者月经史,包括初潮年龄、月经周期、经期、经量和闭经时间长短及伴随症状等。了解发病前有无导致闭经的诱因,如精神因素、环境改变、体重变化、有无剧烈运动以及各种疾病、用药情况等。已婚妇女需询问生育史及产后并发症史。原发性闭经患者应询问第二性征发育情况,了解生长发育史,有无先天缺陷或其他疾病及家族史。

(二)身体状况

注意观察患者精神状态、营养、全身发育状况,测量身高、体重、智力情况、躯干和四肢的比例,检查五官生长特征及第二性征发育情况,有无多毛、溢乳等。妇科检查应注意内、外生殖器发育,有无先天缺陷、畸形等。

(三)辅助检查

1. 功能试验

(1)药物撤退试验:用于评估体内雌激素水平,以确定闭经程度。包括以下几类。①孕激素试验:口服孕激素,如甲羟孕酮、地屈孕酮或肌内注射黄体酮注射液。停药后出现撤退性出血(阳性反应),提示子宫内膜已受一定水平雌激素影响。停药后无撤退性出血(阴性反应),应进一步行雌孕激素序贯试验。②雌激素孕激素序贯试验:适用于孕激素试验阴性的闭经患者。服用足够量的雌激素,如戊酸雌二醇结合雌激素,连服20天,最后10天加用地屈孕酮或醋酸甲羟孕酮,两药停药后发生撤退性出血为阳性,提示子宫内膜功能正常,可排除子宫性闭经,引起闭经的原因是患者体内雌激素水平低落,应进一步寻找原因。无撤退性出血为阴性,应重复试验一次,若仍无出血,提示子宫内膜有缺陷或被破坏,可诊断为子宫性闭经。

(2)垂体兴奋试验:又称 GnRH 刺激试验,了解垂体对 GnRH 的反应性。注射黄体生成素释放激素后 LH 值升高,说明垂体功能正常,病变在下丘脑。经多次重复试验,LH 值无升高或升高不显著,说明垂体功能减退,如希恩综合征。

2. 血清激素测定 应停用雌激素、孕激素药物至少两周后行 E_2、脉搏、体温、FSH、LH、PRL、TSH、胰岛素等激素测定,以协助诊断。

3. 影像学检查

(1)盆腔超声检查:观察盆腔有无子宫,子宫形态、大小及内膜厚度,卵巢大小、形态、卵泡数目等。

(2)子宫输卵管造影:了解有无宫腔病变和宫腔粘连。

(3)CT 或磁共振显像(MRI):用于盆腔及头部蝶鞍区检查,了解盆腔肿块和中枢神经系统病变性质。

(4)静脉肾盂造影:怀疑米勒管发育不全综合征时,用以确定有无肾脏畸形。

4.宫腔镜检查 能精确诊断宫腔粘连。

5.腹腔镜检查 可直视下观察卵巢形态、子宫大小。

6.染色体检查 对原发性闭经病因诊断、鉴别性腺发育不全的病因及指导临床处理有重要意义。

(四)心理-社会状况

闭经对患者的自我概念有较大影响,患者会担心闭经对自己的健康、性生活和生育能力有影响。病程过长及反复治疗效果不佳时会加重患者和家属的心理压力,表现为情绪低落,对治疗和护理丧失信心,这反过来又会加重闭经。

(五)治疗要点

明确病变环节和病因后,针对病因给予治疗,改善全身健康情况,进行心理治疗,给予相应激素治疗,达到治疗目的。

【护理诊断/护理问题】

1.长期低自尊 与长期闭经、治疗效果不明显、月经不能正常来潮而出现自我否定等有关。

2.焦虑 与担心疾病对健康、性生活、生育的影响有关。

3.持续性悲伤 与担心丧失女性形象有关。

【护理目标】

(1)患者能够接受闭经的事实,客观地评价自己。

(2)患者能够主动诉说病情及担心。

(3)患者能够配合治疗,女性形象得以维持。

【护理措施】

(一)减少或消除诱发闭经的原因

积极治疗全身性疾病,提高身体机能。应激或精神因素所致的闭经,应进行耐心的心理治疗,消除精神紧张和焦虑。体重下降引起的闭经,应供给足够营养,保持标准体重。运动性闭经者应适当减少运动量。肿瘤、多囊卵巢综合征等引起的闭经,应对因治疗。

(二)诊疗配合

1.激素治疗

(1)性激素补充治疗:①雌激素补充治疗,适用于无子宫者。②雌、孕激素序贯法,适用于有子宫者。③孕激素法,适用于体内有一定内源性雌激素水平者。

(2)促排卵:适用于有生育要求的患者。治疗方法包括:①对于低促性腺激素性闭经者及氯米芬促排卵失败者,在雌激素治疗促进生殖器发育,子宫内膜已获得对雌孕激素的反应后,可采用HMG-HCG疗法促进卵泡发育。②对于FSH和PRL正常的闭经者,体内有一定内源性雌激素,可首选氯米芬作为促排卵药物。③对于FSH升高的患者,由于其卵巢功能衰竭,不建议采用促排卵治疗。④下丘脑性闭经的患者,可给予促性腺激素释放激素(GnRH)。

2.其他治疗

(1)溴隐亭:为多巴胺受体激动剂。其通过与垂体多巴胺受体结合,直接抑制垂体PRL分泌,恢复排卵,还可直接抑制分泌PRL的垂体肿瘤细胞生长。

(2)肾上腺皮质激素:适用于先天性肾上腺皮质增生所致的闭经,一般用泼尼松或地塞米松。

(3)甲状腺素:适用于甲状腺功能减退引起的闭经,如甲状腺片。

(4)辅助生殖技术:适用于有生育要求,诱发排卵后未成功妊娠,合并输卵管问题的闭经者或男方因素不孕者。

(三)指导合理用药

向患者说明性激素的作用、不良反应、剂量,具体用药方法、用药时间等,并监测用药效果。嘱患者严格遵医嘱用药,不随意更改药量,不得擅自停服、漏服。

(四)加强心理护理

建立良好的护患关系,鼓励患者表达自己的感受,对治疗和预后等提出问题。向患者提供正确的诊疗信息,缓解患者的心理压力。鼓励患者与同伴、亲人交往,参与社会活动,减轻心理压力。

【护理评价】

通过治疗与护理,患者是否:
(1)能够积极自我肯定,自尊水平得到提高。
(2)正确认识疾病,焦虑减轻或消失。
(3)持续性悲伤的心理减轻或消失。

第三节 痛 经

痛经是妇科最常见的症状之一,是指行经前后或月经期出现的子宫痉挛性疼痛,可伴下腹坠痛、腰酸或合并头痛、乏力、头晕、恶心等其他不适,严重者可影响工作和生活质量。痛经分为原发性痛经和继发性痛经两类,前者指生殖器官无器质性病变的痛经,占痛经90%以上,后者指由盆腔器质性疾病(如子宫内膜异位症、盆腔炎等)引起的痛经。本节只叙述原发性痛经。

【病因与发病机制】

原发性痛经的发生主要与月经时子宫内膜前列腺素(prostaglandin,PG)含量增高有关。$PGF_2\alpha$(前列腺素$F_2\alpha$)含量高可引起子宫平滑肌过强收缩,血管挛缩,造成子宫缺血、缺氧状态而出现痛经。增多的前列腺素进入血液循环,还可引起心血管和消化道等症状。血管升压素、内源性缩宫素以及β-内啡肽等物质的增加也与原发性痛经有关。此外,原发性痛经还受精神、神经因素影响,疼痛的主观感受也与个体痛阈有关。

> 考点提示:子宫内膜前列腺素含量升高是原发性痛经发生的主要原因。

【护理评估】

(一)健康史

了解患者的年龄、月经史与婚育史,询问诱发痛经的相关因素,了解疼痛与月经的关系,疼痛发生的时间、部位、性质及程度,是否服用止痛药、用药量及持续时间,疼痛时伴随的症状以及自觉最能缓解疼痛的方法。

(二)身体状况

原发性痛经在青春期多见,常在初潮后1~2年内发病,下腹部疼痛是主要症状。疼痛多自月经来潮后开始,最早出现在经前12小时,以行经第1天疼痛最剧烈。疼痛常呈痉挛性,通常位于下腹部耻骨上,可放射至腰骶部和大腿内侧,持续2~3天后缓解。可伴有恶心、呕吐、腹泻、头晕、乏力等症状,严重时面色发白、出冷汗。妇科检查无异常发现。

(三)辅助检查

常采用B超检查,必要时可通过腹腔镜、宫腔镜检查有无子宫器质性病变。

(四)心理社会状况

因反复疼痛,患者常常会感到焦虑。

(五)治疗要点

避免精神刺激和过度疲劳,以对症治疗为主。

【护理诊断/问题】

1. **急性疼痛**　与月经期子宫收缩、子宫缺血缺氧有关。
2. **焦虑**　与反复痛经造成的精神紧张有关。

【护理目标】

(1)患者的疼痛症状缓解。
(2)患者月经来潮前及月经期无焦虑。

【护理措施】

1. **加强保健**　进行月经期保健的教育工作,注意经期清洁卫生,经期禁止性生活。足够的休息和睡眠、充分的营养摄入、规律而适度的锻炼、戒烟等均对缓解疼痛有一定的帮助。
2. **加强心理护理**　讲解有关痛经的生理知识,阐明痛经是月经期常见的生理表现,关心并理解患者的不适和焦虑心理。
3. **缓解症状**　腹部局部热敷和进食热的饮料如热汤或热茶,可缓解疼痛。增加患者的自我控制感,使身体放松,以解除痛经。疼痛不能忍受时可遵医嘱服药。若每一次经期习惯服用止痛剂,则应防止成瘾。
4. **诊疗配合**

(1)前列腺素合成酶抑制剂:该类药物通过抑制前列腺素合成酶的活性,减少前列腺素产生,防止过强子宫收缩和痉挛,从而减轻或消除痛经。常用药物有布洛芬、酮洛芬、甲氯芬那酸等。月经来潮即开始服用药物效果佳,连服2~3天,治疗有效率可达80%。

(2)口服避孕药:适用于有避孕要求的痛经妇女。通过抑制排卵,抑制子宫内膜生长,降低前列腺素水平,缓解疼痛。

【护理评价】

通过治疗与护理,患者是否:
(1)诉说疼痛减轻,并能说出减轻疼痛的措施。
(2)焦虑的行为或表现减少,舒适感增加。

第四节　绝经综合征

绝经指卵巢功能停止所致永久性无月经状态。绝经的判断是回顾性的,停经后12个月随诊方可判定绝经。绝经综合征指妇女绝经前后出现性激素波动或减少所致的一系列躯体及精神心理症状。

【病因】

绝经分为自然绝经和人工绝经。自然绝经指卵巢内卵泡生理性耗竭,或残余卵泡对促性腺激素失去反应,卵泡不再发育和分泌雌激素,导致绝经;人工绝经指手术切除双侧卵巢或放疗、化疗等损伤卵巢功能,人工绝经者更容易发生绝经综合征。绝经年龄与遗传、营养、地区、环境、吸烟等因素有关。

【内分泌变化】

绝经前后最明显的变化是卵巢功能衰退,随后表现为下丘脑-垂体功能退化。卵泡闭锁导致雌激素和抑制素水平降低以及FSH水平升高,是绝经的主要信号。

1. 雌激素　卵巢功能衰退的最早征象是卵泡对FSH敏感性降低,FSH水平升高。整个绝经过渡期雌激素水平并非逐渐下降,只是在卵泡完全停止生长发育后,雌激素水平才迅速下降。

2. 孕激素　绝经过渡期卵巢尚有排卵功能,但因卵泡发育的程度不足,可表现为孕激素相对不足,随着卵巢功能的进一步衰退可发生孕激素绝对不足,直至绝经后无孕激素分泌。

3. 雄激素　绝经后雄激素来源于卵巢间质细胞及肾上腺,总体雄激素水平下降,其中雄烯二酮主要来源于肾上腺,量约为绝经前的一半。卵巢主要产生睾酮,由于升高的LH对卵巢间质细胞的刺激增加,使睾酮水平较绝经前增高。

4. 促性腺激素　绝经过渡期FSH水平升高,呈波动型,LH仍在正常范围,FSH/LH仍小于1。绝经后雌激素水平降低,诱导下丘脑释放GNRH增加,刺激垂体释放更多的FSH和LH,其中FSH升高较LH更显著,FSH/LH>1。

5. 抑制素　绝经后妇女血抑制素水平下降,较E_2下降早且明显,可能成为反映卵巢功能衰退更敏感的指标。

6. 促性腺激素释放激素　绝经后GNRH分泌增加,并与LH相平衡。

7. 抗米勒管激素　绝经后抗米勒管激素水平下降,较FSH升高、E_2下降早,能较早反映卵巢功能衰退。

【护理评估】

(一)健康史

了解绝经综合征症状持续时间、严重程度及治疗、疗效等信息;了解月经史、生育史;了解既往健康状况,排除肝病、高血压、糖尿病、冠心病、其他内分泌腺体器质性疾病以及精神疾病;了解既往有无切除子宫、卵巢的手术,有无接受盆腔放疗等;注意收集乳腺癌、子宫内膜癌、动静脉血栓、骨折及骨质疏松等病史和家族史。

(二)身体状况

1. 近期症状

(1)月经紊乱:是绝经过渡期的常见症状,由于稀发排卵或无排卵,表现为月经周期不规则、经期持续时间长及经量增多或减少。症状的表现取决于卵巢功能的波动性变化。

(2)血管舒缩症状:主要表现为潮热,为血管舒缩功能不稳定所致,是雌激素降低的特征性症状。其特点是反复出现短暂的面部、颈部及胸部皮肤阵阵发红,伴有轰热,继之出汗,一般持续1~3分钟。症状轻者每日发作数次,严重者十余次或更多,夜间或应激状态易发作。该症状可持续1~2年,有时长达5年或更长。潮热严重时可影响妇女的睡眠,甚至工作和生活,是需要性激素治疗的主要原因。

(3)自主神经失调症状:常出现心悸、眩晕、头痛、失眠、耳鸣等症状。

(4)精神神经症状:常表现为注意力不易集中,并且情绪波动大,如激动易怒、焦虑不安或情绪低落、抑郁、不能自我控制等,记忆力减退也较常见。

2. 远期症状

(1)泌尿生殖器绝经后综合征:超过50%的绝经期女性会出现该综合征,主要表现为泌尿生殖道萎缩症状,如阴道干燥、性交困难及反复阴道感染,排尿困难、尿痛、尿频、尿急等反复发生的尿路感染。

(2)骨质疏松:绝经后妇女缺乏雌激素使骨质吸收增加,导致骨量快速丢失而出现骨质疏松。50岁以上妇女半数以上会发生绝经后骨质疏松,一般发生在绝经后5~10年内,最常发生在椎体。

(3)阿尔茨海默病:绝经后期妇女比老年男性患病风险高,可能与绝经后内源性雌激素水平降低有关。

(4)心血管疾病:绝经后妇女糖、脂代谢异常增加,动脉硬化、冠心病的发病风险较绝经前明显增加,可能与雌激素水平低落有关。

(三)辅助检查

1.血清激素测定

(1)FSH 及 E_2 测定:检查血清 FSH 及 E_2,了解卵巢功能。绝经过渡期血清 FSH>10U/L,提示卵巢储备功能下降。闭经、FSH>40U/L 且 E_2<10~20pg/mL,提示卵巢功能衰竭。

(2)血清抑制素 B:血清抑制素 B<45ng/L,是卵巢功能减退的最早标志,比 FSH 更敏感。

(3)抗米勒管激素:抗米勒管激素低至 1.1ng/mL 提示卵巢储备下降;若低于 0.2ng/mL 提示即将绝经;绝经后一般测不出。

2.超声检查
基础状态卵巢的窦状卵泡数减少、卵巢容积缩小、子宫内膜变薄。

(四)心理社会状况

工作、家庭、社会环境变化可以加重患者身体和心理负担,可能诱发和加重绝经综合征的症状。要注意评估近期出现的引起患者不愉快、忧虑、多疑、孤独的生活事件。

(五)治疗要点

缓解近期症状,早期发现,并有效预防骨质疏松症、动脉硬化等疾病。

【护理诊断/问题】

1.焦虑 与绝经过渡期内分泌改变,或个性特点、精神因素等有关。

2.知识缺乏:缺乏绝经过渡期生理、心理变化知识及应对技巧。

【护理目标】

(1)患者能够描述自己的焦虑心态和应对方法。

(2)患者能够正确描述绝经过渡期生理、心理变化。

【护理措施】

(一)调整生活状态

帮助患者选择既有营养又符合饮食习惯的食物。多摄入奶制品,可补钙;多摄入豆制品,因为大豆中含有类雌激素物质。鼓励患者加强体育锻炼,保持一定运动量,如散步、打太极拳、骑自行车等,增强体质。鼓励患者增加社交和脑力活动,以促进正性心态。

(二)诊疗配合

1.激素补充治疗

(1)适应证:主要包括以下方面。①绝经相关症状:潮热出汗、睡眠障碍、疲倦、情绪障碍,如易激动、烦躁、焦虑、紧张或情绪低落等。②泌尿生殖道萎缩相关问题:阴道干涩、疼痛、排尿困难、性交痛、反复发作的阴道炎、反复泌尿系统感染、夜尿多、尿频和尿急。③低骨量及骨质疏松症:有骨质疏松症的危险因素(如低骨量)及绝经后骨质疏松。

(2)禁忌证:已知或可疑妊娠、原因不明的阴道流血、已知或可疑患有乳腺癌、已知或可疑患有性激素依赖性恶性肿瘤、最近6个月内患有活动性静脉或动脉血栓栓塞性疾病、严重肝肾功能障碍、血卟啉症、耳硬化症、脑膜瘤（禁用孕激素）等。

（3）慎用情况：包括子宫肌瘤、子宫内膜异位症、子宫内膜增生史、尚未控制的糖尿病及严重高血压、有血栓形成倾向、系统性红斑狼疮、乳腺良性疾病、乳腺癌家族史、性激素依赖性妇科恶性肿瘤，如子宫内膜癌、卵巢上皮性癌等。

（4）制剂：主要药物为雌激素，辅以孕激素。①雌激素制剂：原则上应选择天然制剂，常用雌激素有戊酸雌二醇、结合雌激素、尼尔雌醇等。②孕激素制剂：近年来倾向于选用天然孕激素制剂，如微粒化黄体酮胶丸和黄体酮胶丸。

（5）用药途径及方案。①口服：主要优点是血药浓度稳定，但对肝脏有一定损害，还可刺激产生肾素底物及凝血因子。②胃肠道外途径：包括经阴道给药、经皮肤给药，能缓解潮热，防止骨质疏松，避免肝脏首过效应，对血脂影响较小。

（6）用药剂量与时间：激素补充治疗需个体化用药，应在综合考虑具体症状、治疗目的和危险性的前提下，选择最小剂量和与治疗目的一致的最短时期，在卵巢功能开始减退并出现相关绝经症状时即开始应用。停止雌激素治疗时，一般主张应缓慢减量或间歇用药，逐步停药，防止症状复发。

（7）副作用及危险性：性激素补充治疗时可能引起子宫异常出血，多为突破性出血，必须高度重视，查明原因，必要时行诊刮，排除子宫内膜病变。其他副作用包括：雌激素剂量过大可引起乳房胀、白带多、头痛、水肿、色素沉着等；孕激素的副作用包括抑郁、易怒、乳房痛和水肿，患者常不易耐受。长期激素补充治疗可增加患者子宫内膜癌、卵巢癌、乳腺癌的发病风险。

2. 非激素类药物

（1）选择性5-羟色胺再摄取抑制剂：盐酸帕罗西汀可有效改善血管舒缩症状及精神神经症状。

（2）钙剂：氨基酸螯合钙胶囊可减缓骨质丢失。

（3）维生素D：与钙剂合用有利于钙的完全吸收，适用于绝经过渡期妇女及缺少户外活动者。

（三）心理护理

与患者建立良好相互信任的关系，认真倾听，让患者表达自己的困惑和忧虑，帮助患者及其家属了解绝经过渡期的生理和心理变化，以减轻患者焦虑和恐惧的心理，并争取家人的理解和配合，护患双方共同努力，缓解患者的症状。

【护理评价】

通过治疗与护理，患者是否：

(1)能以乐观、积极的态度对待绝经，焦虑感减轻或消失。

(2)说出绝经过渡期生理、心理变化，认识到绝经是女性正常生理过程。

（罗珠嘉）

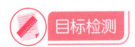

A1 型题

1. 月经周期中导致子宫内膜不规则脱落的直接发病机制是（　　）。
　　A. 黄体过早衰退　　　　　　B. 内膜持续受雌激素影响　　　　C. 黄体功能不全
　　D. 黄体萎缩过程延长　　　　E. 卵巢功能衰退

2. 有关无排卵性异常子宫出血的说法,错误的是(　　)。
   A. 青春期异常子宫出血的主要原因是下丘脑－垂体－卵巢轴调节功能尚未健全
   B. 绝经过渡期异常子宫出血的主要原因是卵巢功能衰竭
   C. 生育期异常子宫出血的主要原因是卵巢排卵不规则
   D. 无排卵性异常子宫出血多见于青春期和绝经过渡期妇女
   E. 是指由于调节生殖的神经内分泌功能紊乱所导致的不规则子宫出血

3. 绝经后的妇女,FSH水平(　　)。
   A. 不变　　　　　　　B. 增高　　　　　　　C. 逐渐减少
   D. 变化不定　　　　　E. 骤然下降

4. 异常子宫出血最常见的类型是(　　)。
   A. 无排卵性异常子宫出血　　B. 排卵性异常子宫出血　　C. 排卵期出血
   D. 黄体功能不全　　　　　　E. 子宫内膜不规则脱落

5. 关于痛经,下述不正确的是(　　)。
   A. 原发性痛经生殖器官无器质性病变
   B. 继发性痛经生殖器官有器质性病变
   C. 多发于无排卵型月经
   D. 行经第1日疼痛最剧烈
   E. 痛经者可用解痉药

6. 关于子宫性闭经,正确的是(　　)。
   A. 雌激素试验阳性
   B. 孕激素试验阳性
   C. 基础体温呈单相型
   D. 阴道脱落细胞检查无周期性变化
   E. 子宫无功能性内膜

A2型题

7. 患者,女,49岁,近半年来月经量时多时少,周期无规律,近2个月未行经,突然阴道流血,量多,拟诊断为无排卵型异常子宫出血,予诊断性刮宫,刮出内膜的病理检查报告应是(　　)。
   A. 增生过长　　　　　B. 正常分泌期　　　　　C. 分泌不良
   D. 增生期和分泌期共存　　E. 以上都可能

8. 患者,未婚女性,19岁。主诉为原发性闭经。体型、容貌呈女性。乳房发育正常。肛查:外阴未见异常,子宫略小,双附件(－)。给予黄体酮未引起撤退性子宫出血,给予雌、孕激素序贯法也未引起子宫出血。本病例闭经的原因首先考虑为(　　)。
   A. 子宫　　　　　　　B. 卵巢　　　　　　　C. 肾上腺
   D. 垂体　　　　　　　E. 丘脑下部

9. 某女士,26岁,婚后3年不孕,月经周期不规则。妇科检查无异常发现,基础体温呈双相型曲线,黄体期短,应考虑为(　　)。
   A. 无排卵性功血　　　B. 黄体寿命缩短　　　C. 黄体萎缩不全
   D. 子宫内膜不规则脱落　　E. 月经不调

A3/A4型题

(10~12题共用题干)
47岁妇女,孕3产1,近2年来月经周期混乱,经量时多时少,最近闭经3个月后阴道淋漓出血半个多月,来医院就诊。

10. 以下检查结果可以帮助诊断无排卵性异常子宫出血,但(　　)除外。
    A. 子宫正常大小,双附件压痛、增厚

B. 子宫口松软,有活动出血

C. B超显示子宫内膜厚

D. 尿HCG阴性

E. 诊刮为分泌期子宫内膜

11. 该患者最可能的诊断是( )。

A. 不全流产　　　　　　　B. 流产合并感染　　　　　　C. 妊娠

D. 异常子宫出血　　　　　E. 子宫内膜癌

12. 该患者的最佳处理方案是( )。

A. 应用大量雌激素止血　　B. 应用大量止血药物　　　　C. 诊断性刮宫

D. 应用大量雄激素治疗　　E. 应用抗生素治疗

参考答案

第十八章　子宫内膜异位症及子宫腺肌病患者的护理

课件

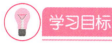

素质目标：具有良好的护患沟通能力；理解、尊重患者；仔细观察病情变化。
知识目标：掌握子宫内膜异位症的概念、护理评估和护理措施；熟悉子宫腺肌病的概念、护理评估和护理措施；了解子宫内膜异位症、子宫腺肌病的病因和病理。
能力目标：能运用所学知识对子宫内膜异位症、子宫腺肌病患者实施整体护理和健康教育。

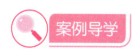

程女士,女,28岁,既往月经规律,因"月经量增多4年、痛经进行性加重2年"来诊。妇科检查：子宫后倾后屈,右侧附件区触及囊性包块约7cm,不活动,轻度压痛,左侧附件正常。子宫直肠陷凹,可扪及多个黄豆粒大小不等的触痛性结节。

请问：
1. 对该患者最可能的医疗诊断是什么？
2. 患者发生痛经的原因可能是什么？
3. 为关爱女性健康,对于育龄期女性可以从哪些方面进行健康教育？

第一节　子宫内膜异位症

子宫内膜异位症是指具有生长功能的子宫内膜组织出现在子宫体腔以外的其他部位,简称为内异症。异位的子宫内膜可侵犯身体的任何部位,如膀胱、肾、肺,甚至手臂、大腿等位置,最常见的种植部位在盆腔内,以侵犯卵巢和宫骶韧带最常见,其次是子宫、直肠子宫陷凹、阴道直肠隔等部位,也可出现在手术切口、脐等部位。本病为激素依赖性疾病,好发于育龄期妇女。本病组织形态学属良性,但具有种植、侵蚀及远端转移等类似恶性肿瘤的特性。该病的发病率近年有明显升高的趋势,且与社会经济状况呈正相关,与剖宫产率增高、人工流产、腹腔镜操作增多有关。

考点提示：子宫内膜异位症最常见的侵犯部位。

【病因】

子宫内膜异位症的病因至今尚未阐明,目前主要有以下几种学说。

1. **子宫内膜种植学说**　是目前最受大多数学者公认的学说。种植学说认为经期时子宫内膜腺上皮和间质细胞可随经血逆流,经输卵管进入腹腔,并在该处继续生长和蔓延,形成盆腔子宫内膜异位症。另外,如剖宫产后腹壁疤痕或分娩后会阴切口出现子宫内膜异位症,可能是术时将子宫内膜碎片带至切口处直接种植所致。

2.体腔上皮化生学说 卵巢表面上皮、盆腔腹膜,都是由胚胎期具有高度化生潜能的体腔上皮分化而来,有可能被卵巢激素激活转化为子宫内膜样组织而形成子宫内膜异位症。

3.诱导学说 种植的内膜释放某种未知物质,诱导未分化的间充质形成子宫内膜异位组织。

4.淋巴及静脉播散学说 子宫内膜碎片也可以通过淋巴及静脉向远处播散,比如肺、手臂、大腿等远离盆腔部位的器官发生的子宫内膜异位症。

5.遗传因素 流行病学调查显示子宫内膜异位症具有一定的家族聚集性,可能与遗传有关。

6.免疫因素 免疫调节异常,在子宫内膜异位症的发生、发展过程中起重要作用,表现为免疫监视功能、免疫杀伤细胞的细胞毒作用减弱,而不能有效地清除异位的子宫内膜。

【病理】

本病的基本病理变化为异位的子宫内膜随卵巢激素的变化而发生周期性出血,导致病灶周围纤维组织增生并形成粘连,故病变区出现紫褐色斑点或小泡,最终形成大小不等的实质性结节或囊肿。卵巢是最易受累的部位,病灶表面呈灰蓝色,形成单个或多个囊肿,内含暗褐色黏稠陈旧性血性液体,似巧克力样,又称卵巢巧克力囊肿。在显微镜下检查,在病灶中可见到子宫内膜上皮、内膜腺体或腺样结构、内膜间质及出血。

【护理评估】

(一)健康史

询问患者的年龄、月经史、生育史及家族史;了解既往有无痛经史和慢性盆腔疼痛;评估疼痛有无进行性加重。对于不孕症患者注意询问有无多次输卵管通液、碘油造影、子宫镜等相关检查或手术史。

(二)身体评估

1.症状 子宫内膜异位症的临床症状与月经周期密切相关。因不同体质、不同病变部位其表现不同,约有25%的患者无任何症状。

(1)痛经和下腹痛:子宫内膜异位症的典型症状是继发性痛经,进行性加重。疼痛多位于下腹部、腰骶部,可放射到会阴、肛门及大腿,常于月经来潮时开始出现,持续至经期结束。也有患者痛经与月经不同步,表现为经期结束后出现腹痛。疼痛严重程度与病灶大小不相关,粘连严重的卵巢异位囊肿可能并无任何疼痛,而盆腔内单个微小病灶也可引起难以忍受的疼痛。

(2)不孕:子宫内膜异位症患者不孕率约高达40%。不孕的原因复杂,可以是盆腔粘连、子宫后倾、输卵管粘连闭锁或蠕动减弱等机械性因素,也可以是盆腔内环境的改变影响精子和卵子的结合与输送、免疫功能异常破坏了子宫内膜正常代谢及生理功能、卵巢功能异常导致排卵障碍和黄体形成不良等。

(3)月经失调:有15%~30%的患者出现经量增多、经期延长、月经淋漓不尽或经前点滴出血。这可能与病灶破坏卵巢组织,使其内分泌功能受损,导致无排卵或黄体功能不足等有关。

(4)其他:盆腔外任何部分有异位内膜种植生长时,均可在局部出现周期性疼痛、出血和肿块,并出现相应的症状。如肠道内异症可出现腹痛、腹泻或便秘。膀胱内异症可出现经期尿频、血尿、尿痛。脐部、腹壁切口瘢痕等处的内异症,可在月经期明显增大,并有周期性局部疼痛。肺部内异症,可发生周期性咯血。卵巢巧克力囊肿破裂时,因囊内容物流入盆腔和腹腔引起突发性剧烈腹痛,伴恶心、呕吐和肛门坠胀。

2.体征 妇科双合诊检查可发现子宫多呈后倾固定,子宫直肠陷凹、宫骶韧带及子宫后壁下方可扪及小结节,触痛明显;子宫一侧或双侧附件处触及增大的与子宫粘连的囊实性包块。部分患者阴道后穹隆处可触及不规则的小结节,质硬有触痛。

> **考点提示**：子宫内膜异位症的典型症状与体征。

(三)辅助检查

(1) B超检查：是辅助检查子宫内膜异位症常用的有效方法，可明确异位结节或囊肿的位置、大小、形态、性质等。

(2) 血清CA125测定：中、重度子宫内膜异位症患者血清CA125水平可能升高，但变化范围较大，所以其诊断子宫内膜异位症的特异性和敏感性均较低。但CA125水平可用于动态监测异位内膜病变活动情况，有助于评价疗效、追踪随访。

(3) 腹腔镜检查：是目前诊断子宫内膜异位症最佳的方法。腹腔镜可直接窥视盆腔子宫内膜异位症病灶的典型外观，对可疑病变进行活检以确诊疾病。腹腔镜也是治疗本病最常用的方法。

> **考点提示**：子宫内膜异位症的最佳诊断方法。

(四)心理社会评估

因痛经影响工作和生活，使患者恐惧、焦虑。不孕的诊断是心理压力源之一，在不孕的治疗过程中，再次经受社会和经济的压力。患者常因为治疗无效、疼痛加剧，而有无望感。

(五)治疗要点

治疗子宫内膜异位症的根本目的在于缓解疼痛、改善生育功能、尽量减少复发。手术消除病灶为主要治疗手段，药物为重要辅助治疗手段。

1. 期待疗法 适用于盆腔病变不严重、无明显症状者。一般可每3~6个月随访并做盆腔检查一次。对希望生育的患者，需要做不孕的各项检查，促使尽早受孕。一般在妊娠期间，病变组织多坏死、萎缩，分娩后症状可缓解甚至消失。随访期间，如发现症状或体征加剧时应改用其他治疗方法。

2. 药物治疗 鉴于无排卵性月经者往往无痛经，故可采用性激素抑制排卵以达到缓解痛经的目的。性激素治疗的主要目的是抑制雌激素合成，使异位种植的子宫内膜萎缩或阻断下丘脑-垂体-卵巢轴的刺激和出血周期。

(1) 口服避孕药：适用于轻度内异症患者。患者长期连续服用避孕药12个月造成类似妊娠的人工闭经称假孕疗法。药物可直接作用于子宫内膜和异位内膜使其蜕膜化和萎缩，达到缓解痛经和减少经量的治疗目的。

(2) 孕激素类药物：其作用机制是通过抑制垂体促性腺激素分泌，并直接作用于异位内膜和子宫内膜，最初引起子宫内膜的蜕膜化，继而导致子宫内膜萎缩和闭经。临床上常用醋酸甲羟孕酮、甲地孕酮或炔诺酮等，一般连续使用半年。药物不良反应主要为体内吸收不稳定而致阴道不规则点滴出血；其他有恶心、轻度抑郁、水钠潴留等。患者停药数月后痛经缓解，月经恢复正常。

(3) 孕三烯酮：是19-去甲睾酮甾体类药物，具有雄激素、抗孕激素和中度抗雌激素作用。通过抑制FSH、LH峰值并减少LH均值，使体内雌激素水平下降，异位内膜萎缩、吸收，也是一种假绝经疗法。治疗后50%~100%的患者发生闭经，症状缓解率达95%以上。

(4) 米非司酮：为孕激素受体调节剂，具有抗黄体酮和抗糖皮质激素作用，能抑制排卵，干扰子宫内膜的完整性。用药治疗后造成闭经使病灶萎缩，但长期疗效有待证实。

(5) 达那唑：为合成的17α-炔孕酮衍生物，能抑制FSH、LH峰，从而抑制卵巢甾体激素生成能力，直接抑制和竞争子宫内膜的雌激素、孕激素受体，最终导致子宫内膜萎缩出现闭经。因FSH、LH呈低水平又称假绝经疗法，适用于轻度及中度内异症痛经明显的患者。常见的药物不良反应有恶心、体重增加、痤疮、多毛、潮热、性欲减退、情绪不稳定等，停药后多可恢复。该药在肝脏代谢，肝功能受损者不宜使用。近年的研究结果表明该药可引起高密度脂蛋白降低，长期应用有引起动脉粥样硬化性心脏病的危险。其也不适用于高血压、心力衰竭、肾功能不全者。

(6)促性腺激素释放激素激动剂(GnRH-α):抑制垂体分泌促性腺激素,导致卵巢激素水平明显下降,出现暂时性闭经,此疗法又称为"药物性卵巢切除"。患者一般用药后第2个月开始闭经,可使痛经缓解,停药后短期内可恢复排卵。不良反应主要为雌激素过低所引起的潮热、阴道干燥、性欲减退及骨质丢失等绝经症状。连续用药3个月以上者,需反向添加小剂量雌激素和孕激素,辅以钙剂,以防止骨质丢失。

3. 手术治疗 适用于药物治疗后症状不缓解、局部病变加剧或生育功能仍未恢复者,以及较大的卵巢异位囊肿。手术方式有保留生育功能手术、保留卵巢功能手术和根治性手术。

4. 手术和药物联合治疗 手术治疗前,先用药物治疗3~6个月以使异位灶缩小、软化,便于手术切除。对于手术不彻底或术后疼痛不能缓解者,术后给予6个月的药物治疗,推迟复发。

【护理诊断/问题】

1. 疼痛 与子宫内膜充血、经血潴留使小囊腔周围平滑肌痉挛性收缩有关。

2. 焦虑 与长期疼痛影响正常生活及不能预料治疗效果有关。

【护理目标】

(1)患者舒适感增加,疼痛减轻或消失。

(2)患者能表达焦虑原因,并能有效应对。

【护理措施】

(一)预防

可根据可能的病因和流行病结果从以下几个方面预防。

1. 预防经血逆流 月经期注意休息,避免吃生冷食物。及时治疗容易引起经血逆流的疾病,如先天性生殖道畸形、闭锁、狭窄和继发性宫颈粘连、阴道狭窄等。

2. 药物避孕 口服避孕药可抑制排卵,促进子宫内膜萎缩,对有高发家族史、容易带器妊娠者可以选择。

3. 防止医源性异位内膜种植 尽量避免多次宫腔手术操作。进入宫腔内的手术,缝合子宫壁时应避免缝线穿过子宫内膜层,人工流产吸宫术时,宫腔内负压不宜过高,避免突然将吸管拔出,使宫腔血流和内膜碎片随负压被吸入腹腔。

(二)治疗护理

1. 期待疗法患者的护理 详细解释定期随访的意义、时间和内容,取得患者主动配合,一般可数月随访一次。经期有轻微疼痛时,可给予前列腺素合成酶抑制剂(如吲哚美辛、萘普生、布洛芬等)对症治疗。希望生育的患者,应做不孕的各项检查,积极治疗,促使尽早受孕。

2. 药物治疗患者的护理 临床常采用持续性激素抑制排卵治疗,使患者假孕或假绝经,导致子宫内膜萎缩、退化、坏死。常用药物有短效口服避孕药、高效孕激素类药物、达那唑、孕三烯酮、促性腺激素释放激素激动剂(GnRH-α)等。治疗期间告知患者治疗目的、方案、注意事项和常见不良反应,指导患者严格按医嘱服药,不得随意停服或漏服。指导患者定期随访。

> 考点提示:子宫内膜异位症激素治疗的注意事项。

3. 手术治疗患者的护理 手术可分为经腹手术和经腹腔镜手术。根据手术要求,向患者讲解手术目的、步骤及注意事项,消除患者的顾虑和恐惧心理,配合医生做好术前准备和术后护理。

(三)生育指导

对于希望妊娠的患者,在其手术治疗后,应向其宣教尽早妊娠的益处,鼓励尽快妊娠。有高危因素者(年龄 35 岁以上,不孕年限超过 3 年,尤其是原发不孕者;重度子宫内膜异位症;输卵管不通者),应积极行辅助生殖技术助孕。

(四)心理护理

倾听患者对疾病的认识和叙述,引导患者表达真实感受,向患者说明治疗方法和效果,对患者进行心理安慰与疏导,缓解和消除患者的焦虑和恐惧。

【护理评价】

(1)患者疼痛是否缓解或消失。

(2)焦虑是否减轻,能否采取措施积极应对。

第二节 子宫腺肌病

子宫腺肌病是指子宫内膜腺体及间质侵入子宫肌层引起的病变。子宫腺肌病多发生于 30～50 岁经产妇,约 15% 患者合并子宫内膜异位症,约半数患者同时合并子宫肌瘤。

【病因】

部分子宫腺肌病患者子宫肌层中的内膜病灶与宫腔内膜直接相连,所以一般认为本病由基底层子宫内膜侵入肌层生长所致。多次妊娠、分娩、人工流产、慢性子宫内膜炎等造成子宫内膜基底层损伤,与子宫腺肌病发病密切相关。腺肌病常合并子宫肌瘤和子宫内膜增生,提示高水平雌孕激素刺激,也可能是促进内膜向肌层生长的原因之一。

【病理】

子宫腺肌病的异位内膜在肌层多呈弥漫性生长,故子宫呈均匀性增大,前、后径增大明显,呈球形,一般不超过 12 周妊娠子宫大小。剖面见子宫肌壁显著增厚且硬,无漩涡状结构。少数病灶在肌层呈局限性生长形成结节或团块,似肌壁间肌瘤,称为子宫腺肌瘤,但与周围肌层无明显界限,手术难以剥除。

【护理评估】

(一)健康史

询问患者年龄、妊娠和分娩史、不孕史、月经史;了解既往有无进行性加重痛经史和经量过多史等。

(二)身体评估

1. 症状　主要症状为经量过多、经期延长和进行性加重的痛经,疼痛部位在下腹正中,常开始于经前 1 周,直至月经结束。合并子宫肌瘤时,增大子宫对膀胱刺激和压迫出现尿频。部分患者无症状。

2. 体征　妇科检查子宫均匀性增大或有局限性结节隆起,质硬,呈球形,一般不超过孕 12 周子宫大小,有压痛,经期压痛更明显。

☞考点提示:子宫腺肌病的临床表现。

(三)辅助检查

1. B 超检查　较常用。可见子宫均匀增大,边界清楚,在肌层中见到种植内膜引起的不规则回声增强。

2. 腹腔镜检查　可辅助诊断子宫腺肌病。

3. 活组织病理检查 取子宫肌层活组织检查,在镜下可检出内膜组织。

(四)心理社会评估

周期性、进行性加重的痛经使患者对月经的来临充满恐惧,每当月经前期和月经期会表现为焦虑、紧张。月经过多和经期延长也使患者焦虑不安。

(五)治疗要点

根据患者年龄、症状、有无生育要求等情况全面考虑。本病用高效孕激素和假孕疗法无效。年轻、有生育要求、近绝经及症状较轻者,用达那唑、孕三烯酮或 GnRH-α 可缓解症状。症状严重、无生育要求者,可手术切除子宫,卵巢是否保留取决于患者年龄和卵巢有无病变。

【护理诊断/问题】

1. 疼痛 与子宫内膜充血、经血潴留使小囊腔周围平滑肌痉挛性收缩有关。

2. 焦虑 与害怕进行性加重的痛经有关。

【护理目标】

(1)患者舒适感增加,疼痛减轻或消失。

(2)焦虑是否减轻,能否采取措施积极应对。

【护理措施】

(一)治疗配合

1. 药物治疗 对痛经者给予药物治疗,如达那唑、孕三烯酮、GnRH-α 等可缓解症状。护士向患者讲明用药的目的、药物名称、剂量、方法、可能出现的不良反应及应对措施。

2. 手术治疗 痛经严重,药物治疗无效者,可用腹腔镜行骶前神经切除术和骶骨神经切除术,80%患者术后疼痛消失或缓解。对无生育要求者也可行全子宫切除术。做好术前准备和术后护理。

(二)心理护理

引导患者表达真实感受,倾听患者对疾病的详细描述。向患者说明治疗方法和效果,进行心理安慰与疏导,缓解和消除患者的焦虑、恐惧。

【护理评价】

(1)患者疼痛是否缓解或消失。

(2)焦虑是否减轻,能否采取措施积极应对。

【健康教育】

宣传避孕知识,尽量减少和避免宫腔内侵入性操作。

(王燕娟)

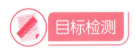

A1 型题

1. 子宫内膜异位症最易发生的部位是( )。

　　A. 子宫颈　　　　　　　　B. 输卵管　　　　　　　　C. 卵巢

D. 阑尾　　　　　　　　　　E. 肺
2. 子宫内膜异位症的确诊手段是( )。
   A. 腹腔镜检查　　　　　　B. 宫腔镜检查　　　　　　C. B 超检查
   D. 腹部触诊　　　　　　　E. 阴道镜检查
3. 子宫内膜异位症的痛经主要表现为( )。
   A. 原发性痛经　　　　　　B. 运动性痛经　　　　　　C. 经前疼痛
   D. 继发性痛经,进行性加重　E. 偶发痛经
4. 预防子宫内膜异位症的发生,错误的是( )。
   A. 经期行妇科检查　　　　B. 人流吸宫时,防止负压突然降低　C. 剖宫产时注意保护腹壁切口
   D. 及时处理宫颈粘连　　　E. 口服避孕药避孕
5. 对症状严重的 45 岁子宫腺肌症患者,首选治疗措施是( )。
   A. 药物对症治疗　　　　　B. 假孕治疗　　　　　　　C. 高效孕激素治疗
   D. 保留生育功能的保守治疗　E. 子宫切除术,保留双附件

A2 型题

6. 李女士,28 岁,痛经 3 年逐渐加重,月经量增多,本次行经 10 日,血仍未止,2 年前因不孕做过输卵管通液治疗,子宫较正常略大,为后位,不活动,右侧触及 4cm×4cm×3cm 大的韧性包块与子宫粘连;左侧附件增厚,宫旁均触及豆粒大痛性结节。本病首先考虑为( )。
   A. 陈旧性宫外孕　　　　　B. 生殖器结核　　　　　　C. 慢性盆腔炎
   D. 子宫内膜异位症　　　　E. 输卵管卵巢囊肿

7. 刘女士,37 岁,痛经 10 年,G_2P_1(孕 2 产 1)。盆腔检查:子宫均匀性增大如孕 8 周大小,质硬,有压痛。B 超检查查示:子宫肌层增厚、回声不均。此患者最可能的诊断是( )。
   A. 早孕　　　　　　　　　B. 痛经　　　　　　　　　C. 子宫肌瘤
   D. 子宫内膜异位症　　　　E. 子宫腺肌病

A3/A4 型题

(8~10 题共用题干)

张女士,28 岁,原发性不孕,进行性痛经 5 年。妇科检查:子宫大小正常,后倾,欠活动,后壁有 2 个黄豆大小的痛性结节,双侧附件增厚。

8. 最可能的诊断是( )。
   A. 结核性盆腔炎　　　　　B. 双附件炎性包块　　　　C. 卵巢恶性肿瘤
   D. 子宫内膜异位症　　　　E. 慢性盆腔炎
9. 为进一步确诊,首选的检查是( )。
   A. MRI 检查　　　　　　　B. 宫腔镜检查　　　　　　C. 腹腔镜检查
   D. B 超检查　　　　　　　E. X 线腹部摄片检查
10. 其处理首先是( )。
    A. 双附件切除术　　　　　B. 雄激素治疗　　　　　　C. 达那唑治疗
    D. 卵巢子宫内膜病灶切除术　E. 以上都是

参考答案

第十九章 不孕症及辅助生殖技术

课件

学习目标

素质目标：具有较强的责任心，关注生育对不孕症夫妇生活质量的影响，对待不孕症夫妇热情、耐心，能够与其进行良好的沟通。
知识目标：掌握不孕症和辅助生殖技术的定义和分类；熟悉不孕症的病因；了解辅助生殖技术现状。
能力目标：运用所学的知识对不孕症及行辅助生殖技术的夫妇进行护理评估、护理及健康教育。

案例导学

刘女士，28岁，工人，结婚2年，未避孕未孕，来生殖中心就诊。医生告知：要做妇科检查、阴道分泌物检查、B超、血型检查、肝肾功能检查、传染病检查……男方要做精液检查、抽血检查血型、肝肾功能检查、传染病检查……王女士满脸疑问："为什么不帮助我尽快怀孕，却让我做这么多检查呢？"
请问：
如何解答刘女士的问题？

不孕（育）症是一种由多种病因导致的生育障碍状态，是育龄夫妇的生殖健康不良事件。不孕（育）症导致家庭不和及妇女个人心理创伤，已成为影响男女双方身心健康的医学和社会问题。辅助生殖技术的发展和应用为许多不孕（育）症夫妇提供了获得生育能力的可能，但是因为技术本身存在一些伦理和法律问题，需要严格管理和规范。

第一节 不孕症

女性无避孕性生活至少12个月而未受孕，称为不孕症。在男性则称为不育症。按照是否有过妊娠，不孕症分为原发性不孕和继发性不孕。原发性不孕症指既往从未有过妊娠史，未避孕而从未妊娠；继发性不孕症指既往有过妊娠史而后未孕。按照不孕是否可以纠正又分为绝对不孕和相对不孕：因先天或后天解剖生理方面的缺陷，无法救治而不能妊娠者称为绝对不孕；因某种因素阻碍受孕，导致暂时不孕，一旦得到纠正仍能受孕者称为相对不孕。不孕症发病率因国家、种族和地区不同存在差异，我国不孕症的发病率为7%~10%。

> **考点提示**：不孕症的概念。

【病因】

受孕是一个复杂的生理过程，必须具备下列条件：卵巢排出正常的卵子；精液正常并且含有相当数量的正常精子；精子与卵子能够在输卵管内相遇并结合成为受精卵，受精卵顺利地被输送进入子宫腔；子宫内膜已充分准备适合受精卵着床。这些环节中有任何一个不正常，便能阻碍受孕。不孕症病因可能有女方因素、男方因素、男女双方因素或不明因素。

(一) 女方因素

1. 盆腔原因　是我国女性不孕症，特别是继发性不孕症最主要的原因，约占全部不孕症的 35%。具体原因包括以下几点。

(1) 输卵管病变、盆腔粘连、盆腔炎症及其后遗症：包括盆腔炎症（如沙眼衣原体、淋病奈瑟菌、结核分枝杆菌等引起的感染，阑尾炎或产后、术后所引起的继发感染）、盆腔手术后粘连导致的输卵管梗阻、周围粘连、积水和功能受损等。

(2) 子宫体病变：主要包括子宫黏膜下肌瘤、肌壁间肌瘤（体积较大影响宫腔形态）、子宫腺肌瘤、宫腔粘连以及子宫内膜息肉等。子宫肌瘤还可造成流产。

(3) 子宫颈因素：包括宫颈松弛和宫颈病变等。宫颈狭窄可以影响精子进入宫腔。宫颈感染可以改变宫颈黏液量和性状，影响精子活力和进入宫腔的数量。慢性宫颈炎时，宫颈黏液变稠，内含有大量白细胞，不利于精子的活动和穿透，影响受孕。

(4) 子宫内膜异位症：典型症状为盆腔痛和不孕，与不孕的确切关系和机制目前尚不完全清楚，可能通过盆腔和子宫腔免疫机制紊乱导致排卵、输卵管功能、受精、黄体生成和子宫内膜容受性等多个环节的改变对妊娠产生影响。

(5) 先天发育畸形：如纵隔子宫、双角子宫和双子宫、先天性输卵管发育异常、先天性宫颈发育异常等。

2. 排卵障碍　占女性不孕的 25%～35%。对于月经周期紊乱、年龄≥35 岁、卵巢窦状卵泡计数持续减少、长期不明原因不孕的夫妇，首先要考虑排卵障碍。有些排卵障碍的病因持久存在，有的则发生动态变化，不能作为唯一、绝对和持久的病因进行界定。常见病因包括以下几种。

(1) 下丘脑病变：如低促性腺激素性无排卵。

(2) 垂体病变：如高催乳素血症、垂体功能障碍、希恩综合征。

(3) 卵巢病变：如多囊卵巢综合征、早发性卵巢功能不全、卵巢早衰和先天性性腺发育不全等。

(4) 其他内分泌疾病：如先天性肾上腺皮质增生症、甲状腺功能异常等。

3. 免疫因素

(1) 女性体液免疫异常：女性体内可产生抗透明带抗体，改变透明带的性状或阻止受精乃至植入过程，从而导致不孕。抗心磷脂抗体可引起种植部位小血管内血栓形成，导致胚胎种植失败。

(2) 子宫内膜局部细胞免疫异常：子宫内膜局部存在大量的免疫细胞，它们在胚胎种植中发挥帮助绒毛实现免疫逃逸和绒毛周围组织的溶细胞作用，有利于胚胎种植。因此，子宫内膜局部的免疫细胞（如 NK 细胞、T 细胞和 B 细胞）的功能异常可能导致种植失败和不孕。

(二) 男方因素

导致男性不育的因素主要有精液异常、男性性功能障碍及免疫因素。

1. 精液异常　先天或后天原因所致精液异常，表现为少精、弱精子症、无精子症、精子发育停滞、畸形精子症和单纯性精浆异常等。

2. 男性性功能障碍　指器质性或心理性原因引起的勃起功能障碍、不射精、逆行射精，或性唤起障碍所致的性交频率不足等。

3. 其他　如免疫因素，目前临床尚无明确的诊断标准。

(三) 不明原因不孕

不明原因不孕是一种生育力低下的状态，指经过不孕症的详细检查，依靠现今检查方法尚未发现明确病因的不孕症，约占不孕人群的 10%。

除了以上原因,男女双方还都可能存在知识缺乏和精神因素导致的不孕不育。①缺乏性生活的基本知识:男女双方都缺乏性生活的基本知识,因为不了解生殖系统的解剖和生理结构而导致不正确的性生活。②精神因素:夫妇双方过分盼望妊娠,性生活紧张而出现心理压力。此外,工作压力、经济负担、家人患病、抑郁、疲乏等都可能导致不孕。

【护理评估】

应将不孕夫妇作为一个生殖整体来评估,询问双方病史、进行身体评估和诊断性检查。

(一)健康史

询问健康史应从夫妇双方的家庭、社会、性生殖等方面全面评估既往史和现病史。

1. 男方病史　询问不育时间、性生活史、性交频率和时间等,近期不育相关检查和治疗经过;既往有无影响生育的疾病、外伤史及手术史,如有无生殖器官感染史,包括睾丸炎、腮腺炎、结核病等,手术史包括疝修补术、输精管切除术等。了解个人生活习惯、嗜好、个人职业、生活环境及环境暴露史等。

2. 女方病史　询问既往史、月经史(初潮、周期、经期、经量、有无痛经及严重程度等)、生殖器官炎症史(宫颈炎、阴道炎、盆腔炎)及慢性疾病史。对继发不孕者,应了解以往流产或分娩的情况,有无感染史等。了解个人生活习惯、嗜好、个人职业、生活环境及环境暴露史等。

3. 男女双方的相关资料　包括年龄、结婚年龄、生长发育史、婚育史、是否两地分居、性生活情况(性交频率、采用过的避孕措施、有无性交困难)、烟酒嗜好等。

(二)身体评估

夫妇双方应进行包括第二性征发育情况在内的全身检查,注意排除全身性疾病。男方应重点检查外生殖器有无畸形或病变,包括阴茎、阴囊、前列腺的大小、形状等;女方检查应注意检查生殖器和第二性征发育,身高、体重、生长发育、多毛等,妇科检查有无处女膜过厚或较坚韧,有无阴道痉挛或横隔、纵隔、瘢痕或狭窄,子宫颈或子宫是否有异常,子宫附件有无压痛、增厚或肿块。

(三)辅助检查

1. 男方检查　包括全身检查和生殖系统检查。重点应检查外生殖器有无畸形或病变,包括阴茎、阴囊、前列腺的大小、形状等。精液常规检查必不可少。初诊时男方一般要进行2次或3次精液检查,以获取基线资料。检查项目根据WHO《人类精液检查与处理实验室手册》(第5版)进行。其他检查包括激素检测、生殖系统超声和遗传筛查等。

2. 女方检查

(1)全身检查:评估体格发育及营养状况,包括身高、体重和体脂分布特征,乳房发育及甲状腺情况。注意有无皮肤改变(多毛、痤疮、黑棘皮征等)。

(2)妇科检查:包括外阴发育、阴毛分布、阴蒂大小、阴道和宫颈有无异常排液和分泌物,子宫位置、大小、形状、质地和活动度,附件有无增厚、包块和压痛,子宫直肠凹处有无包块、触痛和结节,盆腔和腹壁有无压痛、反跳痛和异常包块。

(3)不孕相关辅助检查:包括超声检查、激素测定、输卵管通畅检查和一些其他检查。①超声检查:推荐使用经阴道超声,明确子宫和卵巢大小、位置、形态,有无异常结节或囊、实性包块回声,评估卵巢储备。还可监测优势卵泡发育情况及同期子宫内膜厚度和形态分型。②激素测定:排卵障碍和年龄≥35岁女性均应行基础内分泌测定。于月经周期第2~4天测定FSH、LH、E_2、P、T、PRL基础水平。排卵期LH测定有助于预测排卵时间,黄体期孕激素测定有助于提示有无排卵、评估黄体功能。③输卵管通畅检查:子宫输卵管造影是评价输卵管通畅度的首选方法。应在月经干净后3~7天无任何禁忌证时进行。既可评估宫腔病变,又可了解输卵管通畅度。④其他检查:包括基础体温测定和宫腔镜、腹腔镜检查。基础体温测定如双相型体温变化提示排卵可能,但不能作为独立的诊断依据;宫腔镜和腹腔镜检查适用于体格检查、超声检查和/或输卵管通畅检查提示存在宫腔或盆腔异常的患者,可明确病变位置和程度,并进行相应治疗。

(四)心理社会评估

在不少地区生育被看作是女性基本的社会职能之一,具有生育和养育能力是女性的成功标志之一,也是直接影响到家庭和社会稳定的重要因素。但是,不孕症的诊断及治疗给女性带来了生理和心理上的不安。随着婚龄的延长、年龄的增大,不孕夫妇心理压力日渐加重,相比男性而言,女性更容易出现心理问题,严重者可导致身体意向紊乱和自尊紊乱。要仔细评估不孕夫妇双方的心理反应,有时需要夫妇一起完成评估,有时要根据情况单独对不孕夫妇进行评估。

不孕症的影响可以涉及生理、心理、社会和经济等方面。

1. 心理影响 一旦妇女被确认患有不孕症之后,立刻出现一种"不孕危机"的情绪状态。不孕症的诊断检查和治疗漫长而复杂,极大地影响了妇女的生活,包括生理、精神、工作等。许多不孕症的诊断检查往往是介入性的,既引起女性的不适又花费很多的时间,所以在此期间妇女往往出现抑郁、丧失自尊、丧失性快感、丧失自信、丧失希望。

曼宁(Menning)曾将不孕妇女的心理反应描述为震惊、否认、愤怒、内疚、孤独、悲伤和解脱。

(1)震惊:因生育能力被认为是女性的自然职能,所以女性对不孕症诊断的第一反应是震惊。

(2)否认:这是不孕妇女经常出现的一种心理反应,特别是被确诊为不可治疗性不孕症妇女的反应更为强烈,如果否认持续时间过长,将会影响妇女的心理健康,因此应尽量帮助妇女缩短此期反应。

(3)愤怒:在得到可疑的临床和实验检查结果时,尤其是经历过一系列的不孕症检查而未得到异常的诊断结果之后,患者会出现的一种心理反应。检查过程中的挫折感、失望感和困窘感会同时爆发,愤怒可直接向配偶发泄。

(4)内疚和孤独:缺少社会支持者经常出现的一种心理反应。为了不让自己陷入不孕的痛苦的心理状态中,不孕妇女往往不再和以往有了孩子的朋友和亲戚交往,一个人独自忍受内疚和孤独。这种心理可能会导致夫妇缺乏交流、降低性生活的快乐、造成婚姻的压力和紧张。

(5)悲伤:确诊之后妇女的一种明显的反应。悲伤源于丧失生育能力、丧失孩子等。

(6)解脱:解脱并不代表妇女对不孕的接受,而是表现为在检查和治疗过程中反复忙碌以求结果的行为。此阶段会出现一些负性的心理状态,如挫败、自我概念低下、愤怒、紧张、疲乏、强迫行为、焦虑、歇斯底里、抑郁、恐惧、失望和绝望。

2. 生理影响 激素治疗和辅助生殖技术治疗过程大多会给女性带来生理的影响。即使不孕的原因在于男性,但多数的介入性治疗方案(例如试管婴儿)仍然由女性承担,女性不断经历着检查、服药、手术等既费时又痛苦的过程。

3. 社会影响 不论医学最后确诊的因素是否在于男方,社会上大部分人更多地把不孕的责任归结为女性。

4. 经济影响 不孕妇女不断寻求检查和治疗,此过程对妇女在生理、情感和经济方面造成很大的压力和不良影响。

(五)治疗要点

女性的生育力与年龄密切相关,故应在充分考虑年龄的基础上,选择合理、安全、高效的个体化治疗方案。针对肥胖、消瘦、有不良生活习惯或有环境接触史的妇女,应指导其改变生活方式;具有系统性疾病的妇女,首先应纠正或治疗疾病;性生活异常者,在排除器质性疾病后进行健康教育,增加受孕机会;对于病因诊断明确者,针对具体病因选择相应的治疗方案。

【护理诊断/问题】

1. **知识缺乏**:缺乏相关解剖知识和性生殖常识及助孕技巧。
2. **有长期低自尊的危险** 与不孕症诊疗过程中繁杂的检查、无效的治疗效果有关。

【护理目标】

(1)妇女了解到与生育有关的解剖知识、性生殖知识,掌握助孕技巧。

(2)患者能够寻找自我控制的方法,正确评价自我能力。

【护理措施】

(一)一般护理

改善生活方式,体重超重者减轻体重;体质瘦弱者纠正营养不良和贫血;戒烟、戒毒、不酗酒;掌握性知识,了解自己的排卵规律,性交频率适中从而增加受孕机会。

(二)治疗护理

1. 解释诊断性检查可能引起的不适 主要有以下方面:子宫输卵管碘油造影可引起腹部痉挛感,在术后持续1~2小时;腹腔镜手术后1~2小时可感到一侧或双侧肩部疼痛,可遵医嘱给予可待因或可待因类的药物止痛;子宫内膜活检后可引起下腹部的不适感如痉挛、阴道流血。

2. 教会妇女提高妊娠的技巧

(1)治疗合并症,保持健康的身体状态、乐观的心理状态和良好的生活方式。

(2)与伴侣进行沟通,谈论自己的希望和感受。

(3)不要把性生活看作是单纯为了妊娠而进行。

(4)在性交前、中、后不要使用阴道润滑剂或进行阴道灌洗。

(5)性交后不要立即如厕,应卧床并抬高臀部20~30分钟,以使精子进入宫颈。

(6)学会预测排卵的时间,在排卵期增加性交次数。

3. 介绍人工辅助生殖技术的信息 帮助患者了解目前各种辅助生殖技术,例如配子输卵管内移植、体外受精与胚胎移植("试管婴儿")等,介绍相关技术的优缺点及适应证,根据患者的年龄、不孕的原因及经济状况等选择合适的辅助生殖技术,同时介绍此技术可能出现的异常情况。

4. 指导妇女服药 教会妇女正确按时服药;说明药物的作用和副作用;提醒妇女及时报告服药后的不良反应,如潮热、头疼、恶心、呕吐;指导妇女在发生妊娠后立即停药。

(三)心理护理

1. 缓解压力 不孕的压力可引起夫妇不良的心理反应,进一步影响受孕率。因此护士应及时了解不孕夫妇的心理问题,鼓励他们表达不孕带来的挫折和失落,给予心理疏导和支持,帮助他们尽快度过悲伤期。当多种治疗措施效果不佳时,护士应帮助不孕夫妇正视治疗结果,正确看待生育和生活,帮助他们选择停止治疗或继续治疗,并尊重他们作出的选择。

2. 帮助患者获得家庭支持 护士应以夫妻或家庭为整体来考虑,采用一些沟通的技巧(如倾听、鼓励等方法)帮助夫妇双方表达自己的心理感受,向男方解释妇女在面对不孕时可能比男性承受更多压力,如果沟通不畅可能影响感情,从而增加相互之间的理解和支持。还可协助家庭成员了解和正确处理不孕夫妇的情绪反应,建立沟通,促进理解。

3. 帮助患者正视不孕症治疗的结局

(1)治疗失败,妊娠失败。

(2)治疗成功,发生妊娠。

(3)治疗失败,停止治疗。

无论结局如何,护士均应与他们讨论生育的意义,理解他们为人父母的意愿,对他们的选择给予支持。

【护理评价】

通过治疗与护理,不孕夫妇是否:

(1)表示获得了正确的有关不孕的信息。

(2)表达出自己对不孕的感受,包括正性或负性的感受。

【健康教育】

(1)年龄是不孕症的重要因素,女性要避免错过合适的生育年龄。

(2)预防和治疗女性生殖器官疾病,预防不孕症的发生,如子宫肌瘤、卵巢肿瘤、盆腔炎、子宫内膜异位症等;人工流产要严格、规范,避免多次人工流产。

(3)采取人工辅助生殖技术之后,应按时到医院检查,以确定是否妊娠,遵医嘱行黄体支持、保胎治疗或停药。

第二节 辅助生殖技术

辅助生殖技术指在体外对配子和胚胎采用显微操作等技术,帮助不孕夫妇受孕的一组方法,包括人工授精、体外受精-胚胎移植及其衍生技术等。

一、常用的辅助生殖技术

(一)人工授精

人工授精(AI)是将精子通过非性交方式注入女性生殖道内,使其受孕的一种技术,包括使用丈夫精液人工授精(AIH)和使用供精者精液人工授精(AID)两类。按国家法规,目前 AID 精子一律由国家卫生健康委员会批准设置的人类精子库提供和管理。

人工授精按照授精部位可分为宫腔内人工授精(IUI)、宫颈管内人工授精(ICI)、阴道内人工授精(IVI)、输卵管内人工授精(ITI)及直接经腹腔内人工授精(DIPI)。

1. 适应证 具备正常发育的卵泡、正常范围的活动精子数目、健全的女性生殖道结构、至少一条通畅的输卵管的不孕(育)症夫妇,可以实施人工授精治疗。

2. 禁忌证 目前尚无统一标准。一般包括:①患有严重的全身性疾病或传染病;②严重生殖器官发育不全或畸形;③严重宫颈糜烂。

3. 主要步骤 目前临床上以 IUI 和 ICI 最为常用。IUI 常规流程为:将精液洗涤处理后,去除精浆,取 0.3~0.5mL 精子悬浮液,在女方排卵期间,通过导管经宫颈注入宫腔内。人工授精可在自然周期和促排卵周期进行,在促排卵周期内应控制优势卵泡数目,当有 3 个及以上优势卵泡发育时,可能增加多胎妊娠发生率,建议取消本周期 AI。

4. 妊娠率 与妇女身心状况、诊断标准、精液处理、授精时间、统计方法等相关。对于精子质量较好、性交时精液未能接触宫颈的 AIH,妊娠率可达到 80% 以上,而精子质量差或因宫颈因素行 AIH 者妊娠率偏低。采用新鲜精液人工授精比采用冷冻精液的妊娠率高,但存在感染某些疾病的危险性。

5. 安全性 性传播疾病是 AID 的主要危险。因为沙眼衣原体可以通过 AI 传给受精者而造成许多不良后果,如盆腔炎、异位妊娠或输卵管梗阻性不孕。因此,必须对供精者尿道取材进行沙眼衣原体检查;而 HIV 感染后 3 个月血清才呈阳性反应,故禁止用新鲜精液而必须采用冷冻精子进行 AI 技术。

(二)体外受精-胚胎移植

体外受精-胚胎移植(IVF-ET)技术,俗称"试管婴儿",指从女性卵巢内取出卵子,在体外与精子发生受精并培养3~5天,再将发育到卵裂球期或囊胚期阶段的胚胎移植到妇女宫腔内,使其着床发育成胎儿的全过程。1978年英国学者帕特里克·斯特普托和罗伯特·爱德华兹采用该技术诞生世界第一例"试管婴儿"。罗伯特·爱德华兹因此贡献在2010年获诺贝尔生理学或医学奖。1988年我国大陆第一例"试管婴儿"诞生。

1. 适应证

(1) 输卵管性不孕症(原发性和继发性)为最主要的适应证,如患有输卵管炎、盆腔炎致使输卵管堵塞、积水等。

(2) 原因不明的不孕症。

(3) 子宫内膜异位症经治疗长期不孕。

(4) 男性因素不育症。

(5) 排卵异常。

(6) 宫颈因素不孕症通过其他常规治疗无法妊娠。

2. 体外受精-胚胎移植的主要步骤

(1) 促进与监测卵泡发育:采用药物刺激卵巢诱发排卵以获取较多的卵母细胞供使用。采用B超测量卵泡直径及测定血E_2、LH水平,监测卵泡发育。

(2) 取卵:于卵泡发育成熟尚未破裂时,经阴道超声介导下穿刺成熟卵泡,抽取卵泡液找出卵母细胞。

(3) 体外受精:取出的卵母细胞放入培养液中培养,使卵子进一步成熟,达到与排卵时相近状态,以提高受精率与卵裂率。优化处理过的精子与卵母细胞在模拟输卵管环境的培养液内混合受精,受精卵在体外培养3~5天。

(4) 胚胎移植:体外培养的受精卵形成卵裂球期或囊胚期胚胎,再移植入子宫腔内。

(5) 移植后处理:进行黄体支持。胚胎移植2周后测定血或尿β-HCG水平,明显升高提示妊娠成功,按高危妊娠加强监测管理。移植4~5周后行超声检查确定是否宫内妊娠。

(三) 卵胞浆内单精子注射

卵胞浆内单精子注射是在显微操作系统帮助下,在体外直接将精子注入卵母细胞质内,获得正常卵子受精和卵裂过程。1992年Palerma等采用此辅助生殖技术诞生人类首例单精子卵胞浆内注射技术受孕的婴儿。

1. 适应证
卵胞浆内单精子注射主要适用于重度少精症、弱精症、畸形精子症的男性不育患者,也适用于不可逆的梗阻性无精症、体外受精失败、精子顶体异常以及需行植入前胚胎遗传学诊断/筛查的不孕夫妇。

2. 卵胞浆内单精子注射主要步骤
刺激排卵和卵泡监测同体外受精(IVF)过程,后行经阴道超声介导下取卵,去除卵丘颗粒细胞,在高倍倒置显微镜下行卵母细胞质内单精子显微注射授精,继后胚胎体外培养、胚胎移植及黄体支持治疗同IVF技术。

(四) 胚胎植入前遗传学诊断/筛查

胚胎植入前遗传学诊断是利用现代分子生物学技术与显微操作技术,从体外受精第3天的胚胎或第5天的囊胚取1个或2个卵裂球或部分滋养细胞,进行细胞和分子遗传学检测,检出带致病基因和异常核型的胚胎,将正常基因和核型的胚胎移植,得到健康后代的技术。其主要用于单基因相关遗传病、染色体病、性连锁性遗传病及可能生育遗传性疾病后代的高危人群。该技术的主要目的与不孕症的治疗无关,但以辅助生殖技术为基础。应用胚胎植入前遗传学诊断/筛查技术,可以使得产前诊断提早到胚胎期,避免了常规中孕期产前诊断可能导致引产对母亲的伤害,随着细胞和分子生物学技术发展,微阵列高通量的芯片检测技术、新一代测序技术应用于临床,目前已经有数百种单基因疾病和染色体核型异常均能在胚胎期得到诊断。

(五)配子移植技术

配子移植技术是将男女生殖细胞取出,并经适当的体外处理后移植入女性体内的一类助孕技术,包括经腹部和经阴道两种途径,将配子移入腹腔(腹腔内配子移植,GIPT)、输卵管(输卵管内配子移植,GIFT)及子宫腔(宫腔内配子移植,GIUT)等部位,其中以经阴道GIUT应用最多。其特点是省去了体外胚胎培养阶段,故技术简便,主要适用于双侧输卵管梗阻、缺失或功能丧失者。随着体外培养技术的日臻成熟,配子移植的临床使用逐渐减少,目前主要针对经济比较困难或者反复IVF-ET失败的患者,可以作为备选方案之一。配子移植的步骤如下。①诱发超排卵:方案与IVF相同,应根据妇女的年龄、病因和以往治疗的反应决定治疗方案。②监测卵泡:观察卵巢对促性腺激素治疗的反应,以确定药物用量、注射时间等。③处理精子:采卵前2小时取精液。④采卵:采卵时间一般在注射人绝经期促性腺激素(HMG)后34~36小时。⑤移植配子:移植的卵细胞数与妊娠率有关。

二、常见并发症及护理

治疗不孕症的目标逐渐从"提高妊娠成功率"向"追求安全而优质的妊娠"转变。ART中常见的并发症不仅影响妊娠结局,还影响不孕症妇女生活质量甚至生命健康。

(一)卵巢过度刺激综合征

1. 概述 卵巢过度刺激综合征(OHSS)指诱导排卵药物刺激卵巢后,导致多个卵泡发育、雌激素水平过高及颗粒细胞的黄素化,引起全身血管通透性增加、血液中水分进入体腔和血液成分浓缩等血流动力学病理改变,HCG升高会加重病理进程。在接受促排卵药物的妇女中,约20%发生不同程度卵巢过度刺激综合征,重症者为1%~4%。

2. 临床表现 轻度主要表现为轻度腹胀或轻微腹痛,卵巢增大。重度腹胀明显,大量腹腔积液、胸腔积液,导致血液浓缩、重要脏器血栓形成和功能损害,严重者可引起死亡。

3. 危害 OHSS是一种自限性疾病,随着体内激素水平的下降,病情会趋于好转,但妊娠会明显加重OHSS病程和加剧疾病严重状态,主要表现如下:①卵巢增大,增加卵巢蒂扭转甚至卵巢破裂的风险。②血管通透性增加,出现低循环血容量症状,重者可伴肺功能损害、少尿等急性肾功能不全表现。③血容量减少,导致电解质酸碱平衡紊乱和血液高凝。④腹胀、腹痛、呼吸困难等,由于液体大量进入体腔导致腹水、胸水甚至心包积液。⑤子痫前期和早产,妊娠合并OHSS增加了高危妊娠的风险。

4. 护理要点 针对OHSS做好预防措施和相应的症状护理、治疗配合。①预防:复习实施ART不孕症夫妇的基本资料,采取个体化促排卵、全胚冷冻等策略预防OHSS发生。进行避免剧烈运动、体位突变等健康教育,降低附件发生扭转的风险。②早期护理:OHSS症状发生后,应详细评估不孕症女性,早期发现,及时配合治疗和护理。明确治疗原则以增加胶体渗透压扩容为主,防止血栓形成等严重并发症,辅以改善症状和支持。

(二)多胎妊娠

1. 危害 促排卵药物的使用或多个胚胎的移植可导致多胎妊娠的发生。对母亲的危害包括:①增加妊娠丢失、早产概率。②增加妊娠剧吐、妊娠糖尿病、妊娠期高血压、妊娠期肝内胆汁淤积症、羊水过多、胎膜早破等并发症风险。③分娩过程中子宫收缩乏力等难产因素增加。④产后出血、产后抑郁风险增加。对胎儿、新生儿的影响包括:①增加胎儿发育异常、胎儿生长受限、双胎输血综合征等风险。②增加低出生体质量儿、脑室内出血、脑室周围白质软化等风险。③出生后死亡风险增加。④增加产科和新生儿科的重症监护风险,导致家庭的医疗开支增大,使不孕症夫妇及家庭的各种短期、长期的情感和精神压力过大,容易使人陷入沮丧。

2. 护理要点 严格遵循我国《人类辅助生殖技术规范》,每周期移植胚胎的总数不超过3个,其中

35岁以下第一次助孕周期不得超过2个。有些国家已经采用了单胚胎移植的概念和技术,以减少双胎妊娠、杜绝三胎及以上多胎妊娠。对于三胎及以上妊娠者,可在孕早期或孕中期实施选择性胚胎减灭术。

(三)器官损伤

1. 常见类型 邻近盆腔器官损伤包括膀胱损伤、输尿管损伤、输尿管阴道瘘、肠管损伤、子宫损伤等,以膀胱损伤最常见。

2. 临床表现 症状因损伤部位、损伤程度而异,一般可自行痊愈,无明显临床症状。损伤膀胱血管时可出现排尿痛、肉眼血尿,出血少时可自行缓解,出血多、凝集成血块时可出现排尿困难甚至尿潴留。

3. 护理要点 首先要预防损伤,熟悉解剖结构,取卵前排空膀胱,术中选择合理取卵径线,提高责任心。一旦出现损伤,嘱其增加饮水量。必要时留置尿管及膀胱冲洗。持续出血需急诊膀胱镜下止血。

(四)心理问题

1. 常见问题及原因 行ART的不孕症夫妇多已经历过多年不孕的困扰及其他治疗,进入ART周期后,因ART治疗过程复杂,常有侵入性检查和治疗,出现与治疗相关的内分泌水平变化及取卵、胚胎移植、妊娠诊断等关键性应急事件,使治疗中的夫妇承受着更大的身心压力。使用该技术的不孕症妇女更容易出现心理问题,常见的有焦虑、抑郁、羞耻感等。

2. 护理要点 关注ART对不孕症妇女造成的情感和精神压力,理解不孕及其治疗对不孕症夫妇的共同影响和对不孕症妇女的心理影响,向其讲解每一种辅助生殖技术的适应证、禁忌证、常见并发症及危害,帮助夫妻两人进行良好沟通。同时,了解不孕症妇女常用的心理应对方式,帮助不孕症妇女寻找更加适宜的应对方式,以应对不同辅助生殖技术不同周期的心理应激,提高其生活质量和婚姻质量。

(五)其他并发症

1. 早期并发症 与ART相关的并发症常见的还有取卵后出血、感染、异位妊娠与多部位妊娠等。取卵后出血以阴道出血最为常见,感染可表现为盆腔脓肿或脓毒血症,异位妊娠以输卵管妊娠最常见,多部位妊娠以复合妊娠(宫内合并宫外妊娠)最常见。ART中要特别注意观察发生异位妊娠、多部位妊娠的可能,行超声检查时不仅要注意宫内情况,也要关注宫旁及附件区情况,做到早发现、早诊断、早治疗和早护理。

2. 远期并发症 因ART常使用促排卵药物刺激卵巢,促排卵药物及超生理剂量的雌激素、孕激素水平是否会增加不孕症妇女远期恶性肿瘤,如卵巢癌、子宫内膜癌、乳腺癌、甲状腺癌等的发生风险,近年来逐渐成为生殖医学关注的热点。

总之,不孕症是一个影响到妇女生理、心理、社会健康的疾病。不孕不仅是医学问题,而且是一个关系到社会的基本单位——家庭的稳定问题及社会问题,常有因此而离婚等影响家庭和社会稳定的案例发生。因此,积极检查治疗不孕症,为不孕症夫妇提供个体化的护理非常必要。辅助生殖技术日趋成熟,但其并发症的危害不仅影响妊娠结局,还影响生活质量甚至生命健康,同时因涉及伦理、法规和法律问题,需要严格管理和规范。

(常 燕)

目标检测

A1 型题

1. 不孕症提高妊娠率的技巧中,正确的是( )。
   A. 性交后取坐位 B. 性交前使用阴道润滑剂 C. 性交前进行阴道灌洗
   D. 保持身体、心理等各方面健康状态 E. 性交后立即如厕

2. 下列不属于女方不孕症患者检查的项目是( )。
   A. 输卵管功能检查 B. 卵巢功能检查 C. 宫腔镜检查
   D. 阴道镜检查 E. 腹腔镜检查

3. 导致女方不孕最常见的因素是( )。
   A. 子宫因素 B. 子宫颈因素 C. 输卵管因素
   D. 外阴、阴道因素 E. 排卵因素

4. 有关女性不孕症患者的处理措施,不正确的是( )。
   A. 积极治疗生殖器官及其他内科疾病 B. 促进排卵 C. 改变子宫内环境
   D. 纠正吸烟、酗酒等不良行为 E. 避免去人群聚集的场所

5. 下列属于辅助生殖技术导致的常见并发症的是( )。
   A. 经期延长、经量增多 B. 卵巢萎缩、闭经 C. 多胎妊娠
   D. 过期妊娠 E. 前置胎盘

6. 夫妇同居,性生活正常,第一次婚姻曾生育,再婚后未避孕,2 年未孕者属于( )。
   A. 人工授精 B. 原发性不孕 C. 继发性不孕
   D. 不孕症 E. 诱发排卵

A2 型题

7. 黄女士,30 岁,婚后 3 年未孕,夫妇双方检查证实男方一切正常,女方连续行基础体温测定为单相型。应接受的治疗方案是( )。
   A. 人工授精 B. 原发性不孕 C. 继发性不孕
   D. 不孕症 E. 诱发排卵

参考答案

第二十章 计划生育妇女的护理

课件

素质目标：具有良好的沟通能力，提供人文关怀；具有保护妇女隐私的意识。
知识目标：掌握常用避孕方法及其副作用、并发症及护理；熟悉避孕的原理、避孕失败补救措施及护理、绝育的护理；了解绝育方法。
能力目标：能够根据妇女的状况及需求，帮助其选择合适的避孕方法；能运用所学知识对实施计划生育的妇女进行健康教育。

某女士，32岁，已婚，产后6个月，前来咨询避孕方法。未孕时，曾服用过短效避孕药，不良反应较重，想选择宫内节育器避孕。既往体健，14岁初潮，平素月经规律，周期28~30天，经期4~6天，经量适中，无痛经。无高血压、糖尿病等病史。B超检查：子宫附件无异常。体格检查：体温36.4℃，脉率71次/分，呼吸频率16次/分，血压110/75mmHg。血常规、阴道分泌物检查均正常。

请问：
1. 宫内节育器放置的适应证和禁忌证有哪些？
2. 宫内节育器避孕的不良反应有哪些？
3. 为促进妇女健康，护理人员可以从哪些方面为该女士提供帮助？

计划生育是通过科学的方法实施生育调节，使人口增长与经济、资源、环境和社会发展计划相适应。计划生育是妇女生殖健康的重要内容。做好避孕方法的知情选择是计划生育优质服务的主要内容。本章主要介绍避孕方法、绝育方法、避孕失败后的补救措施及护理。

第一节 避孕方法选择及护理

一、激素避孕及护理

激素避孕指女性应用甾体激素达到避孕的效果，是一种高效的避孕方法。目前，我国应用较广泛的女用避孕药是人工合成的甾体类激素。甾体激素避孕药包括口服避孕药、长效避孕针、缓释系统避孕药和避孕贴剂。

（一）避孕原理

1. 抑制排卵 抑制下丘脑释放 GnRH，使垂体 FSH 和 LH 分泌量减少，不出现排卵前 LH 峰，从而抑制排卵。

2. 改变宫颈黏液性状 孕激素可使宫颈黏液量减少、黏稠度增加、拉丝度降低，不利于精子穿透。

3.改变子宫内膜的形态与功能　避孕药抑制子宫内膜增殖期的变化,使子宫内膜与胚胎发育不同步,孕卵不易着床。

4.改变输卵管的功能　在避孕药的作用下,输卵管上皮纤毛功能、肌肉节段运动和输卵管液体分泌均受到影响,受精卵在输卵管内的正常运动被改变,进而干扰受精卵着床。

(二)适应证与禁忌证

1.适应证　健康育龄妇女均可采用激素药物避孕。

2.禁忌证

(1)严重心血管疾病,如原发性高血压、冠心病等。

(2)血液病或血栓性疾病,如静脉血栓。

(3)急性肝炎、慢性肝炎或肾炎。

(4)内分泌疾病,如糖尿病、甲状腺功能亢进者。

(5)癌前病变、恶性肿瘤或乳房有包块的情况。

(6)年龄大于35岁的吸烟妇女,会增加心血管疾病发病率,不宜长期服用。

(7)月经异常,如月经稀少、闭经。

(8)精神病患者生活不能自理。

(9)哺乳期妇女不宜使用复方口服避孕药。

(三)激素避孕药种类及用法

1.复方短效口服避孕药　是雌激素、孕激素组合的复合制剂(表20-1)。

(1)单相片:①复方炔诺酮片、复方甲地孕酮片,于月经周期第5天开始,每晚1片,连服22天停药,等下次月经来后第5天重复服药,如停药后7天仍不来月经,应立即开始下1疗程。②复方去氧孕烯片、屈螺酮炔雌醇片和炔雌醇环丙孕酮片,于月经第1天服药,连服21天,停药7天后服用第2周期。③屈螺酮炔雌醇片(Ⅱ),内含24片活性药片,4片不含药的空白片。月经第1天开始服药,先服用活性片,服完24片活性片后再空白片,服完28天后无须停药接着服下一周期。若漏服应尽早补服1片,以免发生突破性出血或避孕失败。一般停药后2~3天发生撤药性出血,类似月经来潮。若再次无出血,应停药并检查原因给予治疗。

(2)左炔诺孕酮炔雌醇(三相)片:模仿正常月经周期中的雌激素、孕激素的变化,将1个周期的服药天数分为3个阶段。第一相为1~6片;第二相为7~11片;第三相为12~21片。各阶段中雌激素、孕激素的剂量均不相同,需按顺序服用。首次服药于月经周期第3天开始,每日1片,连服2天。以后各服药周期均于停药第8天按上述顺序重复服用,不得漏服。若停药7天,连续两月闭经者,应查明原因。

复方短效口服避孕药的主要作用为抑制排卵,若正确使用,避孕效果接近100%。

表20-1　常用的女用甾体激素复方短效口服避孕药的种类

名称	雌激素含量(mg)	孕激素含量(mg)	剂型	给药途径
复方炔诺酮片(避孕片1号)	炔雌醇0.035	炔诺酮0.6	22片/板	口服
复方甲地孕酮片(避孕片2号)	炔雌醇0.035	甲地孕酮1.0	22片/板	口服
复方避孕片(0号)	炔雌醇0.035	炔诺酮0.3 甲地孕酮0.5	22片/板	口服
复方去氧孕烯片	炔雌醇0.03/0.02	去氧孕烯0.15	21片/板	口服
炔雌醇环丙孕酮片	炔雌醇0.035	环丙孕酮2.0	21片/板	口服

续表

名称	雌激素含量(mg)	孕激素含量(mg)	剂型	给药途径
屈螺酮炔雌醇片	炔雌醇0.03	屈螺酮3.0	21片/板	口服
屈螺酮炔雌醇片Ⅱ	炔雌醇0.02	屈螺酮3.0	24片+4片/板	口服
左炔诺孕酮炔雌醇(三相)片	—	—	21片/板	口服
第一相（1~6片）	炔雌醇0.03	左炔诺孕酮0.05	—	—
第二相（7~11片）	炔雌醇0.04	左炔诺孕酮0.075	—	—
第三相（12~21片）	炔雌醇0.03	左炔诺孕酮0.125	—	—

2. 复方长效口服避孕药 服用1次可以避孕1个月,避孕有效率可达96%~98%。长效口服避孕药激素含量大,副作用较多,如类早孕反应、月经失调等,目前较少应用(表20-2)。

表20-2 常用的女用甾体激素复方长效口服避孕药的种类

名称	雌激素含量(mg)	孕激素含量(mg)	剂型	给药途径
三合一炔雌醚片	炔诺醚2.0	左炔诺孕酮6.0	片	口服
复方左旋18甲长效避孕片	炔诺醚3.0	左炔诺孕酮6.0 氯地孕酮6.0	片	口服

3. 速效避孕药(探亲避孕药) 可抑制排卵,改变子宫内膜形态与功能,使宫颈黏液变稠等。服用时间不受经期限制,适用于短期探亲夫妇。由于剂量较大,现已很少使用(表20-3)。

表20-3 速效避孕药的种类

名称	雌激素含量(mg)	孕激素含量(mg)	剂型	给药途径
炔诺酮探亲片	—	炔诺酮5.0	片	口服
甲地孕酮探亲避孕片1号	—	甲地孕酮2.0	片	口服
炔诺孕酮探亲避孕片	—	炔诺孕酮3.0	片	口服
53号避孕药	—	双炔失碳脂7.5	片	口服

4. 长效避孕针 目前的长效避孕针有单孕激素制剂和雌激素、孕激素复合制剂两种,有效率可达98%以上,尤其适用对口服避孕药有明显的胃肠道反应者。①由于雌激素、孕激素复合制剂激素剂量大,副作用大,很少用。②单孕激素制剂:醋酸甲羟孕酮避孕针,每3个月深部肌内注射1次,于正常月经来潮的5天内注射;庚炔诺酮避孕针,于月经第5天肌内注射,以后每2个月注射1次。由于单孕激素制剂对乳汁的质和量影响小,较适用于哺乳期女性(表20-4)。

表20-4 长效避孕针的种类

名称	雌激素含量(mg)	孕激素含量(mg)	剂型	给药途径
醋酸甲羟孕酮避孕针	—	醋酸羟孕酮150	针	肌内注射
庚炔诺酮注射液	—	庚炔诺酮200	针	肌内注射
复方庚炔诺酮(避孕1号针)	戊酸雌二醇5.0	庚酸炔诺酮50	针	肌内注射

5. 缓释避孕药 是以具备缓释性能的高分子化合物为载体,一次给药在体内通过持续、恒定、微量释放甾体激素(主要是孕激素),达到长期避孕目的。目前常用的有皮下埋植剂、缓释阴道避孕环、

避孕贴片等。

(1)皮下埋植剂:是一种缓释系统的避孕剂,内含孕激素。含左炔诺孕酮的皮下埋植剂分为左炔诺孕酮硅胶棒Ⅰ型和Ⅱ型(表20-5)。月经周期开始的7天内均可放置,用套管针将硅胶棒埋入左上臂内侧做皮下扇形插入。放置24小时后即可发挥避孕作用。

表20-5 皮下埋植剂的种类

名称	雌激素含量(mg)	孕激素含量(mg)	剂型	给药途径
左炔诺孕酮硅胶棒Ⅰ型	—	左炔诺孕酮每根36	6根	皮下埋植
左炔诺孕酮硅胶棒Ⅱ型	—	左炔诺孕酮每根75	2根	皮下埋植
依托孕烯植入剂	—	依托孕烯每根68	1根	皮下埋植

(2)缓释阴道避孕环:为以柔韧塑料或硅胶作为载体,内含激素的阴道环,每日释放小剂量激素,通过阴道壁吸收入血液循环达到避孕作用(表20-6)。

表20-6 阴道避孕环的种类

名称	雌激素含量(mg)	孕激素含量(mg)	剂型	给药途径
甲地孕酮硅胶环	—	甲地孕酮200或250	只	阴道放置
左炔诺孕酮阴道避孕环	—	左炔诺孕酮5	只	阴道放置
依托孕烯炔雌醇阴道环	炔雌醇2.7	依托孕烯11.7	只	阴道放置

(3)避孕贴片:将含有避孕药的特殊贴片粘贴在皮肤上,每日释放一定量的避孕药,通过皮肤吸收达到避孕目的。

(四)激素避孕药的副作用及护理

1. **类早孕反应** 服药后少数人可能出现食欲不振、恶心、呕吐、头晕、乏力等类早孕反应,一般于服药1~3个月可自然消失,轻者不用处理,较重者可考虑更换制剂或停药改用其他的避孕措施。

2. **闭经** 常发生于月经不规则的妇女。停经后月经不来潮,需排除妊娠。

3. **突破性出血** 多发生于漏服避孕药后,少数妇女虽未漏服也可发生。轻者点滴出血,可不用处理,随着服药时间延长出血逐渐减少至停止。流血偏多者,如发生在月经前半周期,系由系雌激素不足以维持子宫内膜的完整性所致,可每晚增服雌激素,与避孕药同时服至第22天停药。如发生于月经后半周期,多由孕激素不足所致,可每晚增服孕激素,同时服至第22天再停药。若出血量多如月经,应立即停药,待出血第5天再开始下一周期用药。

4. **体重增加** 少数妇女服药后可致体重增加,因避孕药促使体内合成代谢增加及水钠潴留。新一代屈螺酮炔雌醇片可减少雌激素引起的水钠潴留。

5. **色素沉着** 少数妇女的颜面部皮肤出现淡褐色色素沉着,停药后多能自然消退。

(五)健康教育

(1)指导患者妥善保管口服避孕药,将药物保存在阴凉、干燥处,并放在儿童不易取到的地方,以防发生儿童误服。

(2)向妇女详细介绍药物的原理、种类、用法、注意事项及效果等,并说明用药期间可能出现的副作用及对应措施。

(3)按时服药,若漏服应尽早补服,以免发生突破性出血或避孕失败。须停服长效避孕药者,应在停药后服用短效口服避孕药3个月,以免引起月经紊乱。

(4)注射长效避孕针时要将药液吸尽注完,并行深部肌内注射。停用长效避孕针后须服用短效口服避孕药2~3个月,以免引起月经紊乱。

(5)有计划生育者应于停药6个月后再受孕;哺乳期妇女不宜服用避孕药,以免影响乳汁分泌的质和量。

(6)长期用药者需定期随访,遇有异常情况应随时就诊。

二、其他避孕方法

(一)阴茎套

阴茎套又称避孕套,是男性避孕工具。性生活前套在阴茎上,作为屏障阻止精子进入阴道从而达到避孕目的,且能防止性病传播。此法若使用得当效果良好,避孕率可高达93%~95%,近年来受到全球重视。

阴茎套是筒状优质乳胶薄膜制品,其顶端呈小囊状,容量为1.8mL,射精时精液储留在囊内。根据阴茎套的筒径(mm)可将其分为29、31、33、35四种规格。使用前应选择合适的型号,不宜过大或过小。用吹气法检查其无漏气,排出小囊内空气后方可使用。射精后在阴茎尚未软缩时,捏住套口连同阴茎一并取出。事后必须检查阴茎套有无破裂,如发现阴茎套有破孔或使用过程中发生滑脱,应采取紧急避孕。每次性交应坚持全程使用,不可反复使用。

(二)阴道套

阴道套也称女用避孕套,是一种由聚氨酯(或乳胶)制成的长15~17cm的宽松、柔软的袋状物,前后有两个环,开口处连接柔韧"外环",直径为7cm,"内环"是封闭的,直径为6.5cm。使用前置于女性阴道内,把男性的生殖器与阴道分离开,阻止精子和卵子接触,从而达到避孕目的,同时,又能预防性传播疾病的发生。女性阴道过紧、生殖道急性炎症、生殖道畸形、生殖道肿瘤、子宫Ⅱ度脱垂及对女用避孕套过敏者均不适合使用。

(三)安全期避孕

排卵期一般为下次月经前14天左右,卵子自卵巢排出后可以存活1~2天,其受精能力最强的时间是排卵后24小时内,精子进入女性生殖道内可以存活2~3天。故排卵后4~5天内易受孕,其余时间视为安全期。

安全期避孕:指不用任何避孕药物或器具,避开易受孕期,选择在安全期内进行性生活达到避孕目的方法,称为安全期避孕。此法适用于月经周期规律或能利用月经周期中宫颈黏液分析结果及用基础体温测定来掌握排卵期的妇女。但妇女排卵可受外界环境、健康状况、情绪等因素的影响,可提前或推后,也可能发生额外排卵。因此,安全期避孕法并不可靠,失败率高,不宜推广。

(四)紧急避孕

紧急避孕指在无保护性生活后或避孕失败后的几小时或3~5天内,妇女为防止妊娠而采用的避孕方法。此法只能对一次性无防护性生活起作用,不能作为常规避孕法。其避孕机制是阻止或延迟排卵,干扰受精或阻止着床。

此法适用于:性生活时未使用任何避孕措施者;避孕失败者,如阴茎套滑脱、破裂,节育器脱落,漏服避孕药,安全期计算错误,遭遇性暴力者等。方法包括:①服用左炔诺孕酮,在性生活后72小时内服1片,相隔12小时再服1片;②服用复方左炔诺酮避孕药,在性生活后72小时内服4片,12天后再服4片;③服用米非司酮,在性生活后172小时内单次服用25mg;④在无保护性生活后120小时内放入带铜宫内节育器。服药后月经延迟1周以上,需排除妊娠。

第二节　放置宫内节育器的方法及护理

放置宫内节育器(IUD)避孕是将避孕器具放置在子宫腔内,通过局部组织对其反应,达到避孕效果。宫内节育器避孕是一种安全、有效、简便、经济、可逆的避孕方法,是我国生育期妇女的主要避孕措施。

一、种类

IUD 大致分为两类(图 20-1)。

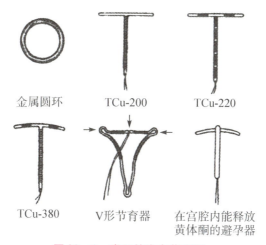

图 20-1　常用的宫内节育器

1. 惰性第一代 IUD　由惰性材料(如金属、硅胶、尼龙或塑料等惰性材料)制成。因脱落率及带器妊娠率高,1993 年已停止生产使用。

2. 活性第二代 IUD　内含活性物质,如铜离子(Cu^{2+})、药物、激素或磁性物质等,可以提高避孕效果,减少副作用。其分为含铜 IUD 和含药 IUD 两大类。

(1)含铜宫内节育器:是我国目前应用最广泛的 IUD。在宫内持续释放具有生物活性、有较强抗生育能力的铜离子。其从形态上分为 T 型、V 型、宫型等多种。根据含铜表面积将含铜 IUD 分为不同类型,如 TCu-220(指 T 形,含铜表面积 220 mm^2)、VCu-200 等,避孕效果随铜的表面积增大而提升。

(2)药物缓释宫内节育器:是将药物储存在节育器内,通过每日微量释放节育器内药物达到避孕目的。目前临床有两类:①左炔诺孕酮宫内节育器,具有脱落率低、带器妊娠低、经量少的优点。主要不良反应为点滴出血、经量减少甚至闭经,取出 IUD 后月经恢复正常。②含吲哚美辛的宫内节育器,具有脱落率、出血率低的优点。

二、避孕原理

(1)含孕激素的 IUD 可改变宫颈黏液性状,使宫颈黏液稠厚,不利于精子穿透。

(2)铜离子有使精子头尾分离的毒性作用,使精子不能获能。

(3)长期的异物刺激导致子宫内膜损伤及慢性炎症反应并产生前列腺素,改变输卵管蠕动,使受精卵运行速度与子宫内膜的发育不同步,受精卵着床受阻。

(4)IUD 压迫局部产生无菌性炎性反应,炎性细胞有毒害胚胎的作用。同时产生大量巨噬细胞覆盖子宫内膜,影响受精卵着床,并能吞噬精子及影响胚胎的发育。

(5)带铜 IUD 通过持续释放铜离子入细胞,影响锌酶系统如碱性磷酸酶和碳酸酐酶,阻碍受精卵

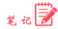

着床及胚胎发育,并影响糖原代谢、雌激素摄入及 DNA 的合成,使内膜细胞的代谢受干扰,使受精卵着床及囊胚发育受影响。同时还可以通过影响精子获能而增强避孕效果。

三、放置术

(一)适应证

凡已婚育龄期妇女无禁忌证,自愿要求放置的情况。

(二)禁忌证

(1)生殖道急性炎症。

(2)妊娠或可疑妊娠。

(3)生殖器肿瘤,如子宫肌瘤、卵巢肿瘤等。

(4)严重的全身性疾病,如重度贫血、心力衰竭等。

(5)各种性病未治愈。

(6)盆腔结核。

(7)近 3 月内有阴道不规则流血。

(8)人工流产出血多,怀疑有妊娠组织物残留或感染可能;中期妊娠引产、分娩或剖宫产胎盘娩出后,子宫收缩不良有出血或潜在感染可能。

(9)宫颈口过松、重度陈旧宫颈裂伤或子宫脱垂。

(10)子宫畸形,如双子宫。

(11)宫腔小于 5.5cm 或大于 9cm。

(12)有铜过敏史。

(三)放置时间

(1)月经干净 3~7 天内且无性交。

(2)自然分娩后 42 天且生殖系统恢复正常。

(4)剖宫产术后半年。

(5)早期妊娠人工流产后可立即放置,药物流产于第 2 次正常月经后放置,中期妊娠引产术后 24 小时内或清宫术后(子宫收缩不良或有感染者除外)可放置。

(6)自然流产于月经复潮后。

(7)哺乳期放置前应排除早孕。

(8)紧急避孕应在性交后 5 天内。

(9)含孕激素 IUD 在月经第 4~7 天放置。

(四)放置方法

受术者排尿后取膀胱截石位,术者双合诊检查子宫大小、位置及附件情况。外阴阴道部常规消毒,铺无菌洞巾,用阴道窥器暴露宫颈,再次消毒宫颈,用宫颈钳钳夹宫颈前唇,用子宫探针顺子宫位置探测宫腔深度。根据宫口松紧和节育器种类与大小,决定是否扩张宫口。用放置器将节育器推入宫腔,节育器上缘必须抵达宫底。若放置带有尾丝的节育器,在距宫外口 2cm 处剪断尾丝。观察无出血即可取出宫颈钳及阴道窥器。

(五)护理要点

1. 术前 向受术者介绍 IUD 避孕的原理、放置术的目的和过程,缓解其紧张情绪,使其理解并积极配合。

2. IUD 型号的选择 T 形节育器按其横臂宽度(mm)分为 26 号、28 号、30 号 3 种。护理人员应协助医生根据宫腔深度选择大小合适的节育器,宫腔深度小于等于7cm者用26号,大于7cm者用28号或30号。

3. 术后健康指导 ①术后在观察室观察2小时,无异常方可离开。②术后休息3天,1周内避免重体力劳动,2周内禁止性生活及盆浴,保持外阴清洁,以免发生感染。③术后3个月每次行经或大便时应注意有无节育器脱落。④节育器放置后的第1、3、6、12个月月经干净后各复查一次,以后每年复查1次,直至取出停用。⑤术后可能有少量阴道出血及下腹部不适,如出现下腹痛、发热、阴道出血量多时,应随时就诊。

四、IUD 取出与更换

(一)适应证

(1)有宫内节育器副作用及并发症,经治疗无效。
(2)带器妊娠。
(3)拟改用其他避孕措施或绝育。
(4)放置期限已满需更换。
(5)计划再生育或已无性生活。
(6)绝经过渡期停经1年内。

(二)禁忌证

(1)生殖器畸形或亚急性炎症。
(2)严重全身性疾病。

(三)取器时间

(1)月经干净后3~7天。
(2)出血多者随时可取出。
(3)带器早期妊娠者,可于人工流产时取出。
(4)带器异位妊娠于术前行诊断性刮宫时或术后出院前取出IUD。

(四)取器方法

取器前,应通过查看尾丝、X线检查,确定IUD的位置及类型。经常规外阴、阴道、宫颈消毒后,有尾丝者,用血管钳夹住尾丝轻轻牵引取出。无尾丝者,用子宫探针查清节育器的位置后,用取环钩或取环钳将宫内节育器取出。取器困难者可在超声下进行操作,必要时在腹腔镜下取环。

(五)护理要点

(1)术前向受术者介绍宫内节育器取出术的目的和过程,缓解其紧张情绪,使其积极配合操作。
(2)术后休息1天,禁止性生活和盆浴2周,保持外阴清洁。

五、IUD 不良反应及护理

1. 不规则阴道流血 常发生在放置节育器后1年内,尤其是最初3个月内。其表现为经量过多、经期延长和少量点滴出血,一般不需要处理,3~6个月后可逐渐恢复。如需治疗,可给予止血剂。出血时间长者,应补充铁剂,并给予抗生素。如经上述处理无效,建议取出宫内节育器,采取其他避孕方法。

2. 腰腹酸胀感 节育器与宫腔大小或形态不符时,可致子宫频繁收缩而引起妇女腰酸或下腹坠胀感。轻者不需要处理,重者可休息或按医嘱给予解痉药物。如经上述处理仍无效,应更换合适的节育器。

六、IUD 的并发症及护理

1. 感染 常因未严格执行无菌操作或节育器尾丝过长导致上行性感染而并发宫腔炎症,特别是生殖器本身存在感染灶时,放置宫内节育器易引起急性或亚急性发作。感染部位有子宫内膜、输卵管、卵巢、盆腔结缔组织。一旦感染,应选用广谱抗生素积极治疗并取出节育器。

2. 节育器嵌顿或断裂 由于节育器放置时损伤宫壁、放置时间过长及绝经后取出节育器过晚致节育器部分嵌入宫壁或发生断裂。一经确诊应尽早取出。钩取时节育器若大部分松动,将其拉出宫颈口外,将环丝拉直并将其剪断后慢慢抽出。如嵌顿较深,可经 X 线或 B 超定位后再取。完全嵌顿肌层者,则需要剖腹或借助宫腔镜取出。为防止节育器嵌顿或断裂,放置 IUD 术前应注意选择与宫腔大小相适应、表面光滑的节育器。

3. 宫内节育器异位 多因术前没有查清子宫位置和大小、术中操作不当,导致子宫穿孔,将节育器放于子宫外。此外,节育器过大、过硬或子宫壁薄且软,子宫收缩可造成节育器逐渐移至子宫外。其发病率虽低,但危害极大。因此术前应查清子宫的位置及大小,选择合适的宫内节育器,操作时动作轻柔。确诊宫内节育器异位后,需在 B 超或腹腔镜下将 IUD 取出。

4. 节育器脱落 多见于放置宫内节育器时,未将其放至子宫底部;节育器与宫腔大小、形态不符导致子宫收缩将其排出;宫颈内口松弛或月经量过多、劳动强度过大等。其多发生于放器后 1 年内,尤其是最初 3 个月,且常在经期脱落,伴随经血一起排出,不易察觉,因此应定期随访。

5. 带器妊娠 常因节育器下降、脱落或异位所致。带器妊娠者易发生自然流产,但也有妊娠至足月分娩者。确诊带器妊娠后,行人工流产时取出宫内节育器。护士需向患者及家属解释病情,以取得配合,并做好术前准备工作。

> **考点提示:** 宫内节育器是一种可逆的避孕工具,适用于无禁忌证的生育期妇女。

第三节 终止妊娠的方法及护理

各种避孕方法和绝育术均有一定的失败率。因避孕失败所致意外妊娠,可采用人工方法终止妊娠,是避孕失败的补救措施,包括早期终止妊娠的方法(药物流产、手术流产)和中期终止妊娠的方法(药物引产、水囊引产)。人工方法终止妊娠对妇女的生殖健康有一定的影响,护理人员应协助妇女及时采用适宜的避孕失败补救措施,指导其做好避孕工作,避免和减少意外妊娠是计划生育工作的真正目的。

一、药物流产及护理

药物流产是指应用药物终止早期妊娠的一种避孕失败的补救措施。目前最常用的药物为米非司酮与米索前列醇配伍应用,终止早期妊娠完全流产率可达 90% 以上。操作方法简便,不需要宫内操作,无创伤,痛苦小,安全、高效、副作用少。

米非司酮是一种类固醇类的抗孕激素制剂,有抗孕激素及抗糖皮质激素的作用。米索前列醇是前列腺素类似物,具有兴奋子宫肌、抑制子宫颈胶原的合成、扩张和软化子宫颈的作用。

(一)适应证

(1)早期妊娠小于等于 49 天,超声确诊为宫内妊娠,自愿要求药物终止妊娠;大于 49 天应酌情考虑,必要时住院流产。

(2)手术流产的高危对象,如剖宫产术后半年内、多次手术流产、哺乳期、严重骨盆畸形、宫颈发育不良等。

(二)禁忌证

1. 使用米非司酮的禁忌证 如肾上腺疾病、肝肾及心血管疾病、糖尿病及其他内分泌疾病、与甾体激素有关的肿瘤等。

2. 使用前列腺素的禁忌证 如心血管疾病、青光眼、高血压、胃肠功能紊乱、哮喘等。

3. 其他 过敏体质、带器妊娠、异位妊娠、妊娠剧吐,以及长期服用抗结核、抗癫痫、抗抑郁、抗前列腺素药等。

(三)用药方法

1. 顿服法 第1天一次性口服米非司酮200mg。第3天早上口服米索前列醇0.6mg。

2. 分服法 150mg米非司酮分两日服用。第1天早晨服50mg,8~12小时再服25mg;用药第2天早、晚各服米非司酮25mg;第3天上午7时再服25mg。第3天服用米非司酮1小时后,再口服米索前列醇0.6mg。每次服药前后至少空腹1小时。

(四)护理要点

(1)详细询问停经时间、生育史、既往病史及药物过敏史,根据血HCG、B超检查明确早期宫内妊娠诊断,协助医生完成各项常规辅助检查及药物流产的适应证和禁忌证。

(2)介绍药物流产相关知识,签署知情同意书。

(3)讲解药物的使用剂量、服药方法、次数、不良反应及可能出现的症状,如阴道流血、小腹下坠感、腹痛等。告知妇女遵医嘱服药,不可漏服、少服或多服,不可提前或推迟服药。

(4)关注妇女心理变化,消除紧张心理,以最佳的心态接受药物流产。

(5)告知其服药后排出胎囊的时间,大多数妇女在服药后6小时内会出现阴道少量流血,胎囊随之排出。个别妇女需要更长时间,告知其密切观察,耐心等待。

(6)指导妇女如厕时使用一次性专用便器或一次性杯收集妊娠排出物。协助医生根据排出物鉴定胎囊的大小、是否完整、有无绒毛等,必要时送病理检查。

(7)药物流产失败或不完全流产发生阴道大量出血者,应及时行人工流产术或清宫术。

(8)嘱妇女药物流产后注意休息,保持外阴清洁,1个月内禁止性生活和盆浴,预防感染。

二、手术流产及护理

手术流产是指在妊娠14周以内,通过手术终止妊娠,包括负压吸引术和钳刮术。其中,负压吸引术常用于妊娠10周以内者;钳刮术用于妊娠10~14周者。妊娠月份越小,方法越简便、安全,出血及损伤越少。

(一)适应证

(1)妊娠14周内自愿要求终止妊娠且无禁忌证。

(2)因疾病不宜继续妊娠。

(二)禁忌证

(1)术前间隔4小时两次体温达到或超过37.5℃以上。

(2)生殖器官急性炎症。

(3)全身性疾病的急性期或严重的全身性疾病,不能耐受手术。

(4)妊娠剧吐致酸中毒尚未纠正。

(三)术前护理

(1)协助医生严格核对手术适应证和禁忌证。

(2)受术者签署知情同意书。

(3)做好术前准备:术前详细询问健康史,并做全身检查、妇科检查。进行相关实验室检查,如阴道分泌物常规、血常规、出凝血时间、肝肾功能等检查。测量生命体征。根据血HCG、B超检查确诊早期妊娠。排空膀胱。

(四)手术方法

1. 负压吸引术 利用负压吸引原理,将妊娠物从宫腔内吸出,称为负压吸引术。其适用于妊娠10周以内要求终止妊娠且无禁忌证者。①体位:受术者排空膀胱,取膀胱截石位。②镇痛与麻醉:为了减轻受术者的疼痛,可在麻醉下进行。常用的麻醉方法为静脉麻醉、宫旁神经组织麻醉、宫颈或宫腔表面麻醉。③消毒:常规消毒外阴、阴道,铺无菌巾。行双合诊复查子宫位置、大小及附件情况。用窥阴器扩张阴道暴露宫颈,消毒阴道及宫颈管。用棉签蘸1%普鲁卡因置于宫颈管内3~5分钟。④探测宫腔,扩张宫颈:用宫颈钳夹持宫颈前唇,用探针探测子宫腔方向和深度。孕6~8周者,宫腔深度为8~10cm;孕9~10周者,宫腔深度为10~12cm。根据宫腔大小选择吸管。以执笔式手法持宫颈扩张器,按子宫倾屈方向扩张宫颈管,扩张至大于所选用吸管头半号或1号。⑤吸管负压吸引:吸引前,将吸管末端与负压吸引器相连接,打开吸引器开关,按孕周及宫腔大小给予负压,压力一般选择在400~500mmHg。试吸无误后,将吸管头部缓慢送入宫底,按顺时针方向吸引宫腔1~2圈。当感觉子宫壁粗糙、宫腔缩小、吸头紧贴宫壁、吸管头部移动受阻、出现少量血性泡沫时,表示妊娠产物已吸干净。可将橡皮管折叠,阻断负压后缓慢取出吸管。再用小刮匙轻刮两侧宫角及宫底部,确认宫腔已吸净。必要时重新放入吸管,再次用低负压吸宫腔1圈。取下宫颈钳,用棉球擦拭干净宫颈及阴道的血迹,观察无活动性出血,取出阴道窥器,结束手术。⑥检查吸出物:将吸刮物清洗过滤,仔细检查有无绒毛及胚胎组织或水泡状物,所吸出量是否与孕周相符,肉眼发现异常者,需送病理检查。

2. 钳刮术 采用钳夹将妊娠物从宫腔内清除,称为钳刮术,适用于孕10~14周者。①体位、镇痛与麻醉、消毒:同负压吸引术。②扩张宫颈:为保证钳刮术顺利进行,应先做扩张宫颈准备。术前12小时常规阴道冲洗、消毒,在宫颈管内放置16号或18号导尿管,使宫颈缓慢扩张,手术前取出;也可于术前口服、肌内注射或阴道放置扩张宫颈的药物,如前列腺素制剂,能使宫颈扩张、软化;术中使用宫颈扩张器扩张宫颈管。③取出妊娠组织:扩张宫颈后,用卵圆钳伸入宫腔,夹破胎膜使羊水流尽;夹取胎儿及胎盘;再用吸管或刮匙按顺序清理宫腔;取下宫颈钳检查有无活动性出血,若有出血加用缩宫素,消毒宫颈,术毕。④检查吸出物:协助医生检查妊娠组织,必要时送病理检查。

(五)术后护理

(1)术后受术者应在观察室内卧床休息1~2小时,注意观察腹痛及阴道流血情况。
(2)保持外阴清洁,1个月内禁止性生活和盆浴,预防生殖系统感染。
(3)吸宫术后休息2周;钳刮术后休息4周;有腹痛或出血多者,应随时就诊。
(4)指导夫妻双方采用安全可靠的避孕措施,避免重复流产。

(六)并发症及处理

1. 子宫穿孔 是手术流产的严重并发症,但发生率低,多见于术者操作技术不熟练或未查清子宫位置、哺乳期子宫、瘢痕子宫、子宫过度倾屈或畸形。当器械(如探针、吸管、刮匙、宫颈扩张器及胎盘钳等)进入宫腔突然产生"无底"感或进入宫腔的深度明显超过检查时的宫腔深度,应首先考虑为子宫穿孔。疑有子宫穿孔者,应立即停止手术。若穿孔小、无内出血、手术已完成,可注射子宫收缩剂和抗生素保守治疗,同时,密切观察血压、脉搏等生命体征,有无腹痛、阴道流血及腹腔内出血表现。若宫腔内胚胎组织尚未吸净,应由有经验的医生在B超或腹腔镜下完成手术。若穿孔大、有内出血或怀疑脏器损伤,应立即剖腹探查或在腹腔镜下处理。

2. 人工流产综合反应 指手术时疼痛或局部刺激,使受术者在术中或术后出现恶心呕吐、心动过缓、心律不齐、面色苍白、头晕、胸闷,严重者出现血压下降、晕厥、抽搐等迷走神经兴奋症状。其发生与受术者的情绪、身体状况及手术操作有关。发现上述症状,应立即停止手术,给予吸氧,一般可自行恢复。严重者可加用阿托品0.5~1mg静脉注射。术前重视精神安慰,术中动作轻柔,吸宫时调节适当负压,减少不必要的反复吸刮,均能降低人工流产综合反应的发生率。

3. 吸宫不全 指人工流产术后,宫腔内仍有部分妊娠组织物残留。与操作者技术不熟练或子宫位置异常有关,是人工流产术常见并发症。术后阴道流血超过10天,流血量多或流血停止后又有大量出血,应考虑吸宫不全,B超检查有助于诊断。无明显感染征象者,应尽早行刮宫术,将刮出物送病理检查。术后遵医嘱给予抗生素预防感染。若同时伴有感染,应在控制感染后再行刮宫术。

4. 漏吸或空吸 诊断为宫内妊娠,但术时未吸到胚胎及绒毛,而致继续妊娠或胚胎停止发育,称为漏吸。漏吸常与子宫位置异常、子宫畸形或术者操作不熟练有关。一旦发现漏吸,应复查子宫的位置、大小及形态,重新探查宫腔,再次行负压吸引术。误诊宫内妊娠而行人工流产负压吸引术,称为空吸。术毕,吸刮出物肉眼未见绒毛,要重复妊娠试验及超声检查,宫内未见妊娠囊。诊断为空吸,必须将吸刮的组织全部送病理检查,警惕异位妊娠。

5. 术中出血 多由于妊娠月份较大,子宫较大,宫缩欠佳,出血量多。可在扩张宫颈管后注射缩宫素,并尽快取出胎盘及胎体。若因吸管过细、胶管过软或负压不足引起的出血,应及时更换吸管或胶管,调整负压。

6. 术后感染 多因吸宫不全、流产后过早性交、所用器械消毒不严、术者无菌观念不强所致。以急性子宫内膜炎多见,偶有附件炎、盆腔炎、腹膜炎等,严重者可致败血症。主要表现为发热、下腹疼痛、白带混浊和不规则阴道流血。妇科检查子宫或附件区有压痛。嘱其半卧位休息,给予全身支持疗法,及时采取抗感染治疗。如宫腔内有妊娠物残留合并感染者,按感染性流产处理。

7. 羊水栓塞 少见,钳刮术时偶可发生。因宫颈损伤、胎盘剥离使血窦开放,为羊水进入母体血液循环系统提供了条件,此时应用缩宫素可促使羊水进入母体血液循环。孕早期、孕中期羊水中有形成分少,即使发生栓塞,其症状及严重性均不如晚期妊娠发病凶险。治疗措施详见"羊水栓塞"章节。

8. 远期并发症 宫颈粘连、宫腔粘连、月经失调、慢性盆腔炎、继发性不孕等。

三、中期妊娠引产及护理

孕妇患有严重疾病不宜继续妊娠或防止先天性畸形儿出生需要终止中期妊娠者,方法有药物引产或水囊引产。中期妊娠的终止过程与足月分娩相似,先是宫颈软化、消失,随之出现规律宫缩,宫口扩张,胎先露下降,胎儿及附属物娩出。

(一)适应证

(1)妊娠大于等于14周至小于28周,要求终止妊娠而无禁忌证。
(2)因患各种疾病,不宜继续妊娠。
(3)检查确定胎儿异常。

(二)禁忌证

(1)各种急性感染性疾病,如急性传染病、生殖器官急性炎症。
(2)前置胎盘、剖宫产术或子宫肌瘤挖除术2年以内。
(3)术前体温连续两次测量超过37.5℃。

(三)手术方法

1. 药物引产 常用的药物为依沙吖啶(利凡诺)。依沙吖啶是一种强力杀菌剂,当将其注入羊膜腔内或羊膜外宫腔内时,可使子宫内蜕膜组织坏死而产生内源性前列腺素,引起子宫收缩。药物被胎儿吸收后,使胎儿中毒死亡。依沙吖啶引产安全性好,成功率高达90%~100%。但易发生胎盘、胎膜残留,因此,在胎盘及胎体排出后需清理宫腔。

(1)羊膜腔内注射法:孕妇排空膀胱,取仰卧位,常规消毒腹部皮肤,铺无菌巾。穿刺点用0.5%利多卡因行局部浸润麻醉,将腰椎穿刺针垂直刺入腹壁,进入羊膜腔,拔出穿刺针芯,见羊水溢出,接上注射器抽出少量羊水,将依沙吖啶(利凡诺)50~100mg(不超过100mg)注入羊膜腔内。拔出穿刺针,局部消毒,并用无菌纱布2块或3块压迫数分钟后,用胶布固定。

(2)羊膜腔外注射法:孕妇排空膀胱后取膀胱截石位,常规消毒外阴阴道,铺无菌巾。用阴道窥器暴露宫颈后,再次消毒,用宫颈钳夹住宫颈前唇,用敷料镊将无菌导尿管送入子宫壁与胎囊之间,将0.2%依沙吖啶由导尿管注入宫腔。折叠并结扎外露的导尿管,放入阴道穹隆部,然后填塞纱布,24小时后取出纱布及导尿管。羊膜腔外注药时,避免导尿管接触阴道壁,防止感染。

2. 水囊引产 将消毒水囊放置于子宫壁与胎膜之间,根据妊娠月份大小,在囊内注入300~500mL无菌生理盐水,以增加宫腔内压力和使胎膜剥离,局部前列腺素释放,诱发子宫收缩,促使妊娠产物排出的方法。放置水囊时间不应超过24小时。一般水囊放置后12~24小时可引起宫缩,出现规律宫缩时,应取出水囊。若宫缩过强、出血较多或患者体温超过38℃,应提前取出水囊。若出现宫缩乏力,或取出水囊无宫缩,或有较多阴道流血,应静脉点滴缩宫素。放置水囊不得超过2次。再次放置需在取出水囊72小时之后且无感染征象。

方法:孕妇排尿后取膀胱截石位,常规外阴阴道消毒,铺无菌巾。使用阴道窥器暴露宫颈,消毒阴道及宫颈,用宫颈钳钳夹宫颈前唇并稍向外牵拉。必要时可用宫颈扩张器逐号扩张宫颈至8~10号。在水囊顶端涂抹消毒滑润剂,用长无齿镊夹住水囊顶端,经宫颈管插入宫腔内的胎膜与宫壁之间,直至将整个水囊放入。用无菌注射器向水囊内缓缓注入适量无菌生理盐水,总量不超过500mL。注液结束,折叠导尿管末端,扎紧后用消毒纱布包裹放入阴道穹隆部。取下宫颈钳及阴道窥器,协助孕妇回病房休息。放置水囊后定时检测体温,观察有无寒战、发热等感染征象。

(四)并发症

1. 感染 最常见,一旦出现感染征象,应立即处理。

2. 全身反应 偶见体温升高,常在用药后24~48小时发生,一般不超过38℃,妊娠产物排出后体温很快下降。

3. 阴道出血 约80%受术者有阴道流血,出血量一般不超过100mL。

4. 产道裂伤 少数受术者可有不同程度的软产道裂伤。

5. 胎盘胎膜残留 发生率低,为避免妊娠组织残留,胎盘排出后立即行刮宫术。

(五)护理要点

1. 术前护理

(1)做好受术者身心状况评估,协助完成各项常规检查,如血常规、尿常规、出凝血时间、肝肾功能等,行阴道分泌物检查、超声胎盘定位及穿刺定位。

(2)掌握适应证与禁忌证。

(3)向受术者讲解依沙吖啶引产的效果和用药后可能出现的反应,解除其思想顾虑,取得其积极配合,签署知情同意书。

(4)术前3天禁止性生活,每天消毒阴道1次。

(5)穿刺部位皮肤准备。

(6)受术者排空膀胱,送至手术室或产房接受手术。

2. 术中配合

(1)给予受术者支持和鼓励,注意观察受术者有无呼吸困难、发绀等羊水栓塞的症状,做好抢救准备。

3. 术后护理

（1）用药后注意体温情况，每4小时测量1次。注药24～48小时后，部分受术者可出现体温升高，一般不超过38℃，属药物反应，无须处理，短时间可恢复正常。

（2）密切观察并记录宫缩、胎心、胎动消失的时间及阴道流血等情况。受术者应卧床休息，以防突然破水。

（3）医护人员按正常分娩接产。胎儿娩出后，遵医嘱肌内注射缩宫素，促使胎盘剥离及减少出血。产后仔细检查胎盘、胎膜完整性及软产道有无裂伤，发现异常及时报告医生并配合处理。通常等胎盘胎膜排出后常规做清宫术。注意观察产后宫缩、有无感染征象、阴道流血量及排尿功能的恢复情况。

（4）妊娠月份大的产妇引产后可出现泌乳，需指导其及时采取回乳措施。

（5）术后保持外阴清洁，术后6周禁止性生活和盆浴，避免感染。如有发热、腹痛、阴道出血多应及时就诊。

（6）用药5天后仍未临产者为引产失败，通知医生和家属，协商再次给药或改用其他方法。

> **考点提示**：人工流产是避孕失败的补救措施，计划生育的工作的目的是避免或减少意外妊娠。

第四节 女性绝育术及护理

女性通过手术或药物达到永不生育的目的，称为女性绝育。输卵管结扎术是最常采用的女性绝育方法，是指通过手术将输卵管结扎阻断精子和卵子相遇而达到绝育目的，是一种安全、永久性绝育措施。

一、经腹输卵管结扎术

（一）适应证

（1）育龄期妇女要求接受节育术且无禁忌证。

（2）患严重的全身性疾病不宜生育。

（二）禁忌证

（1）24小时内2次体温在37.5℃或以上。

（2）全身情况不良，不能承受手术，如心力衰竭、产后出血、血液病等。

（3）各种疾病急性期、腹部皮肤有感染病灶，或患急性盆腔炎、慢性盆腔炎者。

（4）患严重的神经症，对手术恐惧。

（三）手术时间选择

（1）未怀孕妇女月经干净后3～4天内。

（2）人工流产、分娩后宜在48小时内。

（3）中期妊娠终止后可立即执行。

（4）自然流产待月经复潮后。

（5）剖宫产同时进行。

（6）哺乳期或闭经妇女应排除早孕后，再行节育手术。

（四）术前护理

（1）做好受术者的解释工作，耐心解答其各种疑问，解除其顾虑。

（2）术前详细询问健康史，并做全身检查、妇科检查，进行相关实验室检查，如阴道分泌物常规、血常规、出凝血时间、肝肾功能等,测量生命体征,重点评估有无手术禁忌证。

(3)按妇科腹部手术常规准备。

(五)手术方法

(1)采用局部浸润麻醉或硬膜外麻醉。

(2)受术者排空膀胱,取仰卧位。

(3)常规消毒手术视野,铺无菌巾。

(4)在下腹正中耻骨联合上两横指处做长约2cm的纵切口,产后在宫底下方2~3cm处做纵切口,逐层切开腹壁进入腹腔。

(5)提取输卵管:根据子宫位置不同可采用卵圆钳取管法、吊钩取管法或指板取管法。提取输卵管后找到输卵管伞端可证实为输卵管,术中须同时检查卵巢有无异常。

(6)结扎方式:目前常用抽芯包埋法,具有血管损伤少、并发症少、成功率高等优点,目前临床应用广泛。手术方法:用两把鼠齿钳夹住输卵管,在其背侧浆膜下注入利多卡因使浆膜膨胀,切开膨胀的浆膜层,再用弯蚊钳分离出该段输卵管,两端分别用弯蚊钳钳夹,剪除两钳之间的输卵管。结扎近端输卵管,并连续缝合两层浆膜,将近端包埋于输卵管系膜内,远端留在系膜外。检查无出血后松开鼠齿钳,把输卵管放回腹腔,同法处理对侧输卵管。清点纱布、器械,关闭腹腔。

(六)术后护理

(1)术后密切观察受术者生命体征,观察有无腹痛、内出血或脏器损伤等情况。

(2)保持伤口敷料清洁、干燥,观察伤口恢复情况。

(3)除硬膜外麻醉外,受术者不需要禁食。

(4)鼓励受术者及早下床活动及排尿。

(5)术后休息3~4周,2周内禁止性生活。

(七)术后并发症及处理

1. 出血、血肿 由过度牵拉损伤输卵管或输卵管系膜血管所致,也可见于血管漏扎或结扎不紧引起出血。一旦发现应立即止血,血肿形成时应先切开止血再缝合。

2. 感染 包括局部感染和全身感染,多由体内原有感染尚未控制,或手术中不严格无菌操作所致。因此,要严格掌握手术指征,加强无菌观念,规范操作。

3. 脏器损伤 多由操作不熟练、解剖关系辨认不清楚或操作动作粗暴所致。术中应严格执行操作规程,一旦发现误伤及时处理。

二、经腹腔镜输卵管结扎术

经腹腔镜输卵管结扎术指在腹腔镜直视下,采用机械手段或热效应使输卵管受阻从而达到绝育的一种方法。

(一)适应证

同经腹输卵管结扎术。

(二)禁忌证

腹腔粘连、心肺功能不全者禁用,其余同经腹输卵管结扎术。

(三)手术方法

采用全身麻醉或硬膜外麻醉。患者取头低仰卧位,常规消毒腹部皮肤,于脐孔下缘做约1cm的横向弧形切口,把气腹针插入腹腔,充二氧化碳气体2~3L,然后置入腹腔镜。在腹腔镜直视下将弹簧夹或硅胶环套在输卵管峡部,以阻断输卵管通道。也可采用双极电凝烧灼输卵管峡部1~2cm。

经腹腔镜输卵管结扎术优点多,手术时间短,恢复快,但需要设备,费用较高。

(四)术后护理

(1)患者术后静卧4~6小时后可下床活动。

(2)严密观察患者生命体征,观察有无腹痛、内出血或脏器损伤等情况。

> **考点提示**:输卵管绝育术将输卵管结扎或堵塞,阻断精子与卵子相遇从而达到永久避孕。

(孙亚妮)

目标检测

A1 型题

1. 一对新婚夫妻准备半年后要孩子,现在最适宜的避孕方法是( )。
   A. 安全套　　　　　　B. 口服避孕药　　　　C. 安全期避孕
   D. 皮下埋置避孕　　　E. 放置宫内节育器

2. 下列不属于宫内节育器的并发症的是( )。
   A. 感染　　　　　　　B. 节育器嵌顿　　　　C. 节育器异位
   D. 子宫穿孔　　　　　E. 子宫癌变

3. 放置宫内节育器最适宜的时间是( )。
   A. 月经前3~7天　　　B. 排卵前3~7天　　　C. 排卵后3~7天
   D. 月经来潮后3~7天　E. 月经干净后3~7天

4. 关于避孕药的叙述,不正确的是( )。
   A. 出现不良反应主要是雌激素的作用
   B. 控制下丘脑促性腺激素释放,抑制排卵
   C. 是人工合成的雌激素复合制剂
   D. 使子宫内膜萎缩,不利于孕卵着床
   E. 使子宫颈黏液黏稠,阻碍精子通过

5. 下列不属于输卵管结扎术并发症的是( )。
   A. 膀胱损伤　　　　　B. 肠管损伤　　　　　C. 子宫穿孔
   D. 血肿　　　　　　　E. 感染

6. 不宜行输卵管结扎术的时间为( )。
   A. 正常产后48小时内　B. 人工流产术后48小时内　C. 月经干净后3~4天
   D. 哺乳期妇女应排除早孕　E. 分娩1周后

7. 我国妇女最常用的避孕方法是( )。
   A. 阴茎套　　　　　　B. 阴道隔膜　　　　　C. 药物避孕
   D. 绝育手术　　　　　E. 宫内节育器

8. 下列避孕方法中失败率较高的是( )。
   A. 避孕套　　　　　　B. 阴道隔膜　　　　　C. 安全期避孕
   D. 按期口服避孕药　　E. 放置宫内节育器

A2 型题

9. 某女,28岁。正常分娩一对双胞胎。现咨询输卵管结扎事宜,护士告知其结扎的最佳时间是在( )。
   A. 产后3天　　　　　B. 产后10天　　　　　C. 产后42天
   D. 产后24小时内　　　E. 产后48小时内

10. 患者,女,25岁。人工流产后,要求放置宫内节育器避孕,下列术中及术后的处理措施错误的是(　　)。
    A. 术后休息3天
    B. 1周内禁止性生活
    C. 术中随时观察受术者的情况
    D. 嘱术者如有出血多、腹痛、发热等情况随时就诊
    E. 术后于1个月、3个月、6个月及1年,分别复查一次

11. 患者,女,30岁,G_2P_2(孕2产2),停经65天,要求终止妊娠。最好的方法是(　　)。
    A. 钳刮术　　　　　　B. 药物流产　　　　　　C. 水囊引产
    D. 负压吸引术　　　　E. 依沙吖啶羊膜腔内注射法

A3/A4 题型

(12、13题共用题干)

患者,女,28岁。G_1P_1(孕1产1),剖宫产后6个月,哺乳期。

12. 建议该患者首选的节育措施是(　　)。
    A. 避孕套　　　　　　B. 安全期避孕　　　　　C. 口服避孕药
    D. 宫内节育器　　　　E. 绝育手术

13. 患者咨询节育措施的避孕原理,护士回答正确的是(　　)。
    A. 自然避孕　　　　　B. 抑制排卵　　　　　　C. 阻止精子和卵子相遇
    D. 干扰受精卵着床　　E. 使垂体分泌FSH减少

参考答案

第二十一章 妇产科手术护理配合

课件

素质目标:具有爱伤观念,关爱患者,能认真、及时、准确判断手术的禁忌证。
知识目标:掌握妇产科常用手术的术前准备及护理配合;熟悉妇产科常用手术的适应证与禁忌证;了解妇产科常用检查结果的临床意义。
能力目标:运用所学知识为患者进行护理和健康指导,能够发现妇产科检查或术前、术后并发症并及时配合医师处理。

案例导学

李女士,孕39周。临产8小时,宫缩时胎心率110次/分,查宫颈口开大2cm,头先露S−3,骨产道无异常。宫口开大3cm时,宫缩每2~3分钟一次,持续40秒,宫缩间歇时胎心率168次/分。临产16小时,宫口已开全,头先露S+2,胎心率持续在160次/分。
请问:
1. 此时最恰当的处理方案是什么?
2. 应如何进行护理?

第一节 会阴切开缝合术

会阴切开缝合术是最常用的产科手术,目的是避免会阴及盆底组织出现严重裂伤,减轻分娩时盆底组织对胎儿的阻力,以利于胎儿尽快娩出,缩短第二产程。常用术式有会阴侧−斜切开缝合术和会阴正中切开缝合术两种(图21−1,图21−2)。

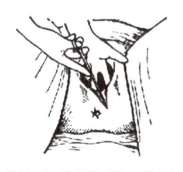
图21−1 会阴侧−斜切开缝合术

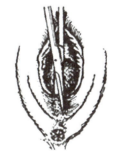
图21−2 会阴正中切开缝合术

考点提示:会阴切开缝合术的目的。

【适应证】

(1) 初产妇需行阴道助产术,如产钳术、胎头吸引术及臀位助产术。
(2) 宫缩乏力致第二程延长。
(3) 会阴撕裂可能性较大,如胎儿过大、会阴体过长、过短及伸展不良。
(4) 需缩短第二产程,如有妊娠期高血压疾病、妊娠合并心脏病、胎儿宫内窘迫等。
(5) 预防早产儿因会阴阻力引起的颅内出血。

【用物准备】

无菌会阴切开包1个(会阴侧切剪1把,线剪1把,细长穿刺针头1个,弯、直止血钳各2把,有齿、无齿镊各1把,持针器1把,2号圆针1枚,3号三角针1枚,治疗巾4块,纱布若干,带尾纱布卷1卷,1号丝线1团,0号肠线1支或2/0可吸收性缝线1根),20mL注射器1个,0.5%普鲁卡因20mL,生理盐水10mL,无菌手套1副,碘伏消毒棉球若干等。

【麻醉方式】

可用阴部神经阻滞麻醉或局部浸润麻醉(图21-3)。

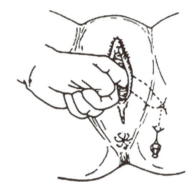

图21-3 阴部神经阻滞麻醉或局部浸润麻醉

【操作步骤】

(一) 会阴侧-斜切开缝合术

(1) 协助产妇取屈膝仰卧位或膀胱截石位。
(2) 常规冲洗消毒会阴并铺无菌巾,协助术者阴部神经阻滞麻醉及局部皮下浸润麻醉。
(3) 麻醉起效后,左手示、中两指伸入胎先露和阴道侧后壁之间,以保护胎儿并指示切口的位置,右手持会阴侧切剪,一叶沿示、中两指间滑入阴道内,另一叶置于阴道外,在会阴后联合正中线左侧成45~60°角(会阴越膨隆角度越大),在宫缩时全层剪开皮肤和阴道黏膜,切口一般长4~5cm,应注意阴道黏膜与皮肤切口长度一致。
(4) 剪开后渗血用纱布压迫止血,小动脉出血时给予结扎。
(5) 胎盘娩出后检查阴道及其他部位无裂伤后,在阴道内塞入带尾纱布卷1根,暂时阻止子宫腔血液外流,以便暴露手术视野,利于缝合。然后用0号或1号肠线自切口顶端前0.5cm处间断或连续缝合阴道黏膜,至处女膜缘打结,继续用0号或1号肠线间断缝合肌层和皮下组织,用1号丝线间断缝合皮肤,或用2/0可吸收性缝线间断或连续缝合阴道黏膜、肌层、皮下组织,常规缝合皮肤,也可采用皮内缝合法缝合皮肤(此法可不拆线)。缝合时应注意对合整齐,松紧适宜,不留死腔。
(6) 缝合完毕取出阴道内纱布卷,行肛门检查,了解有无缝线穿过直肠黏膜及有无阴道后壁血肿,如有异常应立即拆除,重新缝合。

(二) 会阴正中切开缝合术

消毒后沿阴唇后联合中点沿正中线向下垂直剪开2~3cm。此法出血少,易缝合,但分娩过程中应注意避免会阴切口延长,造成重度会阴裂伤。其他步骤同会阴侧-斜切开缝合术。

【护理要点】

(1) 向产妇讲解会阴切开缝合术的目的,以取得产妇的配合。
(2) 密切观察产程进展,准备好各种用物,协助医生在最佳时机切开会阴。
(3) 护理人员陪伴在产妇身边,指导产妇屏气用力,利用宫缩间歇休息,并为产妇擦汗、喂水,给予关怀安慰等心理上的支持。

(4)术后为产妇更衣,垫好会阴垫,洗手擦脸,注意保暖。定时查看宫缩及阴道流血情况,观察2小时无异常送回休息室。

(5)因会阴侧切一般采取左侧切口,故产妇以右侧卧位为佳,以免恶露浸渍切口,影响愈合。

(6)术后保持外阴部清洁、干燥,及时更换会阴垫,每日进行外阴冲洗2次,大便后及时清洗会阴。

(7)注意观察外阴伤口有无渗血、红肿、脓性分泌物及硬结等,如有异常及时通知医生处理。

(8)外阴伤口肿胀疼痛明显者,24小时内可用95%的酒精湿敷或冷敷,24小时后可用50%硫酸镁纱布湿热敷,然后配合烤灯、理疗,利于伤口的愈合。

(9)会阴侧-斜切开缝合术伤口于术后第5日拆线,正中切开缝合术伤口于术后第3日拆线。

第二节 胎头吸引术

胎头吸引术是采用胎头吸引器置于胎头,形成一定负压后吸住胎头,按胎头娩出机制,通过牵引以协助娩出胎头的方法。目前常用的胎头吸引器有金属锥形、金属牛角形及金属扁圆形三种(图21-4)。

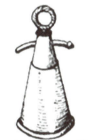 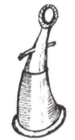 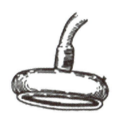

A. 锥形胎头吸引器　　B. 牛角形胎头吸引器　　C. 扁圆形胎头吸引器

图21-4 胎头吸引器

【适应证】

(1)明确或可疑胎儿窘迫。

(2)第二产程延长。

(3)母体因素需要缩短第二产程,如体力耗竭、瘢痕子宫、妊娠合并心脏病及其他疾病导致孕产妇无法屏气用力等情况。

【禁忌证】

(1)胎儿不能或不宜从阴道分娩,如严重头盆不称、产道阻塞、子宫颈癌、尿瘘修补术后。

(2)胎位异常(面先露、横位、臀位等)。

(3)胎头未衔接、宫口未开全或胎膜未破。

(4)胎儿成骨不全、凝血功能障碍等。

【用物准备】

胎头吸引器、负压吸引器、100mL注射器1个、一次性负压吸引管1根、血管钳2把、治疗巾2张、纱布若干、无菌手套若干、导尿包1个、消毒液、新生儿抢救设备等。

【操作步骤】

(1)检查吸引器有无损坏、漏气,橡皮套是否松动等,以确保吸引装置处于完好备用状态。

(2)产妇取膀胱截石位,导尿,冲洗后消毒外阴,套脚套,铺无菌巾。

(3)阴道检查了解子宫颈口开大情况,确定胎头为顶先露,胎先露已达S+3以下,排除禁忌证。

胎膜未破者予以人工破膜。

(4) 初产妇会阴过紧者应先行会阴侧切术。

(5) 协助术者放置胎头吸引器,检查吸引器已与胎头顶端紧贴又无宫颈及阴道壁组织夹入,调整吸引器横柄与胎头矢状缝相一致,以便做旋转胎头的标记,开启电动负压吸引器形成负压,一般牵引负压控制在 300～450mmHg,再次确认吸引器与胎头之间无组织夹入,按分娩机制缓慢牵引。

(6) 牵引过程中随时监测胎心率的变化,发现异常及时报告医生。

(7) 待胎头双顶径超过骨盆出口时,协助术者解除负压,取下胎头吸引器,按分娩机制娩出胎头及胎体。

【护理要点】

(1) 评估产妇宫缩情况、阴道流血情况,遵医嘱给予缩宫素等。

(2) 评估产妇软产道损伤情况,若有裂伤应及时缝合。保持外阴清洁,行会阴冲洗,每日 2 次。

(3) 严密监测产妇生命体征变化,发现异常及时通知医生。

(4) 密切观察新生儿有无头皮血肿及头皮损伤的发生,注意观察新生儿面色、反应、肌张力,警惕发生新生儿颅内出血;常规给予新生儿维生素 K_1 肌内注射,防止出血。必要时将新生儿转入新生儿科给予监护治疗。

第三节 产钳术

产钳术是应用产钳牵引,协助胎儿娩出的助产技术。产钳由左、右两叶组成。左叶又名左下叶,右叶又名右上叶。每叶又分钳叶、钳胫、钳锁及钳柄四个部分(图 21-5)。钳叶内面凹、外面凸,称为头弯,适合夹持胎头。钳叶向上弯行,称为盆弯,以适应产道弯曲。钳叶中间有一宽孔,使胎头受钳叶挤压时有一定伸展余地。

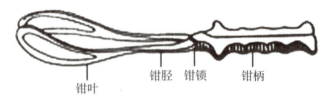

图 21-5 常用产钳及其构造图

【适应证】

(1) 同胎头吸引术。

(2) 胎头吸引术失败而胎儿存活。

(3) 臀先露胎头娩出困难。

(4) 剖宫产胎头娩出困难。

【禁忌证】

(1) 严重胎儿窘迫,估计短时间内不能结束分娩。

(2) 畸形儿、死胎,行穿颅术。

(3) 其他同胎头吸引术。

【用物准备】

无菌产钳 1 副、正常接产包 1 个、会阴切开包 1 个、导尿包 1 个、吸氧面罩 1 个、无菌手套 2 副、消毒液、新生儿抢救设备、麻醉药、抢救药品等。

【操作步骤】

(1) 产妇取膀胱截石位,导尿排空膀胱。常规消毒外阴,套脚套,术者戴无菌手套。

(2) 阴道检查了解子宫颈口开大情况,检查胎方位及先露高低,了解施术条件并排除禁忌证。胎膜未破者予以人工破膜。

(3) 双侧阴部神经阻滞后,行会阴切开。

(4) 放置产钳:检查产钳,用无菌液体石蜡涂擦钳叶,术者以右手掌面四指伸入阴道后壁和胎头之间,左手持左叶钳柄使钳叶垂直向下,将左叶沿右手掌面伸入手掌与胎头之间,在右手引导下将钳叶缓缓向胎头左侧及深部推进,将左钳叶置于胎头左侧,钳叶及钳柄与地面水平,由助手持钳柄固定。术者右手持右叶钳柄,左手四指伸入阴道右壁与胎头之间,引导钳叶至胎头右侧,对应左钳叶位置放好。放置好后,检查钳叶与胎头之间有无软组织及脐带夹入,胎头矢状缝是否在两钳叶正中。

(5) 合拢钳柄:产钳右叶在上,左叶在下,左、右产钳锁扣吻合,左、右钳柄内面自然对合。

(6) 牵拉产钳:助手保护会阴,术者手握钳柄,宫缩时将合拢的产钳先向外向下,然后再沿水平方向牵拉,当胎头着冠后将钳柄上提,使胎头缓慢仰伸娩出。

(7) 取出产钳:当胎头双顶径越过骨盆出口时,应松开产钳,先取右叶产钳,再取左叶产钳,然后按分娩机制娩出胎体。

(8) 过程中随时监测胎心率的变化,发现异常及时通知医生。

(9) 术后检查宫颈、阴道壁及会阴切口情况并及时缝合。

【护理要点】

(1) 备好产钳术所需的器械,如适用的产钳、灯光、接产者坐凳及接产台、新生儿抢救物品等。

(2) 严密观察宫缩及胎心变化,及时给产妇吸氧及补充能量。

(3) 陪伴在产妇身旁,提供产程进展信息,给予安慰,减轻其紧张情绪,指导产妇协助完成分娩。

(4) 产程长的产妇,双腿因架于腿架上会出现麻木感或肌肉痉挛,应及时为其做局部按摩。

(5) 产后常规检查软产道,并注意子宫收缩、阴道流血及排尿情况。

(6) 检查新生儿有无产伤,其他新生儿护理同胎头吸引术。

第四节 臀位助产术及臀牵引术

臀位助产术是指臀位分娩时,胎儿脐部以下的部分自然娩出,脐部以上的部分需由助产者协助娩出。臀牵引术是指胎儿先露部位为臀,胎儿全部由助产者牵引娩出。

【适应证】

(1) 臀位,胎儿下肢和臀部自然娩出后,上肢和头部不能自然娩出。

(2) 横位行内倒转术后继行臀牵引术。

(3) 双胎中第二个胎儿为臀位。

(4) 臀位出现胎儿窘迫或脐带脱垂,而宫口已开全,来不及行剖宫产术。

(5) 臀位分娩时出现宫缩乏力或第二产程延长。

(6) 有妊娠合并症不能凭借自然产力分娩。

【禁忌证】

(1) 骨盆异常,如扁平骨盆、畸形骨盆、漏斗骨盆等。

(2)胎儿过大估计胎儿体重超过3500g。
(3)宫口未开全。

【用物准备】

(1)产包1个,内有治疗碗2个、小药杯1个、血管钳3把、小镊子1把、持针钳1把、缝合针2枚、侧切剪1把、线剪1把、双层大包布1块、臀单1块、腿套2条、治疗巾6块、接产衣2件、脐带卷1个、纱布数块等。

(2)抢救新生儿用物,包括负压吸引器1台、一次性吸痰管1根、供氧设备、吸氧面罩1个、抢救药品及新生儿保暖用品等。

【术前准备】

(1)产妇排空膀胱后取膀胱截石位,常规消毒铺巾。
(2)阴道检查,确定胎方位、先露的高低,以及宫口是否开全、产道有无畸形。
(3)初产妇或经产妇会阴较紧者需做会阴侧切。
(4)做好新生儿的抢救准备。

【操作步骤】

(一)臀位牵引术

1. 下肢及臀部娩出　完全臀先露时,当胎足已脱出至阴道口时,术者握持胎儿双足做牵引。当臀部牵出后以治疗巾包裹胎臀,双手拇指置于胎儿骶部,其余四指握住胎儿髋部,向下牵引躯干,同时将胎背逐渐转至母体前方,使胎儿双肩径通过骨盆入口横径或斜径。如为腿直臀先露,术者用双手示指钩住胎儿双侧腹股沟做牵引。当胎臀娩出后,双手拇指置于胎儿大腿后面,其余四指置于胎儿骶部,握持胎体向下向外牵引。随胎儿下肢逐渐外露时,握持点应逐渐上移至胎儿股部,同时将胎背逐渐转至母体前方。胎儿脐部露出后先将脐带向外拉出5~10cm,至胎儿肩胛、肋缘相继显露。

2. 胎肩及上肢娩出　当胎儿肩胛骨开始显露后,继续向下牵引的同时将胎背转向母体侧方,骶右前位时将胎背转向母体右侧,骶左前位时胎背转向母体左侧,使胎儿双肩径通过骨盆出口前后径,可用下列两种方法娩出胎肩及上肢。

(1)旋转胎体法(以骶右前位为例):术者双手握住胎儿髋部,将胎背向逆时针的方向旋转,同时向下牵引,使胎儿前肩及上肢自耻骨弓下娩出。再将胎体向顺时针方向旋转,将另一肩及上肢娩出(图21-6)。

(2)滑脱法:术者右手握住胎儿双足,将胎体向前上方提起,当后肩显露于会阴部时,左手示、中二指伸入阴道,勾住胎儿后上肢肘部,使前臂沿胎儿胸前滑出。然后将胎体放低,前肩及上肢自耻骨弓下娩出(图21-7)。

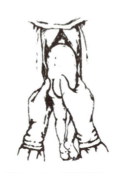

图21-6　旋转胎体法

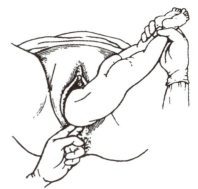

图21-7　滑脱法

3. 胎头娩出 胎肩及上肢全部娩出后,将胎背转向正前方,使胎头矢状缝与骨盆出口前后径一致,然后将胎体骑跨于术者左前臂上,同时左手中指伸入胎儿口腔抵于下颌部,示指与环指分别抵于胎儿上颌部。右手中指压低胎头枕部使胎头俯屈,示指与环指置于胎儿两锁骨上(切勿放于锁骨上窝,避免损伤臂丛神经),术者两手协同用力向下牵拉胎头,此时助手可从产妇耻骨联合上方经腹壁按压,协助胎头俯屈。当胎头枕骨粗隆抵达耻骨弓下方时,以此为支点,将胎体逐渐上举,使胎儿下颏、口、鼻、眼、额相继娩出(图21-8)。胎头娩出困难者,可使用后出头产钳助产。

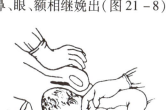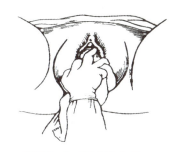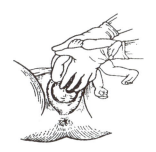

图21-8 胎头娩出法

(二)臀位助产术

1. 完全臀位 先露部拨露,宫口扩张4~5cm时,术者于宫缩时用无菌巾堵住阴道口,以免胎足过早娩出。胎臀及下肢娩出后用无菌巾裹住胎体,扶住胎儿髋部。当脐部娩出后,先将脐带向外拉出5~10cm,再按臀位牵引法,协助娩出胎肩、上肢及胎头。

2. 腿直臀位 在分娩过程中不必堵阴道口,随着宫缩加强,胎臀及下肢下降扩张软产道。胎臀露于阴道口时,术者扶持外露的臀部任其自然娩出。当娩出至脐部后,再按臀位牵引法,协助娩出胎肩、上肢及胎头。

【护理要点】

(1)向产妇介绍臀位助产术的过程及对母婴的安全性,耐心解答产妇的疑问,指导产妇采取正确的应对方式,减轻其心理负担。

(2)臀位助产过程中须按臀位分娩机制进行,不能操之过急;牵引时用力应均匀,以防胎儿和产妇损伤。

(3)脐部娩出后,必须在8分钟内娩出胎儿,否则脐带受压时间过久长,易导致胎儿窘迫。

(4)新生儿娩出后应积极抢救,防止新生儿窒息。注意观察有无骨折、臂丛神经损伤及颅内出血等产伤。

(5)臀位助产或牵引时可能因为宫缩乏力或软产道损伤而导致产后出血,产后2小时为产后出血高发期,应加强观察。

(6)保持外阴清洁,每日外阴擦洗2次,左侧会阴侧切者嘱其采取右侧卧位,防止会阴伤口感染。

第五节 剖宫产术

剖宫产术是指妊娠28周及以后经腹切开子宫取出胎儿及其附属物的手术。剖宫产术是为解决困难的阴道分娩或阴道分娩对母儿的危害较大时的手术方式,对母儿有一定危害,应严格掌握适应证,合理使用,不宜滥用。

【适应证】

(1)骨产道或软产道梗阻、头盆不称、横位、臀位(初产足月单胎且估计胎儿体重超过3500g)、足先露、巨大儿等。

(2)因妊娠并发症和妊娠合并症不宜经阴道分娩。

(3)脐带脱垂、胎儿窘迫。

(4)严重的生殖道感染性疾病。

【禁忌证】

孕妇合并严重内、外科疾病,暂不能耐受手术者,应治疗好转后再行手术。

【手术方式】

1. 子宫下段剖宫产术　是目前临床上最常用的剖宫产术式。切口在子宫下段,术时出血少,切口愈合较好,瘢痕组织少,大网膜、肠管粘连较少,再次分娩时发生子宫破裂率较低。

2. 子宫体部剖宫产术　也称古典式剖宫产术。此法虽易掌握,但术中出血多,切口容易与大网膜、肠管、腹壁粘连,再次妊娠易发生子宫破裂。其仅用于前置胎盘附着于子宫前壁或子宫切口与膀胱和腹膜粘连严重者。

3. 腹膜外剖宫产术　此术式虽较复杂,但不进入腹腔,可减少术后腹腔感染的危险,对有宫腔感染者尤为适用。但因此术式较费时,胎儿窘迫、胎儿巨大者不适用。

4. 新式剖宫产术　为子宫下段剖宫产术的改良:开腹时对皮下脂肪采取撕拉的方法;连续全层缝合子宫切口;不缝合腹膜及膀胱反折腹膜;关腹时皮肤皮下脂肪全层缝合。该术式具有手术时间短、胎儿娩出快、术后恢复快等优点。

【麻醉方式】

麻醉方式以持续硬脊膜外麻醉为主,其他麻醉方法有局部浸润麻醉、蛛网膜下腔联合硬膜外麻醉、全身麻醉。

【用物准备】

剖宫产手术包1个,其内包括:25cm不锈钢盆1个,弯盘1个,卵圆钳6把,1号、7号刀柄各1把,解剖镊2把,小无齿镊2把,大无齿镊1把,18cm弯血管钳6把,10cm、12cm、14cm直血管钳各4把,组织钳4把,持针器3把,吸引器头1个,阑尾拉钩2把,腹腔双头拉钩2个,产钳1把,刀片3个。还需要准备双层剖腹单1块,手术衣6件,治疗巾10块,纱布垫4块,纱布20块,无菌手套6副,1号、4号、7号丝线各1包,可吸收缝合线若干。

【护理要点】

1. 术前护理

(1)向家属讲解剖宫产术的必要性、手术的过程及术后的注意事项,消除患者紧张心理,以取得患者家属的配合。

(2)腹部备皮同一般腹部手术。

(3)做普鲁卡因、青霉素等药物过敏试验。

(4)核实交叉配血情况,协助医生联系好血源,做好输血准备。

(5)指导产妇演习术后在病床上翻身、饮水、用餐及双手保护切口咳嗽和吐痰的技巧。

(6)术前禁用呼吸抑制剂,以防新生儿窒息。

(7)留置导尿管,排空膀胱。

(8)做好新生儿保暖和抢救准备工作。

(9)产妇取仰卧位,必要时向左倾斜手术台15°~30°,可防止或纠正仰卧位低血压综合征和胎儿窘迫。

(10)密切观察胎心,并做好记录。

2. 术中配合

(1)器械护士:熟悉手术步骤,及时递送各种器械、敷料。胎儿娩出后协助第二手术者钳夹宫壁切口止血及娩出胎盘。术前、术中、术后清点器械、敷料,确保清楚无误。

(2)巡回护士:术前检查手术室内术中所用物品的数量,是否处于完好备用状态。协助麻醉医生穿刺麻醉管,摆好体位,完成静脉穿刺,听胎心。术中提供所需物品,协助助产士处理好接生及抢救新生儿的工作。

(3)助产士:携带新生儿衣被、抢救器械、药品等到手术室候产。胎儿娩出后协助医生抢救新生儿。

3. 术后护理 按一般腹部手术后常规护理及产褥期产妇护理的原则进行护理,但应注意以下方面。

(1)全麻患者未清醒前应去枕平卧,头偏向一侧。硬膜外麻醉患者平卧6~8小时,术后12~24小时改半卧位。情况良好者,鼓励尽早下床活动,有利于恶露排出和术后恢复。

(2)观察伤口有无渗血及感染征象。如有异常及时报告医生处理。

(3)注意宫缩及阴道流血情况,遵医嘱用宫缩剂加强宫缩,防止产后出血。

(4)鼓励产妇6小时后进流食,以后根据肠道功能恢复的情况逐步过渡到半流食、普食,以保证产妇营养,有利于乳汁的分泌。酌情补液2~3日,有感染者按医嘱加用抗生素。

(5)术后留置导尿管24~48小时,拔管后注意产妇排尿情况。

(6)做好出院指导。保持外阴部清洁;进食营养丰富、全面的食物,以保证产后恢复及母乳喂养的进行;鼓励产妇坚持母乳喂养;坚持做产后保健操,以帮助其身体恢复;产后42天到门诊复查子宫复旧情况。产褥期结束后应采取避孕措施,坚持避孕2年以上。

第六节 阴道镜检查

阴道镜检查是利用阴道镜在强光源照射下将宫颈阴道部上皮放大10~40倍,以观察宫颈异常上皮细胞、异型血管及早期癌变,以便准确地选择可疑部位做定位活检。对子宫颈癌及癌前病变的早期发现、早期诊断具有一定的临床意义。

【适应证】

(1)子宫颈癌筛查结果异常或不确定。

(2)症状或体征提示可疑子宫颈癌、下生殖道异常出血、反复性交后出血或不明原因的阴道排液。

(3)宫颈锥切术前确定切除范围。

(4)对可疑外阴、阴道、宫颈病变处进行指导性活检。

(5)对外阴、阴道和宫颈病变治疗后的复查和评估。

【禁忌证】

无绝对禁忌证,其相对禁忌证包括:

(1)月经期。

(2)急性生殖道感染未经治疗。

【用物准备】

阴道镜,弯盘1个,阴道窥器1个,宫颈钳1把,卵圆钳1把,活检钳1把,尖手术刀及刀柄各1个,标本瓶 4~6 个,纱布 4 块,棉球数个及棉签数根,生理盐水,3%~5% 醋酸溶液,复方碘溶液(碘实验用),4% 中性甲醛溶液等。

【操作方法】

(1)患者排空膀胱,取膀胱截石位,用阴道窥器充分暴露宫颈、阴道穹隆。
(2)用棉球拭净宫颈分泌物或黏液。
(3)肉眼观察宫颈大小、形态、色泽,有无糜烂、赘生物、裂伤、外翻等。
(4)将阴道接物镜放至距病灶 20~30cm 处,目镜与两眼水平一致,调好阴道镜光源,调整焦距,使图像清晰达到最佳状态。
(5)先在白光下用物镜放大 10 倍观察,然后再增大倍数观察。
(6)宫颈先涂 3%~5% 的醋酸,使上皮净化并肿胀,确定病变范围,便于观察病变。对血管精密观察时加上绿色滤光镜片,并放大 20 倍。
(7)再涂复方碘液,在碘试验不着色区或可疑病变部位取组织,并放入装有固定液的标本瓶内送病理检查。

【护理要点】

(1)阴道镜检查前应行妇科检查,除外阴道毛滴虫、假丝酵母菌、淋病奈瑟菌等感染。
(2)检查前 48 小时避免阴道冲洗、检查、性交等,月经期禁止检查。
(3)向患者讲解阴道镜检查的目的及方法,以消除患者的顾虑。
(4)阴道窥器上不涂润滑剂,以免影响观察结果。
(5)活检后阴道有纱布填塞者,指导患者 24 小时后自行取出。
(6)嘱患者离院后观察阴道出血量,有情况随时复诊。
(7)指导患者 2 周内禁止性生活、盆浴,保持外阴清洁,预防感染。

第七节 腹腔镜检查及手术

腹腔镜检查是将腹腔镜自腹壁插入盆腔、腹腔内,观察病变的部位、形态,必要时取有关组织行病理学检查,用以明确诊断的方法。近年来腹腔镜已普遍用于盆腔、腹腔疾病的治疗。

【适应证】

(1)怀疑子宫内膜异位,腹腔镜检查是确诊最可靠的方法。
(2)急腹症,如异位妊娠、卵巢囊肿破裂、卵巢囊肿蒂扭转等。
(3)不明原因的急性腹痛、慢性腹痛和盆腔疼痛。
(4)了解不孕、不育症者盆腔疾病,判断输卵管通畅度,观察卵巢有无排卵等。
(5)有手术指征的妇科良性疾病。
(6)子宫内膜癌分期手术和早期宫颈癌根治术。
(7)计划生育手术及并发症的治疗。

【禁忌证】

(1)严重心肺功能不全。
(2)大的腹壁疝或膈疝等。
(3)腹腔有广泛粘连。
(4)腹腔内大出血或有弥漫性腹膜炎。
(5)凝血功能障碍。

【用物准备】

腹腔镜、充气装置、气腹针、套管穿刺针、转换器、举宫器、阴道拉钩、各种钳类(弯分离钳、无损伤钳等)、剪刀、旋切器、持针器、电外科设备(高频电刀、超声刀、血管闭合器等)、阴道窥器、子宫探针、带有刻度的玻璃棒、缝线、缝针、刀片、刀柄、棉球、纱布、敷贴、注射器、生理盐水、局部麻醉药等。

【护理要点】

1. 术前准备

(1)在全面评估患者身心状况的基础上,向患者讲解腹腔镜检查的目的、操作步骤、术中配合及注意事项等,使患者消除疑虑,配合操作并签订手术同意书。

(2)排空膀胱,取膀胱截石位,进行检查时需使患者臀部抬高15°。

2. 术中配合

(1)检测系统,协助医生常规消毒腹部、外阴及阴道,留置导尿管,放置举宫器(有性生活史者)。

(2)体位:患者先取平卧位,人工气腹阶段当充气1L后,放低床头倾斜15°~25°,调整至头低臀高位,配合医生进行操作。

(3)注意观察患者生命体征的变化,如有异常及时处理。

(4)术毕协助医生用生理盐水冲洗盆腹腔,检查有无出血及内脏损伤,清点敷料和器械。

(5)管理好术中取出的病理标本,按要求及时送检。

3. 术后护理

(1)患者卧床休息30分钟,询问患者的感受,并密切观察患者生命体征、有无并发症的出现,如发现异常,及时汇报医生处理。

(2)向患者讲解可能因腹腔残留气体而有肩痛及上肢不适的症状,并告知这些症状会逐渐缓解;2周内禁止性生活;如有发热、出血、腹痛等应及时到医院就诊。

(3)观察脐部伤口情况。

(4)鼓励患者每天下床活动,尽快排出腹腔气体,促进恢复。

第八节　宫腔镜检查及手术

宫腔镜检查是应用膨宫介质扩张宫腔,通过纤维导光束和透镜将冷光源经宫腔镜导入子宫腔内,直视下观察宫颈管、宫颈内口、子宫腔及输卵管开口,以便针对病变组织直观准确取材并送病理检查,也可在直视下行宫腔内手术治疗。宫腔镜分全景宫腔镜、接触性宫腔镜和显微宫腔镜三种。

【适应证】

(1)异常子宫出血,如月经过多、功能失调性子宫出血、绝经前后异常子宫出血等。

(2)原发或继发不孕的子宫原因的诊断。

(3)宫腔粘连的诊断及分离。

(4)子宫内异物取出、节育器的定位与取出等。

(5)子宫内膜息肉、子宫黏膜下肌瘤摘除等。

(6)宫腔镜引导下输卵管通液术、注液及绝育术。

【禁忌证】

(1)严重心肺功能不全及其他不能耐受手术的情况。

(2)急性、亚急性生殖道感染。

(3)子宫疤痕、宫颈裂伤或松弛,近3个月内有子宫手术或有子宫穿孔史为相对禁忌证。

【用物准备】

宫腔镜(包括照明系统、成像系统和膨宫系统),阴道窥器1个,宫颈钳1把,敷料钳1把,卵圆钳1把,子宫腔探针1根,宫腔刮匙1把,宫颈扩张器4~8号各1根,小药杯1个,弯盘1个,纱球2个,中号纱布2块,棉签数根,地塞米松5mg及膨宫液(宫腔镜双极电能的膨宫液可为电解质液体,如生理盐水;宫腔镜单极电能的膨宫液可为非电解质液体,如5%葡萄糖液体,5%甘露醇等)。

【护理要点】

1. 术前准备

(1)评估患者心理状况,鼓励患者,缓解紧张恐惧情绪,积极配合手术。

(2)告知患者宫腔镜治疗目的、方法及注意事项。

(3)评估患者月经情况,以月经干净后一周为宜。

(4)全面评估患者的健康状况,包括既往史、现病史、生命体征、有无腹痛及排尿困难、异常检查结果等。

(5)评估患者宫颈情况、肠道及皮肤准备情况。

(6)签署知情同意书。

2. 术中配合

(1)系统检测:检查电视系统、摄像、光源、电刀、膨宫机是否处于正常工作状态。连接好摄像、电源线、膨宫液管、电刀电缆线、负极板回路垫。加入灌流液,铺好负极板回路垫后,打开开关,调节电切电流功率和电凝电流功率。

(2)体位:协助患者取膀胱截石位。

(3)常规消毒:协助医生碘伏消毒外阴阴道后,铺治疗巾。

(4)操作配合:接通电源后,将光学视管、电切环、滚球、电切手柄、闭孔器摄像头、光缆线、膨宫管连接好,协助医生连接好镜头,调节镜头的清晰度,调整电切功率、宫腔压力。保持容器内有足够的灌流液,防止空气栓塞,记录出入量,当入量超过出量时,及时报告医生。配合医师控制宫腔总灌流量,膨宫液体进入患者血液循环量不应超过1L,否则易发生低钠水中毒。

(5)病理标本:管理好术中取出的病理标本,按要求及时送检。

3. 术后护理

(1)术后嘱患者卧床观察1小时,按医嘱使用抗生素,告知患者经子宫镜检查后1周阴道可能有少量血性分泌物,应保持会阴部清洁,术后2周内禁止性生活及盆浴。

(2)评估患者有无与腹痛、过度水化综合征等相关的并发症。

(候沛玲　黄丹桂)

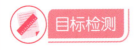

A1 型题

1.产科常见的手术是(　　)。

　　A. 剖宫产　　　　　　　B. 会阴切开缝合术　　　　　C. 胎头吸引术

　　D. 产钳术　　　　　　　E. 臀位助产术

2. 最常用的剖宫产手术方式是( )。
   A. 腹膜外剖宫产　　　B. 子宫体部剖宫产　　　C. 新式剖宫产
   D. 子宫下段剖宫产　　E. 剖宫产及子宫切除术
3. 胎头吸引术的条件不包括( )。
   A. 活的胎儿　　　　　B. 顶先露　　　　　　　C. 子宫颈口开全且胎膜已破
   D. 双顶径在坐骨棘以下　E. 头盆不称
4. 阴道镜检查在临床常用于检查( )。
   A. 子宫颈病变　　　　B. 子宫腔病变　　　　　C. 阴道炎
   D. 输卵管病变　　　　E. 卵巢疾病
5. 会阴侧－斜切开缝合术后患者的体位是( )。
   A. 半卧位　　　　　　B. 平卧位　　　　　　　C. 头低足高位
   D. 左侧卧位　　　　　E. 健侧卧位

参考答案

第二十二章　妇产科常用护理操作

课件

素质目标：操作过程中动作轻柔,培养具有关心、尊重、体贴患者和保护妇女及新生儿隐私的职业素养。
知识目标：掌握妇产科常用护理技术操作的目的、适应证、操作方法及护理要点;熟悉妇产科常用护理技术的物品准备及注意事项。
能力目标：能运用所学的知识独立完成相应的护理操作及健康宣教。

李女士,29岁,G_2P_1(孕2产1),分娩时因第二产程延长,行会阴侧切术。现术后2周,切口处红肿,阴道分泌物有臭味。医嘱:给予抗生素治疗,每日2次阴道冲洗。
请问:
1.在给患者行阴道冲洗时,常用的阴道冲洗液有哪些?
2.护士实施该护理技术时,应注意什么?
3.为了保护患者隐私,我们可以从哪些方面为李女士提供帮助?

第一节　会阴擦洗/冲洗

【目的及适应证】

(1)保持患者会阴及肛门部清洁,使患者舒适。
(2)防止泌尿生殖系统的逆行感染。
(3)促进会阴伤口愈合。

会阴擦洗/冲洗法适用于妇产科术后留置导尿管患者,产后及会阴、阴道手术前后患者,长期卧床生活不能自理者,急性外阴炎者等。

> 考点提示：会阴擦洗/冲洗的目的、适应证。

【用物准备】

(1)橡胶单、中单各1块或一次性会阴垫1块,治疗巾1块,一次性手套1副。
(2)会阴擦洗盘1个,消毒弯盘2个,卵圆钳或无菌镊子2把,无菌干棉球若干,无菌纱布2块,擦洗或冲洗液(0.1%苯扎溴铵溶液、0.02%碘伏溶液、1:5000高锰酸钾溶液),清洁卫生巾1块,冲洗壶1个,卧式便盆1个,水温计1支(冲洗温度40℃左右)。

【操作步骤】

（1）核对患者床号、姓名，评估患者会阴情况，向患者解释会阴擦洗/冲洗的目的、方法及注意事项，以取得患者的理解及配合。

（2）嘱患者排空膀胱，脱去一侧裤腿。协助患者取屈膝仰卧位，双腿略外展，暴露外阴，给患者臀下垫橡胶单、中单或一次性会阴垫。用屏风或床单遮挡，保护患者隐私，冷天应注意保暖。

（3）护士将会阴擦洗盘放至床边，戴一次性手套，将1个消毒弯盘置于患者会阴部。用1把无菌镊子夹取干净的浸透药液的大棉球，用另一把镊子再夹住棉球进行擦洗。擦洗顺序如下。第1遍：自上而下，由外向内，先对侧后近侧，初步清除会阴部的分泌物及血迹。第2遍：以伤口为中心，自上而下，由内向外，最后擦洗肛门周围及肛门，并将棉球丢弃。第3遍顺序同第2遍。1个棉球限用1次。必要时，可根据患者情况适当增加擦洗的次数，直至擦净，最后用干纱布擦干局部。

（4）擦洗结束，协助患者整理衣裤及床单。

（5）如行会阴部冲洗，另备冲洗壶和便盆，调节好冲洗液的温度。冲洗时先用无菌干棉球或无菌纱布堵住阴道口，以免污水进入阴道，引起逆行性感染。将便盆置于橡胶单或一次性会阴垫上，用卵圆钳夹住无菌棉球，边冲洗边擦洗，冲洗的顺序与会阴擦洗相同。冲洗毕，撤掉便盆，换上干净的橡胶单或会阴垫，协助患者整理衣裤及床单位。

（6）整理用物，洗手，记录。

【注意事项】

（1）会阴有伤口时，以伤口为中心擦洗。操作时注意观察患者会阴伤口周围有无红肿和分泌物等情况，如有异常及时汇报医生，配合处理。擦洗完毕后，伤口用无菌干纱布覆盖，并用胶布固定。

（2）擦洗或冲洗时，动作应轻柔稳定，避免引起护理对象局部不适或疼痛。

（3）注意保持留置导尿管通畅，防止导尿管脱落或打结。

（4）每擦洗一名患者，护理人员应清洁双手；注意无菌操作，将切口感染者安排在最后擦洗，防止交叉感染。

（5）冲洗液温度在40℃左右，以患者舒适为主。

【操作考核】

会阴擦洗/冲洗评分标准见表22-1。

表22-1 会阴擦洗/冲洗评分标准

操作项目	考评要求	分值	评分标准				得分	备注
			优	良	中	差		
素质要求	护士着装整洁、态度和蔼、举止大方、沟通有效	5	5	4	3	0~2		
核对、评估	核对患者床号、姓名、医嘱，评估患者一般情况，有无阴道出血，会阴手术情况	5	5	4	3	0~2		
准备	护士洗手、戴口罩；嘱患者排空膀胱；环境清洁、温暖，光线适中，用屏风遮挡患者，保护隐私	6	6	4	3	0~2		
	用物备齐、摆放有序；护士及患者做好准备	4	4	3	2	0~1		

续表

操作项目		考评要求	分值	评分标准				得分	备注
				优	良	中	差		
操作步骤	准备擦洗液	液体配制方法正确,温度、浓度适宜	10	10	8	6	0~4		
	体位摆放	膀胱截石位,暴露充分,操作得当,臀下放便盆,一人一垫	10	10	8	6	0~4		
	擦洗/冲洗	方法及顺序正确,操作熟练轻柔	20	10	8	6	0~4		
	无菌操作	注意无菌操作,动作熟练	10	10	8	6	0~4		
	外阴护理	擦干外阴,协助患者穿好衣服	10	10	8	6	0~4		
操作后处理		注意保暖,与患者沟通良好,清洗、整理用物,洗手,记录	6	6	4	3	0~2		
健康宣教		指导患者注意事项	5	5	4	3	0~2		
综合评价		爱护患者,无菌观念强,动作沉稳、敏捷、协调	4	4	3	2	0~1		
提问		能回答相关问题	5	5	4	3	0~2		
总分			100	—	—	—	—		

第二节 会阴湿热敷法

【目的及适应证】

(1)促进局部血液循环,增强局部白细胞的吞噬作用及组织活力,促使炎症局限或消散,加速组织的修复和再生。

(2)降低神经末梢的兴奋性,缓解局部疼痛,增进患者舒适感。

会阴湿热敷法适用于会阴水肿、血肿吸收期、伤口硬结及早期会阴感染者。

考点提示:会阴湿热敷的目的、适应证。

【用物准备】

(1)橡胶单、中单各1块或一次性会阴垫1块,棉垫1块,一次性手套1副。

(2)会阴擦洗盘1个,内有治疗弯盘2个,无菌镊子或止血钳2把,无菌棉球及纱布若干,医用凡士林。另备,红外线灯或热水袋1个、水温计1个等。

(3)95%乙醇溶液,50%硫酸镁溶液,会阴湿热敷时温度一般为41~46℃。

【操作步骤】

(1)核对患者床号、姓名,向患者解释湿热敷的目的、方法、效果及预后,以取得患者理解与配合。

(2)嘱患者排尿,取膀胱截石位,臀下垫橡胶单、中单,协助患者脱去一侧裤腿,用治疗巾遮盖,先进行会阴擦洗,清洁外阴局部污垢。

(3)戴一次性手套,按照会阴擦洗的方法,清洁患者会阴后并擦干。

(4)在病变部位先涂上一薄层凡士林,盖上无菌干纱布,再将热敷溶液中的纱布轻轻敷上,外面盖上棉垫保温,会阴水肿者可用50%硫酸镁湿敷。

(5)每隔3~5分钟更换一次热敷垫,也可将热水袋放于棉垫外保温,减少热敷垫更换次数。一次热敷时间为 15~30 分钟,每日 2 次或 3 次,也可直接采用红外线照射。

(6)热敷结束,更换会阴垫,整理床铺,清理用物。脱去手套,洗手,记录。

☞**考点提示**:会阴湿热敷的操作方法及护理要点。

【注意事项】

(1)会阴湿热敷应该在会阴擦洗、清洁外阴局部伤口后进行。

(2)会阴湿热敷水温一般为 41~46℃,湿热敷过程中应注意观察局部有无红肿,防止烫伤。

(3)湿热敷过程中,护士应随时评价效果,观察患者全身反应,对休克、虚脱、昏迷及感觉迟钝的患者,应警惕烫伤及其他并发症的发生。

(4)会阴湿热敷面积应为病变范围的 2 倍。

【操作考核】

会阴湿热敷法评分标准见表 22-2。

表 22-2 会阴湿热敷法评分标准

操作项目		考评要求	分值	评分标准				得分	备注
				优	良	中	差		
素质要求		护士着装整洁、态度和蔼、举止大方、能有效沟通	5	5	4	3	0~2		
核对、评估		核对患者床号、姓名、医嘱,评估患者一般情况,有无阴道出血、水肿	5	5	4	3	0~2		
准备		护士洗手、戴口罩;嘱患者排空膀胱;环境清洁、温暖,光线适中,用屏风遮挡患者	6	6	4	3	0~2		
		用物备齐、摆放有序;护士及患者做好准备	4	4	3	2	0~1		
操作步骤	准备湿热敷药液	药液配制方法正确,温度、浓度适宜	10	10	8	6	0~4		
	体位摆放	膀胱截石位,暴露充分,操作得当,臀下放便盆	10	10	8	6	0~4		
	会阴擦洗及热敷	先行会阴擦洗,方法及顺序正确,湿热敷操作熟练轻柔,患者舒适	20	10	8	6	0~4		
	无菌操作	注意无菌操作,动作熟练轻柔	10	10	8	6	0~4		
	外阴护理	擦干外阴,协助患者穿好衣服	10	10	8	6	0~4		
操作后处理		注意保暖,与患者沟通良好,清洗、整理用物,洗手,记录	6	6	4	3	0~2		
健康宣教		指导患者注意事项	5	5	4	3	0~2		
综合评价		爱护患者,无菌观念强,动作沉稳、敏捷、协调	4	4	3	2	0~1		
提问		能回答相关问题	5	5	4	3	0~2		
总分			100	—	—				

第三节 阴道或宫颈上药

【目的及适应证】

(1) 阴道上药有治疗炎症的作用。

(2) 局部使用止血药物可用于创面出血的止血。

阴道上药适用于各种阴道炎、子宫颈炎、术后阴道残端炎,慢性宫颈炎患者物理治疗后局部止血治疗,以及妇科手术前的阴道准备。此治疗一般在妇科门诊进行,也可教会患者在家自己上药。

【用物准备】

(1) 橡胶单、中单各1块或一次性垫巾1块,一次性手套1副。

(2) 阴道灌洗用物1套,阴道窥器1个,长镊子1把,治疗巾1块,喷雾器等。消毒长棉棒、带尾线大棉球各1支,无菌干棉球若干,一次性会阴垫1块。

(3) 治疗所用的药品如下。

1) 阴道后穹隆上药:常用甲硝唑、制霉菌素等药片、丸剂或栓剂。

2) 非腐蚀性药物上药:常用1%甲紫、新霉素或氯霉素等。

3) 腐蚀性药物:常用20%~50%硝酸银溶液、20%或100%铬酸溶液等。

4) 宫颈棉球上药:止血药、抗生素等。

5) 喷雾器上药:常用药物有土霉素、磺胺嘧啶、呋喃西林、己烯雌酚(乙菧酚)等。

【操作步骤】

(1) 操作者洗手、戴口罩,携用物至患者床旁,核对患者床号、姓名与药物,向患者解释用药目的及注意事项,取得患者的信任与配合。

(2) 嘱患者排空膀胱,协助其上妇科检查床,取膀胱截石位,于臀下置一次性垫单,协助患者脱去裤腿,用治疗巾遮盖,用屏风遮挡保护患者隐私。

(3) 上药前应先行阴道冲洗或擦洗,用阴道窥器暴露阴道、子宫颈,拭去宫颈黏液或阴道分泌物,使药物直接接触炎性组织从而提高疗效。

(4) 根据药物的剂型和治疗要求采用涂擦、喷洒、纳入、宫颈棉球上药等方法上药。

1) 涂擦法:用阴道窥器充分暴露子宫颈或阴道病变部位,先使用消毒长棉棒擦拭分泌物,再蘸取药液或药膏,均匀涂擦在子宫颈或阴道的病变部位。本法常用于宫颈炎和阴道炎的治疗,局部所用药物有腐蚀性和非腐蚀性,属于液体或软膏状药物。

2) 喷洒法:用阴道窥器充分暴露子宫颈或阴道病变部位,先用消毒棉签擦拭分泌物,再将药粉用喷洒器喷洒在宫颈和阴道炎性组织表面。本法适用于阴道炎的治疗,药物有硫磺嘧啶等粉剂;也可用喷雾器喷洒粉状药物,使药粉均匀分布在炎性组织表面。

3) 置入法:教会患者自己放药,先清洗外阴,放药前洗净双手,戴无菌手套,左手分开小阴唇,右手示指将药物沿阴道后壁向内后方向推进,直至手指完全伸入。本法常用于子宫颈炎和阴道炎的治疗,药物有栓剂、片剂、药丸等。一般在临睡前或休息时放药较好,以保证药物局部作用时间。

4) 宫颈棉球上药法:用阴道窥器充分暴露子宫颈,用长镊子夹持带有尾线的棉球蘸药液后塞压至宫颈处,然后退出窥器,取出镊子,尾线留在阴道口外,嘱患者12~24小时后自行牵引尾线取出棉球。本法常用于宫颈炎伴出血者的治疗,药物有止血药、抗生素和消炎止血粉等。

(5) 操作完毕,协助患者下妇科检查床,并协助患者穿衣,取舒适卧位,整理用物及床单位,嘱患者仰卧15分钟,确保药物充分吸收。

(6)洗手,记录。

【注意事项】

(1)经期或阴道出血者停止上药,避免逆行感染。

(2)用药期间禁止性生活,指导患者用药期间使用卫生巾,保持衣裤清洁。

(3)使用非腐蚀性药物时,应转动窥器,使药物均匀涂抹于阴道壁炎性组织。

(4)使用腐蚀性药物时,注意用无菌敷料保护正常组织,蘸取药液不宜过多,涂擦后用棉球吸净多余的药液。使用有尾线的棉球塞药时,应将尾线留在阴道口外,嘱患者12~24小时后自行取出棉球和纱布,并清点数目,防止遗漏,避免感染。

(5)未婚女性不能使用阴道窥器,可用长棉棒,棉头要捻紧,顺一个方向转动涂擦药液。

(6)阴道、宫颈局部上药一般每日1次,7~10次为一个疗程。

(7)宫颈如有腺囊肿,应先刺破,挤出黏液后再上药。

【操作考核】

阴道宫颈上药评分标准见表22-3。

表22-3 阴道宫颈上药评分标准

操作项目		考评要求	分值	评分标准				得分	备注
				优	良	中	差		
素质要求		护士着装整洁、态度和蔼、举止大方、有效沟通	5	5	4	3	0~2		
核对、评估		核对患者床号、姓名、医嘱,评估患者一般情况,有无阴道出血	5	5	4	3	0~2		
准备		护士洗手、戴口罩;嘱患者排空膀胱;环境清洁、温暖,光线适中,用屏风遮挡患者	6	6	4	3	0~2		
		用物备齐、摆放有序;护士及患者做好准备	4	4	3	2	0~1		
操作步骤	准备药物	将片剂、栓剂、粉剂或药液放入喷雾器内	10	10	8	6	0~4		
	体位摆放	膀胱截石位,暴露充分,一人一垫	10	10	8	6	0~4		
	阴道灌洗	动作熟练,充分暴露宫颈及阴道,擦拭阴道、宫颈分泌物	20	10	8	6	0~4		
	无菌操作	注意无菌操作,动作熟练轻柔	10	10	8	6	0~4		
	上药	药物放置到位,方法适当,药片或带尾棉球未脱出	10	10	8	6	0~4		
操作后处理		注意保暖,协助患者穿好衣服,清洗、整理用物,洗手,记录	6	6	4	3	0~2		
健康宣教		指导患者注意事项	5	5	4	3	0~2		
综合评价		爱护患者,无菌观念强,动作敏捷、沉稳,无物品遗留	4	4	3	2	0~1		
提问		能回答相关问题	5	5	4	3	0~2		
总分			100	—	—				

第四节 坐 浴

【目的及适应证】

(1)保持患者的外阴清洁,预防感染。

(2)改善局部血液循环,促使伤口愈合。

(3)外阴炎、阴道炎时,根据不同病因配制药液,进行辅助治疗,以提高疗效。

坐浴适用于外阴、阴道手术或经阴道行子宫切除术术前准备,外阴炎、阴道炎患者的治疗,外阴及阴道炎症、子宫脱垂、会阴伤口愈合不良的治疗,膀胱及阴道松弛者,慢性盆腔炎。

【用物准备】

(1)坐浴盆1个,30cm高坐浴架1个,无菌纱布或消毒毛巾1块,坐浴溶液(按水温分为热浴、温浴和冷浴)。

(2)常用药液有以下几种。

1)滴虫性阴道炎:常用0.5%醋酸溶液、1%乳酸溶液或1:5000高锰酸钾溶液。

2)外阴阴道假丝酵母菌病:常用2%~4%碳酸氢钠溶液。

3)萎缩性阴道炎:常用0.5%~1%乳酸溶液。

4)外阴炎及其他非特异性阴道炎、外阴阴道手术前准备:可用1:5000高锰酸钾溶液,0.02%碘伏溶液,1:2000苯扎溴铵溶液(新洁尔灭溶液),中成药液,如洁尔阴、肤阴洁等。

【操作步骤】

(1)核对患者床号、姓名,向患者解释坐浴的目的及程序,取得理解和配合。用屏风遮挡患者或在浴室内进行。

(2)嘱患者排空膀胱,将外阴及肛门周围清洗干净。

(3)按比例配置好上述溶液,将坐浴盆置于坐浴架上,嘱患者全臀和外阴部浸泡在溶液中,持续20分钟左右。根据水温不同,将坐浴分为3种。

1)热浴:水温为39~41℃,适用于渗出性病变及急性炎性浸润,可先熏后坐。

2)温浴:水温为35~37℃,适用于慢性盆腔炎、手术前准备。

3)冷浴:水温为14~15℃,刺激肌肉神经,使其张力增加,适用于膀胱阴道松弛等,一般持续2~5分钟即可。

(4)坐浴结束后用无菌纱布擦干外阴。

(5)整理用物,洗手,记录。

【注意事项】

(1)经期、阴道流血、孕妇及产后7日内禁止坐浴。

(2)严格按比例配制坐浴药液,以防浓度过高导致皮肤黏膜烧伤或浓度过低影响疗效。

(3)水温适中,不宜过高,以防烫伤。

(4)坐浴时需将臀部及外阴全部浸泡在药液中。注意室温及保暖,避免受凉。

【操作考核】

坐浴评分标准见表22-4。

表22-4 坐浴评分标准

操作项目		考评要求	分值	评分标准				得分	备注
				优	良	中	差		
素质要求		护士着装整洁、态度和蔼、举止大方、沟通有效	5	5	4	3	0~2		
核对、评估		核对患者床号姓名、医嘱,评估患者一般情况,有无阴道出血、会阴炎症或水肿	5	5	4	3	0~2		
准备		护士洗手、戴口罩;患者排空膀胱;环境清洁、温暖,光线适中,用屏风遮挡患者	6	6	4	3	0~2		
		用物备齐、摆放有序;护士及患者做好准备	4	4	3	2	0~1		
操作步骤	准备坐浴液	液体配制方法正确,温度、浓度适宜	10	10	8	6	0~4		
	体位摆放	膀胱截石位,暴露充分,臀下放坐浴盆	10	10	8	6	0~4		
	擦洗,坐浴	先行会阴擦洗,方法及顺序正确,操作熟练,患者坐浴舒适	20	10	8	6	0~4		
	无菌操作	注意无菌操作,动作熟练轻柔,无坐浴禁忌	10	10	8	6	0~4		
	外阴护理	无菌纱布擦干外阴,协助患者穿好衣服	10	10	8	6	0~4		
操作后处理		注意保暖,与患者沟通良好,清洗、整理用物,洗手,记录	6	6	4	3	0~2		
健康宣教		指导患者注意事项	5	5	4	3	0~2		
综合评价		爱护患者,无菌观念强,动作沉稳、敏捷、协调	4	4	3	2	0~1		
提问		能回答相关问题	5	5	4	3	0~2		
总分			100	—	—	—	—		

第五节　新生儿沐浴

【目的及适应证】

(1)促使新生儿皮肤清洁,预防皮肤感染。

(2)促进血液循环及四肢活动,增进新生儿舒适感。

(3)利于新生儿体温调节,提高新生儿适应环境的能力。

新生儿沐浴适用于健康足月新生儿。

【用物准备】

1. 环境准备　关闭门窗,避免对流风,调节室温至26~28℃,光线柔和,可播放轻柔优美的音乐,增加沐浴的良好气氛。

2. 护士准备　护士着装整洁,戴口罩。修平指甲,取下手表、戒指等饰物,衣服口袋内无锐利物品。用六步洗手法清洁双手。

3. 物品准备　新生儿衣物、浴巾、小毛巾、浴盆、尿不湿、婴儿专用沐浴露、润肤露、眼药水、护臀膏、电子秤、新生儿红外线辐射台、无菌棉签及纱布、75%乙醇、脐带护理包、温度计等。

4. 水温调节　一般为38~42℃,先放凉水再放热水,可用温度计或手腕内侧皮肤测试水温。

【操作步骤】

(1)护士首先向新生儿的家长进行自我介绍,简单讲解新生儿沐浴的操作过程及目的,取得家长的信任与配合。核对新生儿母亲的姓名、床号和新生儿腕带,了解新生儿的性别、日龄等。

(2)将新生儿放于操作台上,松解衣物,检查身体,检查脐带周围有无红肿和渗出物、脐带是否脱落、有无红臀,评估新生儿的一般情况。

(3)脱去新生儿衣物,解开脐带卷,去除尿片,取尿片清洁侧擦净臀部,称量新生儿体重。

(4)洗头面部:护士抱起新生儿到沐浴台前,用左前臂托住新生儿背部,右手将小方巾浸湿,然后拧干擦洗面部,面部擦洗顺序为眼睛内眦、眼睛外眦、额头、鼻翼、面颊、外耳、下颌。右手掌心涂抹沐浴露搓成泡沫后,搓洗头部及耳后,然后冲净沐浴露,擦干头面部,用左手中指和拇指将双侧耳郭向前压,盖住外耳道,以防水流入耳道造成感染。

(5)清洗全身:护士用左手掌托住新生儿头颈部,左手拇指和其余四指握住新生儿的左上臂和腋窝,逐步清洗下肢、腹股沟、会阴和肛周,注意清洗皮肤皱褶处及臀部。将新生儿置于护士右前臂上,洗净背部,抱至沐浴台,用大浴巾擦干全身。

(6)沐浴后护理:①脐部护理,检查脐部有无红肿及分泌物情况,如有异常及时报告医生,配合处理。用无菌棉签拭干脐轮周围的水,再用75%乙醇棉签消毒脐轮和脐带残端,最后用脐带卷包扎。②眼、鼻部护理,分别用两根棉签拭净鼻孔及外耳道的水,双眼滴抗生素眼药水。③更换尿片,穿好衣服,裹好包被,注意保暖,再次核对新生儿的信息与产妇信息是否一致,将新生儿送回母婴同室,交与家长。

(7)整理用物、洗手、记录,撤去一次性中单,清洗浴池,整理沐浴台,严格消毒用物,将垃圾分类处理。

【注意事项】

(1)遇头部血肿或难产(产钳、头吸、臀牵引)分娩的新生儿可观察24小时后再行沐浴,重症新生儿病情稳定后再沐浴。

(2)沐浴前30分钟不宜喂奶,以免反流发生呛咳。

(3)沐浴用物应单独清洁、消毒,做到一人一巾,每天更换衣衫。

(4)严格区分沐浴前和沐浴后区域,有感染的新生儿应最后处理,用物单独消毒,并使用专用沐浴池。

(5)沐浴时动作要轻柔、快捷,整个沐浴过程中护士不能离开新生儿,以防受凉或发生意外。

(6)冲洗时将耳部向前折叠,防止水溅入口、鼻、耳、眼内。

(7)沐浴后使用尿片,其高度勿超过脐部,以防尿粪污染。新生儿发生红臀时,可涂抹5%鞣酸软膏。

(8)沐浴过程中注意与新生儿进行目光及语言交流,如发现异常,应及时报告医生与产妇并记录。

【操作考核】

新生儿沐浴评分标准见表22-5。

表22-5 新生儿沐浴评分标准

操作项目		考评要求	分值	评分标准				得分	备注
				优	良	中	差		
素质要求		护士着装整洁、态度和蔼、举止大方、沟通有效	5	5	4	3	0~2		
核对、评估		核对产妇床号、姓名、新生儿信息;评估新生儿健康状况	5	5	4	3	0~2		
准备		护士洗手、戴口罩、系围裙;沐浴时间适宜;关闭门窗,环境温暖、清洁,光线适中	6	6	4	3	0~2		
		用物备齐、摆放有序,测试水温方法正确,温热浴垫等	4	4	3	2	0~1		
操作步骤	面部清洗	小毛巾擦洗不同部位轻柔、准确,擦洗双眼及面部正确干净	10	10	8	6	0~4		
	头部清洗	保护措施得当,清洗方法正确,动作轻柔、敏捷	10	10	8	6	0~4		
	全身清洗	手法恰当,清洗顺序正确,注意皮肤皱褶处;注意观察新生儿情况,有语言交流	20	10	8	6	0~4		
	脐部清洗	保持脐带断端清洁、干燥,动作轻柔	10	10	8	6	0~4		
	浴后护理	为新生儿穿好衣服,裹好包被,注意保暖,与家长核对交接正确	10	10	8	6	0~4		
操作后处理		清洗浴池,整理用物,洗手,记录	6	6	4	3	0~2		
健康宣教		指导产妇新生儿沐浴后的观察和日常护理	5	5	4	3	0~2		
综合评价		爱护新生儿,无菌观念强,动作沉稳、轻巧、协调	4	4	3	2	0~1		
提问		能回答相关问题	5	5	4	3	0~2		
总分			100	—	—	—	—		

第六节　新生儿抚触

【目的及适应证】

(1)促进母婴之间的情感交流,提高母乳喂养率。

(2)促进新生儿神经系统的发育,提高新生儿应激能力和情商,促进睡眠。

(3)促进新生儿食物吸收、激素分泌(胃蛋白酶、胰岛素等);增加摄奶量,促进体重增长。

(4)增强新生儿免疫系统,提高免疫力,促进新生儿生长发育。

【用物准备】

1. **环境准备**　关闭门窗,避免对流风,调节室温至26~28℃,光线柔和,可播放轻柔优美的音乐,增加抚触的良好气氛。

2. **护士准备**　护士着装整洁,戴口罩。修平指甲,取下手表、戒指等饰物,衣服口袋内无锐利物品。用六步洗手法清洁双手。

3. **物品准备**　婴儿抚触操作台、大毛巾、新生儿的清洁衣服、尿片、婴儿润肤油,必要时准备脐部护理和臀部护理物品。

【操作步骤】

(1)护士向家长做自我介绍,简单介绍新生儿抚触目的及过程,取得家长的信任与配合。核对新生儿母亲的姓名、床位和新生儿腕带,了解新生儿的性别、日龄。

(2)将新生儿置于操作台上,松解衣物,取舒适体位,检查全身皮肤情况。

(3)头面部:护士取适量婴儿润肤油在手中轻轻摩擦,温暖双手,用两拇指指腹从新生儿眉间向两侧推至发际。操作过程中,应避免新生儿的眼睛接触到润肤油,如不小心接触者,立即用清水冲洗。护士用拇指从新生儿下颌部中央向两侧滑行推压止于耳前,使上下唇形成微笑状。操作者一手托新生儿头部,另一手的指腹从前额发际向脑后,最后用示指、中指分别在耳后乳突部轻压。换手后,同法抚触另一侧。

(4)胸部:护士双手放在新生儿两侧肋缘,从肋缘下向对侧上方交叉推进至肩部,在胸部做一个大交叉,注意避开新生儿的乳腺,不强迫新生儿保持固定的姿势。

(5)腹部:护士用双手指腹依次从新生儿的右下腹至上腹向左下腹移动,呈顺时针方向画半圆,注意避开新生儿的脐部和膀胱,根据新生儿的反应及时调整抚触的方式和力量。

(6)四肢:护士两手交替抓住新生儿的一侧上肢,从上臂至腕部轻轻滑行,在滑行过程中由近端向远端分段挤捏,双手夹住新生儿的手臂,上下搓滚;用拇指从新生儿手掌心按摩至手指,拇指、示指指腹抚摸、提拉新生儿各手指关节。同法按摩对侧及双下肢。

(7)背部:新生儿取俯卧位,头侧向一边,以脊柱为中分线,护士双手平放于新生儿背部两侧,从颈部抚摸至臀部,最后由头部沿脊柱抚摸至臀部。

(8)操作后护理:给新生儿穿好衣服,换好尿片,根据其情况进行脐部或臀部护理。将新生儿送回母婴同室,核对产妇信息和腕带信息是否一致,对家长进行母乳喂养、新生儿观察和日常护理等指导。

(9)记录、整理:撤去一次性中单,将用物严格消毒,将垃圾分类处理。洗手后记录新生儿的皮肤和脐带等情况。

【注意事项】

(1)婴儿抚触:一般建议在婴儿沐浴后,两次哺乳之间、婴儿清醒且不疲倦、不烦躁时进行抚触,效果最好。病情危重、全身皮疹或有脓疱、疾病治疗中、太饱或太饿的新生儿不宜进行抚触。

（2）抚触顺序：传统方法顺序为额部—下颌—头部—胸部—腹部—上肢—下肢—背部—臀部。改进方法为背部—臀部—额部—下颌—头部—胸部—腹部—上肢—下肢。改进法是先俯卧再仰卧，可使婴儿感到更安全、更舒适，适用于抚触时易哭闹的婴儿。

（3）抚触时新生儿如出现反复哭闹、肤色改变、肌张力提高或呕吐等情况，应暂缓该部位的抚触，若情况仍不转好，应终止抚触。

（4）每个部位的动作应重复4~6次，每次抚触时间为10~15分钟，以每天2次为宜。

（5）抚触过程中注意与新生儿的目光、眼神和语言交流，注意观察新生儿的反应。

（6）抚触时应注意新生儿皮肤娇嫩，抚触手法要轻柔、用力适宜，根据新生儿的反应及时调整抚触的方式和力量。

【操作考核】

新生儿抚触评分标准见表22-6。

表22-6 新生儿抚触评分标准

操作项目		考评要求	分值	评分标准				得分	备注
				优	良	中	差		
素质要求		护士着装整洁、态度和蔼、举止大方、沟通有效	5	5	4	3	0~2		
核对、评估		核对产妇床号、姓名、新生儿信息，评估新生儿健康状况	5	5	4	3	0~2		
准备		护士洗手、戴口罩，抚触时间适宜；环境温暖、清洁，光线适中	6	6	4	3	0~2		
		用物备齐，摆放有序，温度适宜	4	4	3	2	0~1		
操作程序	头、面部	温暖双手，用婴儿润肤油按摩	10	10	8	6	0~4		
	胸部	抚触部位、手法正确，避开乳头	10	10	8	6	0~4		
	腹部	顺序正确、动作连贯，避开脐部和膀胱	10	10	8	6	0~4		
	四肢	抚触部位、手法正确，力度适中	20	20	15	10	0~5		
	背部臀部	抚触部位、手法正确，力度适中	10	10	8	6	0~4		
操作后处理		更衣、换尿片，与家长交接正确，整理用物，洗手，记录	6	6	4	3	0~2		
健康宣教		指导产妇观察和日常护理新生儿	5	5	4	3	0~2		
综合评价		爱护新生儿，无菌观念强，动作规范、娴熟，新生儿舒适、自然	4	4	3	2	0~1		
提问		能回答相关问题	5	5	4	3	0~2		
总分			100	—	—	—	—		

（常　燕）

目标检测

A1 型题

1. 萎缩性阴道炎进行阴道灌洗常用的药液是( )。
   A. 1%乳酸溶液
   B. 2%～4%碳酸氢钠溶液
   C. 0.1%苯扎溴铵溶液
   D. 0.1%呋喃西林溶液
   E. 0.9%生理盐水

2. 关于坐浴,下述说法错误的是( )。
   A. 是妇科常用的局部治疗方法
   B. 一般浸泡 20～30 分钟
   C. 水温 30 ℃左右
   D. 月经期禁忌坐浴
   E. 必须将整个臀部和外阴浸泡于药液中

3. 关于会阴擦洗和湿热敷,下列说法错误的是( )。
   A. 会阴冲洗有清洁会阴、预防感染的作用
   B. 湿热敷面积为病灶面积的 2 倍
   C. 湿热敷温度为 60℃
   D. 湿热敷用于外阴水肿、炎症
   E. 会阴水肿也可用 95% 乙醇溶液湿热敷

4. 关于阴道上药的护理要点,描述错误的是( )。
   A. 告知患者将带线大棉球尾线留在阴道口外,24～48 小时后取出
   B. 腐蚀性药物只涂在子宫颈病灶局部,避免烧伤阴道壁及正常组织
   C. 未婚妇女禁用阴道窥器,可用长棉签涂擦
   D. 用药期间禁止性生活
   E. 纳入法一般在临睡前或休息时上药,以免起床活动时药物脱出

5. 下列有关新生儿沐浴的操作,不正确的是( )。
   A. 沐浴前 2 小时不宜喂奶,以免反流发生呛咳
   B. 沐浴用物应单独清洁、消毒,做到一人一巾,每天更换衣衫
   C. 严格区分沐浴前和沐浴后区域,有感染的新生儿应最后处理,用物单独消毒,并使用专用沐浴池
   D. 沐浴时动作要轻柔、快捷,整个沐浴过程中护士不能离开新生儿,以防受凉或发生意外。
   E. 冲洗时耳部向前折叠,防止水溅入口、鼻、耳、眼内

A2 型题

6. 毕女士,行会阴左侧切开术分娩,产后第 4 日,伤口红肿、疼痛、流脓。下列不正确的处理是( )。
   A. 嘱其右侧卧
   B. 切开引流
   C. 会阴擦洗
   D. 坐浴
   E. 红外线照射

7. 王女士,36 岁,近几天感到外阴瘙痒,白带增多,呈稀薄泡沫状且有腥臭味。应建议她到医院做( )。
   A. 白带检查
   B. 子宫颈刮片
   C. 子宫颈活检
   D. 阴道侧壁涂片
   E. 阴道窥器检查

参考答案

第二十三章　妇女保健

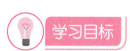

素质目标:具有良好的沟通能力,能够关心、理解、尊重女性,做女性健康的守护者。
知识目标:掌握女性生长发育过程中常见健康问题、女性各期保健工作的主要内容;熟悉妇科病普查普治的主要内容;了解妇女保健工作质量统计指标。
能力目标:能运用所学知识给不同时期的女性解决妇女保健工作中的实际问题。

课件

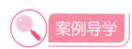

患者,女,35岁,已婚。因月经不规律、痛经、乳房胀痛等症状就诊。经检查,患者存在乳腺增生、子宫肌瘤等问题。询问病史,患者长期处于高压工作状态,经常熬夜加班,饮食不规律,且很少进行体育锻炼。
请问:
1. 分析该患者可能存在的妇女保健问题。
2. 针对该患者的情况,提出相应的妇女保健建议。
3. 作为一名医学生,思考如何提高我国的妇女保健水平。

第一节　妇女保健工作概述

一、妇女保健工作的意义

妇女保健工作,是以维护和促进妇女身心健康为目的,采取以保健为中心,以临床为基础,保健与临床相结合,以基层为重点的方法,开展以保障女性生殖健康为核心的保健工作。做好妇女保健工作,保护妇女健康,提高人口素质,是国富民强的基础工程。

二、妇女保健工作的任务

妇女保健工作的任务包括妇女各期保健,妇女常见病、恶性肿瘤的普查普治,计划生育指导,妇女劳动保护,女性心理保健,社区妇女保健,健康教育等。

1. 妇女各期保健　认真做好月经期、妊娠期、分娩期、产褥期、绝经过渡期、老年期等各期保健。积极宣传月经期生理及卫生知识;加强孕期检查,做好母婴系统保健;提高接产质量,降低难产及产褥感染的发生率;普及育儿知识;做好围绝经期妇女保健工作,使妇女顺利度过此期。

2. 围产期保健　开展优生优育工作,如遗传咨询服务,对新生儿遗传性疾病尽早诊断、处理。开展围产期保健工作,提高围生期保健治疗质量,使孕产妇得到系统化管理,大大降低围生儿和孕产妇的死亡率。

3. 定期开展妇科常见病及恶性肿瘤的普查普治 普查普治工作是一项群众性活动,工作人员应深入到各个场所,对已婚妇女宣传教育,定期为她们进行妇科常见病及恶性肿瘤的普查普治。及时发现、诊断并治疗,从而提高妇女的健康水平。

4. 加强计划生育技术指导 开展计划生育技术咨询,普及节育知识,实行以避孕为主的综合节育措施,努力提升节育手术质量,以确保受术者的安全和健康。进行产前遗传病检测,提升全民族的人口质量。

5. 做好妇女劳动保护 采用法律手段,以预防为主,确保女职工在劳动工作中的安全与健康。随着经济建设的快速发展,越来越多的女性参与到社会劳动中,做好妇女劳动保护工作是保证下一代健康的重要途径之一。

6. 重视妇女保健工作宣传 加强组织领导,充分调动基层医务工作人员的积极性,掌握妇女保健统计方法,采取图片、板报、网络、电视、电影、举办各种形式的文艺晚会和展览会等多种宣传形式,定期培训妇幼保健工作者和基层医疗工作者,使她们的基础理论知识、技术操作水平以及开展妇女保健工作的能力不断提高。

三、妇女保健工作的组织机构

1. 行政机构 各级卫生行政机构中均设有专门负责妇女保健工作的组织。
(1)国家卫生健康委员会下设妇幼健康服务司(简称妇幼司)。
(2)省级(直辖市、自治区)卫生健康委员会下设妇幼健康处(简称妇幼处)。
(3)市(地)级卫生健康委员会下设妇幼健康处。
(4)县(区)级卫生健康局下设妇幼健康科或妇幼卫生科。

2. 专业机构 各级妇幼保健机构,各级妇产科医院,综合医院的妇产科、儿科、计划生育科、预防保健科,儿童医院,儿科诊所,中医医疗机构中的妇科、儿科,不论其所有制关系均属于妇幼保健工作的专业机构。

四、妇女保健工作的方法

妇女保健工作是一个社会系统工程,应充分发挥各级妇幼保健专业机构及三级妇幼保健网的作用。应有计划、有组织地对专业人员进行培训和继续教育,不断提高专业队伍成员的业务技能与水平;积极开展广泛的社会宣传和健康教育,提高妇女的自我保健意识;健全有关法律和法规,保障妇女和儿童的合法权利,加强管理和监督。

第二节 妇女各期保健指导

一、妇女各期保健

(一)青春期保健

青春期保健要重视健康与行为方面的问题,以加强一级预防为重点。①自我保健:加强健康教育,使少女了解自己生理、心理上的特点,懂得保护自己,培养良好的个人生活习惯,合理安排生活与学习,有适当的运动和正常的娱乐,注意劳逸结合;②营养指导:注意营养成分的合理搭配,提供足够的热量,定时定量,三餐有度;③体育锻炼:适当的体育锻炼对身体健康十分重要;④健康教育:青春期是形成良好行为习惯和心理健康的时期,如防治痤疮、保护眼睛、保护大脑、智力开发、远离烟酒;⑤性知识教育:通过性教育使少女了解性生理和性心理卫生知识,正确认识月经生理,了解月经是女性的正常生理现象,是健康女性的重要标志之一。此期应关注月经和痛经相关知识,注意经期卫生,禁止盆浴、游泳,预防感染。避免过度劳累和剧烈运动,并注意保暖,加强营养。保持心情舒畅,放松情绪。正确对待和处理性发育过程中遇到的各种问题,以避免过早性行为、非意愿妊娠及性传播疾病等的发生。二级预防包括小儿、妇科常见疾病的筛查和防治。通过学校保健等普及对少女的体格检查,及早筛查出健康和行为问题。三级预防包括对青年女性疾病的治疗和康复。

(二) 婚前保健

婚前保健是指为即将结婚的妇女在其结婚登记前提供的保健服务,包括婚前医学检查、婚前卫生咨询和婚前卫生指导。

1. 婚前医学检查 其目的是早期发现疾病,有利于男女双方的健康及优生。婚前医学检查包括:询问病史、全身检查、生殖系统及实验室检查。如发现与婚育有关的异常情况,应根据问题给予指导。"不宜结婚"指双方为直系血亲或三代以内的旁系血亲。"暂缓结婚"指精神病在发病期间,法定传染病的传染期,重要脏器疾病伴功能不全,患有生殖器官发育障碍或畸形。"不宜生育"指患严重遗传性疾病者。另外,"需控制下一代性别",如女方为 X 连锁隐性遗传病,如血友病,应在产前进行胎儿性别鉴定,控制生女不生男。

2. 婚前卫生指导 为服务对象提供生殖健康相关知识,促使其掌握性保健、生育保健和婚前卫生咨询。

3. 婚前卫生咨询 帮助服务对象改变不良的生活行为,促进健康行为的发展。

(三) 妊娠期保健

预防和减少孕产期并发症,降低孕产妇及围生儿的死亡率,保证母儿健康。

1. 妊娠早期保健 妊娠早期是胚胎、胎儿分化发育的关键时期,不良的外界环境及孕妇疾病会导致胎儿畸形或流产。因此,妊娠早期保健的重点是预防胎儿畸形。一旦确诊妊娠,应定期测量血压、体重,进行高危妊娠筛查等;改变不良生活习惯及行为方式,忌烟酒,避免接触有毒、有害物质;避免病毒感染;避免精神刺激,保持心理健康,预防产前产后心理问题的发生。注意营养,从妊娠前3个月开始至妊娠3个月补充叶酸,可有效预防胎儿神经管畸形;保证足够的睡眠和愉悦的心情,进行适当的运动。患病时及时就医并遵医嘱用药。

2. 妊娠中期保健 妊娠中期是胎儿生长发育较快的时期。应仔细检查孕早期各种影响因素对胎儿是否有影响,进行唐氏综合征、妊娠糖尿病及胎儿畸形的一系列的常规产前筛查。指导孕妇适当补充铁剂和钙剂,均衡营养,监测胎儿生长发育的各项指标;通过产前诊断,若确诊胎儿患有严重遗传性疾病或缺陷,应提供终止妊娠的医学建议。

3. 妊娠晚期保健 妊娠晚期胎儿生长发育最快,体重增加明显。应加强妊娠晚期营养、孕妇自我监护等宣教。嘱产妇定期进行产前检查,监测胎儿生长发育各项指标,防止妊娠并发症及早产,及早发现并纠正胎位异常,处理胎儿窘迫等问题;给予孕妇及家属孕期卫生指导和心理健康教育,制订科学合理的运动及膳食计划;加强乳房护理、防治生殖道感染,孕晚期禁止性生活;做好分娩的心理及相关准备,确定合适的分娩方式,保证孕妇安全、顺利地分娩,降低围生儿死亡率和发病率。

(四) 分娩期保健

提倡住院自然分娩,保障母儿的安全,及时处理各产程中出现的问题,预防难产。分娩期保健应做到"五防、一加强"。

1. 防出血 及时纠正子宫收缩乏力,掌握胎盘娩出的方法,并注意评估产妇产后2小时的出血量。

2. 防感染 严格执行产房消毒隔离制度及无菌操作原则。

3. 防滞产 正确评估头盆关系、产妇的精神状态,密切观察子宫收缩情况,及时了解子宫颈扩张及胎先露下降情况。

4. 防产伤 减少不必要的干预，避免不恰当的操作，严格掌握剖宫产手术指征，提高接产质量。

5. 防窒息 正确处理新生儿的第一次呼吸，接产时做好新生儿抢救准备工作。

6. 一加强 加强产时监护及产程处理，保证母儿平安。

(五) 产褥期保健

产褥期是产妇全身各器官恢复至正常未孕的时期，也是产妇角色适应与心理调适的重要时期。保健内容包括：开展产妇营养、卫生、休息与活动、母乳喂养、新生儿筛查及预防接种等健康宣教，加强家庭与社会支持；预防产后出血及感染的发生；重视产后访视及计划生育指导。

1. 卫生指导 病室内的温度和湿度应适宜，安静、整洁、空气清新，避免产妇中暑或着凉；产妇出汗多，可用温水擦浴，勤换衣服，保持外阴清洁；产褥期内禁止盆浴和性生活。

2. 产后活动 根据产妇情况尽早进行适当的活动，有利于子宫复旧、体力恢复、大小便通畅、避免下肢深静脉血栓形成、预防子宫脱垂等。经阴道分娩者产后第2天开始做产后保健操，包括抬腿、仰卧起坐、缩肛等运动，产后2周可采取膝胸卧位，预防子宫后倾。产后保健操每天练习3次，每次15分钟，以不引起身体疲劳为宜。

3. 产后访视 产后访视是由专业的保健人员对产妇及新生儿在出院后的第3天、第14天、第28天各访视1次。其目的是了解产妇和新生儿的健康及哺乳情况，并给予相应的指导。

> **考点提示**：产妇及新生儿的产后访视在出院后的第3天、第14天、第28天各访视1次。

产后健康检查：产后42天产妇携婴儿到医院进行健康查体。内容包括产妇的全身检查，尤其是生殖器官的检查；同时为婴儿进行体格检查。提供计划生育指导：产后42天应采取避孕措施，哺乳者以工具避孕为宜，不哺乳者可选用药物避孕。

> **考点提示**：产褥期产妇的避孕措施：哺乳者以工具避孕为宜，不哺乳者可选用药物避孕。

(六) 哺乳期保健

哺乳期是指产后母乳喂养婴儿的时期，WHO建议，婴儿在出生后的最初6个月内应纯母乳喂养，6个月以后逐渐添加辅食至2岁或者更长时间。保健的中心任务是促进和支持母乳喂养。

1. 宣传母乳喂养的优点 母乳中营养物质搭配最合理，且含多种免疫物质，可增强婴儿的抵抗力，易消化吸收，且经济、卫生、方便，是婴儿最理想和适宜的天然食品。同时，婴儿吸吮乳头，可刺激子宫收缩，防止产后出血。母婴皮肤接触有利于促进母子感情及婴儿的生理和心理发育。母乳喂养可降低女性乳腺癌、卵巢癌的发病风险。

2. 促进母乳喂养成功的措施 帮助产妇产后30分钟内及早开奶。指导母亲掌握正确母乳喂养的姿势，以及特殊情况时暂缓母乳喂养并保持泌乳状态。非有医学指征，不要给母乳喂养的新生儿提供母乳以外的任何食物或液体。实行母婴同室，使母亲与婴儿24小时在一起，鼓励产妇按需哺乳。向母亲说明使用奶瓶、人工奶嘴及安抚奶嘴可能带来的潜在风险。促进母乳喂养支持组织的建立，并将出院母亲转给社区妇婴保健组织。

3. 正确哺乳及乳房护理 指导母亲采取舒适的坐位或卧位哺乳，使乳头及大部分乳晕含入婴儿嘴内，正确的含接姿势有利于婴儿吸吮，喂奶结束将婴儿竖立抱起，轻拍背部，以排出胃内空气，以防止溢乳。哺乳期经常有乳汁溢出，母亲应注意乳房的清洁护理，佩戴合适的胸罩支托乳房，改善局部血液循环，防止乳房韧带过度拉伸，导致乳房下垂。

(七)围绝经期保健

围绝经期指卵巢功能开始衰退直至绝经后一年的时期,一般为 45~55 岁。此期的保健内容包括:合理安排生活,保持心情舒畅,注意锻炼身体;加强营养,重视蛋白质、维生素及微量元素的摄入;注意保持外阴清洁,防治绝经过渡期月经失调,重视绝经后阴道流血、生殖器官肿瘤的发生,建议每年全面体检 1 次或 2 次,进行妇科常见疾病及肿瘤的筛查;绝经综合征患者可采取激素替代疗法、补充钙剂等;围绝经期生育能力有所下降,但仍应坚持避孕至绝经后 12 个月。为预防子宫脱垂和张力性尿失禁的发生,鼓励并指导妇女进行缩肛运动,每日 2 次,每次 15 分钟。

(八)老年期保健

妇女年龄在 65 岁及以后为老年期,此期卵巢功能衰竭,体内性激素水平较低,极易患各种身心疾病,如萎缩性阴道炎、子宫脱垂、脂代谢异常、骨质疏松、生殖器官肿瘤等。妇女应定期进行体格检查,适度参加社会活动和从事力所能及的工作,保持规律的生活和合理的膳食,加强身体锻炼,合理应用激素类药物,有助于健康长寿,提高生活质量。

二、妇女病普查普治及劳动保护

(一)妇女病普查普治

妇科病普查普治已成制度,并列入妇女保健的常规工作内容。定期对育龄女性进行妇女常见病及肿瘤的普查普治,35 岁以上的女性,每 1~2 年进行一次。检查的内容包括盆腔检查、宫颈刮片检查、阴道分泌物检查、超声检查。普查中发现异常者,需进一步进行阴道镜检查、宫颈活组织检查、分段诊刮术、CT、MRI 等特殊检查,对疾病做到早发现、早诊断和早治疗。针对高危人群,制订预防措施,降低发病率,提高治愈率,维护妇女的身心健康。

考点提示:妇女常见病及肿瘤的普查普治,35 岁以上的女性,每 1~2 年进行一次。

(二)妇女劳动保护

根据妇女的生理特点,我国政府制定了较为完善的妇女劳动保护和保健的相关法律法规,通过法律手段,确保劳动妇女在社会劳动中的安全与健康。有关妇女劳动保护规定如下。

1. **月经期** 不得安排从事装卸、搬运等重体力劳动、高处、低温、冷水、野外及用纯苯作为溶剂而无防护措施的工作;不得安排从事连续负重(每小时负重次数 >6 次)、单次负重(>20kg)、间断负重(每次负重 >25kg)的工作。

2. **孕期** 在劳动时间内进行产前检查,所需时间计入劳动工时;孕期不得加班,妊娠满 7 个月后不得安排夜班工作;不得安排从事频繁弯腰、攀高、下蹲的作业;不允许降低女职工妊娠期、分娩期和哺乳期的基本工资待遇或解除劳动合同。

3. **产期** 产假为 98 天,其中产前可以休息 15 天,难产者增加产假 15 天,多胎生育者每多生 1 个婴儿增加产假 15 天;女职工怀孕未满 4 个月流产的,享受 15 天产假;怀孕满 4 个月流产的,享受 42 天产假。女职工执行计划生育可按本地区本部门规定适当延长产假时间。

4. **哺乳期** 哺乳时间为期 1 年,有未满一周岁婴儿的妇女工作期间应给予 2 次哺乳时间(共计 1 小时),若生育多胎者,每增加 1 个婴儿,每天增加 1 小时哺乳时间,不得安排夜班或加班。

5. **围绝经期** 此期妇女应得到社会广泛的体谅和关怀;经医疗保健机构诊断为围绝经期综合征者,且经治疗效果不佳,已不适应现任工作时,应暂时安排其他合适的工作。

6. **其他** 妇女应遵守国家计划生育法律法规,但也有不生育的自由;所属单位应开展对妇女进行定期防癌为主的妇女疾病的普查、普治等工作。

第三节 妇女保健统计指标

妇女保健统计是利用统计数字评价妇女保健工作的质量,并根据统计资料进行综合分析,并为进一步制订工作计划和开展研究工作提供重要的依据。统计指标要求真实、准确、完整,数据分析要有科学性,公式及计算方法统一标准。妇女保健常用的统计指标如下。

1. 孕产期保健效果统计指标

(1) 孕产妇死亡率 =（期内孕产妇死亡数/期内孕产妇总数）×10万/10万

(2) 新生儿死亡率 =（期内新生儿死亡数/期内活产数）×1000‰

(3) 围产儿死亡率 =（孕满28周的死胎死产数 + 产后7天内新生儿死亡数）/（孕满28周的死胎死产数 + 活产数）×1000‰

2. 孕产期保健工作统计指标

(1) 住院分娩率 =（期内住院分娩活产数/期内活产数）×100%

(2) 产前检查率 =（期内接受过1次及以上产前检查的产妇人数/期内活产数）×100%

(3) 产后访视率 =（期内产后接受过1次及以上产后访视的产妇人数/期内活产数）×100%

3. 产科工作质量统计指标

(1) 产后出血率 =（期内产后出血例数/期内产妇总数）×100%

(2) 产褥感染率 =（期内产褥感染例数/期内产妇总数）×100%

(3) 妊娠期高血压疾病发病率 =（期内妊娠期高血压疾病例数/期内孕妇总数）×100%

(4) 剖宫产率 =（期内剖宫产活产数/期内活产数）×100%

4. 妇女病防治工作指标

(1) 妇女病普查率 =（实查妇女数/应查妇女数）×100%

(2) 妇女病患病率 =（患病率妇女数/检查妇女数）×100%

(3) 妇女病治疗率 =（已治疗人数/查出同种妇女患者数）×100%

5. 计划生育统计指标

(1) 人口出生率 =（同年出生人口数/同年平均人口数）×1000‰

(2) 人口死亡率 =（某地同年死亡人数/某地同年平均人数）×1000‰

(3) 人口自然增长率 =（年内人口自然增长数/年内平均人口数）×1000‰

（王 琳）

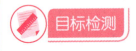

A1 型题

1. 关于产后检查和计划生育指导不正确的是（ ）。
   A. 产后访视开始于产妇出院后7天内　　B. 了解子宫复旧情况　　C. 检查乳房
   D. 查看母乳喂养情况　　E. 产褥期禁止同房

2. 关于青春期妇女的保健,以下措施中重点是（ ）。
   A. 强调个人卫生习惯　　B. 定期进行妇科检查　　C. 开展性教育活动
   D. 监测生长发育情况　　E. 提供心理咨询服务

3. 在孕产妇保健中,下列措施中最有助于降低孕产妇和新生儿的死亡率的是(　　)。
   A. 加强产前检查力度　　　　　B. 提高住院分娩率　　　　　C. 推广母乳喂养
   D. 实施计划生育政策　　　　　E. 完善医疗保障制度

4. 关于更年期妇女的保健,以下措施中最有助于提高她们的生活质量的是(　　)。
   A. 提供性健康咨询和服务　　　B. 加强体育锻炼和营养指导　　C. 监测和预防骨质疏松症
   D. 开展心理健康教育和支持　　E. 鼓励定期进行妇科检查

5. 关于母乳喂养的说法错误的是(　　)。
   A. 提倡早开奶,分娩30分钟后哺乳
   B. 强调母婴同室,按需哺乳
   C. 母乳喂养可以预防产后出血
   D. 母乳喂养不利于牙齿生长
   E. 母乳喂养可降低女性发生乳腺癌的风险

6. 下列不是分娩期的"五防"的是(　　)。
   A. 防出血　　　　　　　　　　B. 防疼痛　　　　　　　　　　C. 防感染
   D. 防产伤　　　　　　　　　　E. 防新生儿窒息

参考答案

参考文献

[1] 安力彬,陆虹.妇产科护理学[M].7版.北京:人民卫生出版社,2022.

[2] 谢幸,孔北华,段涛.妇产科学[M].9版.北京:人民卫生出版社,2018.

[3] 黄会霞,陈焕,严锐.妇产科护理学[M].4版.上海:同济大学出版社,2020.

[4] 张海丽,蔡丽丽.妇产科护理[M].武汉:华中科技大学出版社,2022.

[5] 李德琴,胡蕙芬.妇产科护理[M].2版.北京:人民卫生出版社,2021.

[6] 莫洁玲.妇科护理学实训与学习指导[M].北京:人民卫生出版社,2022.

[7] 夏海欧.妇产科护理学[M].4版.北京:人民卫生出版社,2019.

[8] 全国护士执业资格考试用书编写专家委员会.2024全国护士执业资格考试指导[M].北京:人民卫生出版社,2023.

[9] 黄群.围产期护理[M].北京:人民卫生出版社,2012.